DR. MED. JAN VAGEDES
GEORG SOLDNER

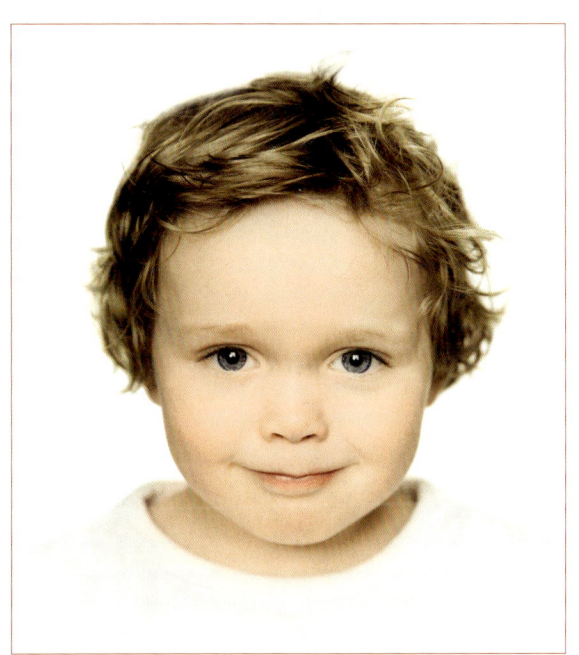

DAS Kinder
GESUNDHEITSBUCH

UNTER MITARBEIT VON
PETRA KUNZE

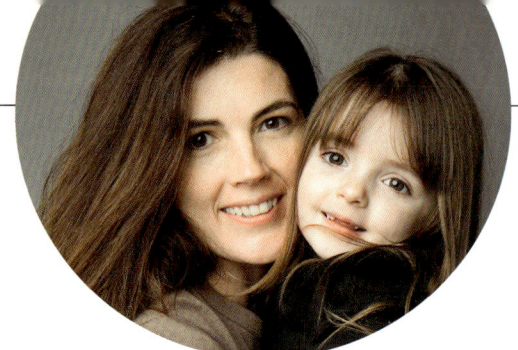

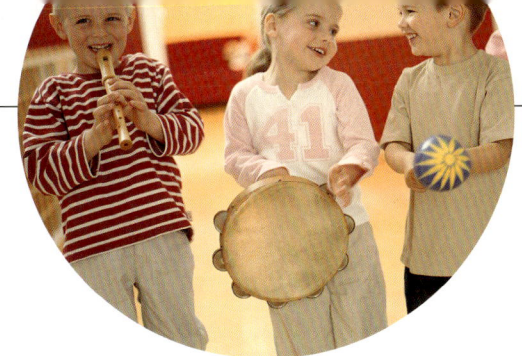
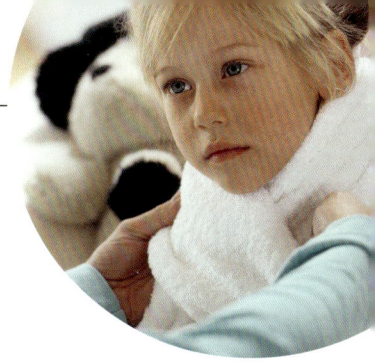

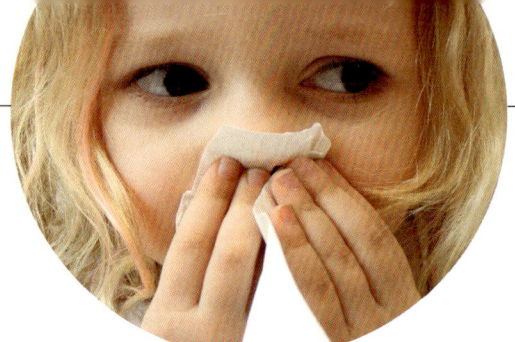

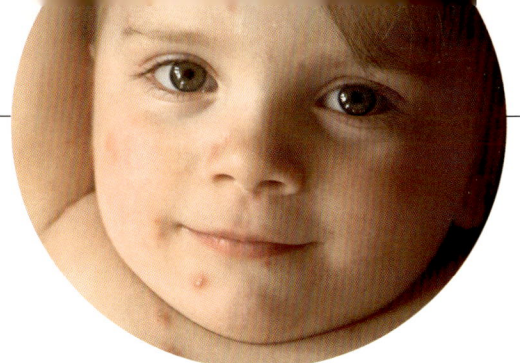
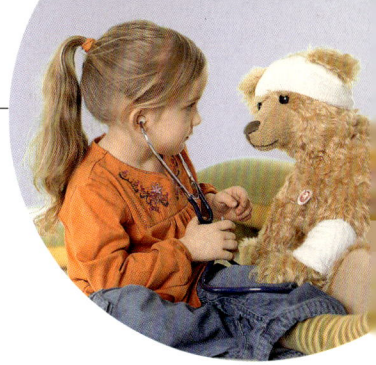

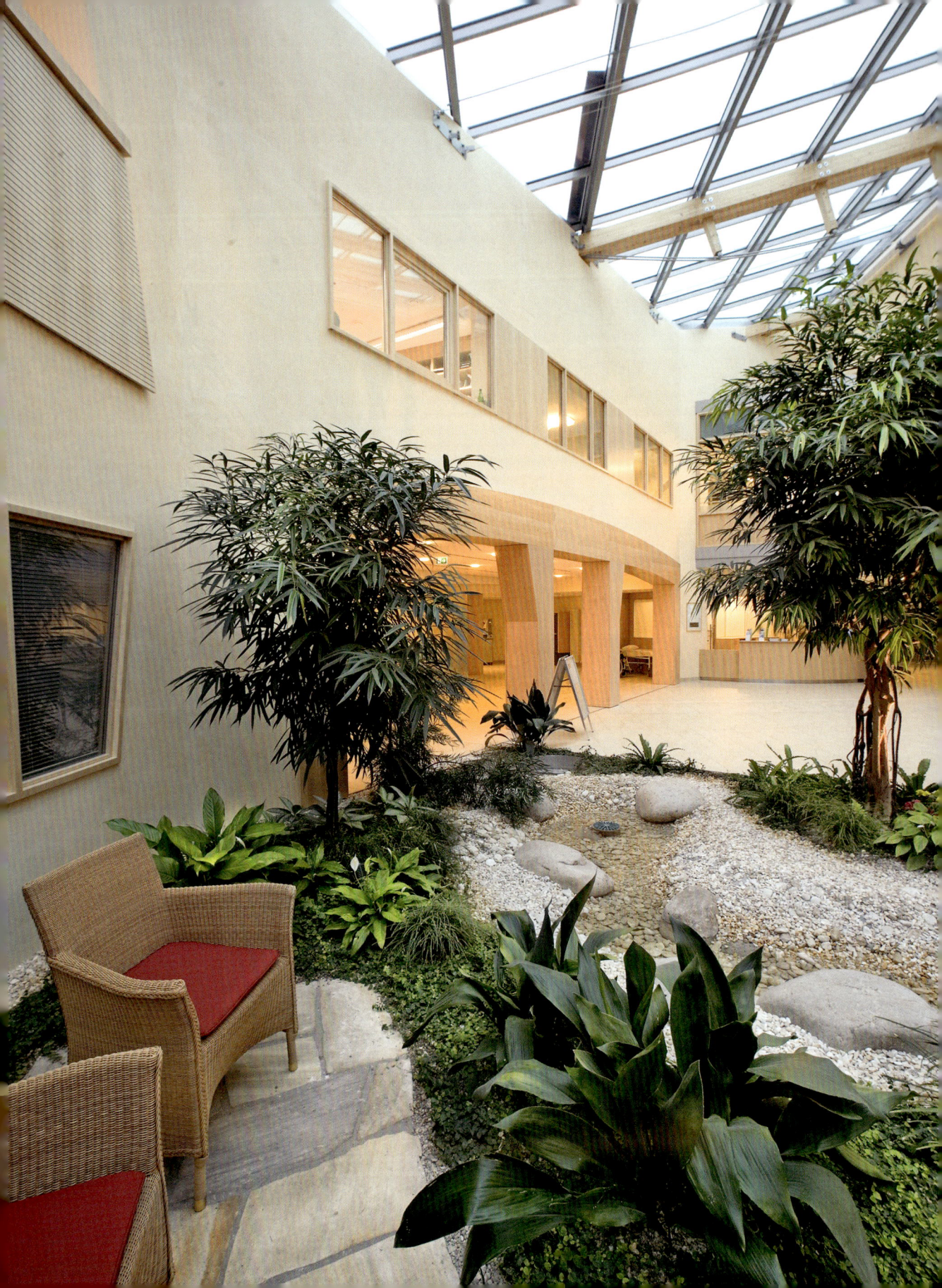

Geleitwort von Dr. med. Michael Stellmann

»Kinder-Gesundheitsbuch« – liest man diesen Titel, stellt sich sogleich die Frage: Was ist Gesundheit? Gesundheit, so die allgemeine Auffassung, ist körperliches, seelisches und geistiges Wohlbefinden und somit die Abwesenheit von Krankheit. Der moderne Begriff »Salutogenese« (wörtlich: Entstehung von Gesundheit) meint mit Gesundheit jedoch keinen Zustand, sondern einen lebenslangen aktiven Prozess, der von vielfältigen Faktoren beeinflusst wird.

Ein Beispiel: Vor kurzem wurde nach einer Theaterpremiere die an amyotropher Lateralsklerose (ALS) erkrankte, also völlig gelähmte Regisseurin von einem Reporter gefragt: »Warum machen Sie das eigentlich, wo Sie doch unter so einer schweren Krankheit zu leiden haben?« Ihre Antwort: »Ich bin doch nicht krank, ich kann nur meine Glieder nicht bewegen!« Gesundheit ist, das wird in diesem Beispiel deutlich, also immer etwas ganz Individuelles: Wir fühlen uns heute gesund und morgen schon nicht mehr, selbst wenn wir keine Krankheitssymptome haben. Gesundheit muss von uns immer wieder aufs Neue errungen werden. Die wichtigsten Grundlagen dafür lernen wir in der Kindheit.

Als Begleiter von heranwachsenden Kindern ist es unsere Aufgabe, dafür die notwendigen Voraussetzungen zu schaffen. Das gelingt uns nur, wenn wir uns immer wieder fragen: Was braucht das Menschenkind?

Das vorliegende medizinische Gesundheitsbuch für Kinder ist aus dem wachsenden Bedürfnis entstanden, diese Frage vor dem Hintergrund der anthroposophischen Menschenkunde und zugleich unter Berücksichtigung des neuesten Standes der medizinischen Forschung zu beantworten. Die Anthroposophische Medizin erweitert die herkömmliche medizinische Denk- und Behandlungsweise, indem sie den Menschen in seinen verschiedenen Aspekten zu erfassen versucht.

Die Absicht meiner geschätzten Kollegen Dr. Jan Vagedes und Georg Soldner besteht nun darin, mit dieser Erweiterung der medizinischen Sichtweise nicht bestimmend, sondern befreiend zu wirken. Wenn Sie die Gedanken der Anthroposophischen Medizin in sich aufgenommen haben, werden sich Ihnen wichtige Aspekte des individuellen Wesens Ihres Kindes erschließen.

Dr. Michael Stellmann
Bad Aibling, im Mai 2008

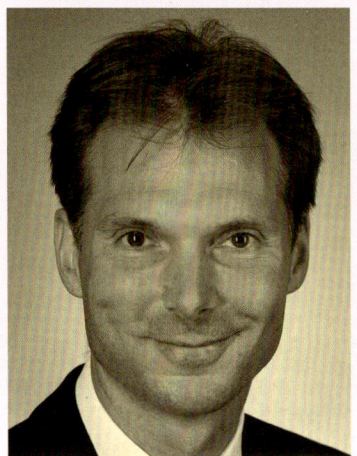

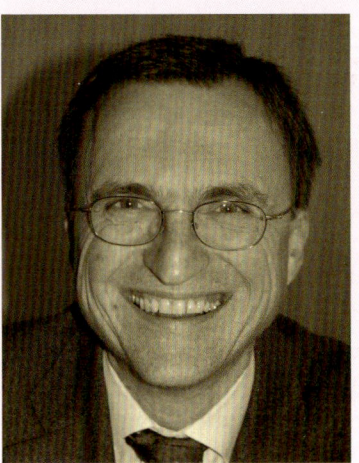

Dr. med. Jan Vagedes wurde 1967 in Mexico-City geboren. Er ist verheiratet und Vater von zwei Töchtern. Nach dem Umzug von Mexiko nach Deutschland, ging er auf die freie Waldorfschule in Kassel, an der er 1986 sein Abitur machte. Seinen Zivildienst leistete er als Rettungssanitäter und zeigte dabei schon Ambitionen für die Medizin. Zunächst entschied er sich jedoch für ein Studium der Philosophie an der Jesuiten-Hochschule in München, das er mit dem Magister Artium abschloss. Von 1991 bis 1997 studierte er dann Medizin an der LMU in München, um sich im Anschluss seiner Facharztausbildung zu widmen, die er 2002 erfolgreich beendete. Parallel dazu studierte er Homöopathie und Anthroposophische Medizin. Zwischen 2002 und 2004 ließ er noch eine Ausbildung zum Neonatologen an der Universitätskinderklinik Tübingen folgen. Dieser Zweig der angewandten Kinderheilkunde befasst sich mit Neugeborenenmedizin und -vorsorge.
Heute arbeitet Jan Vagedes als Oberarzt in der Abteilung Pädiatrie der Filderklinik und als wissenschaftlicher Mitarbeiter an der Universität in Tübingen. Wie sein Kollege Georg Soldner ist er Vorstandmitglied des Medizinischen Seminars Bad Boll.

Georg Soldner wurde 1958 in München geboren. Er ist verheiratet und hat zwei erwachsene Kinder. Nach dem humanistischen Gymnasium machte er zunächst Zivildienst in der Psychiatrie, um dann von 1979 bis 1986 Medizin, Homöopathie und Anthroposophische Medizin zu studieren. Nach dem Studium hospitierte er in der Praxis von Dr. Michael Stellmann, dem ersten homöopathisch und anthroposophisch tätigen Facharzt für Kinderkrankheiten in München. Herr Soldner absolvierte von 1987 bis 1992 seine Ausbildung zum Facharzt für Kinderheilkunde und übernahm zwischen 1991 bis 1994 die Leitung der Sprechstunde für Naturheilverfahren an der Kinderpoliklinik der Technischen Universität München. 1994 gründete er gemeinsam mit zwei Kollegen eine Praxisgemeinschaft in München, wo er hauptsächlich chronisch kranke Kinder behandelt.
Seit 1990 leitet er das Medizinische Seminar Bad Boll, seit 2004 gemeinsam mit seinem Co-Autor und Kollegen Jan Vagedes. Er ist darüber hinaus geschäftsführendes Vorstandsmitglied der Gesellschaft Anthroposophischer Ärzte in Deutschland (GAÄD).

Ein Wort zuvor

Für Eltern wie für Ärzte ist es das oberste Ziel, dass Kinder rundum gesund sind, also in körperlicher, seelischer und geistiger Hinsicht. Dabei ist allen klar, dass es diese »Rundum-Gesundheit« nicht dauerhaft geben kann, weil Krankheiten, egal ob harmlose Infekte oder schwere Erkrankungen, zum Leben dazugehören, auch schon im Kindesalter. Entscheidend ist, *wie* wir als Eltern und Ärzte kranke Kinder begleiten und sie beim Gesundwerden unterstützen möchten.

Unser Bestreben ist es, Kinder, wann immer möglich und sinnvoll, darin zu unterstützen, aus eigener Kraft gesund zu werden. Damit dies gelingt, müssen wir dem Kind und seinen Selbstheilungskräften vertrauen und wir müssen das Einmalige und Besondere jedes Kindes sehen, anerkennen und berücksichtigen. Dabei brauchen wir Ärzte die Unterstützung von Ihnen, den Eltern, denn niemand kennt Ihr Kind so gut wie Sie. Deshalb haben wir diesen Elternratgeber geschrieben, der Sie unterstützen möchte, wenn

- Sie versuchen, selbst zu verstehen und zu entscheiden, was für Ihr Kind, ob gesund oder krank, gut ist.
- Sie wissen wollen, wie Ihr Kind nicht nur sanft und schnell, sondern vor allem nachhaltig gesund wird.
- Sie Ihr Kind aktiv beim Gesundwerden und -bleiben unterstützen möchten, zum Beispiel durch Wickel und andere äußere Anwendungen.
- Sie in der Informationsfülle von heute – die auch Ängste erzeugt – einen Weg suchen, auf dem Ihr Vertrauen und Selbstvertrauen, Ihr eigenes Wissen und Ihre eigene Kompetenz wachsen können.

Wir möchten Ihr Vertrauen in eine ganzheitliche Medizin stärken, die die Einheit von Körper, Geist und Seele anerkennt und die naturwissenschaftlich orientierte Medizin integriert. Wir möchten Ihre elterliche Kompetenz und Sicherheit im Umgang mit Ihrem kranken und gesunden Kind erweitern. Wir möchten Sie darin bestärken, den Zusammenhang von Heilen und Erziehen anzuerkennen. Denn Sie können mit Hilfe vieler einfacher erzieherischer Maßnahmen im Alltag die Gesundheit Ihres Kindes stärken, etwa durch altersgerechtes Spielen, durch eine vollwertige Ernährung, durch positive sinnliche Erlebnisse und Familienrituale.

Wir erheben in diesem Buch nicht den Anspruch auf Vollständigkeit. Selbst in einem so umfangreichen Ratgeber können nicht alle Krankheiten Platz finden, und auf einige Krankheitsbilder haben wir bewusst verzichtet: Krebserkrankungen, Rheuma und Epilepsie werden Sie in diesem Ratgeber nicht finden, da bei ihnen eine intensive, individuelle Therapie unabdingbar ist. Auch die aufgeführten anthroposophischen Medikamente stellen nur eine Auswahl an Möglichkeiten dar, wie die Anthroposophische Medizin Krankheiten behandeln kann. Doch wir hoffen, dass Sie bei Ihrer Suche nach einer ganzheitlichen Sicht und Therapiemöglichkeiten erfolgreich sein werden!

Dr. med. Jan Vagedes
Georg Soldner

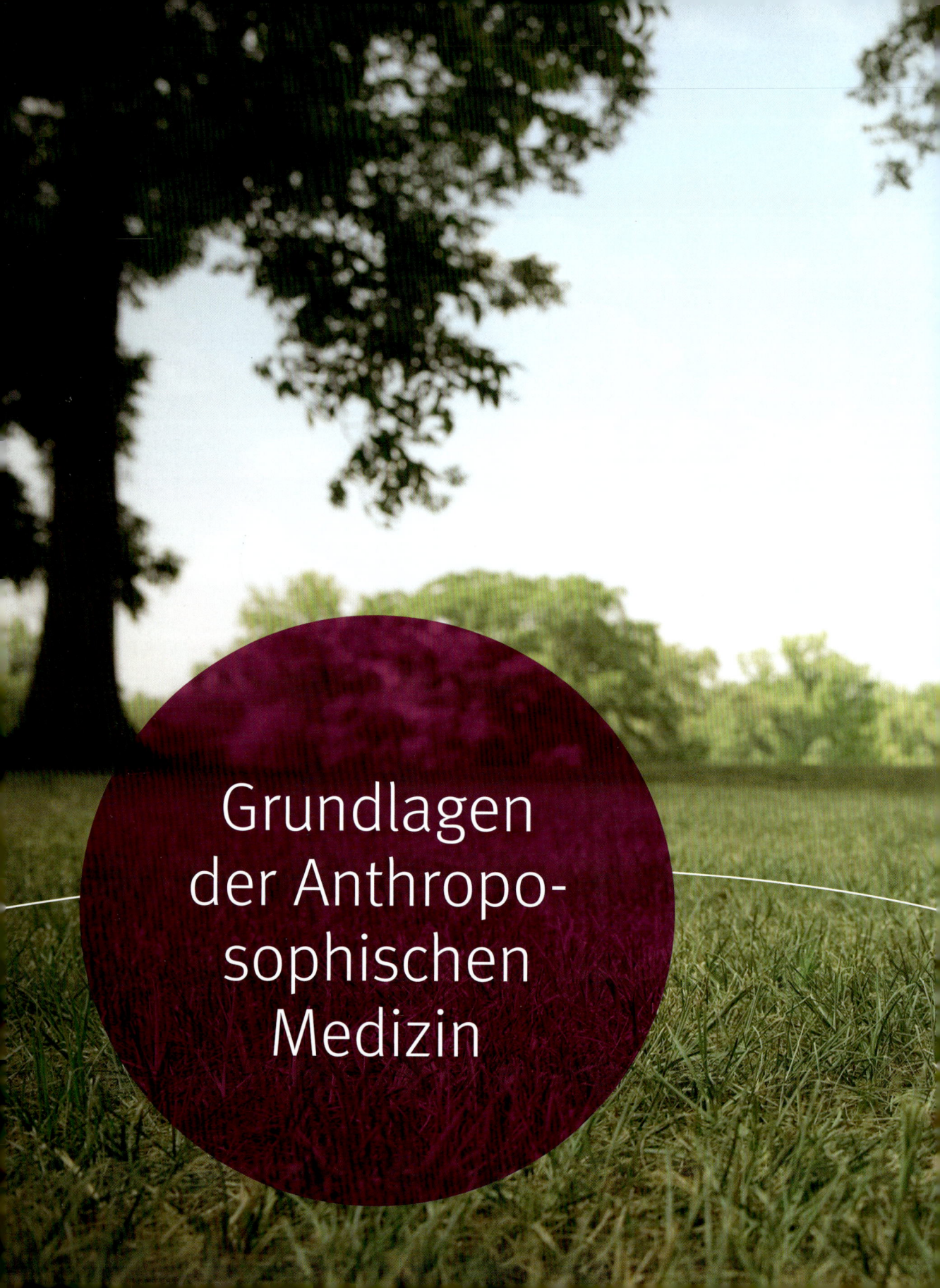

Grundlagen der Anthropo- sophischen Medizin

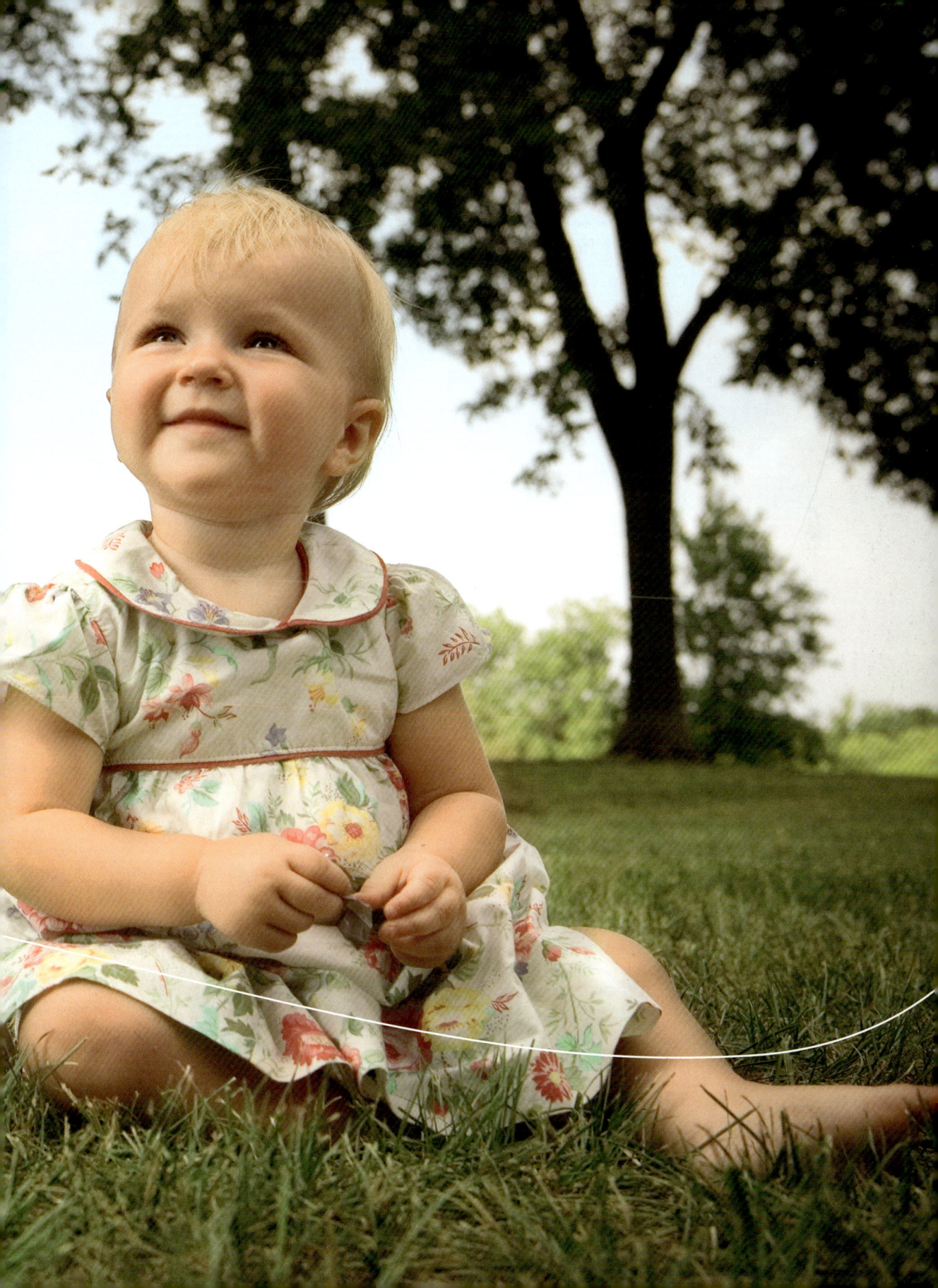

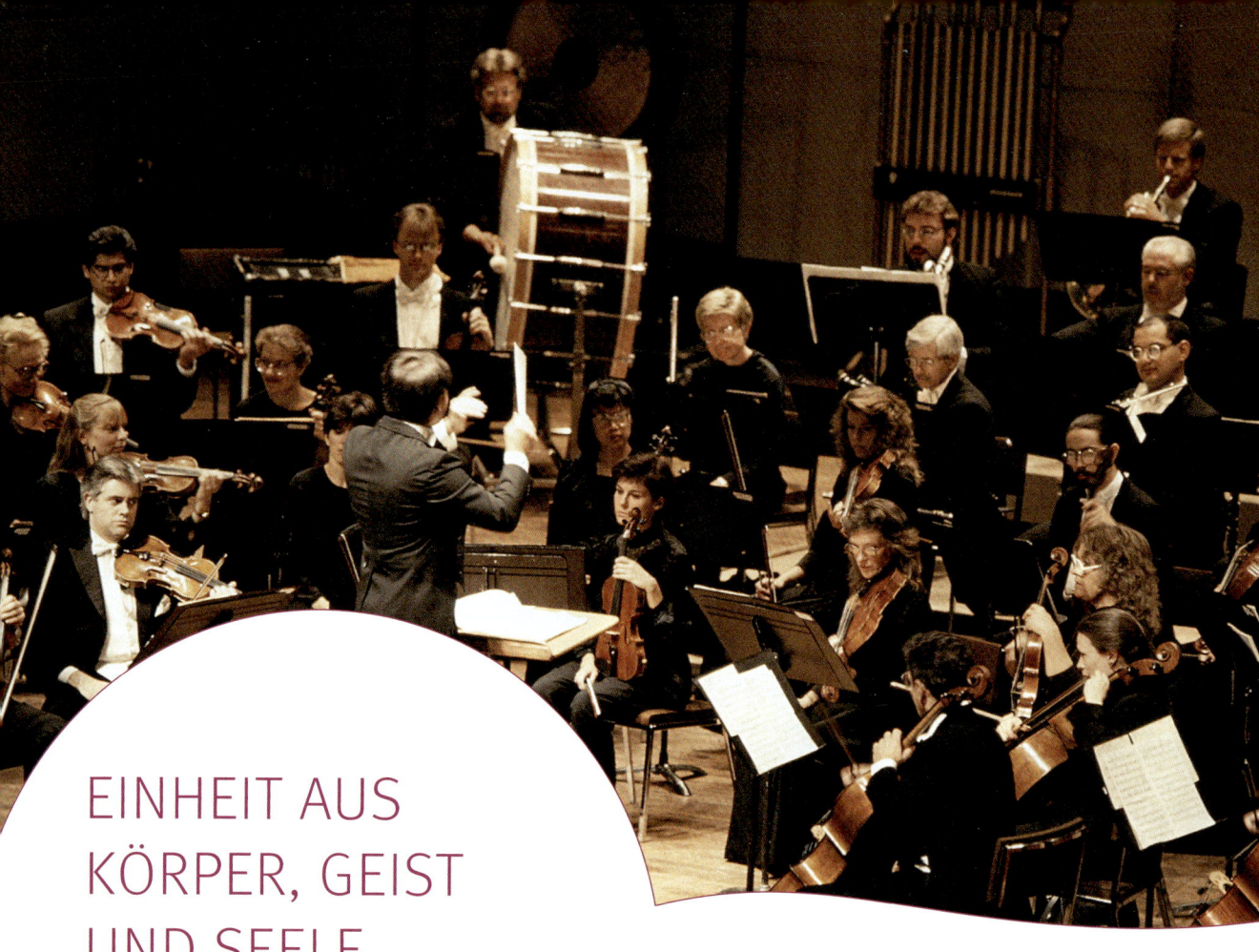

EINHEIT AUS KÖRPER, GEIST UND SEELE

Die ganzheitliche Sichtweise

Viele Eltern wünschen sich heute eine ganzheitliche Therapie für sich und ihre Kinder. Denn sie haben erkannt, dass jeder Mensch eine Einheit aus Körper, Geist und Seele bildet, die man nicht isoliert von einander betrachten und behandeln sollte.

Hierfür eignet sich die anthroposophisch erweiterte Medizin hervorragend, da sie alle Aspekte des Menschen in eine ganzheitliche Therapie einbezieht und ihn als aktiv mitwirkendes Individuum in ihren Mittelpunkt stellt.

Die Anthroposophische Medizin ist keine alternative Heilkunde, sie will die konventionelle Medizin nicht ersetzen. Vielmehr erweitert sie die klassische Schulmedizin um eine ganzheitliche und individuelle Sicht auf den Menschen. Das heißt, die anthroposophisch erweiterte Medizin nutzt die Erkenntnisse und Errungenschaften der naturwissenschaftlichen Medizin wie Medikamente, Laboruntersuchungen, Medizintechnik, Operationen und Intensivmedizin. Ebenso wichtig ist es, den Menschen als Individuum zu erfassen, als Gesamtpersönlichkeit mit Körper, Seele und Geist und einer ganz persönlichen Biografie.

Denn für die Diagnose und Therapie einer Krankheit sind die seelischen und persönlichen Voraussetzungen des Patienten ebenso bedeutend wie die körperlichen. Zusammen bilden sie eine untrennbare Einheit.

Bei der Diagnose einer Krankheit achten anthroposophische Ärzte deshalb auf
- die rein **körperlichen** Faktoren und darüber hinaus auch auf
- die **dynamischen Lebensprozesse**, die sich unter anderem in der Vitalität, den Wachstumskräften und der Regenerationsfähigkeit (etwa der Wundheilung) zeigen (siehe Lebensorganisation, Seite 15),
- das **Seelische**, das sich zum Beispiel in Mimik, Gestik oder der Muskelspannung ausdrückt (siehe Seelenorganisation, Seite 16),
- das **Geistige**, das sich etwa in der Sprache, dem Gang, der Haltung und vor allem in der individuellen Biografie jedes Menschen äußert (siehe Ich-Organisation, Seite 17). Schon bei jedem Neugeborenen ist diese geistige Individualität fühlbar, die dieses Kind von allen anderen unterscheidet.

Eine so umfassende Diagnostik erfordert vom Arzt viel Zeit und neben fundierten medizinischen Kenntnissen auch menschenkundliche Fähigkeiten. Deshalb durchlaufen anthroposophische Ärzte zunächst die übliche medizinische Ausbildung mit Medizinstudium, Approbation und Facharztweiterbildung. Danach folgt eine mindestens dreijährige Ausbildung in Anthroposophischer Medizin. Anthroposophische Kinderärzte sind in Praxis und Klinik tätig. Adressen finden Sie auf Seite 406.

Das umfassende Menschen- und Weltbild, das der Anthroposophischen Medizin zugrunde liegt, ermöglicht es dem Arzt, Zusammenhänge zwischen Körper, Geist und Seele besser zu verstehen und so zu einer möglichst nachhaltigen Heilung beizutragen. Denn sein Blick bleibt nicht auf die Medizin beschränkt, sondern umfasst ebenso die übrigen Bereiche des menschlichen Lebens. Im Folgenden geben wir Ihnen einen kurzen Überblick über die Anthroposophische Menschenkunde, damit Sie die Hintergründe der in diesem Buch dargestellten Heilkunde besser verstehen können. Für die Umsetzung der therapeutischen Maßnahmen und Empfehlungen, die Sie im großen Praxisteil ab Seite 66 finden, ist diese Kenntnis allerdings nicht unbedingt erforderlich. Wünschen Sie einen noch tieferen Einblick in die hier vorgestellte Art, den Menschen und die ihn umgebende Welt zu betrachten, finden Sie Literaturempfehlungen und Links ab Seite 405.

Die »Weisheit vom Menschen«

Anthroposophie leitet sich von den beiden griechischen Begriffen »Anthropos« (der Mensch) und »Sophia« (die Weisheit) ab.
Rudolf Steiner (1861–1925), der Begründer der Anthroposophie, knüpft mit seiner eigenständigen Forschung an jahrtausendealtes Wissen aus verschiedenen Kulturen an und beschreibt mit modernen Begriffen den Menschen als eine weisheitsvolle Einheit von Körper, Geist und Seele. Ist diese Einheit gestört, geraten wir aus dem Gleichgewicht und werden krank. Zwischen dem Menschen und den uns umgebenden Naturreichen – dem Tier-, dem Pflanzen- und dem Mineralreich – gibt es durch die gemeinsame Evolution eine tiefe innere Beziehung. Aufgrund dieser Beziehung ist es möglich, im Krankheitsfall Medikamente aus den drei Naturreichen für den Menschen zu gewinnen.

Rudolf Steiner sucht das Seelisch-Geistige also auch in der Natur und geht davon aus, dass in

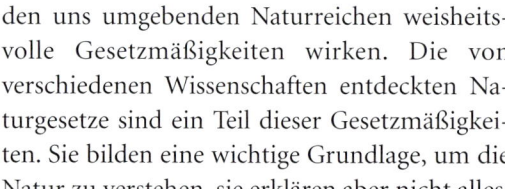

den uns umgebenden Naturreichen weisheits-volle Gesetzmäßigkeiten wirken. Die von verschiedenen Wissenschaften entdeckten Na-turgesetze sind ein Teil dieser Gesetzmäßigkei-ten. Sie bilden eine wichtige Grundlage, um die Natur zu verstehen, sie erklären aber nicht alles.

Viele Menschen können diese Gedanken nach-vollziehen. Sie spüren, dass mit den Gesetzen der Physik und Chemie nicht alles erfasst wird, was sie in sich selbst und in der sie umgebenden Natur wahrnehmen. Die Begriffe der Anthropo-sophie benennen diese Beziehung zwischen dem Menschen und der Natur, auch über die naturwissenschaftlichen Gesetzmäßigkeiten hinaus. Damit ist die Anthroposophie eine Me-thode, die Welt und den Menschen wahrneh-men und erkennen zu können.

Ihre Erkenntnisse sind in verschiedene Lebens-bereiche eingeflossen, zum Beispiel in die Medi-zin (Anthroposophische Medizin), in die Phar-mazie (unter anderem durch die Firmen WALA und WELEDA), in die Pädagogik (Waldorf-schulen und -Kindergärten), in die Landwirt-schaft (biologisch-dynamische Wirtschafts-weise: Demeter-Produkte) sowie in die Kunst und Architektur. Die Anthroposophische Medi-zin wurde von Rudolf Steiner gemeinsam mit der Ärztin Ita Wegman und einem Kreis von Ärzten und Pharmazeuten entwickelt. Sie wird heute weltweit praktiziert. Seit 1989 ist die The-rapieform auch in Deutschland offiziell aner-kannt. Ihre Arzneimittel sind seit 1976 im Arz-neimittelgesetz verankert.
Um die Anthroposophische Medizin zu verste-hen, möchten wir Ihnen zunächst die methodi-schen Systeme und Begriffe erläutern. Dazu ge-hören in erster Linie die Wesensglieder und die Dreigliederung des Menschen.

Die vier Wesensglieder des Menschen

Um das Zusammenwirken von Körper, Seele und Geist zu verstehen, ist es wichtig anzu-erkennen, dass der Körper nicht einfach nur eine Ansammlung von Zellen ist, deren Funk-tionen allein durch die Gesetze der Chemie und Physik erklärt werden können. Vielmehr sind im Körper unterschiedliche dynamische Le-bensprozesse wirksam, die sich unter anderem in der Vitalität und der Regenerationsfähigkeit zeigen. Unser Körper ist also bis in jede einzel-ne Zelle hinein auf sehr spezifische Art und Weise belebt, weshalb sich unser Seelisch-Geis-tiges mit unserem Körper sehr differenziert verbinden kann. Steiner beschreibt diese ver-schiedenen Lebensprozesse innerhalb jedes Menschen als Teile einer »Lebensorganisation«, durch die die verschiedenen Lebenskräfte sinn-voll zusammenwirken. Da die »Lebensorganisa-tion« dabei zwischen dem Seelisch-Geistigen und dem Körperlichen vermittelt, wird sie als eigenständiges Wesensglied gesehen, wodurch sich vier Wesensglieder ergeben:
- Der Körper des Menschen bzw. sein physi-scher Leib.
- Die »Lebensorganisation«, durch die die ver-schiedenen Lebensprozesse im Körper sinn-voll zusammenwirken.
- Die »Seelenorganisation« als Ausdruck der Seele des Menschen.
- Das »Ich« des Menschen oder die »Ich-Orga-nisation« als Ausdruck seiner geistigen Indivi-dualität.

Der menschliche Körper

Der sichtbare Körper, das heißt die stofflich aufgebaute Gestalt, die mit naturwissenschaftlichen Methoden analysiert werden kann, ist der physische Leib. Von den Knochen bis hin zum Erbgut in jeder Zelle reicht diese physische Organisation des Menschen. Ihr verdanken wir unsere äußere körperliche Erscheinung, unser Gewicht, unsere Dichte und Statik. Der Körper ist in der Neuzeit am besten erforscht worden, da sich die rein naturwissenschaftlich orientierte Medizin vor allem mit den Vorgängen beschäftigt, die durch die Gesetzmäßigkeiten der Chemie und Physik erklärt werden können.

Der anthroposophische Kinderarzt wendet dieses Wissen selbstverständlich immer dann an, wenn der Organismus nicht aus seinen Selbstheilungskräften heraus alleine gesunden kann. Bei einer Blinddarmentzündung oder einer eitrigen Hirnhautentzündung zum Beispiel kann auf chirurgische (Entfernung des Blinddarms) oder medikamentöse Maßnahmen (etwa Antibiotika) nicht verzichtet werden. Ebenso muss ein Insulinmangel nach der Zerstörung der insulinbildenden Zellen in der Bauchspeicheldrüse (Diabetes mellitus) durch eine Insulinzufuhr ausgeglichen werden.

Die Lebensorganisation

Außer den chemischen und physikalischen Gesetzmäßigkeiten gibt es Kräfte, die wir als Selbstheilungskräfte kennen, als Vitalität oder Regenerationsfähigkeit. Hierbei handelt es sich um dynamische Lebensprozesse, die in den einzelnen Organen und Geweben sehr unterschiedlich sein können. So ist die Regenerationsfähigkeit in den Leberzellen oder den Keimdrüsen (Eierstöcke und Hoden) anders als in den Gehirnzellen oder in der Hornhaut der Augen. Die verschiedenen dynamischen Lebensprozesse gehören zu einer »Lebensorganisation«, die das harmonische und sinnvolle Zusammenwirken der verschiedenen Lebens-

prozesse ermöglicht. Jeder Mensch hat seine eigene »Lebensorganisation«, genauso wie er seinen eigenen physischen Leib hat. Rudolf Steiner nannte diese Lebensorganisation auch »Lebens-Leib« oder »Ätherleib«, wobei der Ausdruck »Leib« immer bedeutet, dass etwas eine Gestalt und Form hat. Der Ausdruck »Äther« bezeichnet – in Anlehnung an die jahrtausendealten Naturphilosophien – die aus dem Kosmos auf die Erde einwirkenden Kräfte.

Damit kommt zum Ausdruck, dass alle Lebensprozesse auf der Erde und natürlich im Menschen mit den Kräften aus dem Kosmos in Zusammenhang stehen.

Von den klassischen vier Elementen Erde, Wasser, Luft und Feuer (Wärme) ist das Wasser das Element, das für alle Lebensprozesse und damit für den »Lebens-Leib« eine besondere Rolle spielt. Alle Lebensprozesse entwickeln sich aus dem Element des Flüssigen heraus. So ist das Leben im Meer entstanden, aber auch wir haben uns während der Embryonalphase zunächst ganz aus dem Wässrigen heraus entwickelt. Außerdem hängen die Selbstheilungskräfte, die Vitalität und Regenerationsfähigkeit eng damit zusammen, ob der Organismus genügend Flüssigkeit hat. Nicht umsonst wird im Krankheitsfall immer wieder darauf hingewiesen, dass der Patient ausreichend trinken soll.

Erst die Lebensorganisation lässt also das Seelisch-Geistige im Körper wirksam werden. Ohne sie kann das Seelische sich gar nicht mit dem Körperlichen verbinden. Besonders aktiv ist sie im Kindesalter, denn Stoffwechsel, Wachstum und Regeneration sind allesamt Erneuerungsprozesse. Die Lebensorganisation bildet die Grundlage für die Entwicklung von Gesundheit, da sie die Selbstheilungskräfte in sich trägt: Keine Wunde heilt ohne sie, kein Chirurg könnte Patienten erfolgreich behandeln, wenn nicht deren Lebensorganisation die Operationswunden heilen ließe. Therapeutisch unterscheidet sich die Anthroposophische Medizin von der reinen Schulmedizin gerade dadurch, dass sie Medikamente, äußere Anwendungen wie Wickel oder Einreibungen und Bewegungstherapien wie die Heileurythmie (siehe Seite 33) entwickelt hat, die vorrangig die Aktivität der Selbstheilungskräfte fördern und lenken.

Die Seelenorganisation

Ob Kummer oder Freude, Angst oder Stolz – gerade beim Kind lässt sich jede seelische Regung unmittelbar an der Mimik ablesen. Das

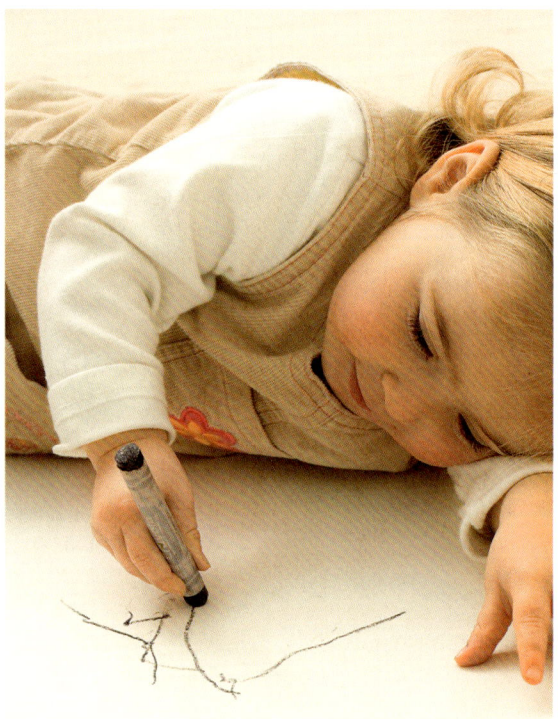

In der Freude am Malen äußert sich die erwachende Seele des Kindes unmittelbar.

heißt mit anderen Worten: Das Seelische ist beim Kind besonders intensiv mit dem Körper und den dynamischen Lebensprozessen verbunden. Das zeigt sich auch an der Appetitlosigkeit oder Verdauungsstörung bei Kummer, oder an einer besonders schnellen Atmung bei Aufregung und Freude.

Unterschiedliche Gefühle wie Leid und Freude, Sympathie und Antipathie, die Fähigkeit, überhaupt etwas bewusst wahrnehmen zu können, etwas zu wünschen und zu wollen sind Ausdruck verschiedener seelischer Kräfte. Sie alle gehören zur »Seelenorganisation«, die das harmonische und sinnvolle Zusammenwirken der verschiedenen seelischen Regungen ermöglicht. Jeder Mensch hat seine eigene »Seelenorganisation« wie er auch seine eigene »Lebensorganisation« und seinen eigenen physischen Leib hat.

Die Seelenorganisation schafft in uns einen Innenraum, der uns das Gefühl von Selbstständigkeit gibt. So erleben wir alle in unserem Inneren, dass wir unser Denken, unsere Gefühle und unsere Willenskräfte selbst beeinflussen können. Die dynamischen Lebensprozesse wie Vitalität und Regenerationskraft können wir dagegen im Allgemeinen nicht willkürlich verändern. Somit leuchtet in unserem Inneren etwas auf, das uns das Gefühl von Eigenständigkeit gibt.

Rudolf Steiner verglich diese Eigenständigkeit mit der eines Sterns am Himmel und nannte die Seelenorganisation neben »Seelenleib« auch »Astralleib«, in Anlehnung an das lateinische Wort »Aster« = der Stern.

Im Vergleich zu allen körperlichen Veränderungen und den dynamischen Lebensprozessen wie Wachstum und Regeneration vollziehen sich die

Veränderungen im Bereich des Seelischen sehr schnell. Für die Lebensprozesse spielt wie erwähnt von den vier klassischen Elementen das Wasser eine besondere Rolle (siehe Seite 15). Die seelischen Kräfte werden dagegen stark vom Element Luft bestimmt. Die alten Griechen bezeichneten mit dem Ausdruck »Pneuma« sowohl die »Luft« als auch die »Seele«. Der Zusammenhang zwischen der Atmung und dem Seelischen zeigt sich unter anderem daran, dass sich die Ein- und Ausatmung durch jede seelische Erregung und jede Bewegung unmittelbar verändert. So atmen wir zum Beispiel kurz und hastig, wenn wir Angst haben, dagegen tief und entspannt, wenn wir gut schlafen.

In der Anthroposophischen Medizin wird viel Wert auf die seelischen Kräfte gelegt, denn die Seelenorganisation spielt bei der Entstehung von Krankheiten eine große Rolle. Anhaltender Kummer, aber auch unterdrückte Wünsche wirken sich auf Dauer auf die Lebensprozesse und schließlich auf den physischen Körper aus. Und auch bei der Therapie spielt die Seelenorganisationen eine entscheidende Rolle: Durch die verschiedenen Kunsttherapien wie Sprachgestaltung, Musiktherapie, Maltherapie oder Plastizieren werden die seelischen Kräfte unmittelbar angesprochen und können so die Selbstheilung fördern (siehe Seite 30).

Die menschliche Individualität

Jeder Mensch, jedes Kind ist ein Individuum: einzigartig und einmalig, unersetzbar und unteilbar. Der Begriff »Individuum« leitet sich aus dem Lateinischen ab und bedeutet, dass eine Teilung in weitere Untereinheiten nicht mehr möglich ist (»in-dividere« = nicht teilen). »Ich« kann jeder nur zu sich selbst sagen. Das Ich entspricht dem Geistigen in uns, es bildet das Zentrum der Persönlichkeit, ermöglicht das Selbstbewusstsein und die Fähigkeit zur Weiterentwicklung. Es zeigt sich nicht nur in unserem Denken und unserer Erkenntnisfähigkeit, es durchdringt und gestaltet auch Seele und Körper. Damit ist es Grundlage der »Freiheit«, die wir Menschen erleben, wenn wir eigenständig handeln oder eine Entscheidung treffen. Ermöglicht wird das Eingreifen des Ich in Seele und Körper durch die »Ich-Organisation«: Sie koordiniert und integriert alle einzelnen Vorgänge des Organismus, wodurch das individuelle Ich zunehmend das Denken, Fühlen und Handeln prägen und gestalten kann. Das Element, dessen sich die Ich-Organisation vor allem bedient, ist die Wärme.

Wärme ist die ursprünglichste Form von Energie, alles Handeln ist nur möglich aus dem Beherrschen der Wärme, vor allem der eigenen Wärme heraus. Wärme stellt gegenüber dem Festen, Flüssigen und Luftförmigen eine übergeordnete Qualität dar, da sie die anderen Elemente durchdringen kann. Deshalb ist die Wärme für die integrierende und koordinierende Tätigkeit der Ich-Organisation so wichtig – was im Krankheitsfall am Fieber deutlich wird. Es zeigt an, dass der Fiebernde gerade verstärkt damit beschäftigt ist, Fremdes, das nicht zu seinem Organismus gehört wie Viren und Bakterien, zu zerstören und wieder auszuscheiden. Fieber dient also – im Normalfall – dazu, den Körper vor Fremdem zu schützen (siehe auch ab Seite 68) und ihn als Instrument des Ich, der eigenen Individualität zu erhalten und zu prägen. Im Wissen um die Bedeutung der menschlichen Wärmeorganisation achtet der anthroposophische Kinderarzt deshalb besonders auf die kindliche Wärmebildung und fördert bzw. nutzt diese als Heilmittel.

Die Seelen- und die Ich-Organisation, oder allgemein ausgedrückt: das Seelisch-Geistige ist im Laufe eines Tages nicht immer gleich intensiv mit dem Lebendig-Leiblichen des Körpers verbunden. Tagsüber ist das Seelisch-Geistige im Körper tiefer eingetaucht, präsenter – wir sind wach, nehmen bewusst wahr, sprechen und handeln. Nachts dagegen löst sich das Seelisch-Geistige wieder etwas vom Körper. Wie ein »Atmungsvorgang« im höheren Sinne löst sich der Mensch im Schlaf mit seinem Bewusstsein vom Körper, und im Wachsein verbindet sich das Bewusstsein wieder stärker mit ihm. Auch an der Wärmeorganisation wird der Unterschied von Wach- und Schlafzustand unmittelbar deutlich: Im Schlaf fließt die Wärme nach außen ab, der Körper kühlt etwas ab und wir müssen uns zudecken. Dagegen steigt am Tag die Körperkerntemperatur an, die Wärme wird stärker verinnerlicht und steht dem Ich für das eigene Handeln zur Verfügung.

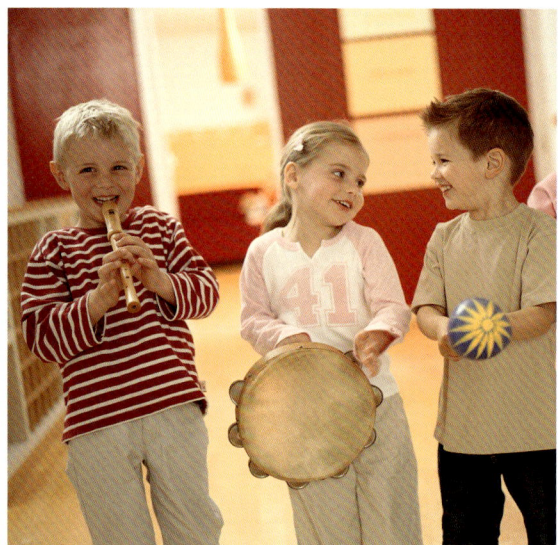

In jedem Kind lebt und entwickelt sich eine einzigartige Persönlichkeit.

Das Wechselspiel der vier Wesensglieder

Am Beispiel der Musik lässt sich anschaulich darstellen, welche Funktionen die einzelnen Ebenen übernehmen. Der Körper entspricht dabei dem Musikinstrument, die Lebensorganisation dem Musiker, die Seele dem Dirigenten und das Ich dem Komponisten des einstudierten Stücks.

Zwischen den einzelnen Teilen bestehen Wechselbeziehungen. Ist das Musikinstrument schlecht gebaut, kann der Musiker nicht gut darauf spielen, der Dirigent kann das Stück nicht adäquat zum Erklingen bringen, und der Komponist hört seine musikalischen Ideen nicht verwirklicht. Aber auch umgekehrt besteht eine Wechselbeziehung, denn ist der Komponist nicht wirklich geistig anwesend beim Komponieren oder der Dirigent nicht emotional beteiligt bei seiner Tätigkeit, kann es trotz engagierten Musikern und funktionsfähigen Musikinstrumenten zu Missklängen kommen.

Konkret lässt es sich positiv so ausdrücken: Die Anerkennung und Förderung der Ich-Kräfte, des Selbstbewusstseins und der Persönlichkeit wirken sich positiv auf die seelischen Kräfte im Denken, Fühlen und Wollen aus. Die daraus entstehende innere Zufriedenheit fördert die heilenden Kräfte, die der Lebensorganisation innewohnen, und diese wiederum sorgen dafür, dass wir körperlich gesund bleiben.

In umgekehrter Richtung bedeutet das: Alles, was wir über den Körper aufnehmen wie Essen, Trinken und Atemluft, aber auch was wir über die Sinne aufnehmen wie Bilder, Gerüche und Geräusche unterstützt die Prozesse, die sich in der Lebensorganisation abspielen. Das wiederum wirkt positiv auf die seelischen Kräfte und schließlich auf das Ich, das mit Hilfe des Körpers in der Welt tätig ist, das seine Ideen verwirklicht und umsetzt.

Die Dreigliederung des Menschen

Rudolf Steiner erkannte unter anderem in den unterschiedlichen Formen des menschlichen Skeletts eine Gliederung, die er als Dreigliederung des Menschen bezeichnete. Allgemein könnte man das beschriebene Prinzip der Dreigliederung so zusammenfassen: Zwei Gegensätzlichkeiten werden durch eine ausgleichende Mitte miteinander verbunden.

Für das menschliche Skelett bedeutet dies: Der Kopf ist kugelförmig aufgebaut, die Arme und Beine dagegen sind gerade und gestreckt. Im dazwischenliegenden Brustkorb sind sowohl gerade als auch gerundete Formen erkennbar.

Im Schädelbereich sind die Knochen flächig, miteinander verwachsen und bilden etwas kugelähnliches. Sie befinden sich »außen« und schützen einen Innenraum (Gehirn). Im Gegensatz dazu sind die Knochen an den Extremitäten (Armen und Beinen) gerade und gestreckt und durch Gelenke beweglich miteinander verbunden. Sie befinden sich im Innern der Extremitäten und sind von Muskulatur umgeben.

Zwischen diesen gegensätzlichen Polen nimmt der Brustkorb eine Mittelposition ein: Er bildet etwas »Umhüllendes« wie der Schädel, hat aber mit den Rippen etwas Offenes wie bei den Fingern; er schützt wie im Kopf einen Innenraum (Lunge und Herz), aber ist von Muskulatur umgeben wie die Extremitäten.

Nicht nur am Skelett, sondern auch in vielen anderen Bereichen lässt sich dieses Prinzip der Dreigliederung finden, etwa an der Anordnung der Organe in den drei Körperhöhlen: der Schädel-, der Bauch- und der dazwischenliegenden Brusthöhle. In der Schädelhöhle ist das Gehirn in zwei symmetrische Hälften gegliedert. Ganz anders sind die Verhältnisse in der Bauchhöhle – hier sind die Organe asymmetrisch angeordnet: Der Magen, der Darm, die rechts gelegene Leber, die links gelegene Milz, die Bauchspeicheldrüse – nirgends ist eine Symmetrie zu entdecken. Zwischen diesen Extremen weisen die Organe der Brusthöhle sowohl symmetrische als auch asymmetrische Merkmale auf: Die Lunge hat zwar zwei Lungenhälften, von denen ist aber die linke in zwei, die rechte in drei »Lungenlappen« gegliedert. Auch die zwei Hälften des Herzens sind unterschiedlich angelegt.

Das Prinzip der Dreigliederung wird in den Kapiteln zu den verschiedenen Erkrankungen noch dargestellt werden. Das ist insofern wichtig, da Gesundheit bedeutet, den richtigen Ausgleich zwischen Einseitigkeiten oder Extremen zu finden und zu erhalten. Zudem entstehen Krankheiten, wenn wir unsere »ausgleichende Mitte« verloren haben.

Rudolf Steiner beschäftigte sich intensiv mit dem Grundprinzip der Dreigliederung. Er fasste schließlich die gegensätzlichen Pole zusammen als Nerven-Sinnes-System auf der einen und Stoffwechsel-Gliedmaßen-System auf der anderen Seite. Die ausgleichende Mitte bezeichnete er als Rhythmisches System. Jedes der drei Systeme vermittelt in spezifischer Weise zwischen Körperinnerem und Außenwelt:

● Das *Nerven-Sinnes-System* im oberen Bereich: Die Welt wird durch die Sinne aufgenommen und durch das Nervensystem verinnerlicht, wie zum Beispiel bei Licht und Klang.

● Das *Stoffwechsel-Gliedmaßen-System* im unteren Bereich: Hier nimmt der Organismus Nahrungsstoffe aus der Außenwelt auf, gewinnt aus ihnen die Ausgangsstoffe für den eigenen Stoffwechsel, um daraus wiederum

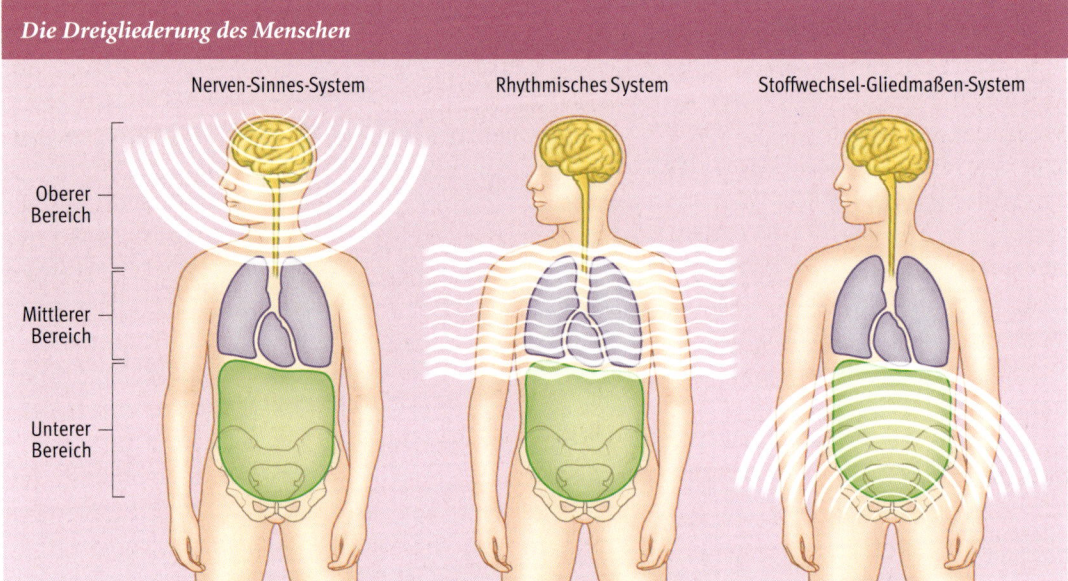

Die Dreigliederung des Menschen

Nerven-Sinnes-System   Rhythmisches System   Stoffwechsel-Gliedmaßen-System

Oberer Bereich

Mittlerer Bereich

Unterer Bereich

Energie zu gewinnen, die er allen Organen und den Gliedmaßen zur Verfügung stellt.

- Das *Rhythmische System* im mittleren Bereich: Durch das rhythmische Zusammenspiel von Atmung (Außenwelt) und Herz-Kreislauf-System (Innenwelt) begegnen sich Äußeres und Inneres in Form von Atemluft und Blutflüssigkeit.

Das Nerven-Sinnes-System

Im Kopf befinden sich große Teile des zentralen Nervensystems sowie die Sinnesorgane Augen, Ohren und Nase. Sie können die Eindrücke aus der Umwelt optimal nach innen übermitteln. Im Bereich des Nerven-Sinnes-Systems werden uns Sinneswahrnehmungen und Gedanken bewusst.

Das Stoffwechsel-Gliedmaßen-System

Im Bauchraum befinden sich die wichtigen Stoffwechselorgane wie Magen und Darm,

Milz, Leber, Galle und Bauchspeicheldrüse. Nachdem die aufgenommene Nahrung zerkleinert und abgebaut worden ist, dominieren im Stoffwechselsystem vor allem aufbauende Prozesse. Der Stoff-Wechsel findet zum einen innerlich statt, wenn Substanzen durch die Verdauungsdrüsen und die inneren Organe ihre Beschaffenheit ändern. Zum anderen werden aber auch äußerlich »Stoffe gewechselt«, und zwar mit Hilfe unserer Gliedmaßen, durch die wir überhaupt erst in der Lage sind, die Stoffe der Außenwelt zu ergreifen, sie aktiv zu bearbeiten und zu verändern. Durch das Stoffwechsel-Gliedmaßen-System lassen sich Willensimpulse in konkrete Handlungen umsetzen.

Das Rhythmische System

In der Mitte, im Brustkorb, findet der Ausgleich zwischen den polaren Prozessen im »oberen« Menschen (Nerven-Sinnes-System) und im »unteren« Menschen (Stoffwechsel-Gliedmaßen-System) statt. Atmung und Herztätigkeit vermitteln fortwährend zwischen Außen- und Innenwelt; in ihrer Tätigkeit spiegelt sich wider, ob wir in Ruhe und Konzentration mit unserem Nerven-Sinnes-System tätig sind, ob wir gerade eine üppige Mahlzeit verspeisen oder eine anstrengende Bergtour unternehmen. Eine gesunde Mitte ist lebensnotwendig: Atmung und Herzschlag stehen für jeden Notarzt bei einer Reanimation im Vordergrund.

So wie die Denk-Kräfte mit dem Nerven-Sinnes-System, ist das Fühlen mit den rhythmischen Vorgängen verbunden. Atmung und Herzschlag verändern sich unmittelbar in Abhängigkeit von den Gefühlen. So kann vor Freude das Herz hüpfen und die Atmung sich beschleunigen; und andererseits gibt es keine Schmerzempfindung, die sich nicht in Veränderungen von Herzschlag und Atmung widerspiegelt.

PARALLELEN

In der traditionellen chinesischen Medizin (TCM) stehen sich ebenfalls zwei polare Prozesse gegenüber: Yin und Yang. Im Symbol von Yin und Yang wird die harmonische Durchdringung beider Polaritäten durch eine rhythmisch geschwungene Linie angedeutet. In der anthroposophischen Menschenkunde wird der ausgleichenden und vermittelnden Mitte als drittem und eigenständigem Element besondere Bedeutung beigemessen. Denn gerade die Mitte ist der Ort, wo durch den Ausgleich zwischen den Polaritäten Gesundheit entsteht.

Von der Kindheit bis ins Alter

Die Dreigliederung des Menschen ist allerdings kein statisches oder gleichmäßig wachsendes System. Der Mensch gewinnt erst im Laufe seiner Entwicklung ein Gleichgewicht zwischen den dargestellten Polaritäten. Beim Säugling

dominiert zunächst, für alle sichtbar, der Kopfpol mit dem Nerven-Sinnes-System und den relativ großen, schon weit ausgereiften Augen – das Innenohr ist bei der Geburt sogar bereits ausgewachsen. Demgegenüber sind der Brustkorb und die Gliedmaßen erst zart ausgebildet. Nach und nach eignet sich das Kind von oben nach unten seinen Körper an: Im Schulalter reifen Brustkorb und Wirbelsäule aus und die Gliedmaßen, vor allem deren Muskulatur, wachsen in der Jugend noch kräftig.

Auf der Ebene der Körperfunktionen findet genau das Gegenteil statt. Am Anfang des Lebens dominieren die Wachstums- und Stoffwechselprozesse: Ein Kind erholt sich rasch, sein Stoffwechsel ist schnell, ebenso die Wundheilung. Das Bewegungsbedürfnis ist in der Kindheit besonders groß. Und wenn das Kind fiebert, beschleunigt und verstärkt es seinen Stoffwechsel noch einmal ganz enorm – vergleichbar einem Hochleistungssportler.

Dagegen stehen im Alter, am Ende des Lebens, die Abbau- und Verhärtungsvorgänge (Sklerose) im Vordergrund: Die körperlichen Regenerationskräfte, der Stoffwechsel, die Wundheilung, die Fieberneigung und die Beweglichkeit lassen mit zunehmendem Alter nach. Die Muskulatur geht schon nach dem 40. Lebensjahr deutlich zurück – für die meisten Leistungssportler ist das Ende ihrer Karriere erreicht. Neigen Säuglinge noch eher zu Blutungen (weshalb sie zum Beispiel Vitamin-K-Tropfen zur Unterstützung der Blutgerinnung bekommen), so besteht bei älteren Menschen die Gefahr, dass das Blut zu schnell gerinnt und Gefäße verschließt (Thromboseneigung).

Sieht man sich die Gegenüberstellung im Kasten auf der folgenden Seite an, so hat das Alter

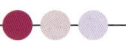

●● Gegensätzliche körperliche Prozesse in Kindheit und Alter

Kindheit:	Alter:
○ Wachstum	○ Körperabbau
○ Regeneration	○ Verzögerte körperliche Regeneration
○ Schneller Stoffwechsel	○ Verlangsamter Stoffwechsel
○ Rasche Wundheilung	○ Schlechte Wundheilung
○ Körperliche Bewegung, Bewegungsdrang	○ Bevorzugung körperlicher Ruhe
○ Neigung und Fähigkeit zur Fieberbildung	○ Wenig Fieberbildung
○ Blutungsneigung	○ Neigung zu Thrombose und Gefäßverkalkung

gegenüber der Kindheit nur Nachteile, wenn ausschließlich die körperlichen Veränderungen betrachtet werden. Da der Mensch aber eine Einheit aus Körper, Seele und Geist ist, ergibt sich eine ganz andere Perspektive, wenn man das Seelisch-Geistige mit einbezieht. Während der ersten Lebensphase ist das Seelisch-Geistige des Kindes ganz »eingetaucht« in die lebendig-dynamischen körperlichen Prozesse, durch die der physische Leib gestaltet wird. Oder mit anderen Worten: Während der Kindheit werden auch die seelisch-geistigen Kräfte im hohen Maße für die gesunde Entwicklung des physischen Leibes gebraucht. So wird der Körper nach und nach zum Musikinstrument, durch das das Seelisch-Geistige schließlich erklingen kann. Deshalb ist es auch sinnvoll, dass der kindliche Körper noch weich und formbar ist. Dadurch kann das Seelisch-Geistige den Körper besser mitformen, so dass er immer mehr zum einzigartigen Instrument wird.

Ist das geschafft, löst sich mit zunehmendem Alter das Seelisch-Geistige immer mehr aus dem Körperlichen heraus und steht dann dem Erwachsenen und älteren Menschen in der zweiten Lebenshälfte unabhängiger für rein seelisch-geistige Vorgänge zur Verfügung. Dies er-

lebt man in erster Linie als eine Reifung und Weiterentwicklung der Persönlichkeit bis hin zur sprichwörtlichen »Weisheit des Alters«. Im Bild der Musik bedeutet das: In der Kindheit verwenden Komponist (Geistiges) und Dirigent (Seelisches) ihre Kraft, um selbst am Bau des Musikinstruments (Körper) mitzuwirken. In der zweiten Lebenshälfte können sie das Instrument dann mit selbst komponierten Melodien zum Erklingen bringen.

Krankheit als Krise und mögliche Chance

Das harmonische Zusammenspiel seiner so unterschiedlichen Anlagen muss das Kind erst lernen. Für das menschliche Immunsystem findet der »Unterricht« bereits in den ersten drei Lebensjahren statt, wie die Allergieforschung gezeigt hat. Kein Kind wird »gesund« geboren – Gesundheit ist etwas, das nur durch Lernen erreicht und stabilisiert werden kann.

Das gilt in ganz verschiedenen Beziehungen: Das Kind muss lernen, sich mit seiner Umwelt zu verbinden, sie wahrzunehmen und fremde Nahrung zu verdauen. Und zugleich muss es lernen, sich immer besser von dieser Umwelt abzugrenzen, seine Verdauung zu stabilisieren und gegen Krankheitserreger immun zu werden. Es muss sich auch sozial behaupten lernen – etwa gegenüber seinen Geschwistern oder anderen Kindern im Kindergarten. Dabei kann es selbstverständlich zu Krisen kommen und diese können so bedrohlich werden, dass das Kind auf rasche Hilfe angewiesen ist. Viele Krankheiten des Kindesalters sind in diesem Sinne Krisen, bei denen das Kind auf leiblicher Ebene lernt, einen »Übergriff« aus der Umgebung (zum Beispiel durch Krankheitserreger) abzuwehren, sich besser abzugrenzen und sein Immunsystem zu stärken. Das heißt, auf leiblicher Ebene entwickelt sich das Kind schrittweise in Richtung Selbstständigkeit. Dieser Gedanke kann Eltern helfen, die Angst vor der Krankheit des eigenen Kindes zu reduzieren und sich auf die folgende Frage zu konzentrieren: »Wie helfe ich Dir so durch diese Krise, dass du sie auch aus eigener Kraft überwindest und dabei stärker, reifer wirst als du vorher warst?« – Wobei das Kind bei allen Krankheiten natürlich ärztlich eng begleitet und betreut werden muss und keinem unüberschaubaren Risiko ausgesetzt werden darf.

Betrachtet man Krankheit jedoch auf diese Weise, wird deutlich, dass das Gleichgewicht im kindlichen Organismus immer wieder aufs Neue gefunden werden muss. Echte, langfristige Gesundheit kann also nicht alleine von außen, durch Medikamente oder den Arzt hergestellt werden, indem dieser die Krankheit beseitigt. Vielmehr müssen die Eltern, der Arzt und das Kind zusammenarbeiten. Wir sollten nie vergessen, wie aktiv der kindliche Organismus schon bei einem Schnupfen und Husten wird – all die Krankheitssymptome, die uns beunruhigen, sind ja bereits Maßnahmen des Kindes, die eingedrungenen Erreger aktiv unschädlich zu machen und auszuscheiden.

Aber auch seelische Entwicklungskrisen sind für Kinder unvermeidlich, und sie beginnen schon im Säuglingsalter, wenn Kind (und Eltern) lernen müssen, wie man ruhig einschläft, ohne stundenlang »in der Warteschleife« von Schreikoliken hängenzubleiben. Richtiges Einschlafen und Aufwachen muss das Kind lernen, beides ist ganz entscheidend für ein gesundes Zusammenspiel von Körper und Seele. Ziel einer ganzheitlichen Therapie ist es bei allen Krisen des Kindesalters, die Eigenaktivität des Organismus, seine Selbstheilungskräfte und die Selbstregulation anzuregen und zu stabilisieren. Das geht weit über eine einseitige Behandlung von Symptomen hinaus, die immer wieder Einzelteile repariert, statt das Ganze zu stärken.

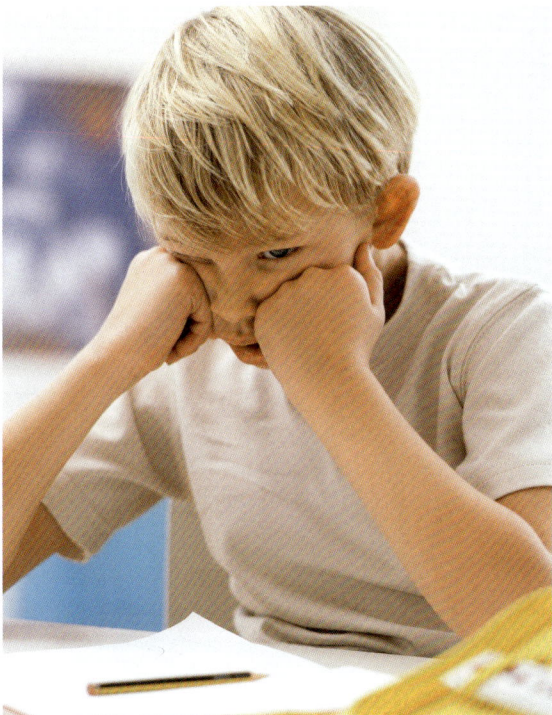

Kinder brauchen Unterstützung, um schwierige Aufgaben selbst lösen zu lernen.

23

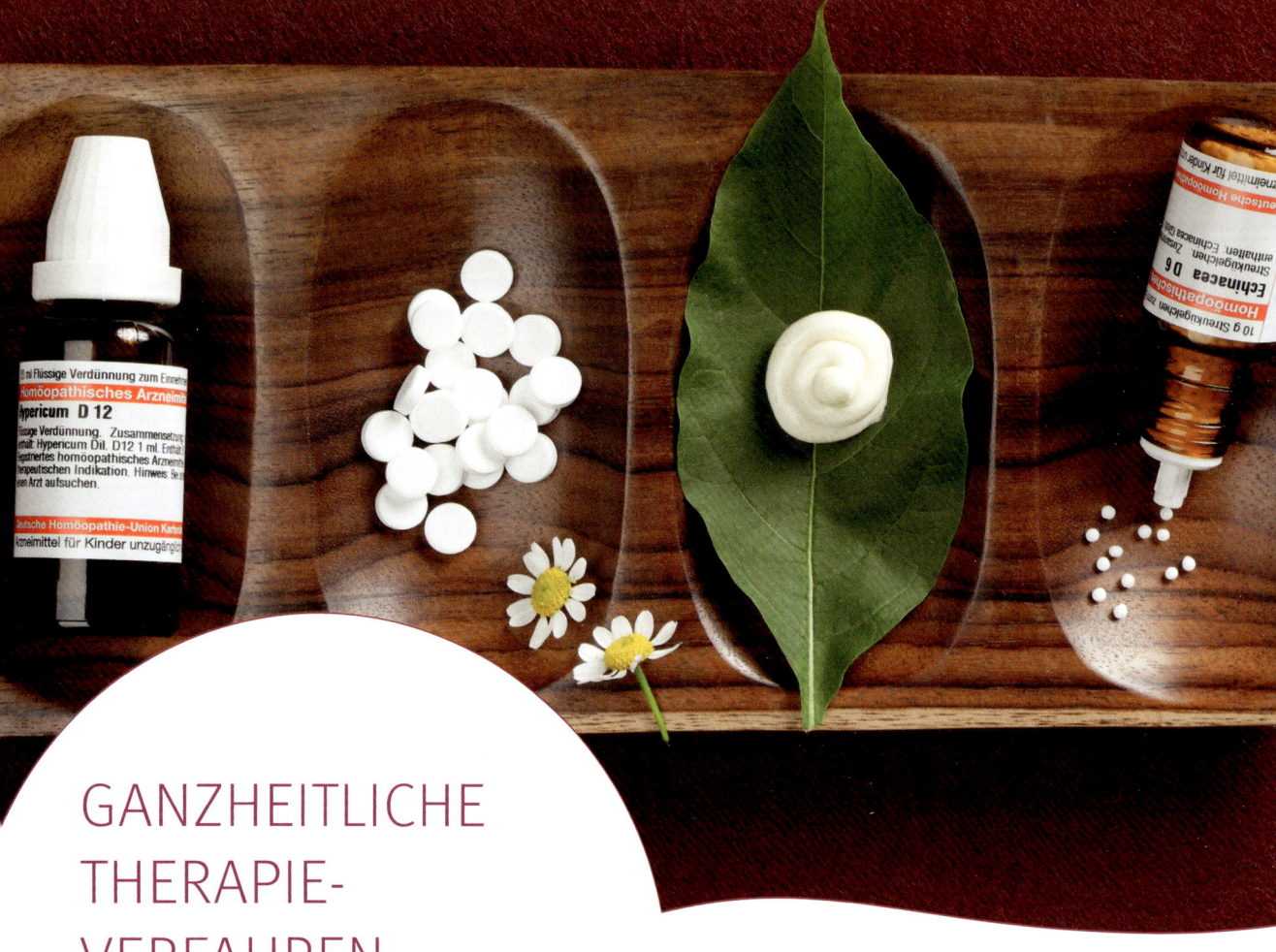

GANZHEITLICHE THERAPIE-VERFAHREN

Individuell und nachhaltig

Die Kunst des Heilens besteht darin, den Menschen in all seinen Aspekten wahrzunehmen und die richtigen Anstöße zu geben, damit er wieder ein harmonisches Ganzes wird. Um dieses Ziel zu erreichen, sucht der anthroposophische Arzt für jedes Kind individuell nach geeigneten Medikamenten und Methoden, die nachhaltig wirken und das Kind insgesamt stabilisieren. Dabei wählt er aus dem großen Spektrum der konventionellen und der unkonventionellen Medizin aus. Er verwendet je nach Bedarf potenzierte, homöopathische Arzneimittel, allopathische Medikamente und Kunst-

therapien – manchmal auch mehrere Behandlungsformen gleichzeitig. Die Mittel wirken auf eines oder mehrere der vier Wesensglieder:

- Allopathische (= schulmedizinische) Medikamente auf die physische Organisation
- Potenzierte, antroposophische und homöopathische Medikamente auf die Lebens-, die Seelen- und die Ich-Organisation
- Bewegungstherapien wie die Heileurythmie auf die Lebens-, Seelen- und die Ich-Organisation
- Kunsttherapien und Psychotherapie auf die Seelen- und die Ich-Organisation
- Biografische Beratungsgespräche auf die Ich-Organisation. Diese finden in der Jugendmedizin mit dem Jugendlichen selbst statt, in der Kinderheilkunde meist als Elternberatung, um die Bedingungen für die reifende Individualität des Kindes besser zu gestalten.

Da die Wesensglieder (siehe Seite 18) miteinander verbunden sind, finden immer auch wechselseitige Wirkungen statt. So beeinflusst die Stärkung des Ich auch das Seelische positiv, jede Besserung im Bereich des Seelischen stärkt die Lebensorganisation und jede Heilung auf der Ebene der Lebensorganisation wirkt sich wieder positiv auf den Körper aus.

Allopathische Medikamente

Die klassischen, so genannten allopathischen oder schulmedizinischen Medikamente wirken nach Gesetzmäßigkeiten, die mit Hilfe der modernen Chemie und Physik beschrieben und erklärt werden können. Sie werden nach den üblichen chemischen und pharmazeutischen Verfahren hergestellt, zum Beispiel durch Synthetisieren. Dabei werden Moleküle nach biochemischen Gesichtspunkten neu zusammengesetzt.
Die allopathischen Medikamente wirken unmittelbar auf die physische Organisation des Kindes. Es kommt dabei zu einem konkreten Eingriff in den Körper. Dabei hemmen oder ersetzen sie teilweise die lebendige Eigentätigkeit des Organismus. Ihre Anwendung in der anthroposophisch orientierten Kinderheilkunde erfolgt vor allem in den Fällen, in denen die kindliche Lebensorganisation überfordert oder unfähig ist, die Gesundung des Organismus aktiv herbeizuführen. In diesen Fällen verschreibt der Arzt zum Beispiel Antibiotika gegen bakterielle Entzündungen oder Beta-Sympathikomimetika bei Asthma.
Ein anthroposophischer Kinderarzt weiß diese manchmal lebensrettenden Medikamente sehr zu schätzen und setzt sie der jeweiligen Situation entsprechend ein. Darüber hinaus kann er das Kind mit weiteren wichtigen, potenzierten Medikamenten unterstützen. Bei Bedarf werden allopathische und potenzierte Medikamente kombiniert. Schließlich nützt es nichts, um unser Beispiel aus der Musik wieder aufzugreifen, den Geiger zu stärken, wenn man nicht gleichzeitig die gerissene Seite seiner Geige repariert.

Potenzierte Arzneimittel

Potenzierte, antroposophische und homöopathische Heilmittel haben einen besonderen Stellenwert in der anthroposophischen Kinderheilkunde, da sie nicht direkt gegen eine Krankheit arbeiten, sondern die Selbstheilungskräfte und Entwicklungsprozesse im Menschen fördern und aktivieren. Diese Medikamente unterstützen die Lebensorganisation des Kindes darin, selbst die Gesundung herbeizuführen.

Potenzierte anthroposophische Arzneimittel sind pflanzlicher, tierischer, mineralischer und metallischer Herkunft. Sie gehen teilweise auf die Homöopathie zurück, die aber in wesentlichen Aspekten erweitert wurde. Die Herstellung erfolgt in manchmal sehr komplexen Aufbereitungs- und Transformationsverfahren der Gärung, der Destillation, der Veraschung, der Extraktion und der Filtrierung. Dabei werden Stoffe isoliert und anschließend zu Heilmitteln mit bestimmten Eigenschaften neu zusammengesetzt. Ihre Wirksamkeit kann nicht allein aus bestimmten Inhaltsstoffen der Ausgangssubstanzen verstanden werden. Die anthroposophische Medizin fragt darüber hinaus nach den Fähigkeiten, die zum Beispiel eine bestimmte Heilpflanze als Lebewesen auszeichnen, und

25

versucht, durch die pharmazeutische Verarbeitung dieser Heilpflanze den entsprechenden Prozess im Menschen anzuregen. So kann zum Beispiel eine Pflanze wie die Brennnessel, die in der Natur sehr gut Eisen aufnehmen kann, dem menschlichen Körper bei Eisenmangel Impulse geben, das Eisen besser zu verwerten. Die potenzierten und dynamisierten Substanzen beeinflussen so die Lebensorganisation, also den Musiker im Orchester. Da die Lebensorganisation mit ihren Kräften in der Kindheit von besonderer Bedeutung ist, spielen gerade in der Kinderheilkunde potenzierte Heilmittel eine große Rolle. In vielen Fällen ist schon allein mit ihnen eine Heilung möglich.

Potenzierte Medikamente helfen dem Kind aber ebenso bei seelischen und psychosomatischen Störungen. Denn sie beeinflussen auch die Möglichkeiten des Dirigenten, seine Fähigkeit, das Spiel der Musiker zu lenken. Manchmal wird sogar erst mit Unterstützung dieser Mittel das Wesentliche einer Komposition hörbar. Denn potenzierte Arzneimittel, vor allem solche, die aus Mineralien und Metallen hergestellt werden, wirken auch auf die Individualität des Kindes. So zeugt zum Beispiel bereits die Art und Weise, wie ein Kind fiebert (und dabei oft einen Entwicklungssprung herbeiführt), vom Charakter und der Aktivität der Ich-Organisation. Potenzierte Arzneimittel lenken solche Eigenaktivität, ohne sie zu unterdrücken. Das hat positive Auswirkungen auf die Fähigkeit zur Selbstregulation – etwa beim Schlafen – und auf die Willensbildung eines Kindes.

Potenzierte Substanzen

Ergänzend zum klassischen Substanzverständnis der Chemiker und Physiker geht es in der Anthroposophischen Medizin darum, in jeder Substanz den dahinter bzw. darin wirkenden lebendigen Prozess zu erkennen, was am Beispiel einer so leblos erscheinenden Substanz wie dem Kalzium, das im Kalk enthalten ist, anschaulich gemacht werden kann:

Was ist Kalzium? Aufgrund naturwissenschaftlicher Forschungsergebnisse lässt sich der atomare Aufbau der Substanz Kalzium beschreiben. Betrachten wir die verschiedenen Funktionen, die Kalzium erfüllt, so entdecken wir darüber hinaus, dass es Repräsentant eines ganz bestimmten, typischen Prozesses ist. In diesem Fall bedeutet der Kalzium-Prozess die Fähigkeit, etwas verfestigen zu können, Struktur und Halt zu geben, was an unterschiedlichen Phänomenen aufgezeigt werden kann:

- Kalzium wird in Form von Kalk beim Hausbau verwendet. Es trägt dazu bei, dass der Mörtel hart und fest wird, wodurch die Backsteine Festigkeit bekommen.
- Auch im so genannten niederen Tierreich wird Kalzium zum »Hausbau« verwendet. So finden wir Kalzium in den Schalen von Muscheln, aber auch im Schneckenhaus wieder.
- Die Fähigkeit, etwas hart werden zu lassen, taucht auch bei den höheren Lebewesen auf. Denn erst mit Hilfe des Kalziums wird eine Anspannung, ein Festwerden der Muskeln möglich. Auch der wichtigste Muskel des Menschen, das Herz, kann sich nur mit Hilfe des Kalziums zusammenziehen.
- Auch im Blut selbst kommt die Fähigkeit des Kalziums, etwas fest werden zu lassen, zum Tragen: Wenn wir uns verletzen, muss das aus der Wunde fließende Blut gerinnen können, da wir sonst verbluten. Diese Fähigkeit kann das Blut mit Hilfe vieler verschiedener Gerinnungsfaktoren erreichen. Kalzium spielt dabei eine entscheidende Rolle.

Rudolf Steiner hat wiederholt darauf hingewiesen, dass solche Prozesse für jedes Lebewesen eine besondere Bedeutung haben. Der Kalzium-Prozess ist nur ein Beispiel dafür; genauso gibt es auch einen Eisen-Prozess oder einen Phosphor-Prozess. Die besondere Entdeckung von Samuel Hahnemann war, dass durch bestimmte pharmazeutische Verfahren Substanzen wieder stärker in den Zustand gebracht werden können, in dem sie als Prozess wirksam sind. Er nannte diesen Vorgang Dynamisierung oder Potenzierung (die Substanz bekommt wieder ihre ursprüngliche Potenz).

Die dynamisierten und potenzierten Medikamente wirken unmittelbar auf die Lebensorganisation, die bei Kindern besonders stark ausgeprägt ist. Außerdem reagieren sie besonders leicht und intensiv auf feine Reize, weshalb es auch zu verstehen ist, warum gerade in der Kinderheilkunde der Einsatz potenzierter Heilmittel so sinnvoll und fruchtbar ist.

Da Sie in diesem Buch überwiegend anthroposophisch-homöopathische Arzneimittel finden, möchten wir Ihnen im Folgenden kurz darstellen, mit welchen pharmazeutischen Verfahren diese gewonnen werden.

Pharmazeutische Verfahren

Für Medikamente, die aus dem Mineral-, Pflanzen- und Tierreich gewonnen werden, gibt es verschiedene pharmazeutische Verfahren, zum Beispiel Extrahieren, Überbrühen und Auskochen, Destillieren oder Rösten, Verkohlen und Veraschen.

Wie bei der klassischen Homöopathie auch werden viele der so gewonnenen Substanzen dynamisiert und potenziert:

- **Flüssiges Potenzieren:** Die Ausgangssubstanz (Urtinktur) wird 1:10 verdünnt und rhythmisch geschüttelt (Herstellung einer D1). Die Flüssigkeit mit der D1 wird wieder 1:10 verdünnt und erneut rhythmisch geschüttelt (Herstellung einer D2). Der Vorgang wird wiederholt, bis die erwünschte Potenz erreicht ist. Bei der Herstellung von Globuli (Streukügelchen) werden Kügelchen aus Zucker mit der flüssigen Potenz durchtränkt.
- **Festes Potenzieren:** Gleicher Vorgang wie bei der flüssigen Potenzierung, nur dass die Verdünnung mit Milchzucker geschieht und statt der Verschüttelung rhythmisch verrieben wird.

Die folgenden Verfahren wurden in der anthroposophischen Pharmazie entwickelt und werden nur von anthroposophisch pharmazeutischen Firmen angewendet. Sie erweitern die Möglichkeiten, Natursubstanzen durch pharmazeutische Verfahren so aufzuschließen (zu »potenzieren«), dass sie die Selbstregulation des menschlichen Organismus noch wirksamer beeinflussen:

- **Metallspiegel:** Durch ständige Wärmezufuhr im Vakuum werden Metalle verflüssigt und verdampft. Sie werden damit in einen reinen, möglichst ursprünglichen Zustand zurückgeführt. Sie schlagen sich dadurch als Metallspiegel am Glas nieder, werden von dort abgekratzt und als Pulver zu verschiedenen Präparaten verarbeitet. Bei Gold (Aurum) zum Beispiel heißt der so hergestellte Goldspiegel »Aurum metallicum praeparatum«.

  Ein vergleichbarer Prozess geschieht, wenn wässrig gelöste Metallsalze erwärmt und dann reduziert werden. An der Wand des Glasgefäßes schlägt sich dabei der Metallanteil als dünner Spiegel nieder, kann wieder abgekratzt und fein vermahlen werden. So entsteht zum Beispiel aus Silber (Argentum) das Präparat »Argentum metallicum praeparatum«, das in Form einer Salbe zur Verfügung steht.

● **Vegetabilisierung von Metallen:** Ein natürlich vorkommendes Metall in Form eines Erz-Minerals wird als lösliche Zubereitung hergestellt und als Düngemittel für eine entsprechende Heilpflanze verwendet. Diese wird zur Blütezeit geerntet, kompostiert und selbst als Dünger für die gleiche Heilpflanze im nächsten Jahr verwendet. Nach erneuter Wiederholung des Prozesses wird die Heilpflanze im dritten Zyklus geerntet und zu einem Arzneimittel weiterverarbeitet. Das ursprünglich leblose Metall ist durch die Pflanzen in einen Lebensprozess eingeschleust worden. Dadurch findet eine Dynamisierung und Potenzierung durch die Pflanze selbst statt. Ein Beispiel für ein solches besonderes Medikament ist »Chamomilla cupro culta«, bei dem nicht nur die Kamille (Chamomilla) als Medikament wirkt, sondern vor allem das Kupfer mit seiner entkrampfenden Fähigkeit, das drei Jahre lang im Lebensprozess der Kamille wirksam geworden ist.

● **Rh-Verfahren (WELEDA) und »WALA-Verfahren«:** Gepresste Pflanzensäfte werden morgens auf 37 °C erwärmt, rhythmisch geschüttelt, abends auf 4 °C abgekühlt und erneut rhythmisch geschüttelt (WELEDA). Bei den von der Firma WALA hergestellten Heilmitteln erfolgt eine Rhythmisierung der Substanzen ebenfalls zwischen den beiden wichtigen Temperaturen 37 °C (Körpertemperatur des Menschen) und 4 °C (Temperatur der höchsten Dichte von Wasser). Bei 4 °C werden die Substanzen ins Helle und Freie gestellt und dabei rhythmisch bewegt – jeweils eine Stunde vor bis eine Stunde nach Sonnenaufgang bzw. Sonnenuntergang. In der übrigen Zeit ruhen die Substanzen bei 37 °C im Dunkeln und sind eingehüllt. Es entsteht also eine Rhythmisierung zwischen Wärme/Kälte, Helligkeit/Dunkelheit, Innen/Außen, Bewegung/

●● Rhythmus trägt Leben

Dr. Rudolf Hauschka, unter anderem Erfinder der weltweit beliebten Dr. Hauschka Kosmetik, fragte Rudolf Steiner, was man machen könne, um Substanzen auch ohne Alkohol haltbar zu machen. Er bekam als Antwort: »Studieren Sie Rhythmen, Rhythmus trägt Leben«. Nach intensiven Forschungsarbeiten entstand die Firma WALA. Durch besondere rhythmische Prozesse bei der Herstellung (**W**ärme-**A**sche-**L**icht-**A**sche) gelang es, Pflanzensäfte haltbar zu machen. Die WALA-Präparate wie auch die WELEDA-Rh-Präparate sind bei anthroposophischen Kinderärzten sehr beliebt, da sie den Kindern ohne Alkoholzusätze verabreicht werden können.

Ruhe, und zwar in Abhängigkeit von dem Rhythmus des Tageslaufs (Sonnenaufgang und Sonnenuntergang). Dabei werden den Urtinkturen Aschebestandteile, die bei der Verarbeitung der Pflanze gewonnen worden sind, beigefügt. So entstand der Name WALA (Wärme-Asche-Licht-Asche). Aufgrund dieser Rhythmisierung und zusätzlichen Fermentierung können die Medikamente ohne zusätzliche Konservierungsstoffe (auch ohne Alkohol) verschlossen und kühl gelagert konserviert werden – deshalb sind diese Präparate in der Kinderheilkunde so beliebt. Immer wenn das WALA- oder WELEDA-Rh-Verfahren von Bedeutung ist, haben wir bei den Therapievorschlägen darauf hingewiesen.

Kompositionspräparate

Wie in der Musik durch zwei Töne ein Intervall entsteht, das mehr als die Summe der Einzeltöne ist, so entsteht im pharmazeutischen Prozess auch etwas Neues, wenn zwei oder mehrere Substanzen zu einem neuen Arzneimittel verarbeitet werden. Die Einzelmittel werden nicht zu einer Heilmittelsumme kombiniert, sondern zu einem neuen Heilmittel komponiert. Wie bei einem Orchester kommt es darauf an, wie viele unterschiedliche Instrumente es gibt und wie stark die einzelnen Instrumente vertreten sind – pharmazeutisch ausgedrückt: wie viele Inhaltsstoffe in welcher Konzentration nötig sind. Die Ausgangsstoffe können mineralischen, pflanzlichen oder tierischen Ursprungs sein. Potenzierte und dynamisierte können mit nicht potenzierten Stoffen kombiniert werden. Durch besondere Herstellungsverfahren wie gemeinsame Wärmeanwendungen, Strömungsverfahren oder erneutes gemeinsames Dynamisieren werden die Bestandteile zusammengefügt. So wird das pharmazeutische Verfahren zu einer Kunst, zu einer Fortführung und Vollendung bestimmter Naturprozesse.

Ein Beispiel für ein Kompositionspräparat mit Substanzen aus den drei Naturreichen ist »Apis/Belladonna cum Mercurio«, ein bewährtes Medikament bei fieberhaften Mandelentzündungen. Die pharmazeutische Verarbeitung der Bienensekrete (Apis) hilft bei Schwellungen und Rötungen, die der Tollkirsche (Belladonna) bei Fieber und die des Quecksilbers (Mercurius) bei Belägen auf den Mandeln.

Darreichungsformen

Anthroposophische und homöopathische Mittel sind in unterschiedlichen Darreichungsformen erhältlich. Diese sind unverzichtbar, um eine individuelle und auf die Bedürfnisse des jeweiligen Kindes ausgerichtete Therapie zu ermöglichen.

● **Äußere Anwendungen:** Sie werden in der Anthroposophischen Medizin mit Salben, Körperölen, Harzen und Tinkturen durchgeführt, sowie durch Öldispersionsbäder, bei denen durch eine bestimmte Verwirbelungstechnik Öltropfen extrem fein mit dem Wasser vermischt werden. So bilden sie nicht mehr einen Film an der Oberfläche, sondern sind als feinste Tropfen im Wasser verteilt. Eine solche Öldispersion eignet sich sowohl für ein Fußbad, als auch für ein Ganzkörperbad. Bei äußeren Anwendungen nimmt die Haut Qualitäten der aufgenommen Substanzen wahr und gibt sie an den Organismus weiter, so etwa die durchwärmende von Ingwermehl, die anregende von Rosmarin oder die beruhigende von Lavendel. Dabei helfen Tinkturen bei nässender Haut, Salben und Pasten decken ab, Gele und Emulsionen kühlen, Öle wärmen. Kinder mögen äußere Anwendungen, ihre Haut ist besonders sinnesoffen, und der unmittelbare Körperkontakt kann die Heilung zusätzlich unterstützen.

● **Innerliche Anwendung:** Für die innerliche Anwendung gibt es die Heilmittel in Form von Globuli (Milchzucker-Streukügelchen), Milchzuckerpulver (Triturationen, abgekürzt Trit.), alkoholische oder wässrige Tropfen (Dilutionen, abgekürzt Dil.) sowie als Tabletten, Zäpfchen, Sirup, Frischpflanzensäfte, Tees, Injektionsampullen, Kapseln oder Pflanzenpulver. Bei den innerlichen Anwendungen erfolgt die Aufnahme der Wirkstoffe über die Schleimhäute des Verdauungstrakts. Wie bei allen Stoffwechselvorgängen werden die Heilmittel zunächst ein Stück weit abgebaut, bevor sie in die Substanz aufbauenden Prozesse des Organismus eingeschleust werden, um von dort aus regulierend und heilend zu wirken. Hierzu gehören zum Beispiel Gentiana-Magen-Globuli (WALA) bei kindlicher Verdauungsschwäche.

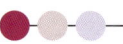

●● *Belegte Erfolge*

2004 wurde eine unabhängige, von den Krankenkassen finanzierte Studie (Anthroposophische Medizin Outcomes-Studie, AMOS), veröffentlicht. Sie konnte nachweisen, dass sich die Beschwerden bei 86 Prozent der untersuchten chronisch Kranken mit anthroposophischen Heilverfahren signifikant besserten und die Lebensqualität langfristig stieg. Zudem gab es keine nennenswerten Nebenwirkungen und geringere Kosten als bei der für die Beschwerden sonst üblichen schulmedizinischen Therapie.

Anthroposophische Heilmittel werden selbstverständlich auf Nebenwirkungen geprüft. Wie auch bei jedem allopathischen Medikament werden unerwünschte Wirkungen an die Hersteller, die Arzneimittelkommissionen und die Überwachungsbehörden gemeldet. Im Jahr 2002 wurde in der Deutschen Apotheker-Zeitung (DAZ) eine Übersichtsarbeit veröffentlicht, die bei etwa 60 Millionen injizierten Ampullen von 21 homöopathischen Kombinationspräparaten ein Nebenwirkungsrisiko von 0,000036 Prozent angibt. Die anthroposophischen Firmen WALA und WELEDA verkauften in 10 Jahren 185 Millionen Ampullen, für die 36 unerwünschte Nebenwirkungen gemeldet wurden. Das entspricht einem Risiko von 0,00000019 Prozent. Somit zählen anthroposophische Heilmittel zu den sichersten Medikamenten überhaupt.

● **Inhalieren und Injizieren:** Viele anthroposophische Heilmittel können inhaliert oder vom Arzt gespritzt (injiziert) werden. Sie gelangen in die Lunge oder über Unterhautfettgewebe und die Muskulatur direkt ins Blut und wirken so regulierend und heilend auf das Rhythmische System. Hierzu gehören zum Beispiel Inhalationen mit Levico Ampullen bei kindlichem Asthma oder Spritzen ins Unterhautfettgewebe mit Formica bei Schwellungen entzündeter Gelenke.

Alles Wichtige zur Gabe und Dosierung der potenzierten Heilmittel finden Sie ab Seite 61.

Die Kunsttherapien

Eine weitere wichtige Säule der anthroposophisch erweiterten Medizin sind die Kunsttherapien. Sie wirken unmittelbar auf die Seele des Kindes. Wenn wir bei den vier Wesensgliedern unser Beispiel vom Orchester wieder aufgreifen (siehe Seite 18), wirken sie also in erster Linie auf den »Dirigenten«. Sie haben jedoch auch Einfluss auf die Lebensorganisation oder die »Musiker« und auf den Körper selbst, also auf die »Musikinstrumente«.

Unter Anleitung eines entsprechend geschulten Therapeuten betätigt sich das Kind in der Kunsttherapie kreativ, was die Einheit von Körper, Geist und Seele fördert. Außerdem regen die Kunsttherapien die Eigeninitiative an, wodurch das Kind selbst aktiv an seiner Gesundung mitwirken kann. Die Kunsttherapien umfassen den aktiven Umgang mit festen, flüssigen und luftigen Elementen:

● Ton, Holz, Stein und Gips beim therapeutischen Plastizieren,
● Farben und Formen beim therapeutischen Malen und Zeichnen,

Zum einen wirkt bereits die Tätigkeit selbst therapeutisch, indem sich dabei Verhärtungen auflösen oder Einseitigkeiten ausgleichen. Darüber hinaus tauchen bei der Entstehung von Kunstwerken auch verdrängte Gedanken und verschüttete Gefühle auf. Diese fließen in das Werk ein, finden darin ihren Ausdruck und lassen auf diese Weise das Kind seelisch freier und gelöster werden.

Therapeutisches Plastizieren

Kinder sind meist mit Begeisterung dabei, wenn sie am Strand aus (feuchtem) Sand unterschiedliche Formen und Gebilde entstehen lassen können. Ähnlich kreativ läuft es beim therapeutischen Plastizieren ab. Das Kind nimmt mit beiden Händen zum Beispiel Ton oder Bienenwachs und gestaltet daraus räumliche Formen. Es tut dies mit Hilfe von Daumen und Fingern, der Handaußenseite oder dem Handballen. Ton oder Wachs wird rhythmisch gedrückt, geschoben, gezogen und verformt. Dabei steigt die Konzentration des Kindes, da Ruhe einkehrt, indem die Energie in seine Finger fließt. Das Kind wird seelisch zentriert und geerdet. Mit der Zeit werden nicht nur der Ton und die Hände, sondern die Kinder insgesamt wärmer. Das plastische Gestalten fordert und fördert unmittelbar die eigenen, kreativen Fähigkeiten des Kindes und kann damit wichtige seelische Entwicklungen in ihm anregen: Wenn zum Beispiel eine Tonkugel von einem in sich gekehrten, verschlossenen Kind allmählich zu einer Schale geformt wird, die sich der Umgebung öffnet, ändert sich damit auch die seelische Verfassung des Kindes, und es kann sich selbst mehr seiner Umgebung öffnen. Umgekehrt wird die Therapeutin ein zu umweltoffenes Kind dazu anleiten, ein offenes Gefäß nach und nach mehr zu schließen, was auf das Kind zurückwirkt.

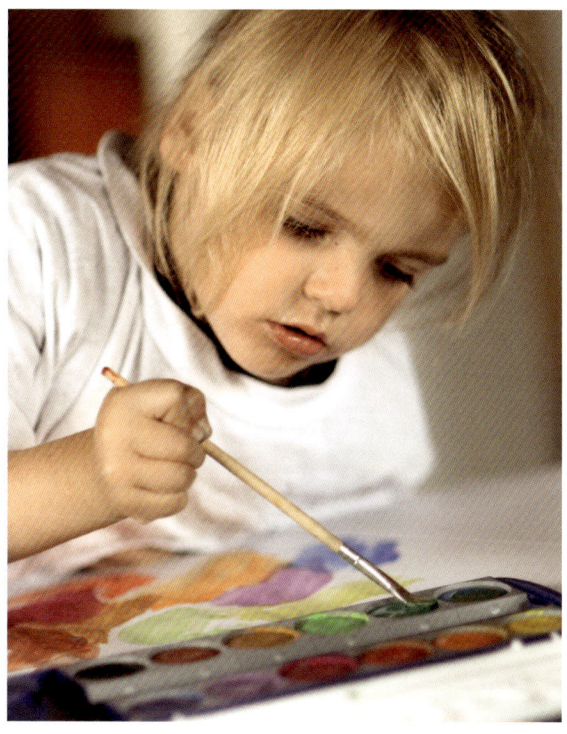

Beim therapeutischen Malen können Kinder seelische Erlebnisse ausdrücken und verarbeiten.

- musikalische Klänge bei der Musiktherapie mit Instrumenten und Schlagwerk,
- die menschliche Sprache bei der therapeutischen Sprachgestaltung, beim Theaterspielen und Improvisationstheater,
- seelisch geführte Bewegungen bei der Heileurythmie.

Bei den künstlerischen Therapien geht es nicht um Training oder um das Erreichen von Perfektion. Entsprechend ist auch keine besondere Begabung nötig. Es geht darum, dass die Kinder im künstlerischen Prozess neue schöpferische Wege im Umgang mit ihrer Umwelt und der eigenen Innenwelt entdecken. Viele Kinder und Jugendliche finden durch die Therapie neue Bewältigungsstrategien für das weitere Leben.

31

Therapeutisches Malen und Zeichnen

Beim therapeutischen Malen und Zeichnen erleben Kinder, wie Formen und Farben entstehen. Dadurch werden sowohl funktionelle Abläufe im Organismus (die Lebensorganisation) als auch seelische Prozesse des Kindes (die Seelenorganisation) beeinflusst. Das lässt sich auch in den Bildern erkennen, die Kinder oft im Alltag malen und die uns so unmittelbar ansprechen. Außerdem entstehen beim Malen Wünsche für die Zukunft, es treten Erinnerung aus der Vergangenheit auf und es entwickelt sich ein neues Bewusstsein für die Gegenwart. Die gewählten Farben, Formen, Figuren oder Motive können Ventile für Angestautes, aber auch Katalysatoren sein, mit deren Hilfe Verdrängtes wieder aufgenommen und durch das künstlerische Schaffen in eine schöpferische Zukunft verwandelt wird. Mancher Dialog über Traumata beginnt mit Pinsel, Farbe und Papier. Das Bild eines Kindes ist für einen anthroposophischen Kinderarzt mindestens so wertvoll wie eine Röntgenaufnahme für einen Radiologen. Und der Prozess des therapeutischen Malens selbst ist für den Kunsttherapeuten ein ebenso wertvolles Mittel beim Kind wieder etwas »in Fluss zu bringen«, wie eine Lymphdrainage für einen Physiotherapeuten.

Musiktherapie

Jeder, der gern Musik hört oder selbst musiziert, spürt die besondere Kraft der Musik. »Der Ton ist dem Herzen näher als das Bild«, sagte Adalbert Stifter. Und man könnte ergänzen: Für vieles Unbewusste in uns ist Musik anfangs sogar näher als das Wort. Über Melodie, Harmonie, Klang und Rhythmus öffnet Musik innere Erlebnisräume und spricht Gefühle an, durch die wir schon begreifen, was wir mit dem Kopf noch nicht verstehen. Musik wirkt über die Atmung und den Herzschlag (das Rhythmische System) harmonisierend nach oben und nach unten: Im Nerven-Sinnes-System verschafft sie größere Klarheit und Wachheit, und im Stoffwechsel-Gliedmaßen-System wirkt sie ausgleichend und anregend.

In der Musiktherapie werden gemeinsam mit dem Therapeuten Rhythmen, Klänge und Melodien gehört, selbst gespielt oder improvisiert. Die Betonung des Rhythmischen oder des Melodiösen, die Auswahl des jeweiligen Instruments und die Dauer der Therapie erfolgen nach Art und Schweregrad der Erkrankung. Dem Musiktherapeuten stehen dafür unterschiedliche Instrumente als »akustische Medikamente« zur Verfügung: Schlaginstrumente, Zupfinstrumente, Streichinstrumente, Blasinstrumente und vor allem die menschliche Stimme – das universellste akustische Instrument. Kinder und Jugendliche profitieren bei den unterschiedlichsten Erkrankungen von einer

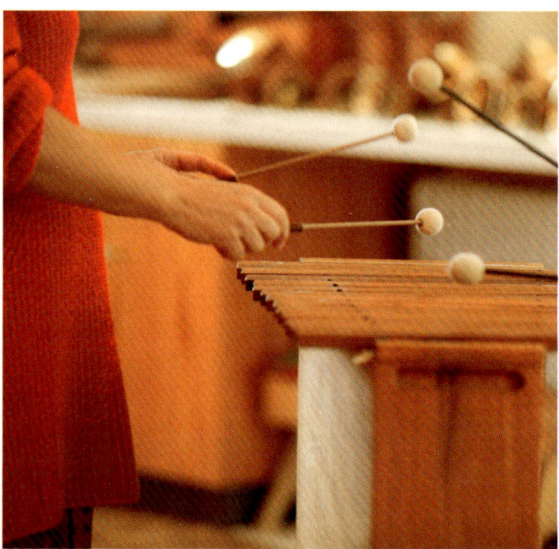

Sehr wirksam kann die Musiktherapie bei Störungen der Sprachentwicklung sein.

Musiktherapie. Sehr wirksam kann die Musiktherapie bei Kindern sein, deren Sprachverständnis und Sprachentwicklung tiefgreifend gestört ist. Auch kranke Säuglinge bekommen Musiktherapie in Form der mütterlichen Stimme (unter Anleitung des Therapeuten), der Stimme der Musiktherapeutin, mit Hilfe einer Harfe oder Leier. Weiter wird die Musiktherapie unter anderem erfolgreich bei Ekzemen eingesetzt, bei psychosomatischen Erkrankungen wie Depressionen, bei Ängsten und Erschöpfungszuständen, bei Herz-Kreislauf-Erkrankungen und vielen anderen Krankheitsbildern. Ein Leitmotiv für die Verordnung ist es, das Kind aus einer seelischen Isolation herauszuführen und seine seelische Schwingungs- und Selbstregulationsfähigkeit anzuregen.

Sprachgestaltung

Im Sprechen offenbart sich das Seelische des Kindes unmittelbar. Jeder Mensch hat seine individuelle Sprachmelodie und Artikulation, eine eigene Stimme, in der sich die ganze Persönlichkeit ausdrückt. Beim Sprechen ist der Mensch körperlich, seelisch und geistig aktiv. Im Zusammenspiel von Atmung und Kehlkopf, Zunge und Gaumen, Zähnen und Lippen bildet das Kind körperlich Laute, die den Luftstrom zu Worten formen. Im Tonfall, in der Färbung, in Melodie und Tempo offenbart sich das Seelische des Kindes. In den Begriffen, den hörbar gewordenen Gedanken ist das Kind geistig tätig. So ermöglicht Sprache zwischenmenschliche Kommunikation in ganzheitlicher Weise.

Die Vokale (Selbstlaute: A, E, I, O, U) drücken vorwiegend die seelische Stimmung und Innenwelt aus und werden überwiegend von der Stimme gebildet. Konsonanten (Mitlaute) entstehen vor allem durch Einsatz der Sprachwerkzeuge in der Mundhöhle.

Um das Kind differenziert wahrzunehmen, lässt es der Sprachtherapeut zunächst einen Text sprechen und achtet dabei auf Stimme, Artikulation, Atmung, Haltung, Tempo, Verständnis und Konzentrationsvermögen. In der therapeutischen Arbeit werden vokalreiche Texte gewählt, um auf der Gefühlsebene lösend und entspannend zu wirken. Konsonantenreiche Texte wählt man aus, um stärker formend auf das Kind zu wirken.

Durch ausdrucksstarkes Sprechen vertieft sich das Atmen. Versmaß und Rhythmus eines Textes stärken die Harmonie zwischen Herzschlag und Atmung. So kann die Sprachtherapie nachhaltig auf Kinder mit Asthma bronchiale wirken, indem sie das verlorene Gleichgewicht von Ein- und Ausatmung verbessert.

Sehr wichtig ist die Wirkung der Sprache auf die Haltung und das Selbstbewusstsein des Kindes: Durch eine ganzheitliche Sprachtherapie kann das Kind sehr an Selbstvertrauen in der Gruppe (etwa in der Schule) gewinnen. Diese Therapie ist also nicht nur dazu da, Sprachfehler wie Lispeln zu korrigieren, sondern durch Sprachübungen das ganze Kind in seiner Entwicklung und Harmonie zu fördern.

Die Heileurythmie

Der Begriff »Eurythmie« leitet sich aus dem Griechischen ab und bedeutet so viel wie »schöner Rhythmus« (eu = schön). Während normale Eurythmie als Bewegungskunst ausgeübt wird, ist die Heileurythmie oder Eurythmie-Therapie ein wichtiger Bestandteil der anthroposophisch erweiterten Medizin. Durch sie kommt unter anderem die ausgleichende Mitte wieder in einen »schönen Rhythmus«, sie wird eurythmisiert.

Die Eurythmie stellt eine echte Neuschöpfung Rudolf Steiners dar. Elemente der Sprache oder der Musik werden mit dem ganzen Körper durch Bewegungsabläufe für den Ausführenden spürbar und für den Zuschauer sichtbar gemacht. Sowohl in der Musik als auch in der Sprache kommen immer seelische Qualitäten zum Ausdruck. Deshalb handelt es sich in der Eurythmie nicht nur um einfache Bewegungen wie bei der Gymnastik, sondern um solche, durch die das Seelische unmittelbar angesprochen und aktiviert wird. In der Heileurythmie werden die eurythmischen Übungen so durchgeführt, dass damit eine bestimmte Wirkung auf den Organismus erreicht wird. So können einige Übungen die Darmbewegung anregen oder beruhigen, andere Übungen wirken entkrampfend auf die Ausatmung oder vertiefen die Einatmung und so fort. Heileurythmie wirkt unmittelbar auf das Rhythmische System des Kindes, also auf das zentrale ausgleichende, harmonisierende System des menschlichen Organismus.

Heileurythmie hat sich bei vielen Krankheitsbildern im Kindesalter therapeutisch bewährt. Sie stellt auch eine wichtige Behandlungsmöglichkeit bei kindlichen Entwicklungsstörungen, psychischen Erkrankungen und unterschiedlichen Formen von Behinderung dar. Im Praxisteil finden Sie immer einen Hinweis, wenn die ergänzende Heileurythmie bei einer Erkrankung sinnvoll ist.

Bei der Therapie gestalten die Kinder bestimmte Gebärden, Worte und Laute zu fließenden Bewegungsabläufen. Dadurch können sie zu einem individuellen Rhythmus zurückfinden und den Gesundungsprozess selbst aktiv unterstützen. Als »eu«, also »schön«, gilt bei der Eurythmie, wenn es zu einer Übereinstimmung von Innen und Außen kommt, wenn durch äußere Bewegungen Inneres dargestellt werden kann oder erlebbar wird. So wie dem Therapeuten bei der Maltherapie Farben und Formen, dem Musiktherapeuten Melodien und Intervalle, dem Sprachtherapeuten Vokale und Konsonanten als »Medikamente« zur Verfügung stehen, bedient sich der Eurythmie-Therapeut verschiedener Bewegungsheilmittel. Jedem Ton und Intervall, jedem Vokal und Konsonanten entsprechen eigene Bewegungen. Diese werden entweder mit dem ganzen Körper oder nur mit den Armen, Beinen, Füßen, Händen oder einzelnen Fingern ausgeführt. Dabei passt der Therapeut die Bewegungsabläufe dem Zustand des Patienten an, sie werden gegebenenfalls durch Schritte und Sprünge ergänzt.

Heileurythmie ist auch mit schwerstkranken oder intensivmedizinisch behandelten Kindern möglich. Sie kann im Stehen, Sitzen oder Liegen ausgeführt werden.

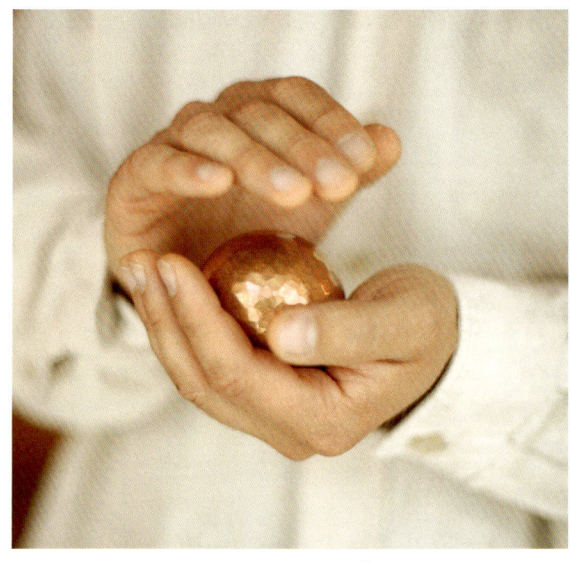

Ein Herzstück dieser Heileurythmie-Übung: Die Kupferkugel, die leicht von Hand zu Hand wandert und sich dabei erwärmt.

Die Ich-Kräfte stärken

Jeder Mensch hat seinen individuellen Lebensweg, seine Biografie oder – bildlich gesprochen – seine eigene Lebensmelodie. Wenn ein Mensch über Jahre hinweg das Gefühl hat, diese Melodie nicht spielen oder komponieren zu können, führt das zu Verstimmungen im Seelischen – sowohl im Fühlen, im Wollen als auch im Denken. Die körperlichen Folgen sind geschwächte einzelne Organe oder Organfunktionen bis hin zu einer erhöhten Infektanfälligkeit. Eltern können die Ich-Kräfte ihrer Kinder auf vielfältige Weise stärken, wodurch sich auf Dauer die Stimmungen im Bereich des Seelischen verbessern und auch die Organfunktionen gestärkt werden können.

Folgende Fragen können dabei helfen:
- Geben wir unserem Kind genügend Rückhalt, sind wir verlässlich da, wenn es uns braucht? Fühlt sich unser Kind geborgen?
- Haben wir auch unseren eigenen Raum – leben wir unserem Kind vor, was es heißt, selbst eine Persönlichkeit zu sein? Leben wir ihm vor, wie man die Beziehung zu seinem Partner bzw. anderen Menschen pflegt?
- Hören wir unserem Kind richtig zu? Hören wir einander zu, ehe wir sprechen?
- Sprechen wir wirklich mit unserem Kind, neben all dem, was wir ihm sagen müssen, damit der Alltag funktioniert?
- Wie sprechen wir miteinander in Gegenwart unseres Kindes? – Das Gespräch der Erwachsenen untereinander hat eine tiefe Wirkung auf die reifende Persönlichkeit des Kindes.
- Wie gut und gesund ist der Alltag unseres Kindes rhythmisiert? Hat es die nötigen festen Mahlzeiten, Phasen der Ruhe und der Aktivität, des Schlafens und Wachens?
- Wie ist unser Umgang mit Wärme? Körperliche und seelische Wärme sind lebensnotwendig für Kinder. Dazu gehören Gesten der Zuneigung und Zärtlichkeit genauso wie wärmende Kleidung, Nahrung und der Umgang mit Fieber.
- Spielen wir genug mit unserem Kind? Lassen wir es genügend spielen? Hier möchten wir ausdrücklich betonen: Spiele mit dem Computer sind in unseren Augen kein echtes Spiel, weil sie in den meisten Fällen weder mit anderen Menschen noch aus der Phantasie heraus erfolgen. Das Kind sollte kreativ und altersgerecht spielen dürfen.
- Welche Bilder sieht unser Kind? Wovon erzählen wir? Sieht es gar mit uns die Opfer eines Bombenanschlags in den Nachrichten? Bedenklich ist, dass zum Beispiel in Kindersendungen des Privatfernsehens viermal mehr Morde gezeigt werden als in Filmen für Erwachsene.
- Wie oft erleben die Kinder im Alltag von uns Erwachsenen, dass Krisen überwunden werden können?
- Wie stark lebt unser Kind nur nach unseren Zukunftserwartungen und Idealvorstellungen? Sind wir uns bewusst, mit welchen Erwartungen wir unser Kind belasten?

Da der Schwerpunkt dieses Ratgebers auf medizinische Gesundheitsfragen gerichtet ist, können wir hier nur pädagogische Anstöße geben. Sie sollen verdeutlichen, dass Gesundheit weit mehr ist als die Abwesenheit von Krankheit. Für eine Ganzheitsmedizin wie die anthroposophische Kinderheilkunde geht es nicht nur um körperliche Gesundheit, sondern immer auch um einen gesunden Geist und eine gesunde Seele. Dazu können Sie als Eltern viel beitragen – und den Weg ebnen, damit Ihr Kind eines Tages seine eigene Lebensmelodie zum Erklingen bringt.

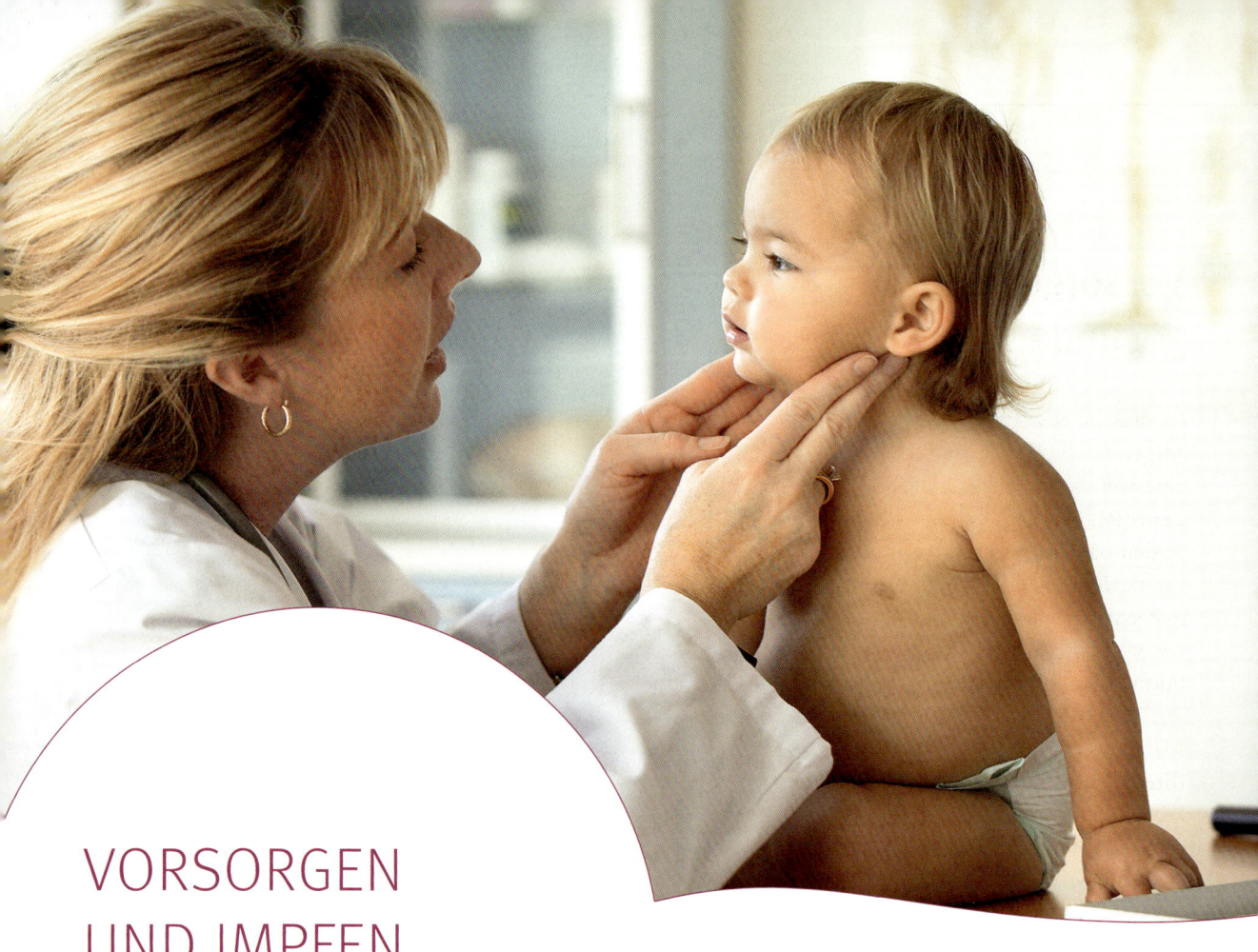

VORSORGEN UND IMPFEN

Mögliche Prophylaxe-maßnahmen

Früher gingen Eltern mit ihrem Kind nur zum Arzt, wenn es krank war. Mittlerweile findet ein Umdenkprozess statt, der mehr Wert auf Vorsorge und Prävention legt. Oftmals liegt dabei der Akzent darauf, »alles, was nicht stimmt« möglichst früh zu erkennen. Das fängt schon in der heutigen Form der Schwangerschaftsvorsorge an, in der leider viele Sorgen erst geweckt werden: Vor-Sorge kann nämlich auch Sorgen verstärken. In Wirklichkeit sind die Vorsorgetermine beim Arzt jedoch dazu da,

- alle Fragen der Eltern – und die können ganz unterschiedlich sein – zur Entwicklung ihres Kindes und zur Förderung dieser Entwicklung zu beantworten und damit Unsicherheiten abzubauen;
- das Kind in seiner Entwicklung wahrzunehmen und den Eltern zu helfen, ihr Kind so zu akzeptieren und zu verstehen, wie es ist – und es nicht darauf zu reduzieren, was es vielleicht weniger gut kann als »die anderen«;
- wichtige Entscheidungen der Eltern – etwa zum Impfschutz – zu begleiten und zu unterstützen;
- nicht zuletzt Störungen der kindlichen Entwicklung und Krankheiten so früh wie möglich zu erkennen. Denn die Früherkennung von Krankheiten und die Erhaltung von Gesundheit sind in jeder Hinsicht sinnvoller als eine reine Reparaturmedizin.

Vorsorgen für eine gesunde Entwicklung

In diesem Bewusstsein wurden die neun Vorsorgeuntersuchungen (U1–U9) für Kinder und eine weitere Vorsorge (J1) für Jugendliche eingerichtet. Die Einführung weiterer Vorsorgen ist in den nächsten Jahren geplant. Die Ergebnisse dieser Untersuchungen werden in das Vorsorgeheft eingetragen. Größe, Kopfumfang und Gewicht werden bei jeder Untersuchung gemessen und in eine Tabelle eingezeichnet.

Vorsorgeuntersuchung U 1

Kinder, die in einer deutschen Klinik zur Welt kommen, werden immer direkt nach der Geburt untersucht. Beim so genannten APGAR-Test werden Atmung, Herzschlag, Muskelspannung, Hautfarbe und Reflexe des Neugeborenen jeweils mit zwei, einem oder keinem Punkt bewertet. Maximal werden fünfmal zwei Punkte vergeben. Zehn Punkte bedeuten, dass das Neugeborene normal atmet, die Herzfrequenz über 100 Schlägen pro Minute liegt, die Muskelspannung gut, die Hautfarbe rosig ist und die Reflexe unauffällig sind. Die APGAR-Bewertung erfolgt in der ersten, fünften und zehnten Lebensminute. Sie ermöglicht, dass sich die Hebammen, Gynäkologen und Kinderärzte schnell über den Zustand des Neugeborenen informieren und austauschen können. Durch diese engmaschige Überwachung kann Ihrem Kind schnell und effizient geholfen werden, falls die Anpassung an die neuen Lebensbedingungen nicht richtig gelingt. Erfreulicherweise brauchen die meisten Säuglinge nach der Geburt keine kinderärztliche Hilfe und können den Start in das neue Leben – auf der Brust der Mutter liegend – genießen und in Ruhe »ankommen«.

Bei der U1 beurteilen Arzt und Hebamme zusätzlich, wie reif das Kind bei der Geburt ist, also ob es zu früh, termingerecht oder spät (übertragen) zur Welt kam. Dabei achten sie auch auf Geburtsverletzungen oder körperliche Fehlbildungen. Vorgesehen ist außerdem eine erste Dosis der Vitamin-K-Prophylaxe gegen frühkindliche Blutungen, vor allem Hirnblutungen. Näheres dazu und über ein alternatives Vorgehen erfahren Sie ab Seite 40.

Vorsorgeuntersuchung U 2

Die U2, die zwischen dem dritten und zehnten Tag stattfindet, dient einer umfassenden, klinischen Basisuntersuchung: Das Herz des Säuglings wird ausführlich abgehört, der Kopf und der Bauch werden abgetastet, die Beweglichkeit der Hüfte, die Stellung der Füße oder die Ausprägung einer möglichen Neugeborenengelbsucht (siehe Seite 213) werden beurteilt. Eine erste Prüfung der Hörfähigkeit kann sehr früh Hörstörungen des Neugeborenen aufdecken: Das gesunde Ohr sendet selbst akustische Signale aus, so genannte otoakustische Emissionen, die man messen kann.

Weiter wird das so genannte Neugeborenenscreening durchgeführt, falls es noch nicht erfolgt ist. Der ideale Zeitpunk dafür ist die 36. bis 72. Lebensstunde. Dazu entnimmt der Arzt oder die Hebamme dem Baby einige Tropfen Blut aus der Ferse, mit deren Hilfe nach möglichen, erblich bedingten Stoffwechselerkrankungen sowie nach einer angeborenen Schilddrüsenunterfunktion gesucht wird.

Bei der U2 bekommt das Baby außerdem seine zweite Vitamin K-Dosis (siehe ab Seite 40), und es wird besprochen, wie die Rachitis-Prophylaxe mit Vitamin D und die Karies-Prophylaxe mit Fluor erfolgen soll. Näheres dazu erfahren Sie ab Seite 42 bzw. auf Seite 301.

Vorsorgeuntersuchung U 3

Zwischen der vierten und sechsten Lebenswoche findet die dritte Vorsorgeuntersuchung statt. Sie bietet in erster Linie die Gelegenheit, dass sich die Eltern und der das Kind betreuende Arzt kennenlernen und Fragen zur Entwicklung des Kindes beantwortet werden. Sinnvoll und wichtig ist es, bei der U 3 erstmals über Schutzimpfungen zu sprechen, um die bei der U 4 bereits notwendigen Impfentscheidungen treffen zu können (siehe Impfen ab Seite 44). Der Arzt achtet besonders auf den Entwicklungsstand des Säuglings und bespricht Fragen der Ernährung. Zudem untersucht er die Hüfte per Ultraschall, um eine mögliche Hüftreifestörung (siehe Seite 346) erkennen und behandeln zu können. Die Vitamin-K-Prophylaxe wird abgeschlossen (alternatives Vorgehen siehe Seite 41). Viele Säuglinge können in diesem Alter in Rückenlage den Kopf hin und her drehen und antworten mit einem Lächeln, wenn sie selbst angelächelt werden – ein besonders schönes Ereignis für alle Eltern.

Vorsorgeuntersuchung U 4

Auch bei der vierten Vorsorgeuntersuchung im dritten oder vierten Monat stehen Fragen der Entwicklung im Mittelpunkt: Ist die Kopfkontrolle nun auch in Bauchlage vorhanden, spielt das Baby mit den eigenen Fingern, lächelt es spontan, gibt es bereits Laute von sich? Der spielerische Umgang mit dem eigenen Körper findet nicht nur im Bereich der Finger, sondern auch der Zunge und des Kehlkopfs statt. In den unterschiedlichen Lauten zeigt sich die Fähigkeit des Babys, seelische Vorgänge nicht nur durch Mimik, sondern auch durch unterschiedliche Laute und Töne zum Ausdruck zu bringen.

Die U 4 ist der Zeitpunkt, an dem nach Empfehlungen der Ständigen Impfkommission (STIKO) mit den Impfungen begonnen werden soll (siehe Seite 45).

Vorsorgeuntersuchung U 5

Im sechsten oder siebten Monat findet die fünfte Vorsorgeuntersuchung statt. In der Bewegungsentwicklung des Kindes achtet der Arzt besonders auf die Körperdrehung und darauf, wie gut Auge und Hand vom Kind koordiniert werden können, wie sicher es Gegenstände sehen und ergreifen kann. In diesem Alter antworten viele Säuglinge mit Lauten, wenn sie angesprochen werden, sie greifen nach Gegenständen und wechseln sie von einer Hand in die andere. Die Kopfkontrolle ist jetzt in jeder Körperhaltung sicher. Neben allgemeinen Fragen zu Entwicklungsfortschritten und dem Ernährungsverhalten will der Arzt vor allem wissen, wie das Baby auf seine Umwelt reagiert. Außerdem erfolgt eine ausführliche Ernährungsberatung, da nach den ersten sechs Monaten, in denen der Säugling idealerweise voll gestillt worden ist, die Zufütterung von anderer Nahrung beginnen kann und soll. Hörstörungen sollten in diesem Alter möglichst sicher ausgeschlossen werden, jeder Verdacht darauf sollte bereits in dieser Zeit geklärt werden.

Vorsorgeuntersuchung U 6

Der Arzt beurteilt bei der sechsten Vorsorgeuntersuchung, die zwischen dem 10. und 12. Monat stattfindet, wiederum zunächst die Entwicklung der Bewegung. In diesem Alter gibt es große individuelle Unterschiede und deshalb ist es für die Eltern oft nicht leicht einzuschätzen, ob ihr Kind sich »normal« entwickelt. Krabbeln, sich aufsetzen, sich hochziehen in den Stand: All diese »Meilensteine« der Bewegungsentwicklung können sich in diesem Alter von Kind zu Kind um mehrere Monate unterscheiden. Die individuelle Beurteilung der Entwicklung ihres Kindes durch den erfahrenen Arzt ist deshalb für Eltern sehr wesentlich. Ernährung, sprachliche Fortschritte, Zahndurchbruch, Ein- und Durchschlafen sind weitere wichtige Themen. Die Kinder imitieren in diesem Alter zunehmend Sprachlaute und bilden Doppellaute wie »mamam« oder »babab«. Gegenstände werden intensiv mit Augen, Mund und Händen untersucht, sie werden geschüttelt und mit Vorliebe auch geworfen. Manche Kinder können stehen (wenn sie festgehalten werden) bzw. ziehen sich selbstständig in den Stand.

Der Arzt wird fragen, ob es im Sozialverhalten ab dem achten bis neunten Monat zum »Fremdeln« gekommen ist und ob vertrauten Personen Zuneigung gezeigt wird. Diese Phase ist wichtig, denn zunächst erfolgt auf seelischer Ebene die Abgrenzung gegenüber der Umgebung (»Fremdeln«). Daraufhin grenzt sich das Kind auch auf körperlicher Ebene von den Umgebungskräften ab, in diesem Fall von der überall in der Umgebung wirkenden Schwerkraft. Ein echtes Wunder! Das vor Glück strahlende Gesicht beim ersten freien Stehen ist ein besonders schöner Moment – nicht nur für das Kind, sondern auch für die Eltern.

Vorsorgeuntersuchung U 7

Bei der U7 zwischen dem 21. und 24. Monat interessieren die allgemeine Entwicklung des Kindes, insbesondere seine Sprach- und Sozialentwicklung, sowie Fragen zur Ernährung und zum Stand der Sauberkeitserziehung. Im Hinblick auf die körperliche Entwicklung wird auf Deformierungen der Wirbelsäule geachtet, auf einen Beckenschiefstand oder Fußgewölbe-Anomalien. Großer Wert wird auf die Beurteilung der Sinnesentwicklung gelegt, vor allem auf Augen und Ohren.

Die meisten Kinder können sich mit zwei Jahren im Spielen hinhocken und freihändig wieder aufstehen, sicher rennen und Treppen steigen. Sie imitieren alltägliche Handlungen und Tätigkeiten Erwachsener. Im Spiel verteidigen sie ihren »Besitz« und versuchen immer wieder, sich durchzusetzen. Die meisten Zähne sind zu diesem Zeitpunkt durchgebrochen. Wieder gibt es einen Zusammenhang zwischen der seelisch-geistigen und leiblichen Entwicklung. Die Fähigkeit, richtig zubeißen zu können, wird sowohl auf körperlicher Ebene als auch im sozialen Bereich geübt und trainiert – manchmal zum Leidwesen der Erwachsenen. Die Sprachentwicklung ist in diesem Alter sehr variabel, und auch hier ist oft das Urteil des erfahrenen Arztes für die Eltern wichtig: Nicht selten hat das Erstgeborene »doch in diesem Alter schon so viel gesprochen«, während sich das Geschwisterkind mehr Zeit lässt, verständliche Worte von sich zu geben. Sehr wichtig ist es bei solchen großen Unterschieden, zu beurteilen, wie gut das Kind Sprache versteht. Ebenso wichtig ist die Prüfung, wie gut das Kind hören kann: In diesem Alter geht es dabei vor allem um die Frage, ob die Belüftung des Mittelohrs gestört ist und ein Erguss vorliegt, der das Hören beeinträchtigt.

Eine weitere Vorsorgeuntersuchung mit drei Jahren wird zum Zeitpunkt der Drucklegung dieses Buches gerade eingeführt.

Vorsorgeuntersuchung U 8

Zwischen dem 43. und 48. Lebensmonat findet die achte Vorsorgeuntersuchung statt. Zunächst sind Fragen der Sozialentwicklung von besonderer Bedeutung. Meist besucht das Kind heute einen Kindergarten, und der Bericht der Erzieherin ist wichtig, um sich von ihm ein gutes Bild machen zu können. Die meisten Vierjährigen können Treppen freihändig hinauf- und hinuntergehen. Der »Etagenwechsel« findet auch im Spielverhalten statt: Es kommt zum detaillierten Rollenspiel, bei dem seelisch andere Räume bzw. andere Etagen und Stockwerke begangen werden. Bei der körperlichen Untersuchung wird der Arzt die Bewegungsentwicklung des Kindes prüfen, sowohl die »großen« Bewegungen (die man mit dem hässlichen Wort »Grobmotorik« bezeichnet) als auch die Geschicklichkeit bei feinen Bewegungen. Er wird auf den Bewegungsfluss und die Koordination beim Ausführen der Bewegungen achten. Der Arzt führt außerdem eine genaue Hör- und Sehprüfung durch. Hier möchten wir anmerken, dass Sehprüfungen durch den Augenarzt zuverlässiger sind. Routinemäßig gehört zur U 8 auch eine Urinuntersuchung.

Vorsorgeuntersuchung U 9

Die U 9 ist heute eine sehr wichtige Vorsorge. Denn die Anforderungen an die Kinder durch ihre Umgebung haben sich stark verändert, der immer frühere Einschulungstermin zwingt Arzt und Eltern im Rahmen der U 9 sorgfältig zu klären, wann das Kind voraussichtlich schulreif ist. Dabei spielt die soziale Reife eine besondere Rolle, die in der Praxissituation nicht leicht zu prüfen ist. Berichte aus dem Kindergarten sind deshalb auch hier sehr wichtig für die Beurteilung des Kindes. Der Arzt prüft jetzt sorgfältig die geistigen Fähigkeiten des Kindes, seine Aufmerksamkeit und Konzentrationsfähigkeit, seine Stifthaltung beim Malen (so genannte Graphomotorik, die auch für die Schule wichtig ist) und seine seelische Reifung, die sich unter anderem sehr deutlich in den Bildern ausdrückt, die das Kind malt. Die Bewegungsentwicklung wird differenziert untersucht; wichtig ist es, wie selbstständig das Kind die im Alltag notwendigen Bewegungen beherrscht, etwa sich selbst an- und auszuziehen. Sprachlich sollte das Kind jetzt alle Laute beherrschen und die Worte sollten die richtige Stellung im Satz gefunden haben. Bei der U 9 wird außerdem der Blutdruck gemessen, der Urin erneut untersucht und Sehen und Hören geprüft.

Vorsorgeuntersuchung J 1

Erst im Alter von 12 bis 14 Jahren erfolgt die Jugend-Vorsorgeuntersuchung. Es kann passender sein, wenn diese bei einem Mädchen durch eine Ärztin, bei einem Jungen durch einen Arzt erfolgt. Neben der vollständigen körperlichen Untersuchung unter anderem mit besonderem Blick auf die Wirbelsäule und somit die körperliche Haltung liegt dabei das Augenmerk auch auf der »inneren Haltung«: Der Jugendliche soll nun Probleme und Konflikte ansprechen sowie Fragen stellen können – zu Themen wie Drogen, Alkohol, Rauchen, Sexualität, Ernährung und Sport. Ein wichtiges Thema sind wieder die Impfungen: Für Mädchen ist zum Beispiel die HPV-Impfung wichtig, die vor Gebärmutterhalskrebs schützt. Für alle Jugendlichen von Bedeutung ist die Information, dass man sich vor Fernreisen rechtzeitig über notwendige Schutzimpfungen informieren sollte, damit noch genug Zeit bleibt, diese vorzunehmen.

Vorsorge mit Vitamin K und D

Die Gabe von Vitamin K

Vitamin K ist ein Vitamin, das für das Gerinnungssystem des Blutes eine außerordentlich wichtige Rolle spielt. Es ist in allen Nahrungspflanzen enthalten, besonders reichlich in Blattgemüse, Salat, Kohl und Karotten, aber auch in Milch und in Sojaöl. Der Bedarf eines jungen Säuglings an Vitamin K liegt normalerweise in der Größenordnung von 1 µg pro Tag und ist für die allermeisten Kinder durch die Muttermilch gedeckt (1 µg = 1 Mikrogramm = 1.000.000stel Gramm).

Kinder, die voll gestillt werden, erhalten weniger Vitamin K als Kinder, die mit Flaschennahrung oder früh mit Beikost ernährt werden. In den Jahren vor Einführung einer generellen Vitamin-K-Prophylaxe wurden bei voll gestillten Kindern durch einen Vitamin-K-Mangel Blutungen beobachtet. Bei manchen Kindern führten diese zu bleibenden Behinderungen oder zum Tod. Ohne Prophylaxe treten die Blutungen bei etwa einem von 10.000 Kindern auf. Welche Kinder besonders gefährdet sind, ist nur schwer zu erkennen. Dies führte zu der Empfehlung, allen Säuglingen nach der Geburt prophylaktisch Vitamin K zu verabreichen. Bei der U1 sowie bei der zweiten und dritten Vorsorgeuntersuchung werden ihnen nun jeweils zwei Tropfen Vitamin K in der Dosis von 1 mg pro Tropfen gegeben. Diese Dosis entspricht dem 2000-fachen dessen, was ein Kind täglich über die Muttermilch erhält. Ein Teil davon wird vom Kind bis zur nächsten Gabe gespeichert.

MÖGLICHE RISIKEN?

Da die zur Zeit gegebene Vitamin-K-Dosis unnatürlich hoch ist, stellt sich die Frage, ob diese Prophylaxe richtig ist oder ob es nicht einen Sinn hat, dass das Gerinnungssystem Neugeborener durch den vergleichsweise niedrigen Gehalt der Muttermilch an Vitamin K nur langsam reift. Schließlich sind verzögerte Reifungsprozesse vielfach eine Besonderheit der menschlichen Entwicklung. Zwar sind bisher keine

Nebenwirkungen bekannt, doch weisen tierexperimentelle Untersuchungen darauf hin, dass zum Beispiel ein extrem niedriger Gehalt des embryonalen Blutes an Vitamin K vor Chromosomen-Brüchen schützt. Außerdem gibt es Hinweise, dass Vitamin K eventuell die Tumorabwehr hemmen kann.

Wegen der vielen noch offenen Fragen zur Bedeutung von Vitamin K für die Entwicklung des menschlichen Organismus, werden von vielen Anthroposophischen Kinderärzten zusätzlich zu der offiziellen Empfehlung Alternativen angeboten. Diese werden mit den Eltern besprochen, um mit ihnen gemeinsam eine individuelle Entscheidung über die Anwendung von Vitamin K zu treffen.

WELCHE ALTERNATIVEN GIBT ES?

In den Niederlanden gibt es bereits Erfahrungen mit einer anderen Vitamin-K-Dosierung. Dort wird dem Säugling unmittelbar nach der Geburt 1 mg Vitamin K gegeben. Ab der zweiten Woche bekommt er dann drei Monate lang täglich 25 µg Vitamin K, was zwei Tropfen einer verdünnten Vitamin-K-Lösung entspricht (Rezeptur siehe Seite 42).

Sowohl mit dem deutschen als auch mit dem holländischen Vorgehen konnte die Zahl der Blutungen aufgrund Vitamin-K-Mangels deutlich vermindert werden. Die holländische Variante könnte manche Vorteile haben: Grund dafür ist offensichtlich, dass die tägliche Gabe von Vitamin K natürlicher ist als die dreimalige Gabe einer stark überhöhten Dosis. Selbst bei der täglichen Verabreichung bekommt das Kind noch immer etwa die zwanzigfache Vitamin-K-Menge im Vergleich zu dem, was die Muttermilch enthält.

Einige Eltern entscheiden sich in Anlehnung an das holländische Verfahren für diese niedrig dosierte, tägliche Prophylaxe ohne die hohe Anfangsdosis. Es liegen bisher noch keine Studienergebnisse vor, ob dieses Vorgehen genauso sicher ist wie das in den Niederlanden oder das in Deutschland übliche. Auch bleibt bisher ungeklärt, ob die hoch dosierte Gabe von 1 mg nach der Geburt, wie sie in Holland gegeben wird, primär für die dortigen Ergebnisse entscheidend ist.

Falls sich Eltern ganz gegen eine Vitamin-K-Prophylaxe in Tropfenform entscheiden, kann die stillende Mutter durch reichlichen Verzehr von Haferflocken, frischem Blattsalat, Blattgemüse, Möhren, verträglichen Kohlsorten wie Brokkoli oder durch die Verwendung von Mais- oder Olivenöl als Speise- und Salatöl den Gehalt an Vitamin K in ihrer Milch mehr als verdoppeln. Bei dieser Art der Prophylaxe ist vermutlich der Schutz vor einer Blutung nicht so groß wie bei der Gabe der Vitamin-K-Tropfen – Überdosierungen sind damit aber gänzlich ausgeschlossen.

WORAUF MUSS MAN ACHTEN?

In den ersten Lebensmonaten sollten Sie bei jeder Blutung des Babys, zum Beispiel wenn es aus dem Nabel blutet, Nasenbluten, Blutauflagerungen auf dem Stuhl oder auffällige Blutungsflecke an der Haut hat, so schnell wie möglich einen Arzt aufsuchen. Außerdem sollten eine länger anhaltende Neugeborenengelbsucht als möglicher Hinweis auf eine Störung des Gallenflusses sowie eine ungenügende Gewichtszunahme ernst genommen und vom Arzt geklärt werden. Die hier vorgestellte Alternative der Vitamin-K-Prophylaxe eignen sich nicht für Frühgeborene, Säuglinge, die mit einer Neugeboreneninfektion auf die Welt kommen oder bei denen eine Störung des Gallenflusses bekannt ist!

Rezeptur für Vitamin K1, ölige Tropfen 12,5 µg/Tropfen 20 ml
- Phytomenadion (PHEOR) 6,25 mg
- Oleum amygdalarum ad 20,0
  Dosierung: Täglich 2 Tropfen vor einer Stillmahlzeit über 12 Wochen geben. Bewahren Sie die Tropfen lichtgeschützt im Kühlschrank auf!
Jede Apotheke kann diese Rezeptur herstellen (siehe auch Seite 407 im Anhang).

Die Rachitis-Prophylaxe

In den ersten Lebensjahren lernt das Kind, sich körperlich aufzurichten. Es überwindet dabei zunehmend die Schwerkraft. Zunächst hebt es den Kopf und bewegt diesen immer eigenständiger. Dann lernt es, im Sitzen den Oberkörper aufrechtzuhalten, wodurch der Brustkorb mehr Freiraum bekommt und sich die Atmung ändert. Die Arme und Hände werden freier, um die Welt besser zu »be-greifen«. Schließlich steht das Kind selbstständig auf den eigenen Füßen und lernt zu gehen.

Möglich werden diese wichtigen Entwicklungsschritte durch den inneren Impuls des Kindes sich aufzurichten, der dadurch entsteht, dass es sich aufrecht bewegende Menschen in seiner Umgebung wahrnimmt (siehe Seite 344). Auf körperlicher Ebene sind die Knochen dafür verantwortlich. Sie geben dem Körper den entsprechenden Halt, wenn sie die richtige Stabilität und Härte haben.

KALZIUM UND VITAMIN D

Diese wichtigen Eigenschaften werden durch Kalzium-Einlagerungen möglich. Um genügend Kalzium aus der Nahrung aufnehmen und schließlich in die Knochen einbauen zu können, spielt Vitamin D eine wichtige Rolle. Bei Vitamin-D-Mangel kommt es unter anderem zur

Bildung von »zu weichen« Knochen, was man als Vitamin-D-Mangel-Rachitis bezeichnet. Vitamin D ist ein Hormon, das der Körper selbst herstellen kann, beteiligt sind dabei zunächst die Leber und die Nieren, vor allem aber die Haut, wenn sie im Freien genügend mit Sonnenlicht bestrahlt wird.

Dabei geht es nicht um pralles Sonnenlicht, sondern es genügt der Halbschatten bzw. das Licht des blauen Himmels. Wenn das Gesicht eines Kindes mindestens eine halbe, besser eine ganze Stunde im Freien dem Licht ausgesetzt wird, kann es zumindest in deutschen Breitengraden in den Monaten von April bis Oktober so viel Vitamin D selbst bilden, wie es für seinen individuellen Knochenaufbau braucht. Außerdem ist Vitamin D in kleinen Mengen in der Muttermilch enthalten, was allerdings alleine für einen gesunden Knochenaufbau nicht ausreicht.

WORAN ZEIGT SICH EINE RACHITIS?

Im Bereich des Kopfes kann starker Kopfschweiß (sauer riechend) auftreten, im weiteren Verlauf weiche Schädeldachknochen, die sich wie bei einem Tischtennisball nach innen drücken lassen (so genannte Craniotabes). Zunehmende Unruhe im Schlaf oder Trinkschwäche abends können ein Frühzeichen sein. Bei stärkerer Ausprägung kommt es zu Verkrümmungen der Knochen sowie zu Verdickungen der Knochenenden. Durch den allgemeinen Kalziummangel kann es zu Krämpfen in der Muskulatur, zum Beispiel im Kehlkopfbereich, und damit zu bedrohlichen Atemstörungen kommen. Vor allem aber nimmt die Anfälligkeit für Infekte zu, die bei Vitamin-D-Mangel zudem schwerer verlaufen. Eine Rachitis ist eine ernst zu nehmende Erkrankung, in der aufgrund eines Vitamin-D-Mangels das Unvermö-

gen des Kindes zum Ausdruck kommt, dem Körper die richtige Statik, Festigkeit und Form zu geben. Während der industriellen Revolution bekamen besonders in England viele Kinder eine Rachitis. Schlechte Ernährung, vor allem aber das Leben in dunklen Wohnungen und Hinterhöfen mit allgemeinem Lichtmangel führten zu ungenügender Vitamin-D-Bildung.

EMPFOHLENE DOSIERUNG

Heute wird die allgemeine Gabe von Vitamin D mit 500 Einheiten (IE) pro Tag (zum Beispiel Vigantoletten-Tabletten mit 500 IE, 1 Tablette pro Tag) ab der zweiten Lebenswoche empfohlen, um einer Rachitis vorzubeugen. Das entspricht etwa der doppelten Menge des täglichen Bedarfs. Wird das Kind nicht gestillt, sondern mit einer adaptierten Pulvermilch ernährt, ist zu bedenken, dass diese ebenfalls Vitamin D enthält. Die Gabe sollte in der Regel bis zum Ende des zweiten Winters erfolgen. Besonders wichtig ist die Vitamin-D-Gabe für Frühgeborene, für Kinder, die für ihr Alter zu klein und untergewichtig sind, für Kinder, die nicht regelmäßig ins Freie können und für dunkelhäutige Kinder, da sie in nördlichen Breiten weniger Vitamin D bilden als hellhäutige. Vorsicht ist auch bei Spezialdiäten, zum Beispiel bei Neurodermitis, geboten – hier kann es zu einem Mangel von Vitamin D und Kalzium kommen.

Im Gegensatz dazu kann bei reifen, normal gewichtigen Säuglingen mit heller Hautfarbe, deren Eltern die Möglichkeit haben, regelmäßig mit dem Kind ins Freie zu gehen (Zeitangaben siehe oben) die erforderliche Vitamin-D-Gabe individuell mit dem Kinderarzt besprochen und etwa während der Sommermonate auch ganz weggelassen werden. Bitte entscheiden Sie nicht ohne Untersuchung und Beratung durch den Kinderarzt über die notwendige Vitamin-D-

Dosis! In der Anthroposophischen Medizin können die Selbstregulationskräfte im Bereich des Knochenaufbaus medikamentös unterstützt werden, etwa durch die Gabe von **Apatit D6 Trit. WELEDA** (morgens eine Messerspitze) und durch **Conchae/Quercus comp. S Trit. WELEDA** (morgens und abends eine Messerspitze) bei Säuglingen, die eher »gemütlich«, etwas träge und »verschlafen« sind, bzw. durch **Quarz D6 Trit. WELEDA** (morgens und abends eine Messerspitze) bei Säuglingen, deren Körper eher zart und klein ist, deren Finger sehr feingliedrig sind und die einen auffallend wachen Gesichtsausdruck haben. Kinder ohne regelmäßige Vitamin-D-Gabe sollten kinderärztlich alle vier Wochen während der Winter- und alle sechs Wochen während der Sommermonate untersucht werden, um früh genug einzugreifen, falls der richtige Knochenaufbau aus eigenen Kräften nicht mehr gelingt.

Der zurückhaltende Umgang gegenüber der generellen Gabe von Vitamin D an alle Kinder kann insofern gerechtfertigt werden als wir heute eine Zunahme von sklerosierenden Erkrankungen wie Gefäßverkalkungen in der zweiten Lebenshälfte beobachten. Zumindest bleibt bisher wissenschaftlich ungeklärt, ob die allgemeine Vitamin-D-Gabe auch bei den Kindern, bei denen diese Gabe gar nicht nötig ist, womöglich eine vorschnelle Mineralisierung in den ersten Lebensjahren bewirkt und welchen Einfluss das auf ihr späteres Leben haben kann. Ziel einer ganzheitlichen Medizin ist es, einen Balanceakt zu bewältigen: Die körperliche Entwicklung des Kindes bis in die Knochenbildung hinein lange in einem gleichsam fließenden oder werdenden Zustand zu erhalten, so dass das Kind den Knochenaufbau selbst mitgestalten kann. Und gleichzeitig darauf zu achten,

dass das Kind keinem Risiko wie der Rachitis ausgesetzt ist, aber auch keinem wie den Verkalkungen in der zweiten Lebenshälfte.

Impfen: oft eine schwierige Entscheidung

Schutzimpfungen sind weltweit eine wichtige vorbeugende Maßnahme, um schwere Krankheiten zu verhüten, die tödlich verlaufen oder zu einer lebenslangen Behinderung führen können. Der Erfolg der Pockenimpfung oder der Impfung gegen Kinderlähmung (Polio) beweist, dass bei bestimmten Erkrankungen dieses Ziel weltweit (Pocken) oder für viele Länder (Polio) erreichbar ist. Allerdings gibt es noch immer viele bedrohliche Infektionskrankheiten, gegen die es keine Schutzimpfungen gibt.
Bei Impfungen unterscheidet man generell zwischen aktiven und passiven Impfungen.

Aktive Impfungen
Bei den aktiven Impfungen werden Krankheitserreger in abgeschwächter Form, entweder noch lebend oder abgetötet, gemeinsam mit verschiedenen Konservierungs- und Trägerstoffen direkt in die Muskulatur gespritzt. Dies führt in den meisten Fällen zu einer Bildung von Antikörpern gegen den entsprechenden Krankheitserreger. Oft werden mehrere abgeschwächte Krankheitserreger gemeinsam gespritzt – bei der Sechsfach-Impfung sind es wie der Name schon sagt sechs verschiedene –, damit der Organismus Antikörper gegen diese Krankheitserreger bilden kann. Durch die Bildung von Antikörpern findet eine Art Lernvorgang im Immunsystem statt. Bei einer Infektion stoßen die Krankheitserreger dann auf ein Immun-

system, das mit der Krankheit bereits erfahren ist. Der »Lernvorgang« durch die Impfung hat allerdings auch seine natürlichen Grenzen. Der Impfstoff darf den Krankheitserreger nur in abgeschwächter Form enthalten, zum Teil sogar nur Bruchstücke des abgetöteten Erregers. Daher ist der »Lernvorgang«, also die Bildung von Antikörpern, weniger effektiv und »fundiert« als wenn die echte Erkrankung durchgemacht wird.

Kinder, die bestimmte Kinderkrankheiten wie zum Beispiel Röteln hatten, besitzen meist einen lebenslangen Antikörperschutz, geimpfte Kinder haben diesen nur eine Zeit lang. Deshalb ist es wichtig, Impfungen in vorgegebenen Zeitabschnitten zu wiederholen. Der Arzt kann durch eine Blutuntersuchung messen, ob frühere Impfungen noch wirksam sind; dadurch lässt sich in vielen Fällen die Zahl der notwendigen Auffrischimpfungen verringern.

Passive Impfungen

Bei den passiven Impfungen werden bereits gebildete Antikörper, die heutzutage meist gentechnisch hergestellt werden, zusammen mit Trägersubstanzen und Konservierungsstoffen in die Muskulatur gespritzt. Damit bekommt der Organismus sofort einen bestimmten Schutz. Man könnte auch von einer Art »Leih-Immunität« sprechen.

Überwachung der Impfstoffqualität

Wie jedes Medikament, so können auch Impfstoffe unerwünschte Nebenwirkungen haben (nachzulesen auf den Internetseiten des Robert-Koch-Instituts oder des Vereins »Individueller Impfentscheid« – Internet-Links siehe Seite 406). Die Hersteller von Impfstoffen sind gesetzlich verpflichtet, auf die möglichen Nebenwirkungen in den Beipackzetteln hinzuweisen.

Impfnebenwirkungen müssen dem Gesundheitsamt gemeldet werden. Übersteigt die Anzahl an gemeldeten Nebenwirkungen eine kritische Grenze, so muss der entsprechende Impfstoff vom Markt genommen, »überarbeitet« und verbessert werden.

Empfehlungen der Ständigen Impfkommission (STIKO)

Beim Robert-Koch-Institut trifft sich ständig eine Kommission, die nach der jeweils besten und verträglichsten Lösung sucht, wie Impfungen verabreicht werden können: die so genannte Ständige Impfkommission (STIKO). Aufgrund der aktuellen Forschungen und Erfahrungen ändern sich die Empfehlungen in der Regel von Jahr zu Jahr. Sie sind jedem öffentlich zugänglich, sie müssen jedem Arzt, der Kinder behandelt, bekannt sein und allen betroffenen Eltern im Rahmen der Impfaufklärung mitgeteilt werden. Im Folgenden stellen wir Ihnen den aktuell gültigen Impfplan vor, möchten aber gleich darauf hinweisen, dass sich bis zum Erscheinen der nächsten Buchauflage die gültigen Impfempfehlungen wahrscheinlich schon wieder ändern werden. Am besten lässt sich die jeweils aktuelle Version im Internet nachlesen (siehe Anhang, Seite 406).

Die Impfempfehlungen der STIKO stellen als öffentliche Empfehlungen die allgemeinverbindliche Grundlage der ärztlichen Impfberatung dar. Sie können Eltern aber nicht die Entscheidung abnehmen, ob sie ihr Kind impfen lassen möchten oder nicht. Diese Entscheidung können Eltern nur treffen, wenn sie sorgfältig über das Für und Wider der einzelnen Schutzimpfungen aufgeklärt wurden. Die Impfungen sollen und dürfen nur durchgeführt werden, wenn sich die Eltern daraufhin aus freien Stücken dafür entscheiden.

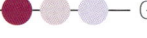

Für Kinder empfohlene Impfungen

	Alter in Monaten						Alter in Jahren				
	Geburt	2	3	4	11–14	15–23	5–6	9–11	12–17	ab 18	ab 60
Tetanus (T)		1.	2.	3.	4.		A	A	A	A	A
Diphterie (D/d)		1.	2.	3.	4.		A	A	A	A	A
Keuchhusten bzw. Pertussis (aP/ap)		1.	2.	3.	4.		A	A	A		
Haemophilus influenzae Typ b (Hib)		1.	2.	3.	4.						
Poliomyelitis (IPV)		1.	2.	3.	4.			A	A		
Hepatitis B (HB)		1.	2.	3.	4.			G	G		
Pneumokokken		1.	2.	3.	4.						S
Meningokokken					1. ab 12 Monate						
Masern, Mumps, Röteln					1.	2.					
Varizellen					1.						
Influenza											S
Humane Papillomaviren (HPV)									SM		

(siehe auch www.rki.de)

Stand: Juni 2008

A   Auffrischimpfung: Diese sollte möglichst nicht früher als 5 Jahre nach der vorhergehenden letzten Dosis erfolgen
G   Grundimmunisierung aller noch nicht geimpften Jugendlichen bzw. Komplettierung eines unvollständigen Impfschutzes
S   Standardimpfungen mit allgemeiner Anwendung = Regelimpfungen
SM Standardimpfungen für Mädchen

Erst aufklären, dann entscheiden

Auf der einen Seite schützen Impfungen meist zuverlässig vor zum Teil schweren, manchmal tödlich verlaufenden Krankheiten. Auf der anderen Seite können Sie aber auch ein bisher vollkommen gesundes Kind selbst krank machen, zu Behinderungen oder sogar zum Tod führen. Auch wenn dies nur sehr selten geschieht, müssen Eltern um diese Risiken wissen, bevor sie sich für eine Impfung entscheiden. Bevor der Arzt ein Kind impft, muss er deshalb die Eltern nicht nur über die allgemein empfohlenen Schutzimpfungen, über die zu verhütende Krankheit und ihre Komplikationen aufklären, sondern auch auf mögliche schwerwiegende Nebenwirkungen der Impfstoffe hinweisen und Rückfragen der Eltern zulassen. Angesichts der Vielzahl empfohlener Impfungen und ihrer

Nebenwirkungen ist dies heute in der kinderärztlichen Sprechstunde normalerweise nicht zu leisten. Damit nicht rechtswidrig ohne Aufklärung der Eltern geimpft wird, sollte der Arzt deshalb darauf bestehen, dass sich die Eltern zu Hause gründlich vorinformieren, damit im Gespräch die offenen Fragen geklärt werden können. Erst wenn sie erklären, dass sie jetzt ausreichend Bescheid wissen und sich für diese oder jene Impfung entschieden haben, wird geimpft. Auch im Rahmen dieses Buches können wir diese Aufklärung nicht leisten. Dazu gibt es zu viele Impfstoffe, zu viele Pros und Contras, und die Listen möglicher Nebenwirkungen sind wie bei vielen allopathischen Arzneimitteln einfach zu umfangreich. Wir möchten Ihnen aber einige wichtige Aspekte aufzeigen, mit denen Sie Ihrer individuellen Impfentscheidung näher kommen können. Diese Überlegungen sind ganz allgemeiner Art.

Darüber hinaus legen wir Ihnen ans Herz, sich vor einer Impfung noch genauer zu informieren – am besten noch bevor Ihr Kind zwei Monate alt ist und die Standardimpfungen beginnen. Dafür eignen sich zum einen die bereits empfohlenen Internetseiten des Robert-Koch-Instituts, die Ihnen den öffentlich empfohlenen Impfplan, aber auch in weiteren Links mögliche Impfnebenwirkungen und anerkannte Impfschäden vorstellen. Möchten Sie einen individuellen Impfplan, erhalten Sie die nötigen Informationen auf der Website des Vereins für individuellen Impfentscheid (siehe Adressen im Anhang Seite 406). Bei den Informationen dieses Vereins ist die Unabhängigkeit von der Pharmaindustrie gewährleistet. Bei beiden Adressen bekommen Sie auch Broschüren zum Nachlesen und im Anhang auf Seite 405 finden Sie Buchempfehlungen zum Thema: Nehmen Sie sich dafür Zeit!

Allgemeine Überlegungen

Am Anfang sollte die Überlegung stehen, welche Krankheiten für Ihr Kind so gefährlich sind, dass Sie ihm auf jeden Fall durch die Impfung eine Ansteckung ersparen möchten. Bedenken Sie dabei, wie groß die Gefahr für Ihr Kind im jeweiligen Alter wirklich ist und wann die Gefahr in sein Leben tritt. Ein Beispiel: Ist es in Ihrer familiären Situation schon nötig, Ihren Säugling gegen Hepatitis B zu impfen, dessen Virus bei Blut- und Sexualkontakten übertragen wird? Ganz anders sieht es bei Röteln und Masern aus: Kinder und Mütter weisen heute im Gegensatz zu früher meist keine natürlich erworbene Masernimmunität mehr auf. Der Säugling erhält also nicht automatisch von der Mutter einen »Nestschutz« während der Stillzeit, und ältere nicht geimpfte Geschwister könnten ihn mit Masern anstecken. Säuglingsmasern aber sind besonders gefährlich, weil sich eine chronisch zerstörerische, tödlich endende Gehirnentzündung (SSPE) entwickeln kann. Es ist deshalb wichtig, dass alle jungen Frauen vor einer Schwangerschaft eine Immunität gegen Masern (und Röteln!) aufweisen, was zunehmend nur durch Impfung möglich ist. Vorsicht: Impfungen gegen Masern und Röteln können versagen, man sollte deshalb in der Pubertät durch eine Blutuntersuchung sicherstellen, dass diese Immunität vorliegt. Andererseits ist zu erwägen, ältere, noch nicht geimpfte Geschwister von Neugeborenen gegen Masern zu impfen oder rechtzeitig durch eine Blutuntersuchung zu überprüfen, ob der Masernschutz vorhanden ist. So lässt sich ausschließen, dass der Säugling angesteckt werden könnte.

DAS IMMUNSYSTEM WILL LERNEN

Das menschliche Immunsystem verdankt seine Fähigkeiten lebenslangen Lernprozessen und bildet sich ebenso individuell aus wie das menschliche Gehirn. Impfungen sind Eingriffe in dieses System. Es ist der Sinn einer Impfung, »vorher da zu sein«, nämlich ehe das Kind der realen Gefahr begegnet, gegen die die Impfung schützen soll. Dadurch kann die Bedrohung durch die Krankheit fast immer abgewendet werden. Auf der anderen Seite wird dem Immunsystems eine Lernleistung abgefordert, die bei allen Vorteilen von zunehmend mehr Ärzten und Eltern auch kritisch betrachtet wird: Statt sich mit einem realen Erreger auseinanderzusetzen, erfolgt der Lernvorgang an (zum Teil abgetöteten) Bruchstücken und zwar gleichzeitig an den Bruchstücken von bis zu

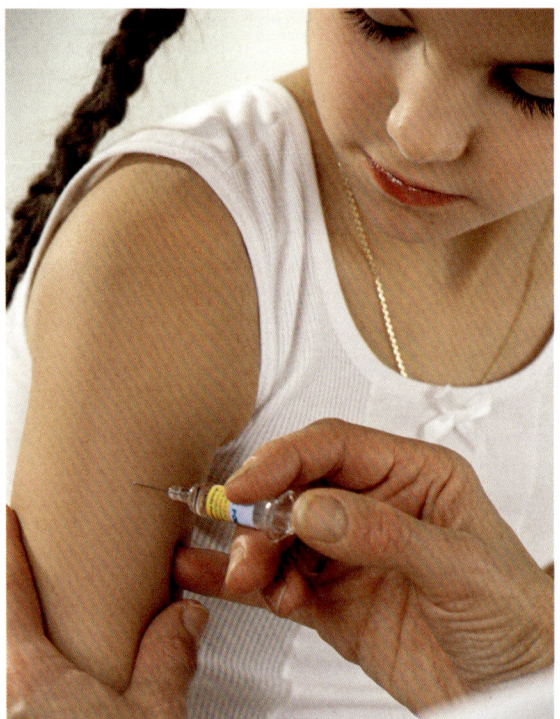

Der Stich einer Impfung hinterlässt keine seelische Wunde, wenn Eltern und Arzt sich etwas Zeit nehmen, das Kind vorzubereiten und zu beruhigen.

sechs oder nun auch sieben unterschiedlichen Erregern. Dieser durch die Mehrfachimpfung gezielt herbei geführte Lernvorgang findet in der Säuglingszeit statt, in der das Immunsystem eigentlich dazu veranlagt ist, noch ganz unspezifisch zu reagieren (siehe Seite 250). Die Fähigkeit, spezifisch und gezielt reagieren zu können, entwickelt sich im Immunsystem erst im Laufe des ersten Lebensjahres. Somit werden dem Immunsystem – bildlich gesprochen – durch die Impfungen und die Notwendigkeit, spezifisch auf die verschiedenen Krankheitserreger zu reagieren, Aufgaben aus der »dritten Schulklasse« gestellt, obwohl es sich erst in der »ersten Klasse« befindet. So findet in gewisser Hinsicht auf leiblicher Ebene eine »Früh-Intellektualisierung« statt.

Die Vorteile der Krankheitsvermeidung liegen klar auf der Hand, doch mehren sich auch die Stimmen, die einen Zusammenhang zwischen diesem frühen Eingriff in die Lernprozesse des Immunsystems und späteren Störungen des Immunsystems wie Allergien und Autoimmunerkrankungen sehen. Deshalb sollte bei jeder Impfung abgewogen werden, ob eine akute Bedrohung durch die Krankheit für das Kind vorliegt, die eine Impfung bereits im zweiten Lebensmonat rechtfertigt.

Da die Lernfähigkeit des Immunsystems am empfindlichsten im ersten Lebensjahr gestört werden kann, sollte in diesem Alter nach heutigen Erkenntnissen zwar so früh wie nötig, aber so spät wie möglich geimpft werden.

DER RICHTIGE IMPFZEITPUNKT

Haben Sie sich für eine Impfung entschieden, sollte Ihr Kind gesund und keinen größeren Belastungen ausgesetzt sein: Jedes Kind muss vor einer Impfung ausreichend untersucht werden. Wenn die Eltern oder der Kinderarzt krankheitsverdächtige Zeichen feststellen, wenn andere Familienmitglieder akut an ansteckenden Krankheiten leiden, sollten Kinder nicht geimpft werden – darin sind sich alle einig. Darüber hinaus gilt, dass ein Kind nicht gegen Masern, Mumps, Röteln und Windpocken geimpft werden sollte, wenn es in den darauf folgenden 14 Tagen außergewöhnlichen körperlichen oder geistigen Beanspruchungen ausgesetzt ist. Denn die Impfung gegen die genannten Krankheiten erfolgt mit lebenden Erregern. Diese »Lebendimpfstoffe« führen zunächst zu einer Vermehrung des Impfvirus und der Körper muss die künstliche Infektion als stille Krankheit überwinden, damit sich die gewünschte Immunität zum Beispiel gegen Masern oder Röteln entwickelt. Wenn sich das Kind während dieser Phase einer anstrengenden Bergtour, einem sportlichen Wettkampf oder einer schulischen Aufnahmeprüfung unterzieht, kann die Auseinandersetzung des Organismus mit dem Impfvirus misslingen – mit allen möglicherweise schwerwiegenden Folgen!

Lassen Sie Ihr Kind vorzugsweise in der infektarmen, wärmeren Jahreszeit von April/Mai bis September/Oktober impfen, da es nach der Impfung eine vorübergehend erhöhte Infektanfälligkeit aufweisen kann. In Zeiten, in denen viele Menschen an Infekten leiden, kann sich ein bei der Untersuchung gesund erscheinendes Kind schon bei einer Kontaktperson angesteckt haben. Aber auch die heißesten Sommerwochen sind ein eher ungünstiger Impfzeitpunkt.

EINFACH- ODER MEHRFACHIMPFUNG?

Um die Nebenwirkungen und die Verletzungen durch die Spritze beim Impfen so gering wie möglich zu halten, werden häufig mehrere abgeschwächte Krankheitserreger gemeinsam als Mehrfachimpfung verabreicht. Allerdings kann es für das Immunsystem schwieriger sein, gleichzeitig entsprechende Antikörper gegen bis zu sechs verschiedene Krankheitserreger zu bilden. Auch die Qualität der jeweiligen Antikörper ist dadurch manchmal so schlecht, dass häufiger nachgeimpft werden muss. Andererseits bekommt man manche Impfstoffe gar nicht mehr einzeln, sondern nur noch kombiniert mit anderen. Die Wahlfreiheit ist für Eltern also eingeschränkt, und eine individuelle Impfentscheidung nicht immer möglich.

EMPFOHLENE IMPFUNGEN IM SÄUGLINGS- UND KINDESALTER

Ärzte sind zunächst an den Impfkalender der STIKO als „medizinischem Standard" gebunden. Selbstverständlich dürfen sie auch anders lautende Empfehlungen geben, wenn sie diese wissenschaftlich belegen können. Ein abweichendes Vorgehen in der Praxis muss sich auf jeden Fall immer auf die bewusste, ausdrückliche Erklärung der Eltern stützen.

Antibiotika

Die Frage, ob ein Antibiotikum gegeben werden soll oder nicht, wird nicht nur unter Eltern, sondern auch unter Medizinern heftig und manchmal emotional diskutiert. Zunächst lässt sich einmal feststellen: Mit gutem Recht kann man sagen, dass Antibiotika zu den berühmtesten und wichtigsten Heilmitteln der modernen, naturwissenschaftlichen Medizin zählen. Sie werden wirkungsvoll eingesetzt zum Beispiel bei Gehirnhautentzündungen sowie bei schweren Lungen-, Nieren- oder Knochenentzündungen. Es grenzt geradezu an ein Wunder, wenn beispielsweise der Zustand eines Kindes mit

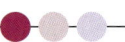

●● Die Entdeckung des Penicillins

Das berühmteste Beispiel für Antibiotka-Bildung in der Natur ist die Entdeckung von Professor Alexander Fleming. Er erkannte 1928 zufällig auf einer Nährbodenplatte mit Eitererregern, dass an den Stellen, an denen sich Schimmelpilze entwickelt hatten, keine Eitererreger wuchsen. Bei einer genaueren Untersuchung der Schimmelpilze fand er eine Substanz (Penicillin), mit der sich die Pilze gegen die Bakterien schützen konnten. Schimmelpilze leben vom Abbau von Stoffen, die andere Lebewesen gebildet haben, dabei nehmen sie kein Sonnenlicht zur Photosynthese auf (wie zum Beispiel höhere Pflanzen), um Substanzen zu bilden. Während die Entdeckung des Penicillins die Medizin revolutionierte, gerieten die Heilwirkungen höherer Pflanzen (Rettich, Senf) zunehmend in Vergessenheit. Viele der heute verwendeten – mittlerweile synthetisch hergestellten – Antibiotika, entstammen den Produkten, die von Schimmelpilzen gebildet werden.

einer schweren, durch Bakterien verursachten Gehirnhautentzündung (Meningitis) sich nach Gabe des richtigen Antibiotikums innerhalb weniger Tage deutlich verbessert.

»Antibiotikum« bedeutet übersetzt so viel wie »gegen das Leben Gerichtetes«. Besser müsste man sagen »gegen fremdes Leben Gerichtetes«, denn ein Merkmal von Kranksein ist, dass sich fremdes Leben im eigenen Organismus ungehindert ausbreiten kann. Das können Bakterien, Viren, Pilze oder andere Mikroorganismen sein.

Antibiotika können weder Viren noch Pilze bekämpfen, dafür aber verschiedene Bakterien. Entweder sie hindern sie am Wachstum (bakteriostatische Wirkung) oder sie töten die Bakterien ab (bakterizide Wirkung).

In gewisser Hinsicht könnte man sagen, dass Antibiotika Heilmittel aus der Natur sind, schließlich müssen sich selbst Pflanzen gegen »fremdes Leben« schützen, wenn Sie zum Beispiel eine Verletzung haben. Im Harz des Myrrhe-Baumes etwa tauchen Substanzen mit »Keim abtötender« Wirkung auf, ebenso in verschiedenen ätherischen und besonders in einigen scharf schmeckenden Ölen wie etwa bei Rettich oder Senf.

Wenn man Antibiotika gibt, dürfen sie nicht zu niedrig dosiert werden, da sonst manche der zu bekämpfenden Bakterien überleben und dabei unempfindlich, also gegen das Antibiotikum resistent werden. Aus diesem Grund muss ein Antibiotikum auch ausreichend lange gegeben werden – halten Sie sich deshalb unbedingt an die vom Arzt verordnete Anwendungsdauer! Diese wird heute so kurz wie möglich gefasst, weil auch die zu lange Gabe dazu führen kann, dass sich die gesunde Bakterienflora nicht erholt und »Problemkeime« überwuchern. Ebenso entstehen Resistenzen, wenn Antibiotika nach dem Gießkannenprinzip bei jedem Infekt gegeben werden. Fachleute machen sich heute große Sorgen, dass Antibiotika schon bald bei schweren Erkrankungen unwirksam werden könnten: In Ländern, in denen sehr häufig Antibiotika gegeben werden, beobachtet man deutliche Zeichen dieser Entwicklung – anders als dort, wo Ärzte nur sparsam und zurückhaltend Antibiotika verordnen.

Am günstigsten ist es, wenn die Bakterien bekannt sind, die im Zusammenhang mit der Erkrankung als »fremdes Leben« auftauchen und das eingesetzte Antibiotikum ein enges Spektrum hat. Häufig eingesetzte Antibiotika sind Penicillin, Amoxicillin, Erythromycin, Co-Trimoxazol oder Cefalosporine.

Unerwünschte Nebenwirkungen

Antibiotika richten sich aber nicht nur gegen fremde, sondern auch gegen körpereigene Bakterien, zum Beispiel im Darm, und stören damit das Milieu unserer gesunden Darmflora. In den frei werdenden Regionen können sich andere Keime ansiedeln und vermehren, auch Pilze (vermehrter Soor). Es kann zu untypischen Gärungsvorgängen kommen (Blähungen), zur Bildung anderer Giftstoffe mit einer Belastung der Leber, aber auch zu Durchfällen und Hautausschlägen. Vor allem können Antibiotika zu einer nachhaltigen Irritation des Immunsystems führen. An wenigen Orten des Organismus findet ein so differenzierter Austausch zwischen Außen und Innen statt, wie im Darm (siehe Seite 112). Ein großer Teil unseres Immunsystems beschäftigt sich unentwegt mit der Darmflora und dem Darminhalt. Dabei geht es im Darm darum, »Eigenes« und »Fremdes« so auseinanderzuhalten, dass alles Fremde auf Distanz gehalten wird und alles Richtige hereingelassen wird. Je häufiger dieser Lernprozess durch Antibiotika vor allem im ersten Lebensjahr gestört wird, desto stärker wird das Immunsystem irritiert und umso häufiger können später Allergien auftreten. Das konnte mittlerweile für die Antibiotika-Gabe im ersten Lebensjahr in vielen verschiedenen, auch internationalen Studien gezeigt werden. In der richtigen Situation gegeben, sind Antibiotika ein Segen, bei falscher Anwendung eine unnötige Belastung. So sind zum Beispiel viele Entzündungen im Kindesalter durch Viren bedingt, bei denen Antibiotika gar nicht helfen *können*.

Begleitende Maßnahmen

Sollte die Gabe von Antibiotika notwendig sein, kann die Regeneration der Darmflora unterstützt werden zum Beispiel durch probiotische Joghurts, durch Bakterien, die zu einer gesunden Darmflora gehören (Lactobacillus GG), aber auch sehr gut durch potenzierte Medikamente, die die Organtätigkeit des Darmes unterstützen wie zum Beispiel das Präparat Aquilinum comp. (WALA). Außerdem können die Heilkräfte anderer Keim abtötenden Natursubstanzen wie Rettich oder Senf bei einzelnen Erkrankungen unterstützend eingesetzt werden. In den einzelnen Kapiteln dieses Buches wird diese Möglichkeit jeweils beschrieben. Das wichtigste aber ist, dass Sie während einer Antibiotika-Therapie Zucker in Form von Süßspeisen und Süßigkeiten sowie Säfte vermeiden! Denn die Kombination von zuckerhaltigen Nahrungsmitteln und Antibiotika fördert das Wuchern unerwünschter Candida-(Spross-)Pilze im Darm und bei älteren Mädchen und Frauen auch in der Scheide – mit allen lästigen und gesundheitsschädlichen Folgen (siehe Seite 144). Bedenken Sie schließlich, dass Antibiotika nicht gesund machen, sondern nur Bakterien abtöten: Bettruhe, ausreichend lange Erholungszeiten und die Unterstützung der Lebensorganisation des Kindes durch die in diesem Buch genannten Maßnahmen fördern die immer notwendigen Selbstheilungsprozesse. Wer glaubt, dass Antibiotika diese Maßnahmen überflüssig machen, wird böse Überraschungen erleben, etwa, wenn ein Kind mit eitriger Mandelentzündung einen Tag nach Antibiotika-Verordnung in die Schule geschickt wird oder gar eine Schulaufgabe schreiben muss: Rückfälle, anhaltende Schwächezustände des Immunsystems und damit der erneute Bedarf von Antibiotika können die Folgen sein.

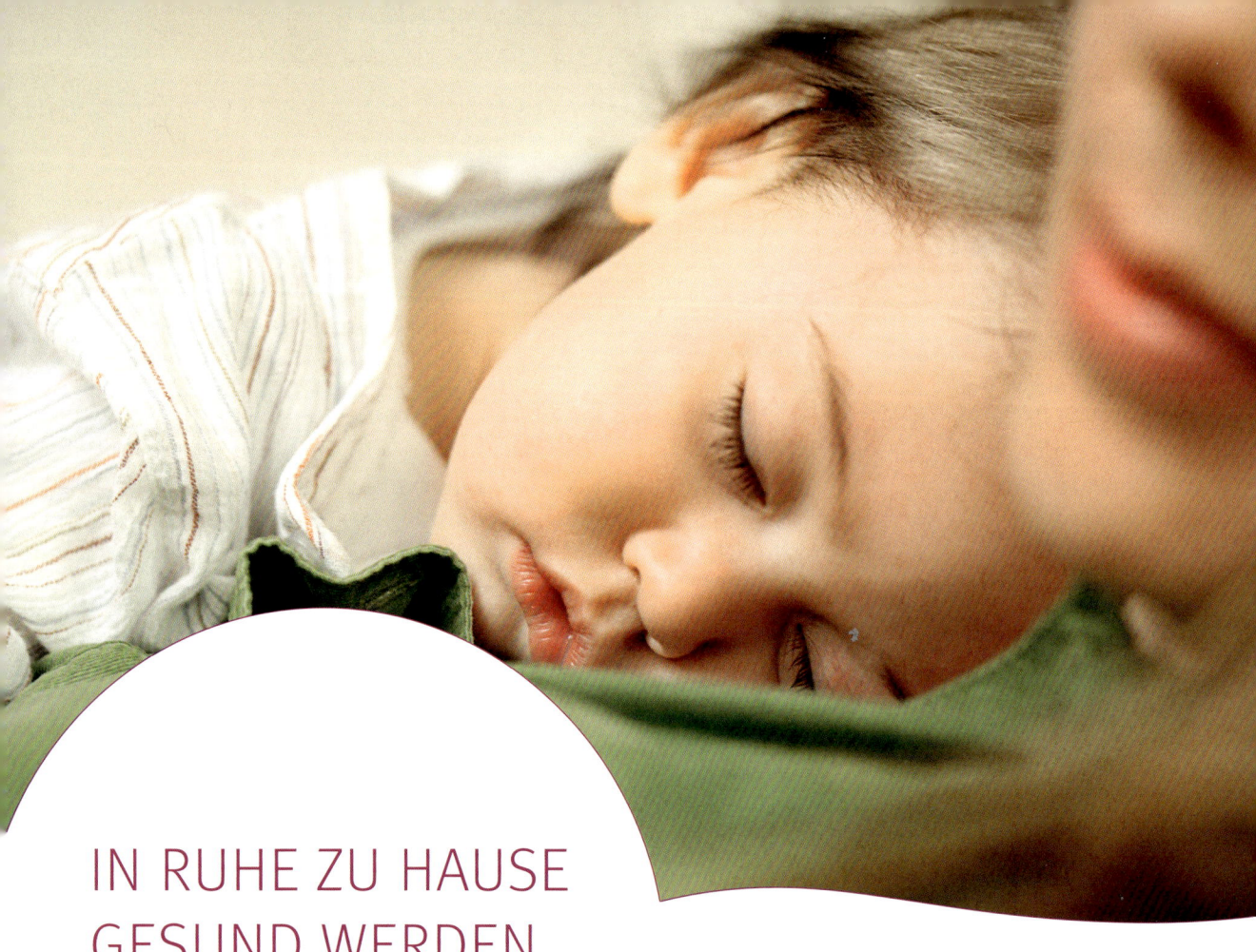

IN RUHE ZU HAUSE GESUND WERDEN

Liebevolle Pflege

In den meisten Fällen können kranke Kinder zu Hause von ihren Eltern gesund gepflegt werden. Um eine gesundheitsfördernde häusliche Umgebung zu schaffen, gilt es einige Regeln zu beachten.

- Kranke Kinder brauchen besonders viel Liebe und Zuwendung – und weder Fernsehen noch Computer.
- Verordnet der Arzt Bettruhe, versuchen Sie Ihrem Kind das Bett so gemütlich zu machen, dass es sich gerne darin aufhält, um zur Ruhe zu kommen. Wehrt sich das Kind gegen das Bett im »abgelegenen« Kinderzimmer, kann

es natürlich auch ein Krankenlager auf dem Sofa im Wohnzimmer sein; wichtig ist die körperliche Ruhe. Gerade bei ganzheitlichen Heilmethoden kann dies sehr wichtig sein.

- Möchte Ihr Kind nichts essen, muss es das auch nicht. Zum einen brauchen Kranke weniger Kalorien, weil sie sich kaum bewegen. Zum anderen reinigt sich ein Körper auch oft auf diese Weise von innen – und der Organismus hat mehr Kraft für die Auseinandersetzung mit der Krankheit, wenn er keine Verdauungsarbeit leisten muss.

Im Säuglingsalter ist es allerdings erforderlich, dass Ihr Kind täglich mit der Flüssigkeit auch ein Minimum an Energie zu sich nimmt, was natürlich am besten die Muttermilch gewährleistet. Sind bei einer Krankheit besondere Diäten erforderlich, wird der Arzt Ihnen dies sagen.

●● *Fieber messen*

Heute gibt es viele unterschiedliche Fieberthermometer auf dem Markt bis hin zu Ohr- und Stirnthermometer. Nach unserer Erfahrung funktioniert das Messen am genauesten mit einem Digitalthermometer im Po. Um es leichter einzuführen, geben Sie einen Tupfer Babycreme oder Vaseline auf die Spitze. Vor allem bei Kindern im Schulalter können auch ergänzend Ohrthermometer verwendet werden. Die Messung geht sehr viel schneller, ist aber leider etwas ungenauer.

● Achten Sie darauf, dass Ihr krankes Kind ausreichend trinkt, am besten ungesüßte Tees und Wasser. Gerade bei Durchfall oder Fieber verliert es viel Flüssigkeit, Mineralstoffe und Salze – auch über die Haut.

Zudem ist es für die häusliche Pflege wichtig zu wissen, wie Sie Ihr Kind mit äußeren Anwendungen unterstützen können und wie sie verordnete Arzneimittel verabreichen.

Äußere Anwendungen

Äußere Anwendungen sind die Domäne der Eltern: Sie sind nicht nur medizinisch-therapeutisch sehr effektiv, sondern auch wichtig, weil der Kontakt zwischen Eltern und Kindern »spürbar« intensiviert wird. Mit einem angelegten Brustwickel auf dem Schoß der Mutter oder des Vaters zu sitzen und etwas vorgelesen zu bekommen, verstärkt ein wichtiges Gefühl für Kinder: »mal mit Wollust krank zu sein«.

Richtig durchgeführt, können äußere Anwendungen einen Krankheits- und Gesundungs-

prozess wesentlich unterstützen. Die Anthroposophische Medizin kennt für Bäder, Auflagen und Wickel spezielle Medikamente in Form von Salben, Öldispersionen, Körperölen, Harzen und Tinkturen. Bekannt sind zum Beispiel Malvenöl-Einreibungen zum Durchwärmen kleiner Kinder. Im Beschwerdeteil ab Seite 66 finden Sie Empfehlungen für entsprechende äußere Anwendungen und Zusätze. Wie Sie diese durchführen, erfahren Sie auf den folgenden Seiten.

Einlauf

Der Einlauf ist für viele Eltern eine ungewohnte Maßnahme und kostet sie anfangs etwas Überwindung, weil sie Angst haben, ihrem Kind wehzutun. Sie müssen sich aber keine Sorgen machen. Gerade der Einlauf ist eines der wirkungsvollsten »Hausmittel« und einfach zu erlernen. In unserer Praxis ist er die am häufigsten verordnete äußere Anwendung! Bei Unsicherheit können Sie sich vorher mit Ihrem Arzt besprechen.

Einläufe wirken vielseitig:

● Der Einlauf führt Ihrem Kind Flüssigkeit zu – die im Dickdarm gut und rasch vom Körper aufgenommen wird.

● Dadurch wird unmittelbar der Kreislauf des Kindes unterstützt, sein Allgemeinzustand bessert sich oft rasch und deutlich.

● Der Einlauf verringert – ähnlich wie eine Infusion – das Gefühl von Übelkeit (zum Beispiel bei einem Brechdurchfall), auch Kopfschmerzen können zurückgehen, vor allem bei Kindern, die unter Verstopfung leiden.

● Der Einlauf führt zur Entleerung von Stuhl, wenn der Enddarm gefüllt ist, und entlastet so unmittelbar den Organismus.

● Bei sehr hohem Fieber kann er mit einer Temperatur von 30 °C das Kind von überschüssiger

Wärme schonend entlasten (»Wasserkühlung«) und die Temperatur bis zu 1 °C sinken lassen – ohne dass es zu einer unerwünschten Belastung des Organismus käme, wie es zum Beispiel bei fiebersenkenden Arzneimitteln der Fall ist.

Damit ist der Einlauf eine sehr bewährte Maßnahme vor allem bei

● hoch fieberhaften Infekten, vor allem, wenn das Kind schlecht trinkt und unter dem Fieber leidet;
● Magen-Darm-Infekten (auch mit Durchfall!), wenn das Kind mehr Flüssigkeit verliert als es zu sich nehmen kann oder starker Brechreiz das Trinken verhindert;
● Verstopfung, insbesondere wenn sie mit Bauch- oder Kopfschmerzen einhergeht. Chronische Verstopfung sollte man allerdings möglichst anders behandeln als durch Einläufe (siehe Seite 134).

Die Einlauftemperatur sollte bei Kindern mit Fieber angenehm lauwarm sein (etwa 30 °C), bei Magen-Darm-Infekt fast körperwarm (35 °C). Wichtig ist, dass die Zusammensetzung der Einlaufflüssigkeit den Bedürfnissen des Organismus entspricht. Am einfachsten nimmt man 1 Liter Flüssigkeit, setzt ihr 9 g Salz = 1 flach gestrichener Esslöffel mittlerer Größe (am besten per Briefwaage abmessen) zu, so dass das Wasser nach einem sehr milden Nudelwasser schmeckt. Man kann bei Kindern, die nichts zu sich nehmen können, einen Teil des Salzes durch Zucker ersetzen. Leidet das Kind an Bauchkrämpfen, eignet sich statt Wasser ein Kamillentee. Dazu 1 Esslöffel Kamillenblüten mit 1 Liter kochendem Wasser überbrühen, nach 10 Minuten absieben und auf die angegebene Temperatur abkühlen lassen. Um den Einlauf durchzuführen, eignet sich bei Kindern vor dem Schulalter ein

● Gummiklistier für Säuglinge und Kleinkinder, das etwa 120 ml fasst.

Saugen Sie die Flüssigkeit in das vorher ganz zusammengedrückte Klistier und geben Sie es

● bei einem Säugling nicht ganz (80–100 ml);
● bei Kindern zwischen ein und drei Jahren ganz (120 ml);
● bei Kindern im Kindergartenalter können Sie bis zu zwei Klistiere hintereinander geben (240 ml).
● Im Schulalter ist ein so genannter Irrigator (siehe Abbildung) geeigneter, ein Gefäß mit Schlauch und einer stumpfen Einlassspritze, die Sie in den Darm des Kindes einführen können. Hier kann die Einlaufmenge bis etwa 400 ml betragen.

Streichen Sie etwas Salbe (Vaseline) oder ein paar Tropfen Öl auf die Spitze und führen Sie das Klistier wie ein Fieberthermometer etwa 3 cm tief in den After ein. Ihr Kind liegt dabei mit angewinkelten Beinen auf dem Rücken oder auf der Seite. Lassen Sie die Flüssigkeit langsam und gleichmäßig über drei bis fünf Minuten hinweg einlaufen, damit der Organismus

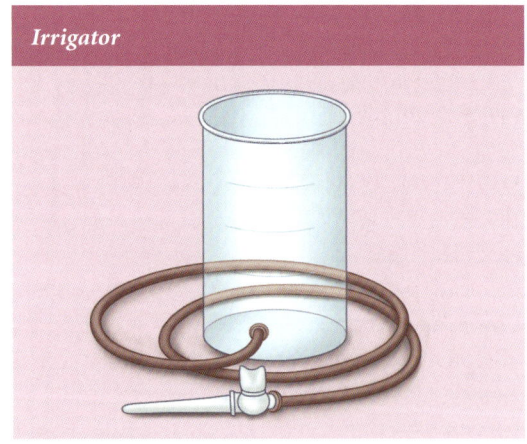

Irrigator

Zeit hat, die benötigte Flüssigkeit über die Darmwand aufzunehmen. Sagen Sie Ihrem Kind bei jedem Schritt, was Sie machen, dann verliert es die Angst. Sie können Ihrem Kind mit beruhigender Stimme etwas erzählen, damit es möglichst ruhig liegen bleibt. Ihr Kind soll, wenn es alt genug dazu ist, sowohl während als auch unmittelbar nach dem Einlauf den Pomuskel schließen und möglichst lange aushalten, bis es dem Darmdruck nachgibt und aufs Töpfchen oder die Toilette geht. Beim Säugling können Sie selbst nach dem Einlauf kurze Zeit die Pobacken etwas zusammendrücken (ein bis zwei Minuten). Die Einlaufflüssigkeit wird sehr rasch resorbiert! Legen Sie bei allen Einläufen eine wasserfeste Unterlage unter den Po des Kindes, da manchmal, vor allem bei kleineren Kindern, schon während oder kurz nach dem Einlauf wieder Flüssigkeit herausfließt. Hat Ihr Kind einen hohen Flüssigkeitsbedarf, kann es sein, dass nichts mehr zurückkommt. Sie können bei Bedarf bis zu vier Einläufe täglich machen; meist stabilisiert sich die Situation ab dem zweiten Krankheitstag. Länger als drei Tage sollten Sie Einläufe nur auf Rat des Arztes anwenden. Zur Reinigung kochen Sie das Gummiklistier bzw. die Einlaufspritze des Irrigators aus.

Ein so genanntes Miniklistier, das es fertig in der Apotheke zu kaufen gibt, taugt nur bei einfacher Verstopfung im Säuglingsalter und ist für die anderen hier genannten Zwecke ungeeignet.

Gelenkumschläge

Bei akuten Gelenkentzündungen, zum Beispiel einer Kniegelenkentzündung, und bei einer Nagelbettentzündung helfen kühle **Retterspitzumschläge** (Zimmertemperatur). Verwenden Sie »Retterspitz äußerlich« und verdünnen Sie die Lösung 1:3 (siehe Seite 56). Alternativ ist bei Gelenkentzündungen der Quarkwickel (siehe Seite 56) geeignet. Das Gelenk bzw. den Fuß bei beiden Wickelarten ruhig stellen und hoch lagern. Wickel 30 Minuten belassen und ein- bis zweimal täglich anlegen.

Wadenwickel

Für einen **Wadenwickel** zum Fiebersenken (siehe Seite 71) falten Sie zwei Baumwoll- oder Leinentücher mehrfach längs. Tauchen Sie die Tücher in handwarmes Wasser und wringen Sie sie anschließend gut aus. Dann streichen sie die Tücher glatt, bevor Sie um jeden Unterschenkel eines wickeln. Darüber geben Sie ein trockenes Moltontuch und einen Wollschal – um jedes Bein einzeln. Nach 30 Minuten können Sie die Tücher abnehmen und die Beine gut abtrocknen. Sie können bei Bedarf nach einer Stunde einen neuen Wickel auflegen. Achtung: Wadenwickel dürfen Sie nicht verwenden, wenn die Gliedmaßen kühl sind, insbesondere die Füße sollten warm sein!

Pulswickel

Bei ansteigendem Fieber, wenn Ihr Kind fröstelt, helfen ihm **Pulswickel mit Arnikaessenz**. Falten Sie vier Baumwolltücher einzeln der Länge nach, so dass Sie vier mehrlagige Wickel mit einer Breite von jeweils 5 bis 7 cm haben. Anschließend rollen Sie diese Wickel von beiden Schmalseiten aus zur Mitte hin auf. Geben Sie 1 Esslöffel Arnikaessenz in eine Schüssel mit 250 ml sehr warmem Wasser. Tauchen Sie die Tücher ein und drücken Sie die Feuchtigkeit in einem Handtuch aus. Legen Sie dann an den Hand- und Fußgelenken dort, wo man den Puls tasten kann, jeweils ein Tuch, angefangen bei den oberen Extremitäten, und umwickeln Sie die Tücher gut und fest mit einem Wollschal. Erneuern Sie die Wickel dreimal nach jeweils zehn Minuten. Sind die Gliedmaßen warm geworden, hören Sie auf, ansonsten wiederholen Sie das Prozedere nach einer Stunde.

Halswickel

Einen **kühlenden Halswickel** bei Halsentzündungen bereiten Sie genauso vor und legen ihn genauso an wie einen Wadenwickel – nur sparen Sie dabei die Wirbelsäule aus. Nach zehn Minuten nehmen Sie ihn fort, trocknen den Hals ab und umwickeln ihn mit einem Halstuch. Nach einer Stunde können Sie die Prozedur wiederholen. Der Wickel wirkt stärker, wenn Sie den **Saft einer halben Zitrone** (am besten Demeter, auf jeden Fall ungespritzt) mit Wasser vermischen oder 1 Teelöffel Salz im Wasser auflösen und damit den Wickel tränken. Wenn Sie die Zitrone unter Wasser einritzen und dann zum Beispiel mit dem Boden einer Tasse platt drücken, gelangen auch die wertvollen ätherischen Öle der Zitrone aus der Schale in das Wasser – der Wickel wird angenehmer und wirkungsvoller.

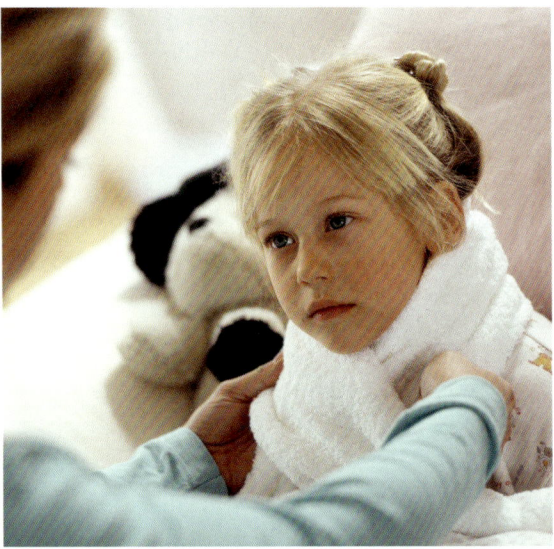

Testen Sie vor Anlegen des Halswickels, ob Ihrem Kind ein warmer oder kühler Wickel angenehmer ist.

Einen **warmen Halswickel** für eine Mandelentzündung mit leichtem bis mäßigem Fieber bekommen Sie, wenn Sie das Tuch statt in kaltes in gut warmes Wasser (mit Zitronensaft oder 1 Teelöffel Salz) tauchen. Ansonsten gehen Sie genauso vor wie beim kühlenden Wickel.«

Auch **Quarkhalswickel** helfen bei Mandelentzündungen. Tragen Sie dazu zimmerwarmen Magerquark in einem Längsstreifen mittig auf ein Baumwolltuch auf, höchstens 5 mm dick. Schlagen Sie die beiden Seiten nach innen ein und legen Sie den Wickel so auf den Hals, dass die Seite mit nur einer Tuchschicht auf dem Hals liegt. Sparen Sie wiederum die Wirbelsäule aus. Über den Wickel schlagen Sie ein trockenes Moltontuch und einen Wollschal und lassen ihn bis zu zwei Stunden auf dem Hals – auch während der Nachtstunden. Anschließend wickeln Sie dem Kind einen wärmenden Schal um den Hals. Achtung: Kuhmilchallergiker mit Ekzemneigung vertragen den Quarkwickel nicht!

Brustwickel

Vor allem bei Bronchitis, Asthma und Erkältungskrankheiten wirkt der **Quarkwickel** schleim- und krampflösend. Fertigen Sie den Brustwickel wie den Quarkhalswickel an, nur größer: Den Quark etwa 10 cm breit und so lang wie die Brust Ihres Kindes breit ist auf das Tuch aufstreichen. Mindestens eine Stunde lang oder, wenn Sie ihn abends anlegen, über Nacht auf der Brust lassen. Wichtig: Das Quark-Baumwolltuch muss so in der Breite gewählt werden, dass das Molton- und das Wolltuch es an den Rändern gut überdecken. Befestigen Sie dann die beiden abdeckenden Tücher mit Pflaster- oder Verbandsklebestreifen möglichst straff, damit keine »Kältebrücke« zwischen Umgebung und Quark entstehen kann.

Bei spastischer Bronchitis und Asthma hilft am wirkungsvollsten ein **Retterspitzwickel**. Verwenden Sie »Retterspitz äußerlich« und verdünnen Sie die Lösung mit körperwarmem Wasser im Verhältnis 1:10. Tauchen Sie ein 10 cm breites Baumwolltuch in diese Flüssigkeit, wringen Sie es kurz aus und legen Sie es rund um den Brustkorb Ihres Kindes. Darum wickeln Sie ein Frottiertuch und einen Wollschal. Diesen Wickel 30 Minuten anlegen. Vorsicht: Kinder mit Eiallergie vertragen den Retterspitzwickel nicht! Machen Sie in diesem Fall einen Zitronenbrustwickel und bereiten Sie die Lösung wie beim Halswickel beschrieben zu.

SENFMEHL – NUR VOM ARZT VERORDNET

Der **Brustwickel mit Senfmehl** darf nur nach Rücksprache mit Ihrem Arzt angewendet werden. Er ist bei einer Lungenentzündung die wichtigste Maßnahme, wenn keine Antibiotika gegeben werden (siehe Seite 100). Er eignet sich aber auch bei Asthma. Lassen Sie sich den Wickel zur Sicherheit zuerst von Ihrem Arzt zeigen, bevor Sie ihn zu Hause selbst anfertigen:

- Streichen Sie gemahlenes Senfmehl dünn in die Mitte eines Baumwolltuches, so dass gerade der Boden bedeckt ist.
- Schlagen Sie alle Seiten in die Mitte ein, ohne dass Senfmehl herausrieselt (siehe Abbildung).
- Um den Wickel ins lauwarme Wasser zu tauchen, rollen Sie ihn von den Enden zur Mitte hin auf (siehe Abbildung). Drücken Sie das überschüssige Wasser anschließend mit der flachen Hand gut aus, aber nicht auswringen.
- Schützen Sie ab dem Kleinkindalter die Achseln und die Brustwarzen Ihres Kindes mit Watte oder Vaseline, bevor Sie den Wickel auflegen.
- Je nach Anweisung des Arztes wird der Wickel

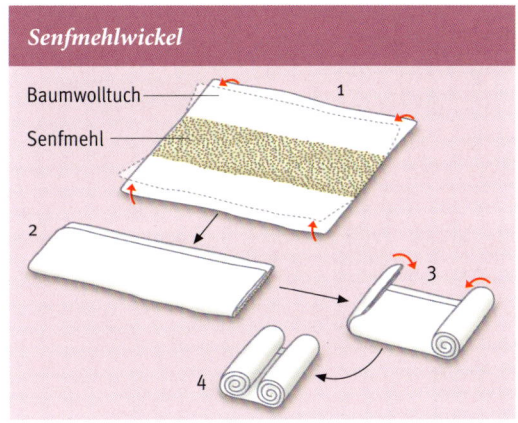

Senfmehlwickel

Baumwolltuch
Senfmehl

flach und faltenfrei auf den Rücken zwischen die Schulterblätter gelegt oder auf die Brust. Der Arzt kann auch empfehlen, ihn rund um den Brustkorb anzulegen. So erzielt der Senfmehlwickel die intensivste Wirkung.
- Befestigen Sie den Brustwickel mit einem straff angelegten Baumwolltuch und darüber einem Wolltuch.
- Im Säuglings- und Kleinkindalter tragen Sie Ihr Kind jetzt auf dem Arm (es empfindet den Wickel nicht als angenehm!), ansonsten decken Sie es gut zu und bleiben am Bettrand bei ihm sitzen. Beachten Sie genau die Uhrzeit!
- Kontrollieren Sie nach exakt drei Minuten, ob die Haut im Wickelbereich gerötet und eine Grenze zur normalen Haut zu sehen ist. Wenn nicht, belassen Sie den Wickel und kontrollieren Sie im Minutenabstand die Haut. Wenn Sie eine klare Grenze zwischen gesunder und geröteter Haut sehen, nehmen Sie unverzüglich den Wickel ab. Zu lange verbleibende Senfanwendungen können zu Verbrennungen führen!
- Entfernen Sie den Wickel in einem warmen Raum, so dass Ihr Kind nicht auskühlt.
- Achten Sie gut darauf, dass keine Senfmehlreste zurückbleiben.

○ Ölen Sie den Oberkörper Ihres Kindes anschließend mit einem sanften Pflanzenöl ein, zum Beispiel mit 10%igem Lavendelöl, Melissen- oder Kamillenöl (kein Pfefferminz- oder Kampferöl nehmen, da es die Senfwirkung ungewollt verstärken kann).

Sie können den Senfmehlwickel am besten einmal täglich vor dem Mittagsschlaf oder am späten Nachmittag anwenden. Das brennende Gefühl vergeht bald wieder, die Wirkung aber ist sehr gut!

DIE ALTERNATIVE

Der Brustwickel kann auch mit **Ingwermehl** gemacht werden, zum Beispiel bei chronisch obstruktiver Bronchitis, bei Asthma oder auch bei Lungenentzündungen. Ingwermehl »reizt« nicht so stark wie Senfmehl, dafür geht die Wärme mehr in die Tiefe und hält länger an. Außerdem steigert Ingwer die Durchblutung, regt den Stoffwechsel an, und wirkt schleimlösend, muskelentspannend und schmerzlindernd. Sie verwenden dazu Ingwerpulver (Pulvis Zingiberis). Geben Sie 2 Teelöffel Pulver in 250 ml heißes Wasser (70 °C) und lassen es abgedeckt einige Minuten quellen. Dann tauchen Sie ein entsprechend breit gefaltetes Baumwolltuch in das Wasser, wringen es aus und legen es um die Brust des Kindes, bedecken es mit einem trockenen Moltontuch und wickeln darüber einen Wollschal. Belassen Sie den Wickel 20 bis 30 Minuten.

Bauch- und Nierenwickel

Ein **Bauchwickel mit Kamillentee** hilft gegen Bauchschmerzen und -krämpfe sowie Erbrechen. Tauchen Sie dazu ein längs gefaltetes Frotteehandtuch in einen frisch zubereiteten, noch möglichst heißen Kamillentee (1 Esslöffel auf 500 ml Wasser fünf bis zehn Minuten ziehen lassen) und legen Sie es gut ausgewrungen noch sehr warm auf den schmerzenden Bauch. Darüber wickeln Sie ein Moltontuch, dann einen Wollschal und legen eventuell noch eine Wärmflasche auf. Etwa 15 Minuten anwenden und frühestens nach einer Stunde wiederholen. Achtung: Keinen warmen Bauchwickel und keine Wärmflasche bei Verdacht auf eine Blinddarmentzündung verwenden!

Bei einer Nierenentzündung können Sie einen sehr warmen **Nierenwickel** mit Ackerschachtelhalmtee zubereiten. Dazu 1 Esslöffel Ackerschachtelhalmkraut mit 500 ml kochendem Wasser übergießen und nach 30 Minuten abseihen. Ein Baumwolltuch eintauchen und wie den Bauchwickel oben auf den Nierenbereich (siehe Abbildung Seite 304) legen, umwickeln und nach 15 Minuten abnehmen.

Kompressen und Säckchen

Gekaufte **Kirschkernkissen** können Sie im Backofen anwärmen und wie eine Wärmflasche verwenden. Die Kissen wärmen wohltuend bei Bauchschmerzen, Darmkoliken, steifem Nacken und auch bei Oberbauchschmerzen.

Gegen Ohrenschmerzen hilft schnell und wirkungsvoll ein **Zwiebelsäckchen**. Füllen Sie eine klein gehackte frische Zwiebel in ein Säckchen – das kann ein frisches Taschentuch sein, das sie anschließend abbinden, oder ein dünner Waschhandschuh, den Sie fest zubinden können. Verschließen Sie das Säckchen gut, legen Sie es auf das schmerzende Ohr und befestigen Sie das Säckchen mit einem Schal oder Tuch. Es kann mehrere Stunden am Ohr belassen und die Anwendung im Laufe eines Tages mehrmals wiederholt werden. Der unangenehme Geruch wird durch die rasche Wirkung wettgemacht.

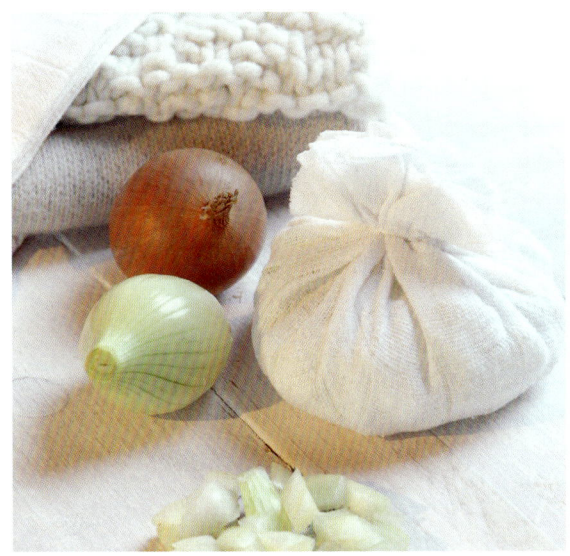

Das Zwiebelsäckchen mildert oft rasch den Schmerz bei einer Mittelohrentzündung.

Bei Prellungen und Verstauchungen hilft im akuten Zustand das Auflegen einer **Arnika-Kompresse**, die mit 10%iger Arnikaessenz getränkt worden ist. Die Kompresse eine Stunde auf der verletzten Stelle belassen. Die weitere Behandlung erfolgt mit Hilfe von

- Arnica 10% Salbe WELEDA (bei Schulkindern 30%), die auf ein sauberes Tüchlein gegeben wird. Die verletzte Stelle damit bedecken und mit einer Mullbinde befestigen.

Bei Prellungen, Verstauchungen, Zerrungen und Sonnenbrand helfen **kühle Magerquark-kompressen**, die mit einem größeren Tuch auf den betroffenen Stellen gehalten werden.

Bäder

Für **Ganzkörperbäder** füllen Sie – soweit nicht anders beschrieben – körperwarmes Wasser (37 °C) in eine Badewanne oder eine Babybadewanne. Anschließend geben Sie das empfohlene

Mittel dazu. Ein Vollbad sollte maximal 20 Minuten dauern. Gießen Sie immer wieder vorsichtig heißes Wasser nach, damit die Temperatur konstant bleibt.

Für wärmende **Fußbäder** füllen Sie körperwarmes Wasser in ein großes und vor allem hohes Gefäß, in dem die Füße bequem Platz haben und das Wasser bis an die Waden reichen kann. Das Fußbad sollte etwa zehn Minuten dauern. Geben Sie den Saft einer (Demeter-) Zitrone in das Wasser, wenn Sie bei Atemwegserkrankungen die Symptome lindern wollen. Lavendelemulsionen dagegen helfen bei Einschlafstörungen und gestressten Schulkindern.

Für ein **ansteigendes Fußbad**, das besonders gut durchwärmt, gießen Sie während des normalen Fußbades immer wieder vorsichtig einen Becher heißes Wasser hinzu, aber nur, so lange es Ihrem Kind angenehm ist. Alternativ eignet sich der Zusatz von 3 gehäuften Esslöffeln **Senfmehl** im Fußbad, das Sie diesmal bei 37 bis 38 °C Temperatur halten, denn die »ansteigende Wirkung« geht vom Senf aus. Es eignet sich besonders bei Nasennebenhöhlenentzündung oder

●● *Für stillende Mütter*

Kompressen mit Magerquark helfen Müttern bei empfindlichen, leicht entzündlichen Brüsten und bei Milchstau während der Stillzeit. Streichen Sie dazu kühlen Magerquark auf ein Baumwollläppchen und legen Sie es nach dem Stillen auf Ihre Brust unter den BH. Spätestens 15 Minuten vor dem nächsten Stillen die Kompresse abnehmen und die Brust abwaschen.

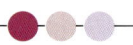

bei akuten Anfällen von Kopfschmerzen. Führen Sie das Senfmehlfußbad so lange durch, bis sich klar eine Grenze zwischen normaler und vom Senfmehl geröteter Haut abzeichnet. Dann reinigen Sie Unterschenkel und Füße kurz von allen Senfspuren. Reiben Sie die gerötete Haut anschließend mit Calendula-Öl ein, das nimmt sofort das brennende Gefühl.

Inhalationen

Wegen der Verbrennungsgefahr empfehlen wir ein Kopfdampfbad erst ab fünf Jahren. Sie müssen diese Maßnahme ständig beaufsichtigen und bei Ihrem Kind sitzen bleiben, weil es sich sonst verbrühen kann. Füllen Sie heißes Wasser und Kamillenblüten in eine Schüssel und lassen Sie Ihr Kind, den Kopf mit einem Handtuch wie von einem Zelt bedeckt, den aufsteigenden Dampf tief ein- und ausatmen. Diese Maßnahme kann ein- bis zweimal täglich durchgeführt werden, vor allem, wenn die Nase zugeschwollen und die Nasenatmung zum Beispiel bei einer Nasennebenhöhlenentzündung blockiert ist. Da Kamillendampf austrocknend wirkt, eignet sich die Maßnahme nur für wenige Tage.

Mit einem Inhaliergerät können viele verschiedene potenzierte Medikamente der Anthroposophischen Medizin inhaliert werden (jeweils 1:1 mit physiologischer Kochsalzlösung gemischt), so zum Beispiel **Pulmo/Vivianit (WALA)** bei Bronchitis und Lungenentzündung, **Levico D3 (WELEDA)** oder **Cuprum aceticum D4 (WELEDA)** bei spastischer Bronchitis und Asthma.

Nasendusche

Sehr gute Erfahrungen haben wir mit der Nasendusche (aus der Apotheke oder Drogerie) gemacht. Sie eignet sich bei Schnupfen und Nasennebenhöhlenentzündungen, aber auch bei

Heuschnupfen. Verwenden Sie am besten angenehm lauwarmes Wasser und ein Dosierbriefchen EMSER-Salz aus der Apotheke. Lassen Sie die Lösung über dem Waschbecken nacheinander durch beide Nasenlöcher laufen (am besten probieren Sie es zuerst selbst aus und machen es Ihrem Kind vor). Ihr Kind muss den Kopf dazu schräg halten und konsequent durch den Mund atmen. Die befreiende Wirkung wird es schnell überzeugen – auch wenn die Prozedur gewöhnungsbedürftig ist.

Rotlichtbestrahlung

Bestrahlungen mit Rotlichtlampen, die Sie in Sanitäts- oder Elektrogeschäften erhalten, helfen in vielfältiger Weise. Ob bei Ohrenschmerzen, Abszessen, Bronchitis oder Nebenhöhlenvereiterungen – das Rotlicht lindert Schmerzen, löst Schleim und fördert die Durchblutung. Setzen Sie Ihr Kind während der Bestrahlung in einem Abstand von etwa einem halben Meter davor und bleiben Sie bei ihm. Ein Baby nehmen Sie auf den Schoß, damit es sich nicht verbrennt. Achten Sie darauf, dass die Augen immer geschlossen sind. Bestrahlen Sie die betroffenen Bereiche bis zu dreimal täglich etwa zehn Minuten lang.

Augenspülung

Um die Augen zu spülen, eignet sich am besten 0,9%ige Kochsalzlösung, da sie der Zusammensetzung der Tränenflüssigkeit ähnelt.

Geben Sie zu 100 ml abgekochtem Wasser ein paar Körner Salz (1 g). Tränken Sie ein sauberes Tuch mit der lauwarmen Lösung und wischen Sie die Augen Ihres Kindes vorsichtig von außen nach innen damit aus. Oder Sie legen das feuchte Tuch als Kompresse aufs Auge und befestigen diese mit einem Stirnband. Die Kochsalzlösung bekommen Sie auch in der Apotheke.

So geben Sie Arzneimittel

Die in diesem Buch vorgeschlagenen Medikamente zum innerlichen Gebrauch gibt es in unterschiedlichen Darreichungsformen, als

- Streukügelchen aus Rübenzucker (Saccharose), besser bekannt als Globuli (Glob.),
- Verreibungen (aus Milchzucker) oder Trituration (Trit.),
- Tabletten (Tabl.), die ebenfalls Milchzucker enthalten können,
- alkoholische Tropfen, Dilutionen (Dil.),
- wässrige, durch rhythmische Verfahren stabilisierte Tropfen (Rh Dil.),
- Ampullen (Amp.), die potenzierte Arzneimittel in physiologischer Kochsalzlösung als Trägersubstanz enthalten. Diese Ampullen können, wenn es im Text so angegeben ist, bei Kindern auch oral, also über den Mund gegeben oder inhaliert werden. Achtung: Diese Anwendungsform ist in der Regel auf der Packung nicht angegeben; dort steht meist nur »zur Injektion«, also zum Spritzen. Um den Ampulleninhalt inhalieren oder über den Mund geben zu können, sollte man ihn mit Hilfe einer Spritze und dicken Nadel (Kanüle Nr. 1, gelbe Nadel) in eine Spritze aufziehen. Man kann dann die benötigte Menge aus der Spritze auf einen Plastiklöffel geben (für die Einnahme über den Mund) oder in das Inhalationsgerät füllen.

Weitere Darreichungsformen zum innerlichen Gebrauch sind Zäpfchen, Kapseln und Säfte. Für die äußere Anwendung eignen sich Salben, (verdünnte) Essenzen, Gele und Teeumschläge.

Sie bekommen alle angegeben Mittel in der Apotheke, meistens sind sie frei verkäuflich. Es kann allerdings sein, dass nicht spezialisierte Apotheken die Medikamente erst bestellen müssen. Bewahren Sie Medikamente immer trocken und lichtgeschützt auf. Achten Sie auf das Verfallsdatum.

Geben Sie die Mittel im Normalfall nur nach Rücksprache mit Ihrem Arzt. Insbesondere, wenn dies im Beschwerdekapitel ausdrücklich vermerkt ist, sollte nur Ihr Arzt über die Medikation entscheiden. Verstehen Sie die vorgeschlagenen Mittel dann bitte nur als Anregung.

Haben Sie bei häufiger auftretenden Erkrankungen wie Halsschmerzen oder Husten bereits gute Erfahrungen mit bestimmten Arzneimitteln gemacht, können Sie diese zunächst erneut einsetzen. Wirken sie allerdings nicht oder weniger gut, sollten Sie sich umgehend an Ihren Arzt wenden.

Werden zwei Mittel im Wechsel empfohlen, dann verabreichen Sie diese am besten in einem Abstand von 30 Minuten bis zu 1 Stunde.

Potenzierte Medikamente

Achten Sie bei den Mitteln immer darauf, in welcher Potenzierung Sie das Mittel geben sollen. Denn diese ist wichtig für den Erfolg der Behandlung. Eine tiefe Potenzierung (D1 bis

●● Tees für alle Fälle

Im Beschwerdeteil ab Seite 66 finden Sie bei den Behandlungsvorschlägen hin und wieder auch Kräutertees. Soweit nicht anders angegeben, bereiten Sie diese zu, indem Sie etwa 2 bis 3 Teelöffel Kräuter (aus der Apotheke) mit 500 ml kochendem Wasser übergießen. Lassen Sie den Tee fünf bis zehn Minuten ziehen, bevor Sie ihn abseihen.

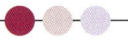

D6) kann deutlich anders wirken als eine höhere (D20 bis D30). Ein Beispiel kann das verdeutlichen: Phosphor D6, am Morgen gegeben, fördert das Aufwachen (und die Infektabwehr: Auch das Immunsystem wird »wacher«). Phosphor D30, am Abend gegeben, kann das Einschlafen fördern und ein zu starkes Träumen zurückgehen lassen: Das Kind löst sich besser vom Tagesgeschehen.

Es ist schwierig, ein allgemeines Gesetz über die Wirkung tiefer, mittlerer oder hoher Potenzen zu formulieren, doch in jedem Fall steht hinter der Angabe der Potenz in diesem Buch eine breite therapeutische Erfahrung.

Es ist heute modern geworden, zahlreiche homöopathische Einzelmittel in hohen (C30) und sehr hohen (C200) Potenzen als Hausapotheke vorrätig zu halten. Wir möchten vor der Selbstmedikation mit diesen Potenzen warnen, denn ursprünglich sind sie in der Homöopathie einer sorgfältigen und individuellen Einzelmitteltherapie vorbehalten. Zudem sind sie keineswegs immer wirksamer als tiefe Potenzen: Arnika zum Beispiel hilft als äußere Anwendung (Umschlag mit 1:10 verdünnter Essenz) und innerlich in tiefer Potenz (D6) bei einer akuten stumpfen Verletzung sehr viel zuverlässiger als die höhere Potenz.

Globuli und Tabletten verabreichen

Erfahrungsgemäß wirken anthroposophische und homöopathische Medikamente am besten, wenn sie mit einem gewissen zeitlichen Abstand vor dem Essen eingenommen werden.

Dieser Abstand sollte in der Kinderheilkunde wenigstens zehn Minuten betragen. Bei Jugendlichen (und Erwachsenen) kann ein längerer Abstand sinnvoll sein. Nehmen Sie die angegebene Anzahl Globuli aus der Flasche. Legen Sie

Fachbegriffe und Abkürzungen

Im Folgenden benutzen wir für Arzneimittel eine Reihe von Fachbegriffen und deren Abkürzungen, unter denen Sie die Medikamente in der Apotheke erhalten:

Glob. = Globuli = Streukügelchen
Trit. = Verreibung = Pulver
Dil. = Dilution = Tropfen
Tabl. = Tabletten
Supp. = Suppositorium = Zäpfchen
comp. = compositum = Kompositionsmittel, das sich aus mehreren Einzelmitteln zusammensetzt, die sich gegenseitig ergänzen und unterstützen.
Die Komponenten werden in der anthroposophischen Pharmazie oft gemeinsam potenziert oder gemeinsam in einem pharmazeutischen Prozess verarbeitet. Auch die klassische Homöopathie kennt solche Mittel: Hepar sulfuris und Causticum zum Beispiel entstehen aus solchen Synthesen unterschiedlicher Ausgangsstoffe.
Wenn der Hersteller und das Verfahren der Herstellung von Bedeutung sind, haben wir dies angegeben. Insbesondere bei den Firmen WALA und WELEDA ist das der Fall.

Säuglingen die Globuli zwischen Unterkiefer und Unterlippe auf die Mundschleimhaut. Kinder sollen die Kügelchen oder Tabletten auf oder unter der Zunge zergehen lassen. Man kann Globuli auch in Wasser lösen und schluckweise verabreichen.

Als Standarddosis, soweit nicht anders angegeben, bekommen Babys dreimal täglich 3 Globuli, Kleinkinder dreimal 5 Globuli und Schulkinder und Jugendliche dreimal 10 Globuli. Doch haben wir in diesem Buch die erforderliche Dosierung genauer angegeben, da sie je nach Art der Erkrankung stark variiert werden muss. Dabei gilt: Je akuter die Erkrankung, umso häufiger muss und kann in der Regel das potenzierte Arzneimittel gegeben werden.

Pulver auflösen

Pulver lösen Sie in Wasser, bei Säuglingen auch in Muttermilch auf, um es zu verabreichen, oder geben es pur auf bzw. unter die Zunge. Der Geschmack ist in der Regel neutral.

Tropfen in Augen und Nase

Augen- und Nasentropfen geben Sie Ihrem Kind am besten im Liegen. Babys können Sie in eine Decke wickeln, damit sie nicht mit den Armen und Beinen strampeln. Halten Sie den

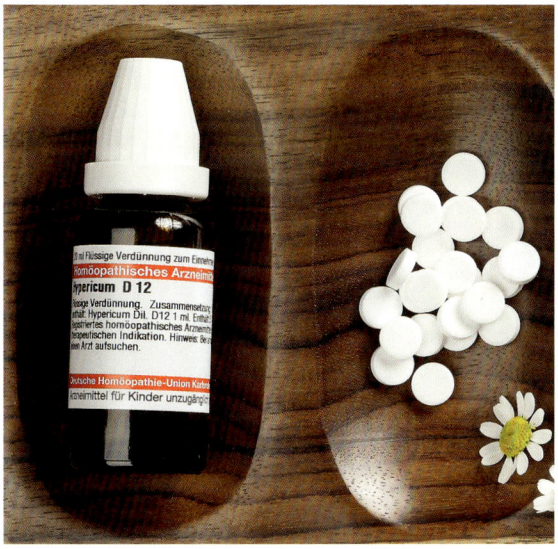

Homöopathische und anthroposophische Medikamente wie Globuli und Tabletten sollten immer einige Zeit vor dem Essen verabreicht werden.

Kopf mit einer Hand an der Stirn fest und träufeln Sie die Tropfen in die Nase, drücken Sie anschließend die Nasenflügel leicht zusammen. Für das Einträufeln der Augentropfen ziehen Sie das Unterlid mit Daumen oder Zeigefinger nach unten und geben 1 Tropfen in das Unterlid. Beim Schließen der Augen verteilt sich die Flüssigkeit von selbst.

Zäpfchen einführen

Wie beim Fiebermessen liegt Ihr Kind auch zum Einführen von Zäpfchen auf dem Rücken, mit den angewinkelten Beinen nach oben. Bestreichen Sie das Zäpfchen vorher mit etwas Babycreme oder Vaseline, damit es besser hineinrutscht. Nach dem Einschieben den Finger noch kurz im After lassen, damit das Zäpfchen nicht wieder herausgedrückt werden kann. Fordern Sie Ihr Kind anschließend auf, den Po noch einige Zeit zusammenzukneifen.

●● Die physiologische Kochsalzlösung

Bei manchen Medikamenten und Dosierungsempfehlungen im Beschwerdeteil ab Seite 66 wird eine Mischung mit physiologischer Kochsalzlösung, auch NaCl 0,9 %, empfohlen. Diese bekommen Sie ebenfalls in der Apotheke oder können Sie – wie die Nasentropfen – selbst herstellen: Geben Sie 9 g Kochsalz (in etwa ein flach gestrichener, mittelgroßer Esslöffel Kochsalz – genauer ist die Briefwaage!) auf 1 Liter warmes Wasser, rühren Sie um, bis sich das Salz aufgelöst hat. Diese Kochsalzlösung sollten Sie täglich frisch herstellen. Deshalb ist bei kleinen Mengen die gekaufte NaCl 0,9 %-Lösung praktischer.

Tipps für Ihre Haus- und Reiseapotheke

- ausreichendes Verbands- und Desinfektionsmaterial: Pflaster, sterile Kompressen, Verbandspäckchen, Mullbinden und elastische Binde mit Bindenklammern
- große Fertigpflaster Curapor 7,5 x 7,5 cm
- Fucidine 5 g Creme für infizierte Wunden
- Alkoholtupfer zur Sofortdesinfektion
- Zeckenzange
- Fieberthermometer
- Gummiklistier etwa 100 ml oder Irrigator
- eventuell Nasendusche
- eventuell Rotlichtlampe

Arzneimittel (zur Auswahl)	Beschwerden
Aconit D6 Glob. WALA	Fieber, Schreck
Aconit Ohrentropfen WALA	Ohrenschmerzen
Apis D30 Glob. DHU	Insektenstich, Allergie
Apis/Belladonna cum Mercurio WALA	alle Formen akut eitriger Entzündungen, v. a. Mandelentzündung (Tonsillitis), aber auch Fingerentzündung (Panaritium)
Apis/Levisticum II Glob. WALA	akute Ohrenschmerzen
Arnica Wundtuch WALA/Arnika-Essenz WALA/WELEDA	Prellungen, Gehirnerschütterung, Blutergüsse, Bänderzerrungen
Arnica e planta tota Glob. WALA D6	zur innerlichen Unterstützung bei den oben genannten (stumpfen) Verletzungen
Aurum/Valeriana comp. Glob. WALA	bei Angst und Aufregung, vor und nach Narkose, vor Prüfungen, Flugangst – auch bei zugleich eintretender Kreislaufschwäche. Geeignet als »Valium-Ersatz« und Kreislauftonikum zugleich
Belladonna D6 Glob. DHU	Fieber
Belladonna D30 Glob. DHU	Sonnenstich, Kopfweh nach Reisen
Bolus alba comp. WALA	Durchfall, vor allem auf Reisen; vorbeugend bei Reisen in Länder mit niedrigen Hygienestandards
Bryonia/Spongia comp. Dil. WELEDA	Krupphusten, Pseudokrupp
Calcium-Quercus Glob. WALA	Nesselsucht, Juckreiz
Calendula Essenz WALA/WELEDA	Schürfwunden
Calendula Augentropfen WELEDA	eitriges Auge
Cantharis Blasenglobuli WALA	Harnwegsinfekt
Chamomilla e rad. D6 Glob. WALA	Zahnungsschmerzen, Bauchkoliken
Combudoron WELEDA (zu Hause Essenz, im Rucksack das Gel)	bei Verbrennungen, Sonnenbrand
Cuprum aceticum D6 Dil. WELEDA	Asthma, trocken-krampfhafter Husten, Keuchhusten
Drosera D12 Glob. DHU	Keuchhusten, nächtlich trockener Husten mit Erbrechen
Echinacea/Mercurius comp. Zäpfchen für Kinder WALA	bei fieberhaftem Infekt mit drohender bakterieller Infektion (ein »Prä-Antibiotikum«)

Arzneimittel (zur Auswahl)	Beschwerden
Echinacea/Argentum Glob. WALA	Fieber mit Abwehrschwäche, auch vorbeugend bei Abwehrschwäche
Euphrasia-Augentropfen WALA/WELEDA	gereiztes Auge
Elektrolytlösung, zum Beispiel Infectodiarrstop	akuter Durchfall
Ferrum phosphoricum comp. Glob. WELEDA	Fieber mit Husten
Fieber- und Zahnungszäpfchen WELEDA	Fieber in der Zahnungszeit
Gelsemium comp. Glob. WALA	Fieber mit Kopfweh und Schnupfen
Heuschnupfennasenspray WELEDA	bei Allergien
Ipecacuanha D6 Glob. DHU	Husten mit Übelkeit, Husten nachts mit Würgereiz
Lachesis comp. Glob. WALA	Fieber mit Mandelentzündung oder Lymphknotenschwellung, Nasennebenhöhlenentzündung
Mercurialis Salbe 10 % WELEDA	eitrige Wunden
Mercurialis Augentropfen WALA	alle Formen entzündeter Augen, v. a. bei trockenem Auge, im Wechsel mit Calendula bei eitrigem Auge
Meteoreisen Glob. WALA	vorbeugend und therapeutisch bei allen grippalen Atemwegsinfekten; Bronchitis, Begleitung bei Lungenentzündung
Nasenbalsam für Kinder WALA	Schnupfen, auch allergisch
Nux vomica D6 Glob. DHU	Übelkeit, auch nach konventionell-medikamentöser Behandlung wie Antibiotika, Narkose, Zytostatika etc.
Oleum Lavandulae 10 % WALA/WELEDA	alle Formen trockenen Hustens, Krupp
Plantago Bronchialbalsam WALA	Bronchitis
Pulmo/Vivianit comp. Ampullen WALA	fieberhafte Bronchitis, (drohende) Lungenentzündung – als Trinkampullen oder zur Inhalation – Langzeitbegleitinhalation bei chronischen Lungenerkrankungen
Quercus Salbe WALA	Ekzem, Reizungen am After
Silicea comp. Glob. WALA	alle Entzündungen im Bereich von Nase und Mittelohr wie Mittelohrentzündung, Nasennebenhöhlenentzündung – im Wechsel mit den oben genannten Arzneimitteln
Skorodit Kreislaufglobuli WALA	Kreislaufschwäche, vor allem in der Pubertät
Stibium arsenicosum D8 Dil. WELEDA	Durchfall, auch anhaltend; feuchte, spastische Bronchitis
Tabacum D12 Glob. DHU	»sterbensübel« – ein durchschlagend wirksames Arzneimittel bei schwerer akuter Übelkeit bei Grippe oder Magen-Darm-Infekt
Tartarus stibiatus D6 Trit. WELEDA	Husten mit schwer löslichem Sekret, spastische Bronchitis
Urtica comp. Glob. WALA	akuter Juckreiz bei Ekzem, Nesselsucht, Sonnenallergie, im Wechsel mit Calcium-Quercus
Veratrum comp. WALA	Durchfall, Bauchkoliken

Kinder ganzheitlich behandeln

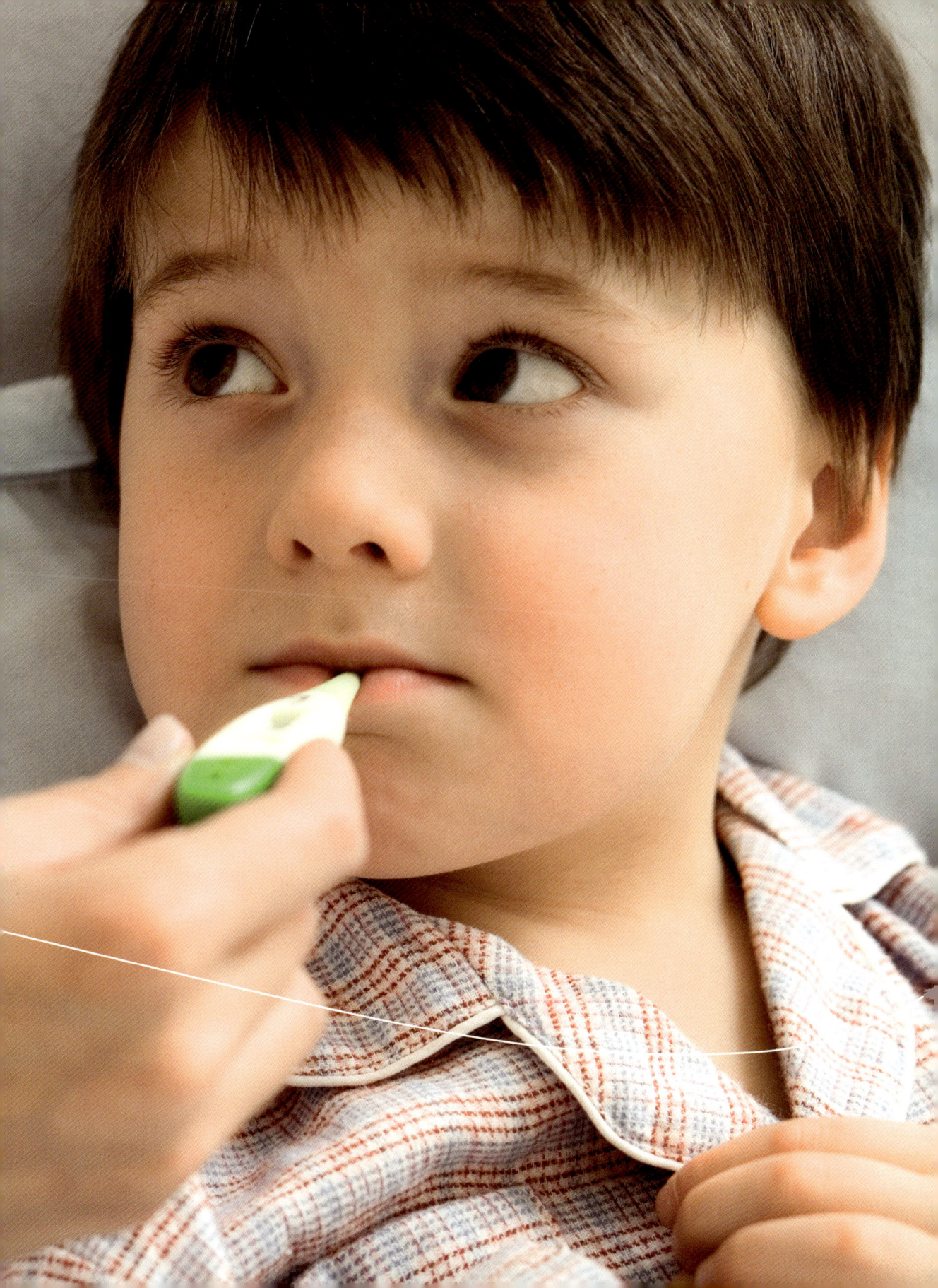

Die Heilkraft des Fiebers

Wärme ist eines der wichtigsten Elemente für uns Menschen, deshalb ist der richtige Umgang damit so wichtig – gerade bei Kindern. Je kleiner ein Kind ist, umso strenger achten wir auf Veränderungen der Temperatur. Wir sprechen von Fieber bei Temperaturen über 38,5 °C, bei Säuglingen bis sechs Monaten schon bei über 38,0 °C. Nicht immer sagt die Höhe des Fiebers etwas über die Schwere der Erkrankung aus. Daher sollten Sie nicht nur auf die Temperatur, sondern auch und vor allem auf die Art der Erkrankung und den allgemeinen Zustand Ihres Kindes achten. Im Zweifelsfall sollten Sie immer ärztlichen Rat einholen, wenn Sie unsicher sind oder Ihnen Ihr Kind »nicht richtig gefällt«. Dazu gehört zum Beispiel ein schlechterer Appetit, eine angestrengte oder anhaltend schnelle Atmung (vor allem bei Säuglingen), eine blasse Gesichtsfarbe, ein müder Blick, Lethargie sowie Kreislaufprobleme. Zur Orientierung können folgende Grenzwerte hilfreich sein:
Gehen Sie zum Arzt, wenn

- das Fieber Ihres Säuglings (jünger als sechs Monate) über 38,0 °C erreicht,
- Ihr Baby (bis zwölf Monate) über 38,5 °C fiebert,
- die Temperatur Ihres Kleinkindes bis vier Jahre auf über 39 °C ansteigt.
- Ältere Kinder können höhere Temperaturen haben, ohne dabei schwer krank zu sein.

Gehen Sie immer zum Arzt, wenn Sie – unabhängig von der Temperatur – kein gutes Gefühl haben.

Meist ist das Kind zum Glück nur aufgrund leichter Infektionen fieberhaft erkrankt. Doch auch andere Ursachen muss man in Erwägung ziehen. So kann zu warme Kleidung zum Beispiel beim Säugling zu einem Hitzestau führen, der sich in Fieber äußert. Zu wenig Flüssigkeit kann beim Baby Durstfieber verursachen. Aber auch ein Sonnenstich oder starke seelische Erregung können für den Temperaturanstieg verantwortlich sein. Außerdem unterliegt die normale Körpertemperatur im Laufe des Tages rhythmischen Schwankungen. So ist die Körperkerntemperatur abends bis zu 0,5 °C höher als morgens.

● ● Der Allgemeinzustand zählt

In seltenen Fällen kann sich hinter dem Fieber eine ernst zu nehmende Erkrankung verbergen wie eine Hirnhautentzündung, eine Gehirnentzündung, eine Lungenentzündung, eine Nierenbeckenentzündung, eine Knochenmarksentzündung, eine Herzmuskelentzündung, eine Kehldeckelentzündung oder auch eine Autoimmunerkrankung. Das Leitsymptom für all diese schweren Erkrankungen ist **nicht** die Höhe des Fiebers, sondern die Beeinträchtigung des Allgemeinzustands: Ihr Kind erscheint Ihnen – meistens plötzlich – schwer krank, vielleicht so krank, wie Sie es noch nie erlebt haben. Bei diesem Empfinden sollten Sie sofort den Arzt aufsuchen. Wenn Ihr Kind dagegen hoch fiebert, dabei aber gut bei Kräften und klar ansprechbar ist sowie etwas trinken kann, ohne sofort zu erbrechen, können Sie in Ruhe Rat einholen und gegebenenfalls einen Termin beim Arzt vereinbaren. Achten Sie also in erster Linie auf Ihr Kind, in zweiter Linie auf Ihr Fieberthermometer!

Wichtig: Fieber in den ersten drei Lebensmonaten muss immer unverzüglich ärztlich abgeklärt werden!

Fieberkrampf erkennen und behandeln

Vor allem beim ersten Fieberkrampf haben viele Eltern Angst um das Leben ihres Kindes und denken, dass es sterben wird. Die gute Nachricht ist, dass Fieberkrämpfe in der Tat dramatisch erscheinen, in der Regel aber keine akute Gefahr für das Kind darstellen und auch für sein weiteres Leben bis auf extrem wenige Ausnahmen folgenlos bleiben. 4 Prozent aller Kinder in Deutschland im Alter zwischen sechs Monaten und sechs Jahren bekommen Fieberkrämpfe. Typische Symptome sind wie bei einem epileptischen Anfall Muskelkrämpfe symmetrisch an beiden Armen und Beinen, steif werden, Bewusstseinsverlust, Verdrehen der Augen, Speichelfluss, zum Teil Einnässen, anschließend tiefer Schlaf. Im Hinblick auf die Ursachen scheint es eine genetische Veranlagung zu geben, zumindest hat jedes vierte Kind mit Fieberkrämpfen enge Familienangehörige, die auch Fieberkrämpfe in der Kindheit hatten. Wichtiger scheinen jedoch als Ursache Schwierigkeiten im Umgang mit Temperaturänderungen zu sein, denn vor allem beim schnellen Fieberanstieg treten die Krämpfe auf. Bei jedem dritten Kind kommt es zu einer Wiederholung innerhalb eines Jahres. Die meisten Fieberkrämpfe sind unkompliziert, sie dauernd im Schnitt ein bis zwei Minuten und nach einem Schlaf von 20 bis 30 Minuten sind die Kinder (bis auf das Fieber) wieder »ganz die alten«. Nur wenige Anfälle sind so genannte komplizierte Fieberkrämpfe, das heißt sie dauern über 15 Minuten, wiederholen sich innerhalb von 24 Stunden oder treten nicht symmetrisch, sondern nur an einem Körperteil auf.

Der gerufene (Not-)Arzt gibt Ihrem Kind ein Medikament, mit dem die Krampfbereitschaft reduziert werden kann (Diazepam) und senkt (nur) bei anhaltend hohem Fieber die Körpertemperatur mit Paracetamol oder Ibuprofen. Je nach Ausprägung und Alter können zur Abklärung extrem seltener anderer Ursachen in der Klinik Blut- und Urin, evtl. das Gehirnwasser untersucht oder eine Magnetresonanztomographie durchgeführt werden. Das EEG, das bei unkomplizierten Fieberkrämpfen ein bis zwei Wochen nach dem Anfall durchgeführt wird, ist nahezu immer unauffällig.

In den meisten Fällen entsteht Fieber durch Infektionskrankheiten. Dabei dringen Viren und Bakterien in das Kind ein, die sich bei Temperaturen um 33 bis 34 °C besonders gut vermehren können. So finden sie im Rahmen einer Erkältung, bei der der Körper etwas kühler ist, ein gutes Milieu vor, um sich auszubreiten. Die nun sinnvollerweise vom Kind selbst erzeugte Fieberwärme ermöglicht dem Organismus, das Fremde, das in ihn eingedrungen ist, zu überwinden. Bei höheren Temperaturen verschlech-tern sich die Lebensbedingungen für viele Viren und Bakterien, außerdem werden dabei mehr Abwehrstoffe des Immunsystems gebildet.

Bei Versuchen mit wechselwarmen Tieren wie Echsen stellte man fest, dass sie im infizierten und kranken Zustand freiwillig sonnige Stellen aufsuchen, um mit Hilfe der Wärme die Erkrankung zu überwinden. Werden sie künstlich im Schatten belassen, kommt es zu deutlich schwereren Krankheitsverläufen. Der Mensch ist im Gegensatz zu den wechselwarmen Tieren in der Lage, die notwendige Wärme selbst zu erzeugen. Wird diese Wärmebildung bei Kindern unnötig oft unterdrückt, kann es bei den jeweiligen Infekten vermehrt zu Komplikationen kommen. Das wurde auch in verschiedenen Studien festgestellt. Darüber hinaus weisen die Ergebnisse anderer Studien darauf hin, dass sich durch eine übertriebene Unterdrückung von Fieber Spätfolgen entwickeln können. So wurde eine Erhöhung der Allergie- und sogar der Krebsrate im höheren Alter festgestellt.

Wie schafft es unser Körper, im Kampf gegen einen Infekt die notwendige Wärme zu bilden? Bei einem Infekt wird im Temperaturzentrum des Gehirns eine höhere Temperatur eingefordert (»Solltemperatur« wird heraufgestellt). So lange die eingeforderte Temperatur noch nicht erreicht ist, friert das Kind. Durch vermehrte Stoffwechsel- und Muskeltätigkeit (Zittern) sowie durch Verengung der Blutgefäße in der Haut (Peripherie) erhöht sich im Fieberanstieg die Körperkerntemperatur. Die Reizschwelle im Gehirn wird dabei herabgesetzt, sodass es zum Fieberdelir (Halluzinationen) und bei starken Schwankungen der Temperatur zu Fieberkrämpfen kommen kann, was glücklicherweise nur selten passiert. Im Hinblick auf die Dreigliederung des menschlichen Organismus (siehe ab Seite 19) dominiert also in der Anfangsphase der Krankheit, während das Fieber steigt, eine starke Aktivität im Stoffwechsel-Gliedmaßen-System. Gleichzeitig kommt es zu einer größeren Labilität im Nerven-Sinnes-System: Daher vermeidet das Kind in diesem Zustand freiwillig zu viele Sinneseindrücke und zieht sich auch in seinem Verhalten »in sich zurück«. Ist die neue »Solltemperatur« erreicht, wird die Wärme vom Körperkern wieder nach außen an die Haut abgegeben, »das Kind glüht« und fühlt sich nun

heiß an. Bei den hohen Temperaturen ist das Immunsystem besonders aktiv. Wenn genügend Krankheitserreger überwunden worden sind, sinkt das Fieber allmählich und es kehrt wieder mehr Leben in das Kind zurück.

FIEBER ALS BAUHELFER

Mit Hilfe von Wärme können sich Stoffe besser auflösen und gegenseitig durchdringen. Diese Aufgabe übernimmt das Fieber bei Krankheiten im Hinblick auf die Einheit von Körper, Seele und Geist: Zunächst kommt es im Rahmen der Krankheit in allen drei Bereichen zu einem Verlust der vollen Funktionsfähigkeit. Das Kind ist anfangs körperlich erschöpft (Kreislauf, Gewichtsverlust), seelisch in seiner Stimmung beeinträchtigt (Ängste, Sorgen, Unwohlsein-Empfinden) und auch geistig nicht richtig fit (schlechtere Konzentrationsfähigkeit). Das Überwinden der Krankheit bedeutet, dass sich Körper, Seele und Geist anschließend wieder neu und intensiver durchdringen, wobei wiederum die Wärme des Fiebers eine Hilfe sein kann. Nach Überwindung der Krankheit ist eine neue Einheit von Körper, Seele und Geist entstanden. So verliert also der Körper des Kindes durch das Fieber zunächst die volle Funktionsfähigkeit und tatsächlich einiges an Körper-Substanz (Kinder verlieren während des Fiebers Gewicht), nach überstandener Krankheit kann er jedoch neu und individualisiert aufgebaut werden. Insofern hilft das Fieber dem Kind in seinem steten Bemühen, seinen von den Eltern ererbten Körper zu seinem eigenen Instrument zu machen, ihn zu individualisieren. Es findet ein echter Umbau statt.

Das heißt aber keineswegs, dass man Fieber unkontrolliert einfach zulassen sollte. Im Gegenteil: Hohe Körpertemperaturen sind nicht ungefährlich! Deshalb muss das Kind bei hohem

Fieber gut ärztlich betreut werden und braucht besonders viel Zuwendung und Pflege.

HILFE BEI FIEBER

Achten Sie darauf, dass Ihrem Kind während des Fieberanstiegs warm genug ist, da es dabei stark fröstelt. Warme Pulswickel mit Arnikaessenz (siehe Seite 55) oder warme Tees können hier helfen. Erst wenn die Haut an den Gliedmaßen wieder warm wird und das Kind »zu glühen« anfängt, können Sie Wadenwickel mit lauwarmem Wasser machen (siehe Seite 55). Damit unterstützen Sie die nun einsetzende Ableitung der Wärme. Ziehen Sie Ihrem Kind einen Schlafanzug aus Baumwolle oder Wollkleidung an, damit die Wärme gut abgeleitet wird, das Kind aber nicht auskühlt. Achten Sie auf genügend frische Luft im »Krankenzimmer« und darauf, dass Ihr Kind ausreichend trinkt! Den Becher hinzustellen reicht nicht aus. Regen Sie Ihr Kind stattdessen zu regelmäßigen Schlucken Tee oder Wasser an – so bekommt es Flüssigkeit und Zuwendung zugleich. Die Nahrung sollte aus leichter Kost wie gedünstetem Gemüse oder Zwieback bestehen. So werden der Magen-Darm-Trakt und das vegetative Nervensystem nicht unnötig belastet.

Medikamentös unterstützen Sie Ihr fieberndes Kind durch die Gabe von
- Fieber- und Zahnungszäpfchen WELEDA oder durch
- Aconit/China comp. Zäpfchen WALA
  die 3-mal täglich, bei Bedarf alle 4 Stunden gegeben werden können. Sie senken das Fieber zwar nicht so ausgeprägt wie Paracetamol oder Ibuprofen, beugen aber zum Beispiel in der infektanfälligen Zeit oder während der Zahnung Komplikationen vor und sorgen für eine ruhigere Nacht.

Ergänzend haben sich folgende Medikamente bewährt:

Am Anfang des Fiebers, vor allem bei trockenkaltem Wetter, bei stark fröstelnden, etwas ängstlichen Kindern, die außer Fieber und vielleicht Husten keine anderen Symptome zeigen
- Aconitum e tub. D6 Glob. WALA
  stündl. 5 Globuli, im Verlauf 3-mal tägl. 5 Globuli
  Das Mittel hilft dem Kind, seine Wärme gut zu verteilen, ruhiger zu werden und schützt vor Bronchitis und Lungenentzündung.

Bei heißen, schwitzenden und erregten Kindern mit rotem Kopf (sowie bei Neigung zu Fieberkrämpfen), die am ehesten über Halsschmerzen klagen
- Belladonna D6 Glob. DHU
  stündl. 3–5 Globuli, im Verlauf 3-mal tägl. 5 Globuli

Bei grippalen Infekten, bei denen das Fieber allmählich zunimmt, Kopfschmerzen auftreten, das Kind müde wirkt. Oft angezeigt, wenn das Wetter für die Jahreszeit zu warm ist
- Gelsemium comp. Glob. WALA
  5-mal tägl. 5–7 Globuli
  Das Mittel muss 5 Tage lang gegeben werden – und Vorsicht: Solche Infekte neigen zum Rückfall, wenn das Kind in diesen Tagen nicht geschont wird.

Bei fieberhaften Erkältungskrankheiten mit Beteiligung der Atemwege, vor allem im Winter
- Ferrum phos. comp. Glob. WELEDA
  stündl. 5 Globuli, im Verlauf 5-mal tägl. 5 Globuli
  Das Mittel beugt Bronchitis und Lungenentzündung vor.

Ein zentrales anthroposophisches Arzneimittel bei Grippe, vorbeugend sehr zu empfehlen bei allen Kindern, die leicht zu Entzündungen der Atemwege neigen wie etwa Frühgeborene
● Meteoreisen Glob. WALA
  1-mal tägl. 3–5 Glob. morgens
  Bei Grippe gibt man 3-mal tägl. 5 Globuli, vor allem bei allgemeiner Erschöpfung und wenn die Erholung sich verzögert.

Zur allgemeinen Stärkung des Immunsystems
● Echinacea/Argentum Glob. WALA
  3-mal tägl. 5 Globuli

Wenn die genannten Maßnahmen nicht ansprechen, sich der Allgemeinzustand Ihres Kindes verschlechtert und das Fieber über 40 °C steigt, können Paracetamol und Ibuprofen helfen, das Fieber zu senken. Beide Substanzen dürfen jeweils nur alle 6 Stunden gegeben werden; bei zu häufiger Gabe drohen ernste Nebenwirkungen. Richten Sie sich nach den Angaben auf dem Beipackzettel.

WAS SIE ALS ELTERN TUN KÖNNEN

Jeder Sportler muss sich aufwärmen, um sich gut bewegen zu können. Umgekehrt entsteht gerade durch Bewegung Wärme. Aus diesem einfachen Sachverhalt können wichtige Gesichtspunkte für die Pädagogik abgeleitet werden. Damit unsere Kinder auf leiblicher, seelischer und geistiger Ebene beweglich sind, müssen sie auch im normalen Alltag gut durchwärmt sein. Das lässt sich am besten durch folgende Maßnahmen erreichen:
● Körperliche Bewegung
Immer weniger Kinder bewegen sich im Alltag ausreichend. Langes Sitzen vor dem Fernseher, Computer oder im Auto schwächt die Muskulatur. Dabei lieben Kinder Bewegung. Achten

Sie darauf, dass die Bewegungsfreude Ihres Kindes angeregt und seine Muskulatur gefordert wird.
● Vollwertige Nahrung
Fertigprodukte, Fast Food und zuckerhaltige Nahrungsmittel sättigen zwar schnell, lähmen aber auf Dauer die Eigenaktivität des Magen-Darm-Traktes. Statt zu Bewegung und Wärmebildung im Verdauungssystem kommt es zu Trägheit und Verstopfung. Kochen Sie deshalb Essen mit vollwertigen Nahrungsmitteln. Dadurch hat Ihr Kind auch etwas zu beißen - denn die Verdauung beginnt beim Kauen!
● Nährende Sinneseindrücke
Mit Nahrungsmitteln ernähren wir unseren Leib. Mit Sinneseindrücken, die Gefühle und Gedanken auslösen, ernähren wir unsere Seele und unseren Geist. So wie Fast Food und Fertigprodukte die leibliche Eigenaktivität des Kindes lähmen, so schwächen übertriebener Konsum moderner Medien die seelisch-geistige. Geschichten, Märchen und Kinderreime hingegen regen die Vorstellungskraft von Kindern positiv an und nähren Seele und Geist. Das fördert die innere, die seelisch-geistige Bewegung, die ebenfalls zur Wärmebildung beiträgt.
● Soziale Wärme
Ein kühles Klima in der Familie und der sozialen Umgebung führt zu einem inneren Auskühlen des Kindes. Wärmend wirkt ein Umfeld, in dem es sich geliebt fühlt und spürt, dass Erwachsene einander anerkennen und sich fördern; indem es nicht vor dem Fernseher »geparkt«, sondern sein freies Spielen gewollt und unterstützt wird. Bekommen Kinder das Gefühl vermittelt, in der Welt gebraucht zu werden, und vorgelebt, dass ihre Eltern Ideale haben, die sie für die Zukunft innerlich erwärmen, werden sie auch selbst innere Wärme bilden lernen.

Die wichtigsten Leitsymptome

Bauchschmerzen

Symptome	Mögliche Ursachen	Mögliche zusätzliche Symptome
Neu aufgetretene Bauch- schmerzen	Blinddarmentzündung > Seite 143	Anhaltende Schmerzen im rechten Unterbauch, vor allem bei Erschütterung; Schonung beim Gehen, Bauch berührungsemp- findlich. Evtl. Fieber, Erbrechen, Verstopfung, Durchfall
	Magen-Darm-Infekt > Seite 128	Kolikartige Schmerzen, Erbrechen, Durchfall
	Harnwegsentzündung > Seite 330	Rückenschmerzen, Schmerzen beim Wasserlassen, Bauch- schmerzen
	Lungenentzündung > Seite 100	Angestrengte Atmung, »stößt an«, beim Einatmen Husten, Abgeschlagenheit, Ängstlichkeit
	Darmverschluss	Plötzlich auftretende Blässe, Verstopfung, Erbrechen
	Leistenbruch > Seite 163	Schwellung in der Leiste oder im Hodensack
	Dreimonatskolik (Säugling) > Seite 119	Anhaltendes Schreien, vermehrtes Spucken, abwechselndes Anwinkeln und Strecken der Beine
Immer wiederkehrende Bauchschmerzen	Seelische Belastungen	Betonung der Nabelgegend, körperliche Untersuchung unauf- fällig, Stärke je nach Belastung, Bewegung des Kindes nicht beeinträchtigt
	Nahrungsmittelallergien > Seite 136	Durchfall, Erbrechen, Hautausschläge
	Wurm-Erkrankungen > Seite 148	Jucken am Po
	Morbus Crohn > Seite 156	Schleimige, selten blutige Durchfälle, Appetitlosigkeit, Ge- wichtsabnahme, Entzündungen um den After
Wiederkehrende Bauch- schmerzen im Oberbauch	Magenschleimhautentzündung	Schmerzen vor allem kurz nach dem Essen
	Geschwür im Zwölffingerdarm	Schmerzen etwa 1 bis 2 Stunden nach dem Essen
Wiederkehrende Bauch- schmerzen mit Verstopfung	Falsche Ernährung (viel Süßig- keiten, wenig Ballaststoffe)	Schlechte Zähne, Bewegungsarmut, Fettleibigkeit
	Seelische Belastungen	Wiederkehrende Kopfschmerzen oder Verdauungsprobleme, je nach Belastungssituation
	Morbus Hirschsprung (fehlerhafte Nervenversorgung des Enddarms) > Seite 133	z. T. plötzlich auftretende Durchfälle (paradoxe Durchfälle), Stuhlschmieren, Erbrechen (Säuglinge/Kleinkinder)
	Schilddrüsenunterfunktion > Seite 321	Verzögerte körperliche und geistige Entwicklung

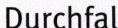

Durchfall

Symptome	Mögliche Ursachen	Mögliche zusätzliche Symptome
Durchfall wässrig, grün-gelblich	Magen-Darm-Infekt › Seite 128	Fieber, Erbrechen, Kolikartige Bauchschmerzen, Übelkeit, ausgetrocknete Haut
	Nahrungsmittelvergiftung	Übelkeit, Erbrechen, Bauchschmerzen, kalter Schweiß
Durchfall schleimig-blutig	Darminfektion mit Salmonellen oder anderen bakteriellen Erregern	Fieber, Erbrechen, Bauchschmerzen, Übelkeit, ausgetrocknete Haut
	Colitis ulcerosa › Seite 151	Blutig-schleimige Durchfälle (bis zu 30 am Tag), Blässe, Gewichtsabnahme
Große Mengen ungeformter Stühle	Zöliakie (Allergie gegen Getreideeiweiß) › Seite 159	Mangelndes Gedeihen, Misslaunigkeit, Appetitlosigkeit, aufgetriebener Bauch
Fettglänzende, faulig riechende, ungeformte Stühle	Mukoviszidose	Gedeihstörung, Atemnot, Verstopfungen

Erbrechen

Symptome	Mögliche Ursachen	Mögliche zusätzliche Symptome
Erbrochenes schleimig-wässrig mit Nahrungsresten z. T. gelbe oder grüne Galle	Magen-Darm-Infekt › Seite 128	Fieber, Durchfall, Bauchschmerzen, Übelkeit, ausgetrocknete Haut
	Nahrungsmittelvergiftung	Übelkeit, Durchfall, Bauchschmerzen, kalter Schweiß
	Gehirnerschütterung	Erinnerungslücken, Kopfschmerzen, Beule
	Migräne › Seite 280	Sehstörungen, Lichtscheu, Erbrechen, Schwindel, einseitige Kopfschmerzen
	Blinddarmentzündung › Seite 143	Anhaltende Schmerzen im rechten Unterbauch, vor allem bei Erschütterung; Schonung beim Gehen, Bauch berührungsempfindlich. Evtl. Fieber, Verstopfung, Durchfall
	Darmverschluss	Plötzlich einsetzende Blässe, starke Bauchschmerzen, harte Bauchdecke, z. T. Erbrechen von Darminhalt
	Gehirnhautentzündung › Seite 202	Nackensteife, Lichtscheu, Bewusstseinsstörungen, hohes Fieber, schlechter Allgemeinzustand
	Bulimie › Seite 363	Selbst herbeigeführtes Erbrechen, öfter schadhafte Zähne, Heißhungerattacken
Blutig	Verschlucktes Blut	Nach Nasenbluten
	Fremdkörper › Seite 387	Plötzlich einsetzende Atemnot
Bei bestimmten Nahrungen	Nahrungsmittelallergie › Seite 136	Hautausschläge, Atemnot, Durchfall, Gewichtsverlust
Erbrechen jeden Morgen (nüchtern)	Hirntumor	Nachtschweiß, Gewichtsverlust, Sehstörungen

Fieber

Symptome	Mögliche Ursachen	Mögliche zusätzliche Symptome
Fieber mit Kopfschmerzen	Nasennebenhöhlenentzündung › Seite 85	Schnupfen oder verstopfte Nase, Husten vor allem beim Hinlegen, Abgeschlagenheit, Schmerzen im Bereich von Kiefer- und Stirnhöhlen
	Grippe › Seite 95	Gliederschmerzen, Übelkeit, Erbrechen
	Hirnhautentzündung › Seite 202	Nackensteife, Lichtscheu, Bewusstseinsstörungen, Erbrechen, schlechter Allgemeinzustand!
Fieber mit Halsschmerzen	Mandelentzündung › Seite 90	Schluckbeschwerden, erschwerte Atmung, Mundgeruch
	Kehlkopfentzündung › Seite 92	Heiserkeit, Atemnot, bellender Husten
	Scharlach › Seite 175	Halsschmerzen, Mundgeruch, blasses Munddreieck, Hautausschlag
Fieber mit Ohrenschmerzen	Mittelohrentzündung › Seite 292	Schnupfen, evtl. Ausfluss aus dem Ohr
	Beginnende Masern › Seite 171	Weiße Flecken im Mund, »verrotzt, verheult, verschwollen« (im Gesicht), Husten, weinerliche Stimmung
Fieber mit Schnupfen	Erkältung › Seite 95	Ohren- und Halsschmerzen; bei deutlicher Abgeschlagenheit an Nasennebenhöhlenentzündung denken (siehe oben)
Fieber mit Husten	Bronchitis › Seite 99	Husten, evtl. schmerzhafter Husten, auch nachts
	Lungenentzündung › Seite 100	Angestrengte Atmung, »stößt an beim Einatmen«, Husten, evtl. Bauchschmerzen, Abgeschlagenheit, Ängstlichkeit
Fieber mit Bauchschmerzen	Blinddarmentzündung › Seite 143	Anhaltende Schmerzen im rechten Unterbauch, vor allem bei Erschütterung; Schonung beim Gehen, Bauch berührungsempfindlich. Evtl. Erbrechen, Verstopfung, Durchfall
	Magen-Darm-Infekt › Seite 128	Erbrechen, Durchfall, kolikartige Schmerzen
	Lungenentzündung › Seite 100	Angestrengte anstoßende Atmung, Husten
Fieber mit Erbrechen	Magen-Darm-Infekt › Seite 128	Durchfall, kolikartige Bauchschmerzen
	Blinddarmentzündung › Seite 143	Anhaltende Schmerzen im rechten Unterbauch, vor allem bei Erschütterung; Schonung beim Gehen, Bauch berührungsempfindlich. Evtl. Verstopfung, Durchfall
	Harnwegsentzündung › Seite 330	Rückenschmerzen, Schmerzen beim Wasserlassen (können auch ganz fehlen!), Bauchschmerzen
	Hirnhautentzündung › Seite 202	Nackensteife, stark beeinträchtigter Allgemeinzustand, Kopfschmerzen, Bewusstseinsstörungen
Fieber mit rotem Ausschlag	Scharlach › Seite 175	Halsschmerzen, Mundgeruch, geschwollene Lymphknoten unter dem Unterkiefer, blasses Munddreieck
	Röteln › Seite 192	Lymphknotenschwellungen im Nacken
	Masern › Seite 171	»verrotzt, verheult, verschwollen«(es Gesicht), Husten, weinerliche Stimmung
	Dreitagefieber › Seite 169	drei Tage hohes Fieber, rosaroter Ausschlag beginnend am Bauch bei Entfieberung am dritten bis vierten Tag

Fortsetzung ›

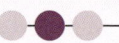

Fieber *(Fortsetzung)*

Symptome	Mögliche Ursachen	Mögliche zusätzliche Symptome
Fieber mit rotem Ausschlag (Fortsetzung)	Ausgeprägter Sonnenbrand › Seite 243	Gefühl von brennender Haut, Kreislaufprobleme, Übelkeit
Fieber mit Hautbläschen	Windpocken › Seite 189	Juckreiz, Bläschen auch am Haarboden und im Mund
Fieber mit gelber Hautveränderung	Leberentzündung › Seite 210	Bauchschmerzen, Kreislaufprobleme, dunkler Urin, heller Stuhl

Halsschmerzen

Symptome	Mögliche Ursachen	Mögliche zusätzliche Symptome
Leichte Halsschmerzen, kein Fieber	Gereizte Rachenschleimhaut	Heiserkeit nach Aufenthalt in rauchiger, staubiger Luft
Schmerzen außen am Hals, kein Fieber	Schiefer Hals durch Muskelverspannungen	Schiefe Kopfhaltung, Halsbewegung schmerzt
Schmerzen außen am Hals, leichtes Fieber	Lymphknotenentzündung	Geschwollene Lymphknoten seitlich am Hals
Schmerzen in Wange und Ohr, leichtes Fieber	Mumps › Seite 182	Schwellungen der Wange vor dem Ohr
Leichte bis mäßige Halsschmerzen, leichtes bis mäßiges Fieber	Mandel-/Halsentzündung durch Viren › Seite 90	Schluckbeschwerden, geschwollene Lymphknoten unter dem Kiefer
	Erkältung, grippaler Infekt › Seite 95	Husten, Schnupfen
Leichte bis mäßige Halsschmerzen, mäßiges bis hohes Fieber	Pfeiffersches Drüsenfieber › Seite 199	Weißlich-gelbe Beläge auf den Mandeln, Fieber, Abgeschlagenheit
	Scharlach › Seite 175	feinfleckiger Hautausschlag
	Masern › Seite 171	Bindehautentzündung, Schnupfen, Husten, weinerliche Stimmung
Mäßige bis heftige Halsschmerzen, hohes Fieber	Echte Grippe (Influenza)	Schlechter Allgemeinzustand, Schnupfen, Husten
	Mandel-/Halsentzündung durch Bakterien (»eitrige Angina«) › Seite 90	Sichtbare Beläge, Stippchen auf den Mandeln
	Entzündung des Kehldeckels (Epiglottitis) › Seite 92	Kloßige Sprache, Atemnot, Speichelfluss

Hautausschlag

Symptome	Mögliche Ursachen	Mögliche zusätzliche Symptome
Mit Wasser gefüllten Bläschen	Herpes-Erkrankung › Seite 233	Lokal beschränkte Bläschen am Lippenrand und am Mund
	Windpocken › Seite 189	Ausschlag am ganzen Körper, auch Schleimhäute und behaarter Kopf. Gleichzeitig unterschiedliche Stadien von roten Flecken, klaren Bläschen, Eiterbläschen und Krusten, starker Juckreiz, v. a. am Genitale
	Gürtelrose › Seite 235	Halbseitig begrenzt, streifenförmiger Ausschlag
Mit geröteten, Stecknadelkopf-großen Ausschlägen	Röteln › Seite 192	Im Gesicht beginnend, Ausbreitung über Stamm und Extremitäten, Ausschlag leicht gerötet. Lymphknotenschwellungen im Nacken
	Scharlach › Seite 175	Fein fleckig, teilweise zu großen Flächen zusammenfließend, meistens Ausbreitung von Leisten und Achselhöhlen ausgehend, zum Teil im Abklingen Schuppung. Region um den Mund bleibt blass. Hochroter Rachen, eventuell Eiterpunkte auf den Mandeln, Fieber, Mundgeruch
	Dreitagefieber › Seite 169	Vorher drei Tage hohes Fieber; beim Entfiebern flüchtige, vom Bauch ausgehende (rosa)rote Flecken, manchmal nur wenige Stunden, bei bzw. kurz nach der Entfieberung
Mit rotem ineinander fließendem Ausschlag	Masern › Seite 171	Fieber, Bindehautentzündung, Schnupfen, Husten, weinerliche Stimmung
	Allergien	Juckreiz, Quaddelbildung
Girlandenförmiger roter Ausschlag	Ringelröteln › Seite 194	Ringförmige, z. T. landkartenförmige Figuren vor allem an den Außenseiten der Arme und Beine, wenig Krankheitsgefühl
Nässende oder trockene Hautveränderungen, symmetrisch oder unsymmetrisch, unregelmäßig	Neurodermitis › Seite 269	Haut allgemein trocken, Juckreiz (bis zum Bluten aufgekratzt!), schubweises Auftreten, bei Säuglingen oft die Wangen, bei Klein- und Schulkindern meist die Ell- und Kniebeugen und Handgelenke betroffen
	Milchschorf › Seite 221	honiggelbe, plattenartige Schuppen am Kopf im Säuglingsalter
	Allergien	Juckreiz, Quaddelbildung, Atemnot
	Windeldermatitis › Seite 219	Ausschlag zum Teil hochrot auf den Windelbereich begrenzt, mit kleinen »Satelliten« darum herum

Husten

Symptome	Mögliche Ursachen	Mögliche zusätzliche Symptome
Plötzlich auftretender Husten ohne sonstige Krankheitszeichen	Fremdkörper › Seite 387	Atemnot, pfeifendes Geräusch bei der Ein- oder Ausatmung, blutiger Husten
Trockener (Reiz-)Husten	Beginnende Bronchitis › Seite 99	Kurzatmigkeit, Fieber
	Beginnender Keuchhusten › Seite 185	Husten nachts schlimmer, anfallsartig, krampfbetont, im Verlauf typische Hustenanfälle, z. T. mit Erbrechen

Fortsetzung ›

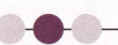

Husten *(Fortsetzung)*

Symptome	Mögliche Ursachen	Mögliche zusätzliche Symptome
	Beginnende Lungenentzündung › Seite 100	Fieber, Kurzatmigkeit, Abgeschlagenheit, evtl. Bauchschmerzen, Ängstlichkeit
	Beginnendes Asthma › Seite 104	Ständiger Hustenreiz, verlängerte, angestrengte, z. T. pfeifende Ausatmung, schlimmer bei körperlicher Anstrengung, Infekten, Allergenkontakten oder seelischen Belastungen
Husten mit rasselnden feuchten Atemgeräuschen	Bronchitis › Seite 99	Kurzatmigkeit, Fieber
	Lungenentzündung › Seite 100	Fieber, Kurzatmigkeit mit anstoßender Einatmung, Abgeschlagenheit, Ängstlichkeit
	Mukoviszidose	Gedeihstörung, Atemnot, pausenloser Husten, Fettglänzende, faulig riechende, ungeformte Stühle
Pfeifendes Geräusch (Stridor) bei der Einatmung	Pseudokrupp › Seite 93	Atemnot, Ängste, Heiserkeit, bellender Husten
	Kehldeckelentzündung › Seite 92	Kloßige Sprache, Speichelfluss, Fieber, Atemnot, Kind will nicht liegen
	Fremdkörper › Seite 387	Plötzliche Atemnot, blutiger Husten
Pfeifendes Geräusch (Stridor) bei der Ausatmung	Asthma bronchiale › Seite 104	Verlängerte, angestrengte Ausatmung, schlimmer bei körperlicher Anstrengung, Infekten, Allergenen oder seelischen Belastungen
	Bronchiolitis › Seite 100	Sehr schnelle Atmung, Atemnot, hohes Fieber (vor allem bei Säuglingen), schlechter Allgemeinzustand
Husten mit blutigem Auswurf	Fremdkörper › Seite 387	Pfeifendes Geräusch bei der Ein- oder Ausatmung
	Nasenbluten	Blutiges Erbrechen

Kopfschmerzen

Symptome	Mögliche Ursachen	Mögliche zusätzliche Symptome
Kopfschmerzen, jedoch keine sonstigen Krankheitszeichen	Sturz mit Schädelprellung (Gehirnerschütterung) › Seite 394	Erinnerungslücke, Erbrechen
	Chronische Entzündung der Nasennebenhöhlen › Seite 85	Schmerzen im Bereich von Stirn- und Kieferhöhlen, Husten vor allem beim Hinlegen, verstopfte Nase oder eitriger Schnupfen, geschwollene Kieferlymphknoten
	Sehfehler	Zunahme der Schmerzen beim langen Lesen oder im Laufe des Tages
	Migräne › Seite 280	Akute, anfallsartig auftretende, oft einseitige Kopfschmerzen, evtl. mit Blässe, Sehstörungen, Lichtscheu, Erbrechen, Schwindel, bei kleineren Kindern auch Bauchschmerzen

Kopfschmerzen *(Fortsetzung)*

Symptome	Mögliche Ursachen	Mögliche zusätzliche Symptome
	Seelischer Kummer	Schlafstörungen, Verdauungsprobleme, Zunahme der Kopfschmerzen je nach belastender Situation
Kopfschmerzen mit Fieber	siehe Fieber mit Kopfschmerzen	
Anfallsartige Kopfschmerzen	Migräne › Seite 280	Sehstörungen, Lichtscheu, Erbrechen, Schwindel, oft einseitige Kopfschmerzen
Kopfschmerzen mit Durchfall	Magen-Darm-Infekt › Seite 128	Übelkeit, Erbrechen, Bauchschmerzen
Kopfschmerzen vom Nacken aus aufsteigend	Muskelverspannungen, Fehlstellungen der Halswirbel	Zunahme bei bestimmten Bewegungen, tastbare und teilweise schmerzhafte Muskelverhärtungen im Nacken
	Migräne › Seite 280	Sehstörungen, Lichtscheu, Erbrechen, Schwindel
Starke Kopfschmerzen morgens (nüchtern)	Hirntumor	Gewichtsverlust, Sehstörungen, Erbrechen
Kopfschmerzen und starker Durst	Beginn eines Diabetes mellitus › Seite 317	Häufiges Wasserlassen, Bauchschmerzen, Kind will nachts trinken
Kopfschmerzen mit Zittern und beginnender Benommenheit	Unterzuckerung im Rahmen einer Diabetes-Erkrankung › Seite 317	Kalter Schweiß, Erbrechen, Kreislaufprobleme

Lymphknotenschwellungen

Symptome	Mögliche Ursachen	Mögliche zusätzliche Symptome
Im Halsbereich	Erkältung, grippaler Infekt › Seite 95	Schnupfen, Husten, Heiserkeit, Bindehautentzündung, Ohrenschmerzen, Kopfschmerzen, Fieber
	Mandelentzündung › Seite 90	Schluckbeschwerden, Mundgeruch, Halsschmerzen, rote Mandeln, Beläge auf den Mandeln, Fieber
	Vergrößerte Mandeln › Seite 88	Nasenatmung verlegt, Mundatmung, Schnarchen
	Nasennebenhöhlenentzündung › Seite 85	Schnupfen, Abgeschlagenheit, Schmerz im Bereich von Kiefer- und Stirnhöhlen
	Mittelohrentzündung › Seite 292	Ohrenschmerzen, Fieber
	Röteln › Seite 192	Ausschlag im Gesicht beginnend, Ausbreitung über Stamm und Extremitäten, Lymphknotenschwellungen im Nacken
Achseln, in der Leiste	Erkältung, grippaler Infekt › Seite 95	Schnupfen, Husten, Heiserkeit, Bindehautentzündung, Ohrenschmerzen, Kopfschmerzen, Fieber
	Lokale Verletzung	Sichtbar gerötete Lymphbahnen, Fieber
	Impfungen	Fieber, lokale Schwellung und Rötung
Am ganzen Körper	Pfeiffersches Drüsenfieber › Seite 199	Weißlich-gelbe Beläge auf den Mandeln, Fieber, Abgeschlagenheit
	Leukämie	Blässe, Nachtschweiß, Gewichtsverlust, Müdigkeit, Knochenschmerzen, Hauteinblutungen, Fieber

79

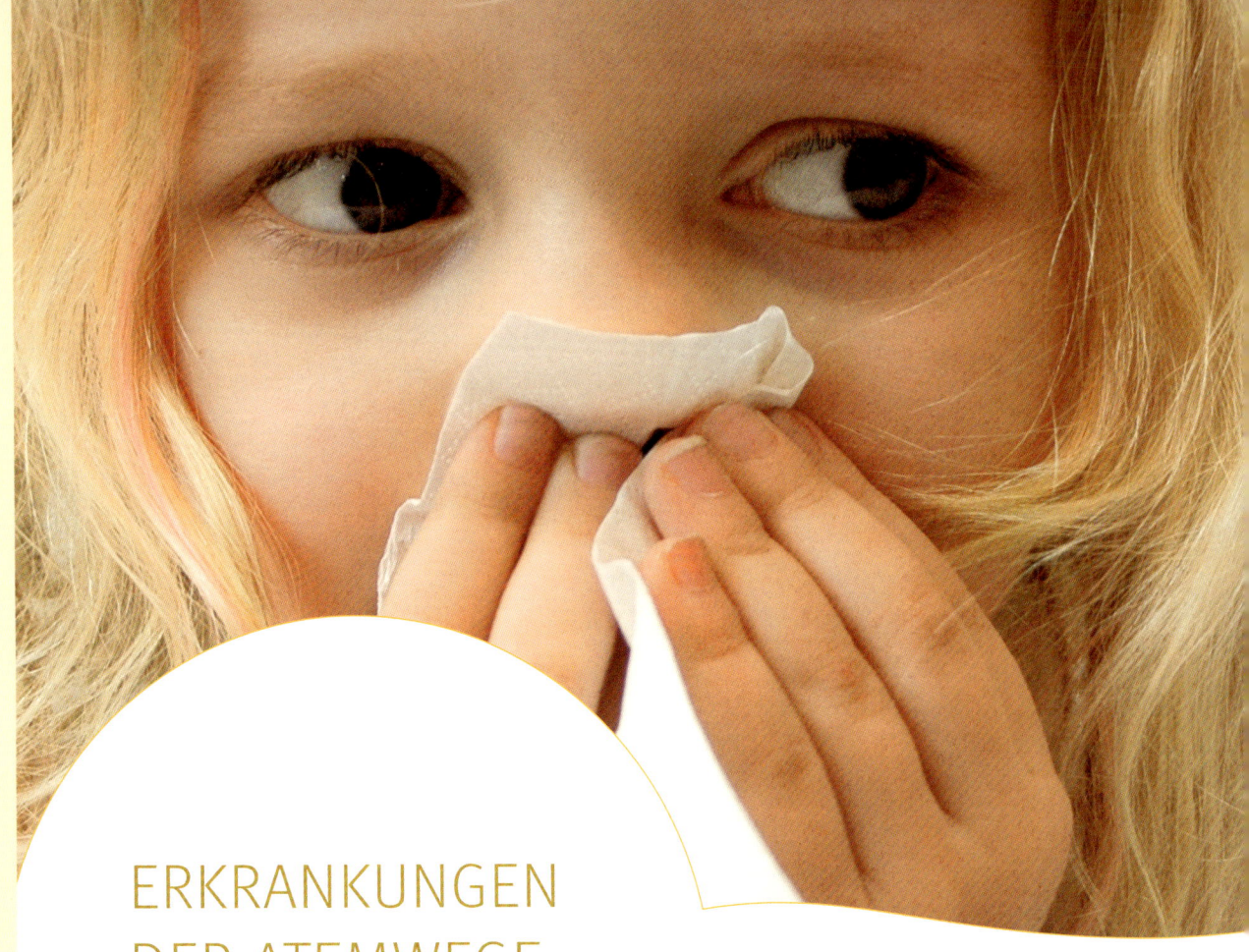

ERKRANKUNGEN DER ATEMWEGE

Das Atmungssystem

Durch die Atemwege und die Lungen wird der lebensnotwendige Austausch von Atemgasen möglich, nämlich die Abgabe von Kohlendioxid und die Aufnahme von Sauerstoff. Die Atemwege werden gegliedert in die

- oberen Atemwege mit Nase, Nasennebenhöhlen und Rachenraum sowie die
- unteren Atemwege mit Kehlkopf, Luftröhre, Bronchien und Lungen.

Die Atemwege haben einen idealen Aufbau. Unsere Schleimhaut im Naseneingangsbereich ist zum Beispiel so stark durchblutet, dass die eingeatmete Luft schon auf kürzester Entfernung angewärmt, gereinigt und angefeuchtet wird. Am Dach der Nasenhöhle liegt die Riechschleimhaut. Das Riechen löst beim Menschen in besonderem Maß seelische Empfindungen aus, etwa Wohlgefallen bei Rosenduft oder Abneigung und Ekel beim Geruch verdorbener Speisen. Dadurch haben wir auf der Sinnesebene einen sehr wichtigen Schutzmechanismus.

Beim Einatmen schützt uns außerdem lymphatisches (zum Lymphsystem gehörendes) Abwehrgewebe wie die Rachendachmandeln (Polypen). Zudem schützen uns die Flimmerhärchen der Atemschleimhaut, die feinen Staub in den Rachen befördern, wo er beim Schlucken entsorgt wird. Oder nehmen wir den knorpelige Kehldeckel (Epiglottis): Dieser verschließt den Kehlkopf und damit die Luftröhre beim Essen und Trinken, also wenn wir schlucken müssen.

Die angewärmte, gereinigte und angefeuchtete Luft gelangt schließlich durch die Bronchien, die sich immer weiter baumartig aufteilen, bis in die kleinen Lungenbläschen. Dort findet der Gasaustausch mit dem Blut statt, Kohlendioxid wird aus dem Blut aufgenommen, Sauerstoff an das Blut abgegeben. Durch die Oberflächenvergrößerung der Bläschen übertrifft unsere Atmungsfläche die Hautoberfläche um das 60-fache. Da die Lunge mit der Außenwelt in Kontakt steht, bietet sie natürlich auch eine entsprechend große Angriffsfläche für Schadstoffe, wie etwa Zigarettenrauch, der die empfindliche Struktur der Atembläschen sowie die Flimmerhärchen schädigt und dadurch die ursprünglich flauschigen Atemwege zunehmend vernarbt. Das passiert vor allem beim Rauchen, in abgeschwächter Form aber auch beim Passivrauchen.

Aus ganzheitlicher Sicht

Im alten Griechenland bezeichnete der Ausdruck »Pneuma« sowohl »Luft« als auch »Seele«. Entsprechend großen Wert legten die alten Griechen und andere alte Kulturen auf eine gute Atmung. Buddhisten wissen noch heute um diesen Zusammenhang und nutzen ihr Wissen für bestimmte Atemübungen, mit denen das Meditieren unterstützt und verbessert werden kann.
Wie die Wärme, zum Beispiel über das Fieber (siehe ab Seite 68), so vermittelt auch die Atmung zwischen dem Leiblichen und dem Seelisch-Geistigen des Kindes. Die Atmung beeinflusst geistige, seelische und körperliche Prozesse, bis in den Stoffwechsel hinein.

Atmung und Sprache

Wir Menschen atmen die Luft über dieselben Atemwege aus, über die wir sie auch einatmen.

Doch beim Ausatmen handelt es sich nicht um ein reines Loswerden von »Abgasen«, ganz im Gegenteil. Die Ausatmung macht eine menschliche Fähigkeit erst möglich: Sprechen zu können! Durch den Kehlkopf mit seinen Stimmbändern ertönt die ausgeatmete Luft als Stimme (Phonation), durch Mundhöhle, Zähne und Zunge wird sie zu Konsonanten und Vokalen geformt (Artikulation). Außerdem bilden sich im Strom der Ausatmung allmählich die Nasennebenhöhlen aus. Durch die Belüftung (Pneumatisation) der Gesichtsknochen werden die individuellen und persönlichen Charakterzüge des Kindes in den Gesichtsformen immer deutlicher sichtbar. Das Seelisch-Geistige kommt also durch die Ausatmung nicht nur als hörbare Sprache, sondern auch in Form der individuellen Gesichtsform (Physiognomie) immer stärker zum Vorschein.

Atmung und Rhythmus

Im Hinblick auf die anthroposophisch erweiterte Menschenkunde mit ihrer Dreigliederung in Sinnes-Nerven-System auf der einen Seite und Stoffwechsel-Gliedmaßen-System auf der anderen Seite gehört die Atmung zum dazwischen liegenden, ausgleichenden Rhythmischen System (siehe Seite 21). Zusammen mit dem Herzen liegt die Lunge in der Brustkorbmitte, also dort, wohin jedes Kind mit dem Finger zeigt, wenn es sich selbst meint. Mit jedem Atemzug vermittelt die Lunge unmittelbar zwischen der Außenwelt und der Innenwelt, wird doch der von der Lunge ans Blut abgegebene Sauerstoff als erstes zum Herzen und damit in unser aller Innerstes transportiert.
In der Brustkorbmitte begegnen sich mit jedem Atemzug und Pulsschlag Außenwelt und Innenwelt im lebendigen Rhythmus. Der Rhythmus der Atmung wirkt sich stark auf die Herz-

frequenz aus und damit bis auf die Durchblutung in die Fingerspitzen hinein. Auch nach »oben« hat die Atmung Einfluss. So kommt es durch bestimmte Atemrhythmen zum harmonischen Zusammenschwingen mit Rhythmen im Gehirn. Gedichte, Kinderreime und harmonisch rhythmisierte Lieder sind so gesehen kein reiner Zeitvertreib für Kinder, sondern »pädagogisch-medizinische Arznei«, die das Kind von Kopf bis Fuß positiv beeinflusst.

Atmung und Stoffwechsel

Am Embryo zeigt sich die enge Verwandtschaft zwischen der Atmung und dem Verdauungssystem. Die unteren Atemwege sprossen aus An-

teilen des Darmes aus und werden erst dann zur Lunge. Diese enge Verbindung zeigt sich auch später: Im Stoffwechselsystem werden die Nahrungsmittel zerkleinert, bis sie zu Kohlendioxid und Wasserstoffionen werden. Die Lunge atmet das Kohlendioxid ab und nimmt den für den Stoffwechsel notwendigen Sauerstoff auf. Aus dem durch die Lungen aufgenommenen Sauerstoff und dem im Stoffwechsel frei werdenden Wasserstoff entsteht schließlich Wasser, wobei sehr viel Energie frei wird. Diese Energie (griechisch bedeutet en-ergós »wirkende Kraft«) steht uns für den Aufbau unserer körperlichen Substanz zur Verfügung. Das bedeutet: Ein guter Stoffwechsel braucht gesunde Lungen, eine

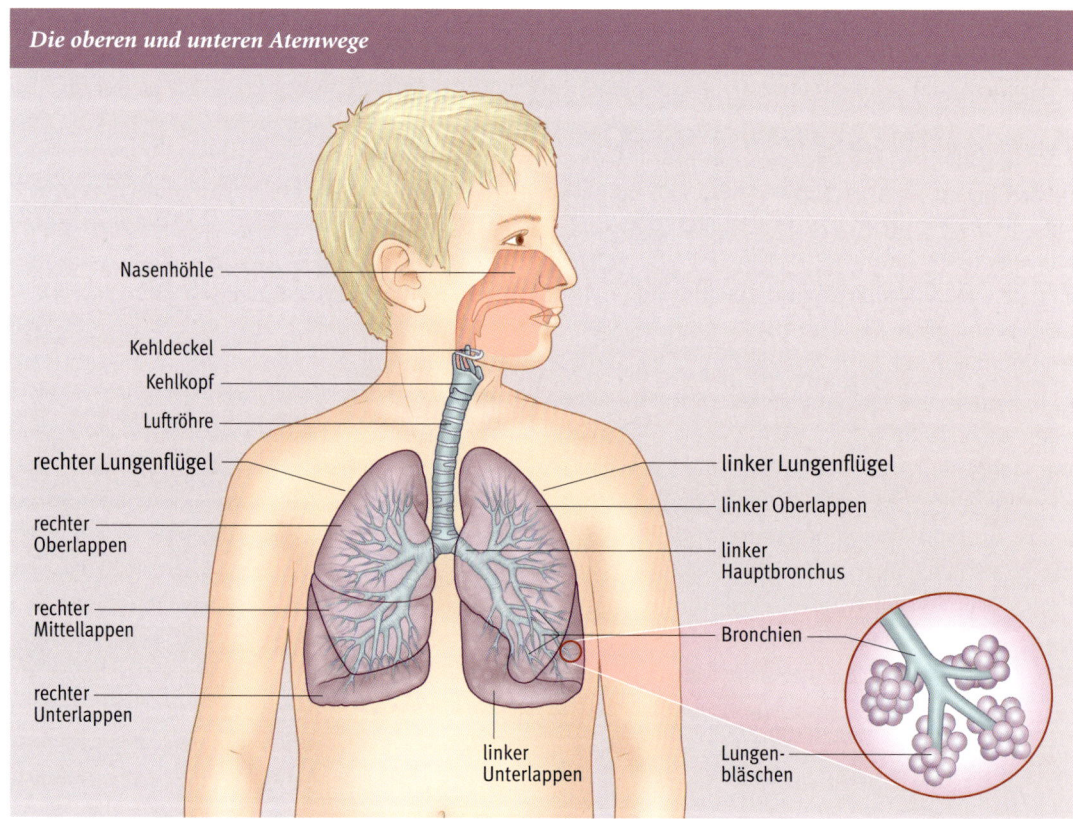

Die oberen und unteren Atemwege

Nasenhöhle

Kehldeckel

Kehlkopf

Luftröhre

rechter Lungenflügel

rechter Oberlappen

rechter Mittellappen

rechter Unterlappen

linker Unterlappen

linker Lungenflügel

linker Oberlappen

linker Hauptbronchus

Bronchien

Lungenbläschen

gute Atmung braucht einen gesunden Stoffwechsel. Unter diesem Gesichtspunkt wird auch verständlich, warum Antibiotika, Fast Food und zu viel Essen aus der Dose sich negativ auf Atemwegserkrankungen auswirken können: Erhält ein Kind im ersten Lebensjahr zu viele Antibiotika, kommt es zu einer erhöhten Asthmarate im Kindes- und Jugendalter, was womöglich mit einer zwischenzeitlichen Schädigung der Darmflora zusammenhängt sowie mit einer Irritation des im Darm ausreifenden Immunsystems. Auch die Qualität der Nahrung beeinflusst den Verlauf von chronischen Atemwegserkrankungen. Entsprechend ist in Ländern mit einem hohen Fast-Food-Konsum und einem hohen Anteil an entvitalisierten Nahrungsmitteln (Fertigprodukten) wie Amerika, Australien, Neuseeland und England die Asthmarate bei Kindern am höchsten.

Die folgenden Erkrankungen der Atemwege finden Sie der anatomischen Reihenfolge nach aufgelistet, beginnend mit den Erkrankungen der oberen Atemwege. Dabei wird Ihnen auffallen, dass Wärmeverlust bzw. Erkältungen bei den akuten Atemwegserkrankungen eine große Rolle spielen. Bei Asthma treten dagegen andere Ursachen in den Vordergrund: Es handelt sich um chronische Entzündungen, eine geschwächte Stoffwechselaktivität und ein labiles Immunsystem, das Schwierigkeiten bei der Unterscheidung zwischen Fremdem und Eigenem hat. Außerdem sind Störungen in der Wechselbeziehung von Körper, Seele und Geist beteiligt.

Schnupfen

Rhinitis

Typische Symptome

- erschwerte Nasenatmung, verstopfte Nase
- Ausfluss von Sekret (klar, milchig, gelb oder grün)
- eingeschränkte Geruchs-, zum Teil auch eingeschränkte Geschmackswahrnehmung
- unruhiger Schlaf

Erreger des **Schnupfens** sind die verschiedenen Rhino- und Adenoviren, aber auch Influenza-, Parainfluenza oder RS-Viren. Die Übertragung erfolgt durch Tröpfcheninfektion, die Inkubationszeit beträgt oft nur wenige Stunden.

Vor allem im Säuglingsalter ist Schnupfen keine harmlose Krankheit, sondern kann zu Trinkschwierigkeiten und, vor allem im Schlaf, zu Atemnot führen.

Aus ganzheitlicher Sicht

Ein Schnupfen kann ein erstes Anzeichen einer gestörten Wärmeorganisation des Kindes sein. Wenn es beispielsweise zu lange sitzt, wird durch den Bewegungsmangel zu wenig Wärme erzeugt. Auch unzureichende Kleidung oder ständige Zugluft können den Wärmehaushalt stören. Deshalb ist es wichtig, die Körperwärme des Kindes zu halten und zu unterstützen. Bei einem Säugling gelingt dies etwa durch ein (Baumwoll-)Mützchen, das er auch im Haus aufhat. Ab dem Kleinkindalter eignet sich zum Beispiel ein Fußbad (siehe Seite 59).

Ziel einer nachhaltigen Behandlung ist es vor allem, dass die Wärme am richtigen Ort unterstützt wird, also am Bauch, an den Armen und Beinen. Denn so kann die Gefahr vermindert werden, dass entzündliche Prozesse am »falschen« Ort, nämlich im Kopf, entstehen.

Wann zum Arzt?

Gehen Sie mit einem Säugling am besten noch heute zum Arzt. Bei größeren Kindern sollten Sie den Arzt aufsuchen, wenn sich der Allgemeinzustand verschlechtert, das Fieber über 39,5 °C steigt und die Symptome über fünf Tage hinweg andauern.

Was macht der Arzt?

In erster Linie schließt der Arzt schwerwiegendere Erkrankungen zum Beispiel der Nasennebenhöhlen, des Mittelohrs und der Rachenmandeln aus. Antibiotika kommen bei reinem Schnupfen kaum in Betracht.

Bei chronischem, über mehrere Wochen anhaltendem Schnupfen muss abgeklärt werden, ob die Rachenmandeln (Polypen) zu groß sind (siehe Seite 88), ob der innere Übergang zum Rachen zu klein ist (Choanalstenose), ob eine Allergie vorliegt oder ob ein Fremdkörper die Ursache für die verstopfte Nase ist.

ANTHROPOSOPHISCH-HOMÖOPATHISCHE THERAPIE

Im 1. Lebensjahr, besonders, wenn die Atmung des Säuglings im Schlaf und beim Trinken beeinträchtigt ist, hilft

- Sambucus nigra D4–D6 Glob.
  4- bis 6-mal tägl. 3–5 Globuli

Allgemein geeignet, um den Schnupfen in Fluss zu bringen, ist

- Mercurialis 10 % Salbe WELEDA
  3-mal tägl. auf die gesamte Mittelgesichtsregion auftragen.

Ab dem 2. Lebenshalbjahr geeignet, vor allem bei trocken-entzündeter Nase

- Nasenbalsam für Kinder WALA
  auf Nasenflügel und Naseneingang auftragen.

Bei hartnäckigem Schnupfen und stark verstopfter Nase im Kindesalter (statt abschwellender Nasentropfen)

- Nasenbalsam WALA (unter 4 Jahren Nasenbalsam für Kinder)
  2- bis 3-mal tägl. im Wechsel mit
- EMSER Nasenspray
  mehrmals tägl. 1–3 Sprühstöße pro verstopftem Nasenloch.
- Kamillentee mit viel Zucker
  als Tropfen in die Nase gegeben (in jedem Alter).

Bei Kindern mit schwacher Verdauung nach einer früheren Antibiotika-Behandlung und bei begleitenden Halsschmerzen (»roter Hals«)

- Agropyron comp. Glob. WALA
  4-mal tägl. 3–7 Globuli. Dieses Mittel aktiviert das Lymphsystem und fördert die Vitalität »am richtigen Ort«.

Bei Schnupfen in Verbindung mit Bindehautentzündung, Mittelohrentzündung, Nebenhöhlenentzündung, auch vorbeugend wirksam

- Silicea comp. Glob. WALA
  3- bis 5-mal tägl. 3–7 Globuli

Wie Sie als Eltern helfen können

Wenn Sie noch stillen, können Sie Ihrem Baby ein paar Tropfen Muttermilch in die Nase tröpfeln. Die Muttermilch enthält viele wichtige Abwehrstoffe und fördert die Abschwellung der Schleimhaut. Allgemein eignet sich eine physiologische Kochsalzlösung als Nasentropfen (Zubereitung siehe Seite 63).

Im ersten Lebensjahr sollte Ihr Kind möglichst immer, auch in der Wohnung, ein Mützchen tragen. Dadurch wird die Wärme im Körper gehalten, und die Atemwege sind so deutlich weniger infektanfällig. Wenn Ihr Säugling schläft,

Hilfe bei trockener Nase

Wenn ein Kind unter wiederholtem Schnupfen leidet, kann das mit einer trockenen Nasenschleimhaut zusammenhängen. Diese Ursache wird häufig unterschätzt, obwohl sie gerade in Städten sehr häufig auftritt. In vielen Wohnräumen ist die Luftfeuchtigkeit zu niedrig, was man durch häufigeres Lüften und etwas weniger Heizen verbessern kann. Für feuchte Nasenschleimhäute sorgen außerdem viel Bewegung an der frischen Luft und ausreichendes Trinken! Hängen Sie zur weiteren Unterstützung feuchte Tücher über der Heizung auf und nutzen Sie bei Bedarf die folgenden Mittel:

○ **Rhinodoron Nasenspray WELEDA** mehrmals tägl. 1 Sprühstoß und
○ **Nasenbalsam für Kinder WALA** vor allem abends.

achten Sie darauf, dass es ihm mit der Kopfbedeckung nicht zu warm wird (siehe Seite 122). Ihr Kind soll weder frieren noch schwitzen, sondern darin unterstützt werden, die Wärme selber gut regulieren zu können.

Da nach einem Schnupfen häufig Folgeerkrankungen auftreten (etwa Mittelohrentzündung, Bronchitis oder Nasennebenhöhlenentzündung), ist die Behandlung eines Schnupfens immer sinnvoll.

Neben den oben beschriebenen Möglichkeiten hilft es außerdem, ab dem Kleinkindalter ein ansteigendes, warmes Fußbad zu machen (siehe Seite 59) und anschließend die Beine einzureiben, zum Beispiel mit Malvenöl (WALA). Auch Inhalieren und eine Nasendusche (siehe Seite 60) helfen.

Nasennebenhöhlenentzündung

Sinusitis

Typische Symptome

○ allgemeines Krankheitsgefühl und Schwäche
○ manchmal eitriger Schnupfen
○ Fieber
○ Frontalkopfschmerz
○ Druckgefühl im Kopf beim Bücken
○ dumpfer Klang der Stimme
○ Schleimstraße im Rachen

Die **Nasennebenhöhlen** sind durch enge Verbindungsgänge mit der Nasenhöhle verbunden. Verengen oder verstopfen die Verbindungsgänge, kann das Sekret aus den Nebenhöhlen nicht mehr abfließen und wird schließlich zähflüssig und eitrig. Ursache dafür sind geschwollene Schleimhäute, bedingt durch eine Erkältung, allergische Reaktion oder anatomische Veränderung (Nasenscheidenwandverkrümmungen).

Da sich die Nasennebenhöhlen erst nach und nach im Laufe der Kindheit entwickeln, können sie sich dementsprechend erst dann entzünden. Eine Entzündung der Kieferhöhle (Sinus maxillaris) kann etwa ab dem fünften Lebensjahr auftreten, eine Entzündung der Stirnhöhle (Sinus frontalis) ist ungefähr ab dem zehnten Lebensjahr möglich. Die Siebbeinzellen dagegen (siehe Abbildung Seite 86) sind schon im Säuglingsalter vorhanden. Diese engen Höhlen können sich entsprechend früher mit Eiter füllen und entzünden, was aber recht selten vorkommt.

Bei zunehmendem Druck in den Nebenhöhlen besteht die Gefahr, dass das eitrige Sekret durchbricht. Wenn es in die Augenhöhle fließt, spricht man von einer Orbitalphlegmone: Das Kind hat Fieber, die Augenbewegungen tun weh und es entstehen Schwellungen ums Auge. Das Sekret kann jedoch auch in die Knochensubstanz oder die Schädelhöhle fließen und dort eine Knochenmarks- bzw. eine Hirnhautentzündung auslösen. Außerdem kann chronisch Eiter in Rachen und Luftröhre sickern, was man als Sinubronchiales Syndrom bezeichnet.

Bei einer chronischen Nasennebenhöhlenentzündung müssen mögliche anatomische Fehlbildungen abgeklärt werden, aber auch psychosomatische Faktoren – nicht umsonst gibt es die Redewendung, dass jemand »die Nase voll hat«.

Aus ganzheitlicher Sicht

Leidet ein Kind an einer Nasennebenhöhlen-Entzündung, so ist sein Lebens- und Wärmeorganismus eindeutig geschwächt (siehe Schnupfen, Seite 83), aber auch das Gleichgewicht von Ein- und Ausatmung ist gestört. Die Nasennebenhöhlen formen sich erst in der

Die Nasennebenhöhlen

Stirnhöhle
Siebbeinzellen
Kieferhöhle

Die Nasennebenhöhlen entwickeln sich im Laufe der Kindheit und formen das Mittelgesicht. Nur die Siebbeinzellen sind schon im Säuglingsalter ausgebildet.

Kindheit aus, sie bestimmen stark den Klang der Stimme und damit den seelischen Ausdruck des Kindes. Ihre Bildung zeigt deutlich, wie die Atmung des Kindes den Leib umformt, dabei auch innere Lufträume schafft und den Körper zum Ausdruck des Seelischen macht.

Die Nasennebenhöhlen werden in der Ausatmung belüftet: So kommt es bei Kindern, die viel singen, seltener zu Sinusitis, weil dabei die Ausatmung angeregt wird und außerdem die Luft mit unterschiedlichen Frequenzen in Schwingung und Vibration gebracht wird. Starke schulische Belastung, aber auch Arbeiten und Spielen am Bildschirm schwächen hingegen die Atemaktivität, weil die Kinder bei seelischem Stress wie generell beim langen Sitzen viel flacher atmen als sonst. Außerdem bekommen Kinder vor dem Bildschirm nachweislich einen starren Gesichtsausdruck bzw. Blick. Das heißt, es erstarrt ausgerechnet der ganze Bereich des Mittelgesichts, der für die Belüftung der Nasennebenhöhlen wichtig ist.

Wann zum Arzt?

Bei starken Kopfschmerzen und hohem Fieber, bei deutlich beeinträchtigtem Allgemeinzustand, bei Druckschmerz an der Stirn oder am Oberkiefer sowie Schmerzen bei Augenbewegungen sollten Sie zum Arzt.

Was macht der Arzt?

Zunächst wird der Arzt Ihr Kind ausführlich körperlich untersuchen. Je nach Dauer oder Ausprägung der Krankheit kommen in Betracht: Abstriche der Sekrete für einen Keimnachweis, Ultraschall, Röntgen, Computertomographie und Blutentnahme.

Schreitet die Krankheit weiter fort und besteht die Gefahr von Eiterdurchbrüchen, wird der Arzt Antibiotika geben und Ihr Kind in die Klinik einweisen. Für eine unkomplizierte Sinusitis ist erwiesen, dass Antibiotika den Krankheitsverlauf nicht wesentlich beeinflussen.

ANTHROPOSOPHISCH-HOMÖOPATHISCHE THERAPIE

Im akut-fieberhaften Stadium
- Silicea comp. Glob. WALA oder
- Argentum/Berberis comp. Dil. WELEDA
  5-mal tägl. 5–7 Globuli bzw. 5–10 Tropfen

Bei eitrigem Sekret und Fieber
- Echinacea/Mercurius comp. Supp. für
  Kinder WALA
  2-mal tägl. 1 Zäpfchen

Bei zähem, sich schlecht lösendem Sekret und Fieber
- Myristica sebifera comp. Glob. WALA
  3- bis 5-mal tägl. 5–7 Globuli

Als äußere Anwendung, vor allem bei eitrigem Sekretstau und Schmerzen
- Mercuralis 10 % Salbe WELEDA
  bis zu 3-mal tägl. auf die Stirn- und Mittelgesichtsregion auftragen.

Nach Abklingen des Fiebers
- Berberis/Quarz Glob. WALA
  3-mal tägl. 5–10 Globuli 2–3 Wochen lang

Um die Atmung und die Belüftung der Nasennebenhöhlen und des Mittelohrs nachhaltig anzuregen, eignet sich
- Heileurythmie
  Das Kind erlernt in der Therapie Bewegungsübungen, die die Atmung im Bereich des Mittelgesichts aktivieren, aber auch die eigene Wärmebildung und Vitalität anregen (siehe Seite 33).

Wie Sie als Eltern helfen können

- Zur Lösung des Schleims eignet sich am besten Lindenblüten- und Holunderblütentee mit Honig und Zitrone. Er wirkt außerdem durchwärmend.
- Ein Fußbad (bis zur Wade) mit Senfmehlzusatz (1 Tasse schwarzes Senfmehl auf 10 l warmes Wasser, siehe Seite 59) tut ebenfalls gut. Lassen Sie die Füße Ihres Kindes darin baden, bis die Haut beginnt, sich zu röten. Dann spülen Sie die Füße kurz mit Wasser ab und reiben sie anschließend mit Malvenöl ein.
- Kleiden Sie Ihr Kind warm – am besten ziehen Sie ihm Wollsachen an.
- Ab fünf Jahren kann Ihr Kind eine EMSER Nasendusche machen (250 ml warmes Wasser mit einem Päckchen EMSER Salz, einmal täglich; siehe Seite 60).
- Damit Ihr Kind besser durch die Nase atmen kann, eignen sich das Spray von WELEDA (Rhinodoron Nasenspray) sowie Nasenbalsam von WALA (unter vier Jahren Nasenbalsam für Kinder), ein- bis dreimal täglich.
- Rotlicht kann helfen (Seite 60).
- Meiden Sie Hallenbadbesuche sowie kalte Zugluft – draußen und drinnen.
- Regen Sie Ihr Kind zum Singen und zu Sprachspielen an, am besten mit Ihnen gemeinsam, denn das tut der Belüftung der Atemwege und der Seele gut.
- Ermuntern Sie Ihr Kind auch so oft es geht zu Bewegungsspielen (im Freien!), damit es so wenig wie möglich vor dem Computer und Fernseher sitzt.

Vergrößerte Mandeln und Polypen

Adenoide und Tonsillenhypertrophie

Typische Symptome

- Die Nasenatmung ist wegen der vergrößerten Hals- und Rachenmandeln (Polypen) behindert. Deshalb
- häufig geöffneter Mund
- Schnarchen und überstreckter Hals beim Schlafen
- nasale Sprache
- erkältungsanfällig
- schlechteres Hören
- Tagesmüdigkeit

Die **Hals-** wie die **Rachenmandeln (Polypen)** sind bei Kindern häufig vergrößert, was ihre Funktion, eindringende Keime abzuwehren, noch verbessert. Krankhaft sind die Mandeln, wenn sie zum Beispiel stark zerklüftet sind und wuchern. Dann behindern sie die Atmung, und damit auch den Schlaf. Krankhaft vergrößerte Halsmandeln können das Schlucken erschweren, wuchernde Polypen das Hören – wodurch wiederum die Sprachentwicklung verzögert sein kann.

Aus ganzheitlicher Sicht

Wenn ein Kind Probleme beim Atmen hat, ist das ein Hinweis darauf, dass die Entwicklung des Seelischen, die sich im Atem ausdrückt, gegenüber dem körperlichen Wachstum verzögert ist. Deshalb geht es in der Therapie darum, das Einatmen, und damit den Einzug des Seelischen in den Körper, zu fördern und zu vertiefen. Dabei haben wir die Erfahrung gemacht, dass eine Einreibung der Kinder mit verdünntem Salbeiöl erstaunlich wirksam ist, wenn man sie

über einen längeren Zeitraum hinweg anwendet (siehe unten). Durch diese von anthroposophischen Ärzten in Holland entwickelte Behandlung konnten wir immer wieder operative Eingriffe vermeiden. Das Salbeiöl fördert die Wärmeorganisation des Kindes und gleichzeitig unterstützt es das Seelische darin, den Körper zu formen. So können sich wuchernde Halsmandeln und Polypen zurückbilden.

Wann zum Arzt?

Gehen Sie zum Arzt, wenn Ihr Kind vermehrt an Mandelentzündungen leidet und wenn Sie die oben genannten Symptome über einige Wochen hinweg beobachten.

Was macht der Arzt?

Stellt der Arzt vergrößerte Hals- und Rachenmandeln fest, wird er eine Therapie mit Kalzium-Salzen und potenzierten Medikamenten, Einreibungen mit Salbeiöl sowie eine Diät empfehlen.
Bringt das alles nicht den gewünschten Erfolg, kann manchmal ein operativer Eingriff notwendig werden: Die Entfernung von Hals- und/oder Rachenmandeln kann zu einer spürbar besseren Entwicklung des Kindes beitragen. Bei starkem Schnarchen kann eine Untersuchung in einem Schlaflabor die Entscheidung erleichtern, ob eine Operation notwendig ist.

ANTHROPOSOPHISCH-HOMÖOPATHISCHE THERAPIE

Allgemein zu empfehlen ist eine Einreibung der Kinder 2- bis 3-mal wöchentl. mit 10 % Salbeiöl in Olivenöl

- **Oleum Salviae 10 % 50 ml**
  (Sonderanfertigung durch WELEDA oder die Apotheke, hält lange vor.) Das Kind 3-mal wöchentl. morgens oder nachmittags vom

Hals bis zu den Füßen ganz mit dem Öl einmassieren, nur Kopf und Windel-/Unterhosenbereich aussparen.

Fördert den Lymphabfluss und regt die Durchlüftung im Bereich von Nase und Rachen an
- Archangelica 10 % Salbe WELEDA
  2-mal tägl. auf die seitlichen Halspartien und im Mittelgesicht aufgetragen.

Kann die Einatmung verstärken und ist bei der gleichzeitigen Neigung zu Polypen und Mandelvergrößerung – und andererseits zum Bettnässen – besonders angezeigt
- Berberis fruct. 10 % Salbe WELEDA
  morgens auf den Blasenbereich einreiben.

Innerlich bewährt hat sich die Gabe von potenzierten Kalzium-Salzen. Diese wählt der Arzt nach folgenden Konstitutionstypen aus:

Bei freundlich-gemütlichen, kräftigen Kindern, die am Kopf schwitzen, denen Trinken und Essen wichtiger ist als Bewegung, die gerne Milch und Eier mögen, eine enge Mutterbindung zeigen und häufig Katarrhe entwickeln
- Conchae D12 Trit. WELEDA
  2- bis 3-mal tägl. 1 Msp.

Bei agilen, schlankeren, zur Unruhe und Unzufriedenheit neigenden Kindern mit wechselndem Appetit, Neigung zu Bauchschmerzen, die gerne unterwegs und neugierig sind, andererseits sehr dazu neigen, sich zu vergleichen und deshalb unzufrieden zu sein; die zur Mandelvergrößerung mit früh zerklüfteten Mandeln neigen und am schlanken Hals weiche vergrößerte Lymphknoten haben
- Calcium phosphoricum D12 Glob.
  2-mal tägl. 5 Globuli

Bei durstigen, warmen, aktiven Kindern, die vor allem vergrößerte Polypen entwickeln und damit oft eine verstopfte Nase haben
- Calcium iodatum D12 Glob.
  2-mal tägl. 5–7 Globuli

Bei vergrößerten Mandeln und Polypen hat sich auch bewährt
- Heileurythmie
  Die in der Therapie erlernte Bewegungsabfolge muss regelmäßig und wie eine Art »Bewegungskur« über mehrere Wochen vom und mit dem Kind durchgeführt werden.

Wie Sie als Eltern helfen können

Kinder mit vergrößerten Halsmandeln und wuchernden Polypen brauchen eine liebevoll-konsequente Erziehung, die ihnen eine behutsame Abnabelung ermöglicht. Sie sind oft sehr abhängig von ihrer Umwelt und hängen meist sehr an ihrer Mutter.

Verzichten Sie möglichst früh auf Schnuller und -aufsätze auf Trinkflaschen. Es kann sich günstig auswirken, wenn Sie eine Zeit lang auf Milch verzichten und Ihr Kind zu einem besonders intensiven Kauen anhalten. Viel gemeinsames Singen kann ebenfalls helfen.

Lassen Sie Ihr Kind möglichst viel draußen an der frischen Luft spielen, das stärkt das Immunsystem und ist eine gesunde Form der Abhärtung und Emanzipation. Regelmäßige Wechselduschen (Temperaturwechsel von Wärme und Kälte) wirken in eine ähnliche Richtung. Auch Bäder mit Meersalz (bis zu dreimal wöchentlich, siehe Seite 59) können hilfreich sein. Gerade das Salz aus dem Meer wirkt unter anderem reinigend und abschwellend. Ein längerer Urlaub am Meer kann eine nachhaltige Besserung bewirken.

89

Hals-/Mandelentzündung

Angina, Tonsillitis

Typische Symptome

- Halsschmerzen
- Schluckbeschwerden
- Fieber
- vergrößerte Mandeln mit Belägen
- belegte Zunge
- manchmal sind Gaumen, Rachenraum und Zäpfchen gerötet
- manchmal Bauchweh

Eine **virusbedingte Mandelentzündung** ist die häufigste Ursache bei Halsschmerzen. Am Gaumenrand befinden sich dann glasig-rote Pünktchen und leicht bis stärker gerötete Mandeln. Die Zunge ist weißlich belegt, und häufig fiebert das Kind. Sind die Mandeln, das Zäpfchen und der Gaumen hochrot, manchmal noch mit weißen Pünktchen (»Eiterstippchen«) belegt, dann hat Ihr Kind vermutlich eine **eitrige Mandelentzündung (Angina)**, die meist von Streptokokken (Bakterien) ausgelöst wird. Starke Schluckbeschwerden und Fieber sind weitere Indizien. Manchmal können die Symptome auch auf Scharlach hinweisen (siehe Seite 175 – aber eine Streptokokkenangina ist nicht das gleiche wie Scharlach!). Bei dickeren Belägen auf den Mandeln und einer Lymphdrüsenschwellung am Hals kann auch Pfeiffersches Drüsenfieber (siehe Seite 199) die Ursache sein.

Aus ganzheitlicher Sicht

Eine Entzündung im Hals wirft die Frage auf, was ein Kind nicht schlucken, nicht bewältigen kann, und zwar sowohl körperlich wie seelisch. Auf physischer Ebene kommen zum Beispiel schlechtes Kauen, ein unregelmäßiger Rhythmus der Mahlzeiten, ein Übermaß an Zucker und Säf-ten und zu wenig Obst und Gemüse in Betracht. Auf psychischer Ebene sind jetzt Ruhe, Entlastung – zum Beispiel im schulischen Bereich – und viel Geborgenheit wichtig: Erwartungsspannung vor Schulaufgaben oder Aufführungen und sozialer Druck in Schule oder Kindergarten begünstigen den Ausbruch der Erkrankung.

Wann zum Arzt?

Bei einer eitrigen Angina sollten Sie den Arzt aufsuchen – auch um abzuklären, ob Streptokokken die Ursache sind und ob die Gabe eines Antibiotikums notwendig ist.

Was macht der Arzt?

Der Arzt wird einen Halsabstrich machen, um möglicherweise Bakterien (meist Streptokokken) nachzuweisen und eine geeignete, womöglich antibiotische Therapie vorzuschlagen.

ANTHROPOSOPHISCH-HOMÖOPATHISCHE THERAPIE

Generell bei Halsschmerzen helfen
- **Apis/Belladonna c. Mercurio Glob. WALA**
  anfangs 1- bis 2-stündl. 5–7 Globuli, dann 5-mal tägl.
- **Zinnober D6 Tabl. WELEDA**
  3- bis 5-mal tägl. 1/2–1 Tablette lutschen.

Bei plötzlichem Beginn mit hohem Fieber, hochroten Mandeln (meist ohne Beläge), sehr warmem Kopf, kühlen Armen und Beinen
- **Belladonna Rh D6 Dil. WELEDA**
  30–50 Tropfen auf 1/2 Glas Wasser, schluckweise in 12–24 Std. trinken

Bei dunkelrotem Rachen/Gaumensegel, in die Ohren ausstrahlenden Schmerzen, schmerzhafter Schwellung der Mandeln und Lymphknoten, eventuell Gliederschmerzen

● **Phytolacca D6 Glob./Dil.**
30–50 Tropfen auf ¹/₂ Glas Wasser, schluckweise in 12–24 Std. trinken oder 1- bis 2-stündl. 5 Globuli einnehmen.

Bei hellrotem, entzündetem Rachen, stark geschwollenem Gaumenzäpfchen
● **Apis mell. D6 Dil.**
Dosierung wie Belladonna, kann mit diesem im 3-stündl. Wechsel kombiniert werden.

Bei Mandelentzündung mit Belägen, schlechtem Mundgeruch, stark entzündeten Schleimhäuten, schmerzhafter Schwellung der Hals-Lymphknoten, Wechsel von Frieren und Schwitzen sowie starker Unruhe
● **Mercurius solubilis D6–D12 Trit. WELEDA**
anfangs 1- bis 2-stündl. 1 Msp.

Bei eitriger Angina mit sehr starken, stechenden Schmerzen, schlechtem Mundgeruch, Kälteempfindlichkeit
● **Hepar sulfuris D6 Trit. WELEDA**
anfangs alle 2 Std. 1 Msp.

Die tiefen Potenzen sprechen anfangs besonders zuverlässig an; im weiteren Verlauf und zur Stabilisierung der Therapie können dann höhere Potenzen notwendig werden.

Äußerlich helfen folgende Anwendungen, um die Halsschmerzen zu lindern
● **warmer Salbeitee mit Honig und Zitrone**
● **Bolus Eucalypti comp. Trit. WELEDA**
3- bis 5-mal 1 Msp. in einem Glas Wasser auflösen, damit gurgeln und ausspucken oder
● **Calendula Essenz WALA**
3-mal 10–20 Tropfen in Wasser auflösen, Mund ausspülen, gurgeln und ausspucken.

Bei einer Mandelentzündung mit hohem Fieber
● **kühle Halswickel mit Salz- oder Zitronenwasser** (siehe Seite 55)

Bei Halsentzündungen mit leichtem Fieber
● **warme bis heiße Halswickel mit Zitronenwasser** (siehe Seite 56)

Bei stark geschwollenen Lymphdrüsen am Hals
● **Halswickel mit Magerquark** (siehe Seite 56) nach oder zwischen den Halswickeln Einreiben der Haut über den Lymphknoten des Kieferwinkels und der seitlichen Halsregion mit
● **Mercurialis Heilsalbe WALA** oder
● **Archangelica comp. Salbe WELEDA**

Wie Sie als Eltern helfen können

Bei einer bakteriellen Mandelentzündung sollte Ihr Kind, nachdem das Fieber abgeklungen ist, ausreichend lange zu Hause, anfangs möglichst im Bett bleiben. Auch bei den anderen Mandelentzündungen ist Bettruhe wichtig. Erst wenn die Halsschmerzen verschwunden sind, der normale Appetit zurückgekehrt ist und auch die Blässe aus dem Gesicht schwindet, kann das Kind als gesund gelten.

Sportliche Belastungen sollten jedoch nach jeder Angina unbedingt drei Wochen lang unterbleiben!

Meiden Sie während der Krankheitsphase Zucker und Fruchtsäfte, weil diese zusätzlich den Darm belasten. Geben Sie Ihrem Kind viel zu trinken, am besten Wasser und Tee. Lassen Sie es Mundspülungen durchführen und mit Salbeitee oder Calendulaessenz gurgeln.

Legen Sie ihm Halswickel an (siehe oben) und halten Sie die Raumluft vor allem in seinem Schlafzimmer feucht und frei von Zigarettenrauch.

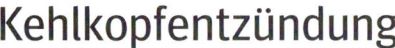

Kehlkopfentzündung

Laryngitis

Typische Symptome

- trockener, bellender Husten
- Heiserkeit
- manchmal Fieber

Die **Kehlkopfentzündung** wird normalerweise von Viren verursacht, selten von Bakterien. Der Husten kann trocken und bellend, aber auch tonlos sein. Wegen der Heiserkeit kann das Kind nur flüstern, manchmal bleibt die Stimme auch ganz weg. Im Säuglings- und Kleinkindalter können die Schleimhäute stark anschwellen und Pseudokrupp (siehe Seite 93) verursachen.

Bei Blässe, einer kloßigen Sprache, Fieber und Atemnot könnte es sich um eine akute **Entzündung des Kehldeckels** (Epiglottitis) handeln. Wegen starker Schluckschmerzen essen oder trinken die Kinder nichts (anders als bei Pseudokrupp!), es entsteht rasch hohes Fieber und ein schweres Krankheitsgefühl.

Wann zum Arzt?

Bei Verdacht auf Epiglottitis müssen Sie sofort zum Arzt (Erstickungsgefahr!). Gehen Sie auch bei anhaltendem Husten und Fieber zum Arzt.

Was macht der Arzt?

Der Arzt stellt fest, ob es sich um eine Kehlkopfentzündung handelt, ob hinter den Symptomen ein Keuchhusten steckt oder das Kind einen Fremdkörper verschluckt hat.

ANTHROPOSOPHISCH-HOMÖOPATHISCHE THERAPIE

Bei plötzlicher Heiserkeit, Kitzelhusten, Verschlimmerung durch Sprechen, Kälte, und bei Schmerzen unter dem Brustbein

- **Phosphor D12 Glob.**
  7–12 Globuli pro Tag, aufgelöst in Wasser, schluckweise über den Tag hinweg geben. (Beugt auch Komplikationen durch einen Abstieg des Infekts in Bronchien und Lunge vor!)

Bei schmerzhafter Heiserkeit, trockenem Husten und Trockenheitsgefühl im Rachen
- **Causticum D12 Glob.**
  3- bis 5-mal tägl. 5–7 Globuli

Allgemein bei einer Kehlkopfentzündung, vor allem bei Neigung zu Pseudokrupp
- **Larynx/Apis comp. Glob. WALA**
  3- bis 5-mal tägl. 5 Globuli

Tritt die Heiserkeit gemeinsam mit einem laufenden Schnupfen, Halsschmerzen und Reizhusten auf, hilft
- **Archangelica comp. Glob. WALA**
  5-mal tägl. 5–7 Globuli

Wie Sie als Eltern helfen können

Ist Ihr Kind fieberfrei, tut ihm frische Luft gut, natürlich angemessen gekleidet. Körperliche Anstrengung und Sport sollte es jetzt noch mindestens eine Woche lang meiden. Achten Sie darauf, dass es wenig und leise spricht, damit die Entzündung heilen kann. Geben Sie Ihrem Kind außerdem genügend zu trinken, lassen Sie es mit Salzlösungen inhalieren (siehe Seite 60), und halten Sie vor allem die Raumluft feucht.

Schleimlösende und Husten lindernde Anwendungen, Tees und Säfte finden Sie auf Seite 96 beschrieben. Denken Sie daran, dass Sprechgewohnheiten wie eine stark gepresste Stimme sowie laute und permanente Hintergrundgeräusche zu wiederkehrenden oder anhaltenden Entzündungen des Kehlkopfes führen können.

Pseudokrupp
Stenosierende Laryngotracheitis

Typische Symptome

- plötzlich, meist nachts einsetzender bellender Husten
- Verschlimmerung im Schlaf bzw. beim Erwachen nachts
- Atemgeräusch beim Einziehen der Luft (Stridor)
- Heiserkeit
- in seltenen Fällen starke Unruhe, Atemnot und Blaufärbung der Schleimhäute

Vor allem in den **Herbst- und Wintermonaten** mit ihren kalten Nächten kann es zu einer Entzündung und Anschwellung der Schleimhaut unter den Stimmbändern kommen. Die Ursache dafür sind Virusinfektionen. Es fällt auf, dass die Erkrankung bei ängstlichen Kindern bzw. bei Kindern aus angstbelasteten Elternhäusern häufiger und schwerer auftritt. Umweltfaktoren wie Nikotin, Wohnen an einer verkehrsreichen Straße oder in einer neblig-feuchten Gegend begünstigen ebenfalls das Auftreten von Pseudokrupp. Die typischen Hustenanfälle können immer wieder auftreten, vor allem im Kleinkindalter. Meist hören Sie mit Eintritt in die Schule auf.

Zu unterscheiden ist der Pseudokrupp von dem durch Diphterie hervorgerufenen echten Krupp-Husten, der zum Glück praktisch verschwunden ist, und von der Epiglottitis, einer Entzündung des Kehldeckels (siehe Seite 92). Auch diese Erkrankung ist in Folge der HIB-Impfung kaum noch anzutreffen.

Aus ganzheitlicher Sicht

Wie im einleitenden Text ausgeführt (siehe Seite 18) ist das Seelisch-Geistige tagsüber stärker im Körper tätig, während es sich nachts vom Körperlichen etwas löst. Tritt das formende und gestaltende Seelische des Tages nachts zu stark zurück, schwellen die Schleimhäute so sehr an, dass das Element des Flüssigen gegenüber dem Luftigen die Oberhand gewinnt. Besonders in den Wintermonaten können darüber hinaus durch die äußere Kälte Krankheitserreger in den sensiblen Bereich der Atemwege vordringen. Damit wird die »innere Entfremdung« gegenüber den gestaltenden Kräften des Seelischen noch verstärkt. Geht dieser Prozess zu weit, kommt es zu einem krampfhaften Versuch des Seelischen, die Atemwege zu befreien und alles Fremdartige auszustoßen. Das äußere Symptom dafür ist krampfhafter Husten.

Die übliche Standardtherapie verwendet zur Abschwellung der Schleimhaut Kortisonzäpfchen. Aber auch das Kind selbst verstärkt durch sein Aufwachen die körpereigene Kortisonbildung und tritt so dem Anschwellen unterhalb des Kehlkopfs entgegen. Es ist ganz wichtig, das Kind zu beruhigen und Maßnahmen einzuleiten, die den Schmerz bei der Einatmung nehmen und das Abschwellen der Schleimhaut unterstützen, denn das Kind empfindet ein Gefühl der Angst, der Enge unterhalb des Kehlkopfs. Dieses Gefühl entsteht durch die im Schlaf auftretende Schwellung der Schleimhaut, die sich für das Kind fast so anfühlt, als würde sich ihm eine Hand von außen um die Kehle legen.

Im Gegensatz zu dem akut lebensbedrohlichen Gefühl, das die Erkrankung beim Kind und oft bei den Eltern auslöst, ist sie nur selten wirklich schwerwiegend. Viele leichtere Fälle können ausschließlich mit der hier angegeben, anthroposophisch-homöopathischen Therapie behandelt werden. Bei starker Ausprägung der Symptome muss das Kind in die Klinik.

Wann zum Arzt?

Ein Pseudokrupp muss beim ersten Mal, darüber hinaus bei hohem Fieber, schlechtem Allgemeinzustand, starker Luftnot und Unruhe und bei Blaufärbung der Schleimhäute grundsätzlich rasch von einem Arzt oder in der Klinik behandelt und begleitet werden! Andererseits gewinnen Eltern bei den viel häufigeren, leichteren Fällen schnell an Erfahrung im Umgang mit dieser Erkrankung.

Was macht der Arzt?

Der Arzt wird Ihr Kind untersuchen und Maßnahmen ergreifen, die seine Atemnot lindern. Häufig werden Kortisonzäpfchen oder -saft verabreicht sowie Adrenalin-Inhalationen durchgeführt.

ANTHROPOSOPHISCH-HOMÖOPATHISCHE THERAPIE

Im akuten Anfall und danach ist ein wirksames Arzneimittel, das die Angst nimmt, abschwellend wirkt und am schnellsten wirksam ist

- **Aconitum e tub. D6–D30 Glob. WALA**
  anfangs alle 5–10 Min. 5 Globuli, dann seltener. Je stärker die Angst ist, umso höher die Potenz wählen.
  Ergänzen durch
- **Bryonia/Spongia Dil. WELEDA**
  anfangs alle 5–10 Min. 3–5 Tropfen.

Tritt keine Besserung ein, wird statt Bryonia/Spongia gegeben

- **Larynx/Apis comp. Glob. WALA**
  anfangs alle 5–10 Min. 5 Globuli.
- **Aconitum**
  anfangs 5 Globuli, dann 5-mal tägl. bis zur Ausheilung geben.

Zusätzlich hat sich bewährt

- **Inhalationen mit Apis mellifica D30 Amp. WELEDA**
  und
- **Larynx D30 Amp. WALA**
  je 1 Ampulle pro Inhalation mischen. (Zur Inhalation von Ampullen siehe Seite 61.)

Wenn Anfälle vor allem in der zweiten Nachthälfte auftreten

- **Hepar sulfuris D12**
  7–12 Globuli in 50 ml zimmerwarmem Wasser auflösen und schluckweise trinken lassen.

Falls eine Verschlechterung trotz obiger Maßnahmen auftritt

- **Inhalationen mit Suprarenin**
  (Wirkstoff Adrenalin) 0,5 ml mit 3,5 ml physiologischer Kochsalzlösung (NaCl 0,9 %). (Zur Inhalation von Ampullen siehe Seite 61.) Adrenalin sorgt dafür, dass sich die Blutgefäße zusammenziehen und somit die Schleimhaut unter dem Kehlkopf abschwillt. Interessant ist in diesem Zusammenhang, dass ein Medikament hilft, das sonst nur in schweren Notfällen gegeben wird, also in Situationen, in denen sich das Seelisch-Geistige schon etwas aus dem Leib gelöst hat. So wird Adrenalin zum Beispiel vom Notarzt bei Wiederbelebungsmaßnahmen gegeben.
- **Kortisonzäpfchen, z. B. Infectocortikrupp Supp.**

Zur generellen Nachbehandlung jedes Pseudokruppanfalls eignet sich

- **Cuprum met. praep. 0,4 % Salbe WELEDA**
  Die Nieren abends (am besten in Form einer liegenden Acht) damit einreiben.

Bei aggressiven Kindern
- Hepar sulfuris D12 Glob.

    tägl. 5 Globuli morgens geben (4–6 Wochen lang).

Bei ängstlichen Kindern auch prophylaktisch besonders bei trocken-kaltem Wetter, bei Beginn des Krupp-Hustens gegen Mitternacht (kann dann auch alleine ausreichend sein)
- Aconitum e tub. D20 Glob. WALA

    tägl. abends 3–5 Globuli 4–6 Wochen lang geben.

Wie Sie als Eltern helfen können

Das wichtigste ist: Ruhe bewahren! Oft kommt es zu einem Teufelskreis, in dem der Husten des Kindes die Angst der Eltern und diese wiederum die Atemnot des Kindes erhöht. Empfehlenswert ist es, Ihr Kind auf den Arm zu nehmen, in eine warme Decke zu hüllen und zu beruhigen. Entlasten Sie Ihr Kind, denn körperliche Anstrengungen und Angst verschlimmern die Atemnot. Ansonsten lagern Sie den Oberkörper hoch, beruhigen Sie Ihr Kind und lassen Sie es einige Schlucke trinken.

Hilfreich ist auch, wenn Sie die Dusche laufen lassen und mit dem Kind in die feucht-vernebelte Luft gehen. Dadurch kommt es zu einem Abschwellen der Schleimhäute.

So können Sie vorbeugen:
- Lüften Sie das Schlafzimmer ausreichend und gut vor dem Schlafen (feuchte, frische Luft).
- Verwenden Sie eventuell eine Duftlampe mit einigen Tropfen Lavendelöl, das die Atmung verbessern kann, wenn sich Symptome schon abends anbahnen.
- Halten Sie die Wohnung unbedingt frei von Zigarettenrauch!

Erkältung, grippaler Infekt

Typische Symptome
- Fieber
- Schnupfen
- Niesen
- Husten
- Hals-, Kopf- und Gliederschmerzen
- manchmal auch Bauchschmerzen, Erbrechen und Durchfall

Eine **Erkältung** ist meistens eine durch Tröpfcheninfektion hoch ansteckende Viruserkrankung, die den ganzen Körper erfasst. Das Kind fühlt sich krank und legt sich – je nach Ausprägung – freiwillig ins Bett. Innerhalb von einer Woche bis zehn Tagen kuriert sich das Kind normalerweise aus. Viel Schlaf, Schwitzen und lindernde Hausmittel (keine die Symptome unterdrückenden Medikamente!) sind die besten Gesundmacher.

Eine **echte Grippe** (**Influenza**) weist zwar dieselben Symptome auf, verläuft aber deutlich schwerer, vor allem mit höherem Fieber. Die dafür »verantwortlichen« Influenza-Viren lösen fast jedes Jahr regelrechte Epidemien aus.

Aus ganzheitlicher Sicht

Wie es der Name schon andeutet, steht bei »Erkältung« ein zwischenzeitlicher Mangel an eigener Wärme bzw. ein Überwiegen von eindringender Kälte im Vordergrund. Somit bekommt das Fieber, das als Reaktion auf die Erkältung gebildet wird, eine besondere Bedeutung. Fieber erfüllt einen positiven Sinn für die Entwicklung der kindlichen Wärmeorganisation, die Reifung des Immunsystems und das Wirksamwerden formender, individueller Impulse im Körper.

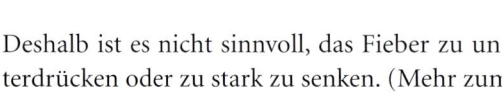

Hilfe bei Husten

Deshalb ist es nicht sinnvoll, das Fieber zu unterdrücken oder zu stark zu senken. (Mehr zum Sinn von Fieber finden Sie ab Seite 68).

In selteneren Fällen ist Fieber Teil einer schwerwiegenden, meist bakteriellen Infektion, etwa einer Lungenentzündung (siehe Seite 100), einer bakteriellen Hirnhautentzündung (siehe Seite 202), einer Nierenbeckenentzündung (Pyelonephritis), einer Knochenmarksentzündung (Osteomyelitis), einer Kehldeckelentzündung (Epiglottitis, siehe Seite 92) oder, nach Fernreisen, einer Malaria. Noch seltener sind Autoimmunerkrankungen die Ursache.

Immer ist der schwer beeinträchtigte Allgemeinzustand das wichtigste Alarmzeichen. Wenn eine der oben aufgezählten Ursachen vorliegt, das Kind zu Fieberkrämpfen neigt oder es schwere Vorerkrankungen gab, ist die enge Begleitung durch einen Arzt besonders wichtig.

Wann zum Arzt?

Jedes Fieber bei Säuglingen unter zwölf Wochen muss sofort ärztlich abgeklärt werden! Gehen Sie mit Ihrem Kind auch zum Arzt, wenn es länger als drei Tage über 38,5 °C fiebert oder wenn nach einer fieberfreien Phase das Fieber wieder einsetzt.

Was macht der Arzt?

Die wichtigste Aufgabe des Arztes ist, das Kind sorgfältig zu untersuchen und schwerwiegende Fieberursachen auszuschließen. Schulmedizinisch gibt es keine Therapie grippaler Infekte, nur symptomlindernde bzw. symptomunterdrückende Maßnahmen. Die Arzneimittel gegen die echte Grippe (Influenza) können für Kinder und Jugendliche schwerwiegende Nebenwirkungen haben und verkürzen allenfalls die Krankheitsdauer.

Husten kann unterschiedliche Ursachen haben. Meistens ist Husten eine Abwehrreaktion des Körpers, wenn im Rahmen von Infektionen krankmachende Keime zu tief in die Atemwege eingedrungen sind. Dadurch kommt es zu einer starken Schleimbildung und zu entzündlichen Reizungen in der Luftröhre und den Bronchien (siehe auch Keuchhusten, Seite 185, und Masern, Seite 171).

Bei über mehrere Wochen anhaltendem Husten besteht der Verdacht auf eine allergische Ursache, häufig in Verbindung mit einer Verengung und chronischen Entzündung der Bronchien (siehe Asthma bronchiale, Seite 104).

Wenn Erwachsene länger als zwei Wochen Husten haben, den sie sich nicht so richtig erklären können, sollte unbedingt eine Keuchhusteninfektion ausgeschlossen werden. Auch seelische Ursachen wie Kummer können einen länger dauernden Husten bei Kindern begünstigen.

Nur selten muss ein Kind akut husten, weil es einen Fremdkörper eingeatmet hat. Falls der Verdacht besteht, muss das Kind sofort von einem Arzt untersucht werden (siehe auch Erste Hilfe, Seite 387). In harmlosen Fällen kann es helfen, dem Kind auf den Rücken zu klopfen.

Anthroposophisch-homöopathische Therapie
Bei Husten im Rahmen von Infektionen
- Huflattich
- Spitzwegerich
- Schlüsselblumenwurzel
  (in der Apotheke mischen lassen)
  Wenn Sie dem Tee Malve beimischen, wird ihn Ihr Kind lieber trinken. Die Tees wirken Sekret lösend und stillen den Hustenreiz.

- Lindenblütentee
- Holunderblütentee

  Wirken durchwärmend und hustenlösend.

- Selbst gemachter Hustensaft aus fein-
  gehackter Zwiebel und Honig (1:1)
  Den Saft, der sich allmählich bildet, mokka-
  löffelweise verabreichen. Wirkt Hustenreiz
  lindernd.

Bei Atemwegsinfekten und Husten, die anfangen, sich zu verfestigen – auch vorbeugend

- Umckaloabo Dil. ISO

  3-mal tägl. 5–15 Tropfen nach dem Essen in
  Wasser gelöst geben.

Bei Schnupfen und fast pausenlosem Hustenreiz, der nachts deutlich schlimmer wird

- Rumex D6 Glob.

  anfangs stündl., im Verlauf 5-mal tägl.
  5 Globuli

Bei krampfartig bellendem Husten, der sich in der Mitte der Nacht verschlimmert und oft mit Heiserkeit einhergeht

- Spongia D6 Glob.

  anfangs stündl., im Verlauf 3-mal tägl.
  5–10 Globuli

Bei schmerzhaftem, trockenem Husten mit Verschlimmerung bei Bewegung und deutlichem Durstgefühl

- Bryonia D6 Glob.

  anfangs stündl., im Verlauf 5-mal tägl.
  5 Globuli

Bei Reizhusten gepaart mit Schnupfen, Halsschmerzen, Verschlimmerung beim Hinlegen, manchmal auch Heiserkeit

- Archangelica comp. Glob. WALA

  5-mal tägl. 5–7 Globuli

Bei spastischer Bronchitis, mit Würgereiz bis hin zu Erbrechen beim Husten, Verschlimmerung nachts, anfangs trockenem und zunehmend verschleimtem Husten

- Ipecacuanha D12 Glob.

  3- bis 5-mal tägl. 5 Globuli

Bei feuchtem Husten mit schwer löslichem Schleim, auch bei spastischer Bronchitis, bis hin zum Würgereiz

- Tartarus stibiatus Trit. D6 WELEDA

  3- bis 4-mal tägl. 1 Msp.

Äußerlich helfen folgende Anwendungen

- Einreibungen oder Kompressen (siehe Seite
  58) mit erwärmtem Lavandula Oleum 10 %
  WALA/WELEDA, bei Säuglingen 2 %
- Ansteigende warme Fußbäder (Seite 59, auch
  zur Vorbeugung geeignet)
- Brustwickel mit Quark oder warmen Kartoffeln (jeweils nur bei Husten ohne Fieber,
  siehe Seite 56)

Ernährungstipps

Bei Infekten der Atemwege

- Lassen Sie Ihr Kind viel trinken, am besten
  Wasser und (ungesüßten) Tee.
- Kochen Sie ihm Gemüsesuppen.
- Verzichten Sie auf Süßes.
- Geben Sie Ihrem Kind keine Milch oder
  reduzieren Sie den Konsum zumindest.

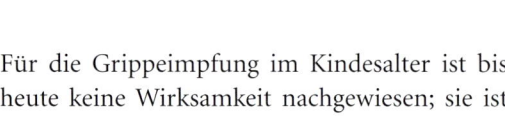

Für die Grippeimpfung im Kindesalter ist bis heute keine Wirksamkeit nachgewiesen; sie ist unserer Erfahrung nach nur für Kinder mit schweren Vorerkrankungen sinnvoll.

ANTHROPOSOPHISCH-HOMÖOPATHISCHE THERAPIE

Bewährt haben sich verschiedene Kompositionsmittel (siehe Kasten Seite 62):

Bei Infekten mit mittelhohem, einige Tage anhaltendem Fieber, Neigung zu Kreislaufschwäche und Abgeschlagenheit, Kopfschmerzen und Schnupfen, vor allem bei für die Jahreszeit zu milder Witterung

- Gelsemium comp. Glob. WALA
  5-mal tägl. 5 Globuli mind. 5 Tage lang verabreichen.

Bei Erkältung, akut fieberhaften Infekten mit Husten vor allem in der kalten Jahreszeit

- Ferrum phos. comp. Glob. WELEDA
  anfangs 1- bis 2-stündl. 5–10 Globuli, dann 5-mal tägl. 5–10 Globuli

Bei grippalen Infekten und Infektanfälligkeit im Herbst vor allem im Bereich der Atemwege, allgemeiner Abgeschlagenheit – auch als Grippeprophylaxe

- Meteoreisen Glob. WALA
  vorbeugend morgens tägl. 3–5 Globuli, im Krankheitsfall 3-mal tägl. 5–10 Globuli
- Heileurythmie (siehe Seite 33)

Zum Umgang und zur Behandlung von Fieber siehe ab Seite 68. Vor allem Einläufe sind hilfreich, bei größeren Kindern auch Wadenwickel.

- Hilfe bei Schnupfen siehe Seite 84.
- Hilfe bei Nasennebenhöhlenentzündung siehe Seite 86.
- Hilfe bei Halsweh siehe Seite 90.
- Hilfe bei Husten siehe Seite 96.

Wie Sie als Eltern helfen können

Helfen Sie Ihrem Kind dabei, seine Krankheit eigenständig zu überwinden. Ruhe und Wärme – auch seelische – sind jetzt die wichtigsten Faktoren. Unterdrücken Sie im Normalfall (siehe oben) das Fieber nicht mit fiebersenkenden Mitteln.

Achten Sie darauf, dass Ihr Kind im Bett bleibt. Bei erhöhter Temperatur ist es wichtig, dass ein Kleinkind zumindest Zimmerruhe (in Gegenwart eines Elternteils) einhält. Gehen Sie frühestens nach einem fieberfreien Tag mit ihm hinaus ins Freie. Ihr Kind braucht jetzt seine ganzen Kräfte für die Auseinandersetzung mit der Krankheit. Lassen Sie es viel schlafen und geben Sie ihm reichlich zu trinken. Wenn Ihr Kind etwas essen möchte, bieten Sie ihm leichte Kost wie Suppen oder gedünstetes Gemüse an, um seinen Organismus nicht zusätzlich zu belasten.

Geben Sie Ihrem Kind genügend Zeit, um den Infekt auszukurieren – bis zu zwei Wochen sind ganz normal. Trotz des heutigen Leistungsdrucks in der Schule sollte Ihr Kind weder Hausaufgaben machen noch lernen müssen, bis es sich nach dem Fieber ausreichend erholt hat. Rückfälle sind sonst unvermeidlich. Erst wenn Ihr Kind ganz genesen ist, sollte es wieder am sozialen Leben im Kindergarten oder in der Schule teilnehmen. Dies ist vor allem für berufstätige Mütter schwer zu verwirklichen. Versuchen Sie deshalb, sich frühzeitig in einem Netzwerk zur gegenseitigen Kindermitbetreuung zu organisieren. Bedenken Sie, dass die Zahl an Krankheitstagen rapide zunimmt, wenn die Kinder zu früh wieder in die Kinderkrippe, den Kindergarten oder in die Schule geschickt werden.

Bronchitis
Akute und chronische Bronchitis

Typische Symptome
- meist trockener Reizhusten, der sich manchmal löst (mit Auswurf)
- bisweilen Fieber und eine rasselnde Atmung

Bei der **Bronchitis** sind die Schleimhäute der Luftröhrenäste in den Lungen (Bronchien) entzündet. Fast immer lösen Viren diese Erkrankung aus. Nach der Tröpfcheninfektion erkrankt das Kind zwei bis fünf Tage später. Vor allem bei Säuglingen kann es zu Atemnot kommen. Chronische eitrige Nasennebenhöhlenentzündungen (siehe Seite 85) sind häufig die Ursache einer chronischen Bronchitis.

Dauern die Entzündung und der Husten über mehrere Monate an oder tritt eine Bronchitis in kurzen Abständen wiederholt auf, so spricht man von einer **chronischen Bronchitis.**

Bei einer **obstruktiven (spastischen) Bronchitis** verkrampfen sich die Muskeln der Bronchialwand und ziehen sich krampfartig (spastisch) zusammen. Darüber hinaus wird die Atmung durch eine entzündliche Schwellung der Schleimhaut behindert. So kommt es zu den typischen »pfeifenden« Geräuschen.

Aus ganzheitlicher Sicht
Wie bei allen entzündlichen Erkrankungen der Atemwege, steht auch bei der Bronchitis das Thema Wärme im Vordergrund (siehe Lungenentzündung, Seite 100). Die ganzheitliche Behandlung einer Bronchitis kann schwerwiegenden Folgeerkrankungen wie Lungenentzündung oder Asthma bronchiale vorbeugen.

Wann zum Arzt?
Gehen Sie mit Ihrem Kind bei Atemnot umgehend zum Arzt oder in die Klinik!

Hält Reizhusten über eine Woche an oder hat Ihr Kind Husten mit eitrigem, gelblich-grünlichem Auswurf, sollten Sie ebenfalls mit ihm zum Arzt, denn das können Hinweise auf eine Lungenentzündung sein.

Was macht der Arzt?
Zunächst muss der Arzt klären, wie weit die Bronchitis fortgeschritten ist. Je nach Art des Hustens und Stärke der Entzündung kommen unterschiedliche Mittel in Betracht. Durch gründliches Abhören kann der Arzt feststellen, ob die Lunge ebenfalls betroffen ist. Eine chronische Bronchitis muss immer ärztlich behandelt werden.

ANTHROPOSOPHISCH-HOMÖOPATHISCHE THERAPIE
Auf Seite 96 und 97 können Sie nachlesen, was bei Husten hilft.

Bewährt hat sich bei Bronchitis außerdem
- **Plantago Bronchialbalsam WALA**
  zum Einreiben der Brust

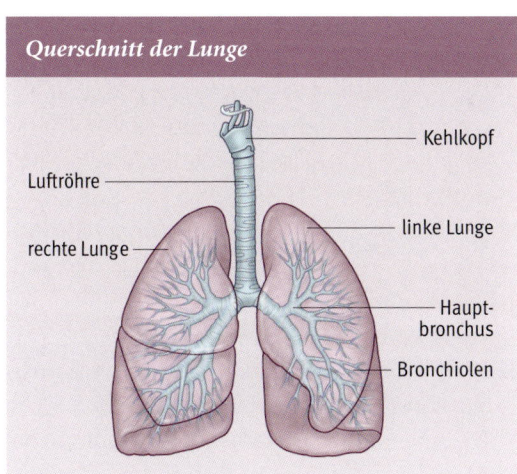

Querschnitt der Lunge

Kehlkopf

Luftröhre

rechte Lunge

linke Lunge

Hauptbronchus

Bronchiolen

WICHTIG

Eine **Bronchiolitis** ist eine schwere Erkrankung, die vorwiegend innerhalb der ersten zwei Lebensjahre auftritt. Sie beginnt wie eine Erkältung, es kommt aber sehr schnell zu Atemnot und auffallend schneller und flacher Atmung, weil die kleinsten Luftröhrchen (Bronchioli) stark anschwellen. Eine Bronchiolitis muss unbedingt von einem Arzt oder im Krankenhaus behandelt werden!

Bei feuchter, sich schlecht lösender Bronchitis
● **Brustwickel mit Ingwer oder Magerquark** (siehe Seite 58 oder 56)

Bei spastischer Bronchitis
● **Retterspitz-Brustwickel** (siehe Seite 56)

Bei trocken-obstruktiver Bronchitis
● **Brustwickel mit Zitrone** (Seite 57)

Bei jeder Form von Bronchitis
● **Petasites comp. Glob. WALA**
15–25 Globuli pro Tag in Wasser gelöst schluckweise über den Tag verabreicht oder 3-mal tägl. 7–10 Globuli.

Wie Sie als Eltern helfen können

Achten Sie darauf, dass Ihr Kind viel frische Luft bekommt. Sie sollten mit ihm, angemessen gekleidet, auch regelmäßig ins Freie gehen, so lange Ihr Kind kein Fieber hat. Das Zimmer, in dem Ihr Kind schläft, sollte eine hohe Luftfeuchtigkeit haben, damit die Schleimhäute nicht austrocknen. Hängen Sie zum Beispiel feuchte Tücher auf und heizen Sie nachts möglichst nicht.

Lungenentzündung
Pneumonie

Typische Symptome
● Mögliches Frühzeichen: kurzes Husten unmittelbar vor dem Ausatmen, danach
● oft trockener Husten, später mit Auswurf
● Fieber
● schnelle, auch schmerzhafte Atmung bis hin zu Atemnot: Das Kind kann nicht tief einatmen, ohne dass dies sofort einen Hustenreiz auslöst bzw. tiefes Einatmen ist gar nicht möglich
● eventuell Bauchschmerzen
● meist schlechter Allgemeinzustand
● bei Säuglingen: Nasenflügeln (die Nasenflügel bewegen sich sichtbar beim Atmen), Trinkschwäche, manchmal Erbrechen

Eine **Lungenentzündung** ist eine schwerwiegende Erkrankung im Kindesalter. Manchmal geht ihr ein Infekt der oberen Luftwege oder der Bronchien voraus. Wird eine solche Infektion nicht überwunden, dringt sie tiefer in den Körper ein und es kommt zu einer Entzündung des Lungengewebes, also auch der Lungenbläschen und des umgebenden Bindegewebes. Mögliche Erreger sind Bakterien, zum Beispiel Pneumokokken, bei denen es zu einem direkten Befall des Lungengewebes kommt, so dass die Lungenentzündung sofort mit hohem Fieber beginnt. Außerdem können zum Beispiel sehr kleine Bakterien, die so genannten Mycoplasmen, eine Lungenentzündung verursachen. Dann ist der Verlauf oft insgesamt langsamer, und allgemeine Beschwerden, wie Abgeschlagenheit, Husten und Kopfschmerzen, stehen im Vordergrund. Ebenso können Virusinfektionen zu einer meist leichteren Form der Lungenentzündung führen. Als weitere Ursache kommen

Fremdkörper in Betracht, die vor allem im Kleinkindalter in die Atemwege gelangen können. Auch Mageninhalt kann im Rahmen der Refluxkrankheit (siehe Seite 125) in die Atemwege kommen (Aspiration). In beiden Fall müssen die Kinder sofort klinisch versorgt werden.

Bei einer ausgeprägten Lungenentzündung ist die Sauerstoffaufnahme erschwert, die Lippen können sich bläulich verfärben und die Atmung ist schnell und zugleich nicht tief genug.

Im Rahmen einer Lungenentzündung kann es zu unterschiedlichen Komplikationen kommen, etwa zu einer Entzündung des Brustfells (Pleuritis), zu Sekretansammlungen (Pleuraerguss) oder zu Eiteransammlungen (Lungenabszess) in der Brusthöhle.

Aus ganzheitlicher Sicht

Kälte im umfassenden Sinne ist die wichtigste Ursache einer Lungenentzündung. Die Lunge ist als inneres Organ am stärksten mit der Außenwelt verbunden, sowohl mit der physischen Außenwelt – denn äußere Kälte kann hier am leichtesten ins Zentrum des Körpers eindringen – als auch mit der seelischen Außenwelt: Wir atmen in einem Raum alle die gleiche Luft. Wenn wir frieren, weil die Temperaturen zu niedrig sind, aber auch weil es in unserem Umfeld seelisch und sozial kühl und unfreundlich wird, zieht sich unser Körper zusammen. Dabei können wir ein Gefühl der Enge spüren, besonders in der Brustkorbregion. Ein Kind mit einer Pneumonie ist ängstlich und es empfindet Enge – das Wort Angst kommt von Enge.

Das Fieber, das bei einer Pneumonie entsteht, ist nicht die Ursache, sondern bereits der Versuch des Körpers, den Wärmemangel auszugleichen. Dieser kann auf äußerer Kälte beruhen (Unterkühlung) wie auch auf seelischer Kälte (zu wenig Zuwendung). So stellt sich bei jeder, vor allem wiederholten Bronchitis und Lungenentzündung die Aufgabe, nach dem Ursprung des Wärmemangels zu suchen. Ein nachweisbarer Immundefekt sollte vorher allerdings ausgeschlossen worden sein.

Ein chronischer, latenter Mangel an Wärme kann zum Beispiel dadurch entstehen, dass das Kind generell zu dünn angezogen ist. Ein weiterer Grund kann zu wenig Bewegung sein – wenn das Kind etwa stundenlang vor dem Bildschirm sitzt, statt frei zu spielen, oder grundsätzlich mit dem Auto herumkutschiert wird, statt Fahrrad zu fahren oder zu laufen. Noch eine Ursache für eine Unterkühlung ist eine frühe, wiederholte und unnötige Wärmeunterdrückung bei jedem leichten Infekt. Das heißt, dem Kindergarten- oder Grundschulkind wurden schon bei einer Temperaturerhöhung bis 38,5 °C Fieberzäpfchen verabreicht. Aber auch eine zu starke und vor allem zu frühe Intellektualisierung (das Kind ist zu »kopflastig«) kann eine Ursache sein. Betätigt sich das Kind einseitig intellektuell, kommt die Bewegung zu kurz und die Füße und Hände werden kühler – das ist bei uns Erwachsenen nicht anders, wenn wir lange vor dem Computer oder Fernseher sitzen.

Und wie sieht es mit der seelischen Wärmeumgebung des Kindes aus? Ein Kind atmet seelisch die Gefühle ein, die es in der Familie umgeben. Begegnen sich die Eltern beispielsweise über Wochen oder Monate hinweg nur kühl und wenig liebevoll, so führt dies auch beim Kind zu einem zunehmenden inneren Frösteln. Nach ärztlicher Erfahrung treten in solchen Situationen Lungenentzündungen gehäuft auf. Der Nachweis von Erregern ist dann nur das äußere Anzeichen dafür, dass das Milieu nicht mehr richtig belebt und durchwärmt ist.

Dadurch, dass ein Kind eine Lungenentzündung mit Hilfe der aufgezählten therapeutischen Maßnahmen durchsteht und aus eigenen Kräften überwindet, vollzieht sein Wesen einen wertvollen Prozess der Reifung. Voraussetzung ist allerdings, dass die Lungenentzündung von elterlicher und ärztlicher Seite gut begleitet wird. Dann zeigen sich ein neues, stärkeres Selbstvertrauen, eine veränderte, gereifte Mimik und geistige sowie motorische Entwicklungssprünge. Darüber hinaus haben die Kinder danach meist deutlich weniger Infekte.

WICHTIG

Eine **Lungenentzündung** muss immer von einem Arzt behandelt und begleitet werden!

Wann zum Arzt?

Gehen Sie bei Atemnot und blauen Lippen sofort zum Arzt oder in die Klinik. Auch Säuglinge mit Fieber und Husten gehören untersucht. Verschlechtert sich eine Bronchitis (siehe Seite 99) nach zwischenzeitlicher Besserung und dauert Husten oder eine Erkältung länger als fünf Tage, dann sollten Sie einen Arzt aufsuchen.

Was macht der Arzt?

Wichtig ist zunächst die Entscheidung, ob das Kind in einer Klinik behandelt werden muss. In den meisten Fällen kann es zu Hause gepflegt werden. Für diese Entscheidung muss der Arzt das Kind sorgfältig körperlich untersuchen. Außerdem ist eine ausführliche Anamnese erfor-

derlich, je nach Krankheitsverlauf eine Blutuntersuchung und ein Keimnachweis, mit dem überprüft wird, ob eine Keuchhusten-Pneumonie bei Säuglingen vorliegt. In einigen Fällen kann auch eine Röntgenaufnahme der Lungen notwendig sein.

Haben die Eltern Zeit und Kraft, das Kind zu Hause zu pflegen, kann es bei enger hausärztlicher Betreuung eine Lungenentzündung meist daheim bewältigen.

Der Arzt muss auch entscheiden, ob eine antibiotische Therapie notwendig ist. Das ist am ehesten der Fall bei Früh- und Neugeborenen, bei geschwächten oder mangelernährten (untergewichtigen) Säuglingen, bei körperlich behinderten Kindern, bei Kindern mit einer Mukoviszidose sowie bei Kindern, bei denen die Diagnose zu spät gestellt wurde oder die durch zusätzliche Infektionen zu stark geschwächt sind. Eine Antibiotika-Therapie ist auch immer zu empfehlen, wenn mehrere »Etagen« betroffen sind, also zum Beispiel bei Ohrenentzündung, Lungen- und Nasennebenhöhlenentzündung und so fort. Sämtliche Maßnahmen, die von den Eltern durchgeführt werden können, werden vom Arzt angeordnet und mit den Eltern zusammen geübt wie zum Beispiel der Brustwickel. Bei der Bewältigung der Krankheit haben sich die folgenden potenzierten Natursubstanzen sehr bewährt.

ANTHROPOSOPHISCH-HOMÖOPATHISCHE THERAPIE

Eine Lungenentzündung muss immer von einem Arzt behandelt und begleitet werden! Ist eine bakterielle Entzündung nachgewiesen und liegt ein schwerer Verlauf vor, wird der Arzt ein Antibiotikum verschreiben.

Komplementär wird die Therapie folgendermaßen durchgeführt:

Die wichtigsten Therapiemaßnahmen bei einer Lungenentzündung sind

- **Brustwickel mit Senfmehl**
  (siehe Seite 57), bei Unverträglichkeit von Senf
- **Brustwickel mit Ingwerwurzelmehl**
  (siehe Seite 58). Eine Behandlung ohne Antibiotika erfordert bei jeder Lungenentzündung neben der engmaschigen ärztlichen Kontrolle die tägliche Durchführung des Brustwickels bis zur stabilen Entfieberung.

Außerdem helfen folgende Maßnahmen und Medikamente:

- **Inhalieren mit Pulmo/Vivianit comp. Amp. WALA** (anfangs evtl. vom Arzt gespritzt)
  2- bis 3-mal tägl. 1 Ampulle jeweils 1:1 mit physiologischer Kochsalzlösung (NaCl 0,9 %) gemischt
- **Bryonia/Aconitum Glob. WALA**
  5-mal tägl. 3–7 Globuli
- **Ferrum phosphoricum D6 Tabl. WELEDA**
  5-mal tägl ½–1 Tablette
- **Tartarus stibiatus D6 Trit. WELEDA**
  3- bis 5-mal tägl. 1 Msp.

Wie Sie als Eltern helfen können

Da eine Lungenentzündung immer von einem Arzt behandelt werden muss, sind die gemeinsame Einstellung und eine daraus folgende Zusammenarbeit von Eltern und Arzt sehr wichtig. Es geht darum, sich Zeit zu nehmen, gemeinsam nach der Wärmeumgebung des Kindes zu schauen und die Wege zu einer Unterstützung des Kindes zu besprechen. Dann ist eine anthroposophisch-homöopathische Therapie Erfolg versprechend, weil sie das Kind bei der eigenen Überwindung der Krankheit unterstützt. Wesentlich ist, dass Ihr Kind Bettruhe einhält, auch wenn das Fieber bereits abklingt! Auch eine ruhige häusliche Umgebung ist zur Genesung Ihres Kindes sehr wichtig. Weder lärmende Geschwisterkinder, noch Fernsehkonsum oder Besuch sind hilfreich. Ihr Kind sollte sich tatsächlich aus seinem sozialen Leben zurückziehen und seine Kräfte ganz fürs Gesundwerden verwenden können.

Zudem gibt es weitere Maßnahmen, mit denen Sie Ihrem Kind helfen können:

- Unterstützen Sie die Wärmebildung mit warmer, atmungsaktiver Kleidung aus Wolle, vor allem in der Anfangsphase, wenn Ihr Kind friert (physikalische Wärme von außen). Auch warme Flüssigkeiten wie Holunderblüten- und Lindenblütentee mit Honig und Zitrone, helfen durch ihre schleimlösende und durchwärmende Wirkung.
- Regen Sie die Ausscheidungen an:
  ○ Stuhl: Kamillentee-Einläufe (siehe Seite 53)
  ○ Urin: Ackerschachtelhalm-Tee (mehrmals täglich)
  ○ Schweiß: Lindenblütentee (mehrmals täglich)
- Nehmen Sie sich Zeit für Gespräche, damit Ihr Kind mögliche Ängste loswerden kann.

Weitere äußere Anwendungen neben dem Brustwickel mit Senfmehl:

- Brusteinreibungen mit Plantago Bronchialbalsam (nicht in den ersten neun Lebensmonaten, danach unserer Erfahrung nach sehr bewährt!) morgens und mittags sowie mit Lavendelöl 2 % abends.
- Sonstige Maßnahmen:
  ○ Inhalationen mit Kochsalzlösungen (Zubereitung siehe Seite 63)
  ○ **Gabe von Hustenelexier WELEDA**
    3- bis 4-mal tägl. 1 TL
  ○ Vor allem bei Säuglingen auf ausreichende Nahrungszufuhr achten (ab dem Zeitpunkt

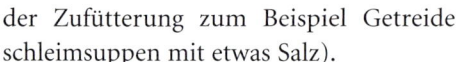

der Zufütterung zum Beispiel Getreide-schleimsuppen mit etwas Salz).

○ Während und unmittelbar nach der Krank-heit vollkommen auf alle elektronischen Medien verzichten.

Achten Sie darauf, ob Ihr Kind genügend Wärme hat, selbst bildet und bekommt. Das beginnt bei der Kleidung, der Bewe-gung des Kindes und der Ernährung. Es betrifft aber auch den Umgang mit Fieber (siehe ab Seite 68) und pädagogische Gesichtspunkte: Ermöglicht der Kinder-garten oder die Schule warme Füße und Hände durch aktives Tun und Bewegung oder ist nur abstraktes, auskühlendes Lernen durch Stillsitzen und Zuhören an-gesagt? Achten Sie auch besonders auf die seelische Wärmeumgebung Ihres Kindes. Manchmal kann man beobach-ten, dass die Lungenentzündung eines Kindes mit dem »Nicht-mehr-atmen-Kön-nen«, »Keine-Luft-mehr-Haben« der Er-wachsenen korreliert, dass das Kind – natürlich unbewusst – erkrankt, damit seine Eltern mal wieder »von der Über-holspur« herunterkommen.

Medikamentös kann präventiv helfen
○ **Meteoreisen Glob. WALA**
tägl. 3–5 Globuli morgens in der Winterzeit

Bei jeder akuten Unterkühlung sofort präventiv
○ **Aconitum D6 Glob.**
mehrmals tägl. 5 Globuli

Asthma bronchiale

Typische Symptome
○ Atemnotanfälle (teilweise mit pfeifender Aus-atmung)
○ wiederkehrender oder anhaltender Husten
○ Angst
○ Unruhe
○ typische Haltung im Anfall mit nach vorne gebeugtem Oberkörper und aufgestützten Armen sowie vollem Einsatz der Oberkörper-muskulatur (Atemhilfsmuskulatur) am Brust-korb
○ die Haut wird zwischen die Rippen am Brust-korb eingezogen

Die Symptomatik wird meist verschlimmert durch typische Auslöser wie
○ Atemwegsinfekte (Infektasthma)
○ körperliche Anstrengung
○ so genannte Allergene, zum Beispiel Pollen im Frühjahr, Hausstaubmilben vor allem im Herbst oder auch ganzjährig etc.
○ seelische Auslöser, vor allem Angst

Zwischen den Anfällen gibt es unterschiedlich lange Phasen ohne Beschwerden. Asthma ver-schlimmert sich oft in der zweiten Nachthälfte.

5 bis 10 Prozent der Kinder sind heute in west-lichen Industriestaaten von **Asthma bronchiale** betroffen – Jungen doppelt so oft wie Mädchen. Asthma ist in den letzten 40 Jahren zu einer der häufigsten chronischen Erkrankungen des Kin-desalters geworden und hat sich in dieser Zeit verdreifacht. Die Ursache für die Zunahme liegt in der Veränderung des Lebensstils und der Umwelt. Studien zum »anthroposophischen Lebensstil« haben gezeigt, dass dieser Trend sich nicht so fortsetzen muss: Wenn Sie die in die-sem Buch gemachten Vorschläge zur Behand-lung akuter Krankheiten im Kindesalter sowie

zum Lebensstil beherzigen, können Sie das Risiko, dass Ihr Kind an Asthma erkrankt, wesentlich senken!

Beim Asthma bronchiale kommt es in den Atemwegen
- zu einer Anschwellung der Schleimhaut in den kleinen Bronchien
- zu einer Bildung von zähem Schleim und
- zu einer Verkrampfung der Bronchialmuskulatur.

Die Atemwege werden krankhaft eng, die Ausatmung ist erschwert und die Kinder bekommen Atemnot und Angst.

Am häufigsten tritt Asthma zum ersten Mal im Alter von zwei bis fünf Jahren auf. Grundlegend für das Auftreten von Asthma bronchiale ist eine Störung der Immunregulation des Kindes. Diese kann vererbt sein, sie kann aber auch durch die Veranlagung des Kindes selbst, den familiären Lebensstil, insbesondere die Ernährung, sowie durch Umweltfaktoren hervorgerufen und gefördert werden. Hier sind besonders Zigarettenrauch und bestimmte Medikamente (zum Beispiel Antibiotika, wenn sie im ersten Lebensjahr gegeben werden) zu nennen.

Wann zum Arzt?

Asthma bronchiale muss immer von einem Arzt behandelt und begleitet werden!
Gehen Sie bei Atemnot Ihres Kindes umgehend zum Arzt. Diese zeigt sich durch eine Blaufärbung der Lippen, ein Pfeifen beim Ausatmen und Einziehungen der Haut zwischen den Rippen am Brustkorb.
Auch ein immer leiser werdendes Atemgeräusch, starke Unruhe oder Teilnahmslosigkeit müssen rasch vom Arzt abgeklärt werden. Jedes asthmakranke Kind gehört in ärztliche Betreuung.

Was macht der Arzt?

Der Arzt untersucht im akuten Fall, wie ausgeprägt die Atemnot ist. Er entscheidet, welche allopathischen Medikamente verabreicht werden müssen (zum Beispiel ß-Mimetika, Vagolytika, Steroide oder Leukotrienantagonisten) und durch welche komplementären Maßnahmen die Therapie ergänzt werden kann.

Heilungschancen

Das Infektasthma ist weniger hartnäckig als das allergische Asthma. Die Chancen für eine vollständige Ausheilung sind besser, wenn Asthma im Kleinkindalter beginnt, und schlechter, wenn es erst im Schulalter auftritt, besonders nach der Pubertät. Ein wichtiges Ziel der Therapie muss ein erfolgreiches Beherrschen der akuten Asthmasymptome und Einschränkungen durch die Krankheit sein (so genanntes Asthmamanagement, Seite 110). Wenn die Symptome beseitigt werden können, löst sich in der Tat viel von der so genannten asthmapsychologischen Symptomatik: Atemnot führt zu Angst, Angst führt zu Atemnot, diese wiederum zu Angst, diese wieder zu Atemnot und so fort. Vor allem kann dadurch bei richtiger Führung verhindert werden, dass die Bindung des Kindes an die Mutter und die Angst auf beiden Seiten zu einer psychisch bedingten Verschlimmerung der Erkrankung führt. Lernt das Kind sein Asthma selbst einzuschätzen und akut zu behandeln, kann es unabhängiger von elterlicher Aufsicht leben und sich bewegen – auch das fördert die Heilung.

Hintergründe zu Asthma bronchiale

Zwar konnte die Behandlung von Asthma immer mehr verbessert, die Zunahme der Asthmaerkrankungen jedoch nicht verhindert werden. Die zentrale Frage aus ganzheitlicher Sicht muss also lauten: Warum neigen heutzutage so viele Kinder zu Asthma bronchiale? Dazu einige interessante Aspekte, die dieses Gebiet erhellen.

Atmung und Störungen des Immunsystems

Entscheidend für die beim Asthma typische chronische Entzündung und Überempfindlichkeit der Atemwege scheint zu sein, dass die Kinder die Reaktion ihres Immunsystems nicht richtig regulieren und im Gleichgewicht halten können. Im gesunden Zustand werden bestimmte Abwehrzellen (so genannte TH1 = T-Helferzellen 1) bei Kontakt mit Allergenen aktiv. Diese gesunde Abwehr bildet sich in der Zeit heraus, in der der Zahndurchbruch erfolgt. Kinder mit Asthma reagieren dagegen vor allem mit Hilfe so genannter TH2-Zellen (T-Helferzellen 2). Eine solche TH2-Immunantwort findet man normalerweise vor allem in Situationen, in denen etwas Fremdes Überhand nimmt und eindringt, wie bei Würmern im Darm, aber auch bei Krebserkrankungen oder bei starken Angstzuständen. (Im Positiven ist dies der Fall bei einer Schwangeren, bei der es ja gewollt ist, dass etwas Fremdes in ihr wachsen darf. Die angehende Mutter wird während der Schwangerschaft sozusagen immunologisch etwas »zahnlos«, akzeptiert mit ihrem Immunsystem einen Zustand, den sie sonst nicht tolerieren darf, nämlich dass Fremdes in sie eindringt und sich in ihr aufhält.)

Warum kommt es bei Kindern mit Asthma zu einer vermehrten TH2-Immunantwort? Warum wird also zu viel Fremdes zugelassen und warum

kann sich das Kind nicht genügend wehren? Die Ursache liegt zum Teil in einem Übermaß an Hygiene, wie es in unserer westlich-zivilisierten Welt schon Standard ist. Denn in einem Milieu, das zu hygienisch und sauber ist, wird das Immunsystem untätig und lernt nicht, am Widerstand stark zu werden. Es kann sich dann nicht mehr so gut wehren und lässt zu viel Fremdes zu. Wenn Kinder nicht mit einer »gesunden Menge an Dreck« in Berührung kommen, sondern unter übertrieben hygienischen Verhältnissen erzogen werden, kommt es zu einem so genannten »TH1-zu-TH2-Wechsel«. Bei einem Nachweis von bestimmten Allergien müssen natürlich Kontakte

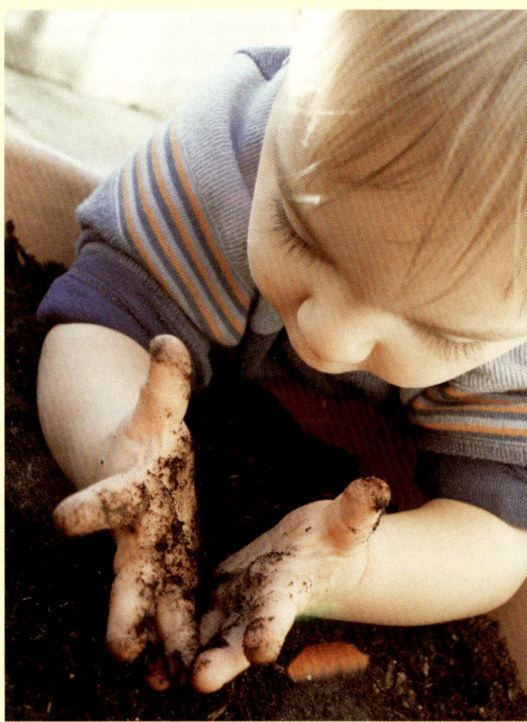

Mit natürlichen Materialien wie Erde und Matsch spielen zu dürfen, ist etwas Wunderbares für Kinder, und wichtig, um ihr Immunsystem reifen zu lassen.

mit den Allergenen vermieden werden. Im Hinblick auf eine generelle Gesundheitsstärkung müssen die Kinder jedoch mit »Schmutz und Dreck« in Kontakt kommen dürfen, um am Widerstand immunologisch zu reifen (»Schmutz-Impfung«). So wird auch verständlich, warum Kinder, die auf Bauernhöfen leben, am wenigsten Asthma haben, weil gerade das natürliche Leben in der Umgebung eines Bauernhofs den Körper anregt, früh zwischen »selbst« und »fremd« zu unterscheiden (siehe Seite 262). Von den so genannten Kuhstall-Studien können wir außerdem lernen, dass nicht nur das Reifen am natürlichen Schmutz wichtig ist, sondern vor allem der Umgang mit einer lebendigen und beseelten Umgebung. Mit einem Wortspiel könnte man sogar ergänzen: Das Immunsystem kommt zum »Rasten« beim Spiel mit den (Computer-)Tasten.

Atmung und Stoffwechsel

Wie auf Seite 83 bereits erwähnt, kommt Asthma im Kindesalter am häufigsten in den angelsächsischen Ländern vor, also Australien, Neuseeland, Großbritannien und den USA. Gemeinsam ist allen vier Ländern unter anderem eine bestimmte Kultur der Nahrungszubereitung, sie sind die Ursprungsländer des Fast Food. Zudem essen deren Bewohner bevorzugt Nahrungsmittel aus der Dose. Durch die dargestellten wichtigen Zusammenhänge zwischen dem Darm- und Lungensystem (zwischen Stoffwechsel und Atmung) wird verständlich, dass qualitativ minderwertige Nahrungsmittel die Atmung ungesund stark in Anspruch nehmen und diese schwächen. Entsprechend wichtig ist es, bei Kindern mit Asthma auf eine gesunde Ernährung und einen guten Stoffwechsel zu achten, vor allem weil ihr Appetit und ihre Verdauungsprozesse nicht im Gleichgewicht sind. Viele Kinder sind von ihrer

Umgebung abgelenkt und mit ihrer Wahrnehmung nach außen gerichtet, so dass sie sich wenig mit diesem wichtigen inneren Bereich verbinden. Doch nicht nur die Art des Essens, sondern auch die Qualität der Nahrungsmittel ist von Bedeutung. So hat sich herausgestellt, dass durch Nahrungsmittel aus biologisch-dynamischem Landbau (Demeter-Produkte) die Allergierate gesenkt werden kann (siehe Seite 117).

Nicht nur das innere Engagement beim Essen ist wichtig, sondern auch das bei körperlichen Bewegungen. So können zum Beispiel körperliche Anstrengungen in den ersten Minuten Atemnot auslösen, wenn die Muskulatur noch kalt ist. Überwindet das Kind diese Phase mit kontinuierlicher Anstrengung und steigert so das innere Engagement in der Muskulatur, wodurch diese wärmer wird, lässt die Atemnot nach.

Diese Beispiele zeigen, worauf es neben der rein symptomatischen Therapie mit Bronchodilatatoren und entzündungshemmenden Präparaten in der langfristigen Behandlung ankommt: das Seelische intensiver und nachhaltig mit dem Körper zu verbinden. Das kann durch eine vollwertige Ernährung und eine konzentrierte Atmosphäre beim Essen geschehen, durch Ausdauer bei körperlichen Anstrengungen sowie durch das eigenständige Überwinden fieberhafter Infekte, und auch durch Bewegungstherapien wie beispielsweise die Heileurythmie.

Atmung und seelische Prozesse

Zunächst die gute Nachricht: Viele betroffene Kinder sind sehr sensibel und überdurchschnittlich intelligent. Sie sind oft auch künstlerisch begabt und wissen als Erwachsene besser als andere, was sie wollen. Es ist wichtig für

Eltern, diese beruhigende Nachricht bei allen Sorgen um das asthmakranke Kind im Kopf zu behalten.

Erkrankte Kinder sind abends oft unruhig und innerlich angespannt. Sie schlafen deshalb schwer ein oder wachen nachts auf – dann haben sie oft Angst, auch ohne Atemnot. Zudem reagieren asthmakranke Kinder gegenüber den unterschiedlichsten Einflüssen von außen sensibler als andere: Ob Klima, Pollenflug, Hausstaubmilbe, Bestandteile der Nahrung (Nahrungsmittel-Unverträglichkeiten) oder das »Klima« in ihrer Umgebung, die Atmosphäre in der Familie oder der Schule – ihr Seelisches wirkt schutzlos dagegen und überempfindlich.

Allgemein kann man sagen, dass Kinder mit Asthma seelisch »eine dünne Haut« haben. Sie zeigen sich oft als eindrucksvolle und differenzierte kleine Persönlichkeiten, können aber auch anstrengend sein und die erwachsenen Bezugspersonen, vor allem ihre Mutter, stark mit ihren Ängsten in Anspruch nehmen. Die Kinder wirken in ihrem seelisch wachen Aspekt »zu groß«, ganz dem Atem entsprechend, der sich ohne scharfe Grenzen in die Umwelt erstreckt und alles aufnimmt, was »in der Luft liegt«.

Auf der anderen Seite fällt auf, dass Kinder mit Asthma bronchiale oft zielstrebig und erfolgreich ihr Leben meistern! Viele zeigen ein reiches seelisches Leben und oft berühren diese Kinder ihre Eltern und ihre Umgebung besonders intensiv. Diese Qualität eines intensiven Seelenlebens kann ein ganz anderer, positiver Grund dafür sein, dass das Eintauchen des Seelischen in den Körper erschwert verläuft. Auf gar keinen Fall kann man kindliches Asthma bronchiale einfach darauf reduzieren, »dass die Eltern etwas falsch gemacht haben«!

»Spurensuche«

Um den tiefer liegenden seelisch-körperlichen Auslösern des Asthma auf die Spur zu kommen, können Sie versuchen, folgende Frage zu beantworten: Welche Gründe und Ereignisse hat es im Leben Ihres Kindes gegeben oder gibt es, die das Eintauchen seiner Seele in den Körper erschwert haben? Möglich sind zum Beispiel Schocks in der Schwangerschaft oder der frühen Kindheit, eine Ambivalenz der Eltern bei einer Fruchtwasseruntersuchung oder einem negativen Ultraschallbefund, die (zeitweilige) Ablehnung der Schwangerschaft, Partnerschaftskonflikte, Todesfälle in der Familie oder traumatische Umzüge. Denkbar ist auch, dass der Vater die Schwangerschaft abgelehnt oder die Mutter verlassen hat. Oder dass diese sich von ihm seelisch im Stich gelassen fühlte.

Gelingt es, die auslösenden Gründe und Ereignisse zu benennen, ist ein wichtiger Schritt getan. Die erweiterte Therapie wird darauf abzielen, das Eintauchen der Seele in den Körper, das in entscheidenden, traumatischen Momenten gestört worden ist oder im Alltag latent gestört wird, dauerhaft zu ermöglichen und zu verbessern.
Dabei muss neben der Störung der Atmung, der Immunregulation und der Verdauung auch auf die Wärmeverhältnisse geachtet werden: Ein Kind mit Asthma kann seinen eigenen Leib nicht differenziert genug durchwärmen. Die Körperwärme ist nicht richtig verteilt, oder das Kind hat eine gestörte Wärmeempfindung. Dort wird eine anthroposophische Therapie ansetzen. Bewährte Behandlungsmöglichkeiten finden Sie auf den folgenden Seiten.

Bei ausgeprägter Atemnot wird der Arzt Ihr Kind in eine Kinderklinik einweisen.

ANTHROPOSOPHISCH-HOMÖOPATHISCHE THERAPIE

Insgesamt zielt die ganzheitliche Therapie bei Asthma bronchiale darauf ab, das Gleichgewicht des Kindes (wieder) herzustellen. Das kann nur sehr individuell nach einer ausführlichen Anamnese bei jedem Kind geschehen. Dabei wird eine allopathische Therapie nicht abrupt reduziert oder abgebrochen, da sie in vielen Akutsituationen notwendig und hilfreich ist. Gemeinsames Ziel von Arzt und Eltern ist, dass die Fähigkeiten des kindlichen Organismus dahingehend angeregt, gelenkt und entwickelt werden, dass er auf Dauer selbst mit den Anfällen fertig wird. Das dauert oft Jahre. Hilfreich sind bei der Dauerbehandlung neben den allopathischen Medikamenten verschiedene potenzierte Medikamente, die die Selbstregulation und Funktion der Atemorgane anregen und unterstützen. Auch eine über längere Zeit angewendete Heileurythmie (siehe Kasten Seite 110) kommt in Betracht, ebenso künstlerische Therapien wie Sprach-, Musik- oder auch Maltherapie. Vermutet man die Ursache für das Asthma in der Psyche des Kindes, wird eine ausführliche Gesprächstherapie mit den Eltern oder auch mit dem Kind empfohlen. Nicht vergessen werden darf eine gute Ernährungsberatung. Die intensive und liebevolle Pflege eines asthmakranken Kindes ist bei psychosomatischen Ursachen von großer Bedeutung, damit das Seelische nachreifen kann.

Neben den offiziellen Stufentherapieplänen (siehe Seite 110) haben sich als Grundbehandlung bei Anstrengungsasthma bewährt
- **Vivianit D6 Trit. WELEDA**
  2-mal tägl. 1 Msp. früh und nachmittags und

- **Cuprum sulfuricum D12 Dil. WELEDA**
  2-mal tägl. 5–7 Tropfen mittags und abends über mehrere Monate hinweg gegeben.

Als Anfangsmittel allgemein geeignet, vor allem dann, wenn ein trocken-krampfbetontes Asthma vorliegt
- **Nicotiana comp. Glob. WALA**
  anfangs viertelstündl. 3–5 Globuli einnehmen, dann seltener.

Bei allergischen Asthmaformen, die in besonderem Maße einer individuell-ärztlichen Führung bedürfen
- **Lobelia comp. WELEDA**
  3- bis 5-mal tägl. 7–15 Tropfen

Bei allen Aspekten, die bei akutem Asthma beteiligt sind, wie Krampf, Schwellung, Verschleimung, nächtliche Verschlimmerung und Störung der Verdauung, besonders auch bei Infektasthma hat sich als Kompositionsmittel bewährt
- **Cuprum acet. D6, Ipecacuanha D6, Thenardit D6, Stibium ars. D8 (alle WELEDA)**
  zu gleichen Teilen (je 5–10 Tropfen) in ein Glas Wasser geben, anfangs stündl., dann 5-mal tägl. 1 Schluck davon nehmen.

Bei geschwächter Vitalität, unzureichender Wärmebildung und chronischer Infektanfälligkeit der unteren Atemwege wird die Behandlung sehr wirksam unterstützt durch
- **Inhalationen mit Pulmo/Vivianit comp. Amp. WALA**
  1:1 mit physiologischer Kochsalzlösung (NaCl 0,9 %) verdünnt in ein Inhaliergerät geben (siehe Seite 60).
  1-mal tägl. als Langzeittherapie

- Umckaloabo ISO Dil.

  3-mal tägl. 5–15 Tropfen, sowie durch

- Inhalationen mit Levico D3 Amp. WELEDA

  1 Ampulle 1:1 mit physiologischer Kochsalz-lösung (NaCl 0,9 %) verdünnt 2- bis 3-mal tägl. durchgeführt (siehe Seite 60).

Allgemein ist die Pflege der Haut und der Wärmeorganisation wesentlich, vor allem abendliche Ganzkörpereinreibungen (ohne Kopf) zum Beispiel mit

- Malvenöl WALA,

  das durchwärmend wirkt oder mit

- Ol. Lavandulae 10 % WELEDA / WALA,

  das beruhigend und entkrampfend wirkt.

Wie Sie als Eltern helfen können

Am besten ist es, wenn Sie gemeinsam mit Ihrem asthmakranken Kind an einer Asthmaschulung in kleinen Gruppen teilnehmen. So lernen Sie, die Schwere des Asthmas einzuschät-

●● Hilfe durch Heileurythmie

Heileurythmie spricht die kindliche Eigenaktivität besonders gut an, was die Heilung des Asthmas begünstigt. In der Heileurythmie steht eine ausgewählte Lautfolge im Zentrum der Übungen. Bestimmte Sprachlaute, zum Beispiel »L-A-O-U-M«, werden nicht gesprochen, sondern in einer dem Laut entsprechenden Weise als körperliche Bewegung durch das Kind ausgeführt. So lernt das Kind durch bewusst ausgeführte Bewegungen, auf den Körper und die seelische Verbindung zu ihm positiv einzuwirken. Das Kind gewinnt zusehends an Eigenständigkeit.

zen und gemäß offiziellen Stufentherapieplänen (dazu gehören unter anderem Inhalationen mit allopathischen Mitteln wie Beta-Sympathikomimetika, Vagolytika, Leukotrienantagonisten und Steroiden) zu beherrschen. Sie werden dort außerdem über die Auslöser informiert sowie über den Ablauf der Anfälle, die medizinischen Anwendungen und die eigenen Behandlungsgrenzen.

Ziel der Therapie ist es, akute Anfälle zu durchbrechen und sie auf Dauer zu vermeiden. Dazu lassen Sie Ihren Säugling am besten mit Maske inhalieren, Ihr Kindergartenkind mit Spacer und Ihr Schulkind mit Sprays (Dosier-Aerosole oder Pulverinhalationen).

Die Behandlung von Asthma dauert lange, meist zwischen zwei und vier Jahren.

In der Akutphase können Sie als Eltern neben den offiziellen oben schon genannten Stufentherapieplänen noch Folgendes tun:

- Ruhe bewahren und Zuversicht ausstrahlen
- die Arme des Kindes auf einem Kissen abstützen, es aufrecht sitzen lassen
- es in kleinen Schlucken trinken lassen
- warme, ansteigende Fußbäder (siehe Seite 59, 37 bis 40 °C über 15 Minuten) machen. Eventuell in das Fußbad 3 Esslöffel schwarzes Senfmehl geben (nicht ansteigend! Dauer bis eine leichte Hautrötung auftritt), anschließend:
- Einreiben der Fußsohlen und Waden mit Kupfersalbe (Cuprum met. 0,4 % Salbe WELEDA oder Kupfersalbe [rot] WALA) oder Einreiben der Beine mit Malvenöl WALA
- Brustwickel (in der Akutphase) mit
  ○ Retterspitz (siehe Seite 56), 1:10 verdünnt mit körperwarmem Wasser (wirkt krampflösend bei hartem und trockenem Husten)

○ Senfmehl oder Ingwermehl (siehe Seite 57 oder 58)

○ Magerquark körperwarm, Quark auf Wickeltuch im Backrohr bei 50 bis 100 °C 3 bis 4 Minuten aufwärmen (bei feucht-entzündlichem Asthma mit schleimig obstruktiver Symptomatik

○ Anschließend Brusteinreibungen mit Lavendelöl, das entkrampfend, schlaffördernd wirkt, besonders bei trockenem Asthma.

Nach der Akutphase:

◉ Einreiben des Rückens mit Lavendelöl

◉ Weiterhin jeden Abend ansteigende Fußbäder – besonders bei Infektasthma und unzureichender Wärmebildung sehr wirksam!

Um als Eltern die Mitte Ihres Kindes zu stärken und ein Gleichgewicht herzustellen, können Sie vor allem für einen geordneten, regelmäßigen Tages- und Wochenrhythmus in einer warmen und herzlichen Atmosphäre sorgen. Dabei sollten sich intellektuelle, künstlerische und körperliche Betätigungen gleichmäßig abwechseln. Besprechen Sie mit Ihrem Arzt auch, ob eine Diät sinnvoll ist oder ob eine Sanierung der Wohnräume (vor allem des Bettes!) gegen Allergene helfen könnte. Achten Sie außerdem auf gesunde Luft, indem Sie nicht rauchen und mögliche Schadstoffe aus der Luft, von Möbeln und Farben oder durch eine Fußbodenheizung vermeiden. Weitere Vorschläge finden Sie im Allergiekapitel ab Seite 252.

Das Zusammenspiel von Atmung und Sprache

Was bedeutet die Atmung für Kinder, außer dass dabei Gas ausgetauscht wird? Die Lungenatmung ermöglicht uns das Sprechen, sodass wir uns seelisch-geistig offenbaren können. Beim Sprechen ist der ganze Leib tätig. Sprache wird nicht nur im Kopf erzeugt, sondern über den gesamten Bewegungsorganismus und die Atmung ermöglicht. Zum Sprechen gehört jedoch immer auch Zuhören. Auch das Zuhören ist nicht nur ein zerebraler Vorgang, sondern geschieht durch den gesamten Bewegungsorganismus und die Atmung in feinster Resonanz. Das Kind ist beim Sprechen und Zuhören geistig, seelisch und leiblich tätig. Die Atmung vermittelt ebenso wie die Wärme zwischen dem Seelisch-Geistigen und dem Leiblichen des Kindes. Ist also die Atmung eines Kindes gestört, gelingt auch diese wichtige Vermittlung nicht. Rudolf Steiner hat im Rahmen der Waldorfpädagogik großen Wert darauf gelegt, dass die Kinder richtiges Atmen lernen. Auf vielen Ebenen kann die Atmung im Alltag positiv beeinflusst werden, gerade bei Kleinkindern. Deswegen sind Lieder so wichtig, Kinderreime mit künstlerisch-rhythmisierter Sprache und vor allem eine miteinander sprechende und einander zuhörende Gemeinschaft, in der das Seelische authentisch mitschwingt. Wenn das Kind dauerhaft eine Umgebung erlebt, in der nicht mehr wirklich miteinander gesprochen, nicht mehr gespielt und miteinander gelacht oder gesungen wird, in der das Sprechen nur für intellektuelle Tätigkeiten instrumentalisiert wird, zum Austauschen von Informationen, zum Besprechen von Sachzwängen, wird sich auf Dauer beim Kind auch die Atmung verändern.

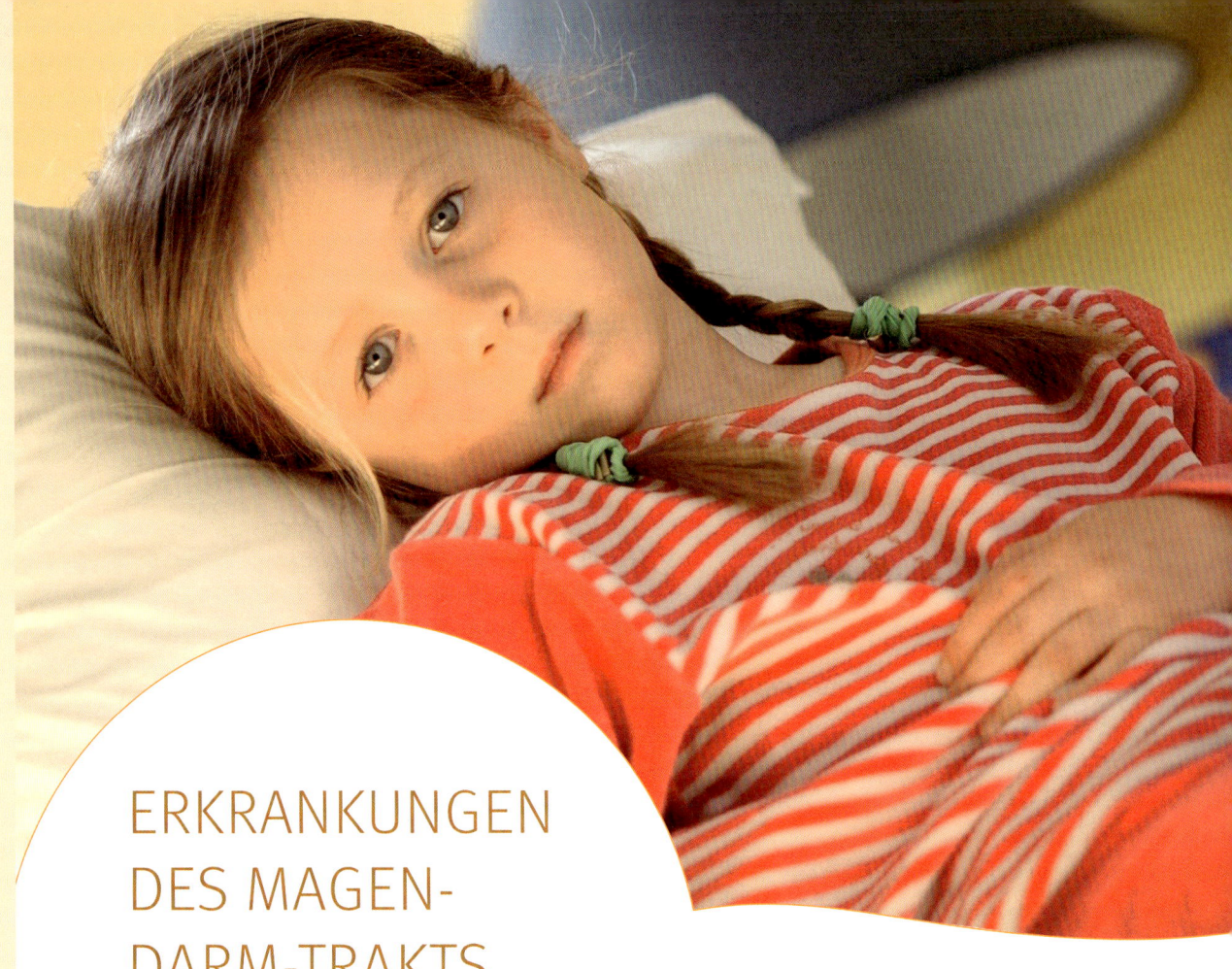

ERKRANKUNGEN DES MAGEN-DARM-TRAKTS

Das Verdauungssystem

Unser gesamtes Verdauungssystem dient einem speziellen Stoffwechsel: Aus der aufgenommenen und verdauten Nahrung gewinnen wir Energie, Wärme und wichtige Substanzen für den Aufbau unseres Körpers. Es findet also in diesem Sinne wörtlich ein Stoff-Wechsel statt: artfremde Stoffe werden über die Nahrungsmittel aufgenommen und chemisch sowie physikalisch so zerkleinert, dass der Organismus daraus seine eigenen Organe aufbauen kann.

Dabei wird unser Organismus umso mehr unterstützt, je natürlicher und frischer das Essen ist, das wir zu uns nehmen. Denn die frische Nahrung aktiviert die Verdauungsprozesse anders als industriell stark bearbeitete Nahrungsmittel dies tun. Offensichtlich muss und kann sich unser Körper bei frischen Nahrungsmitteln mehr anstrengen, sie ordentlich zu verdauen und die darin enthaltenen Lebenskräfte aus der Natur in eigene Lebenskräfte umzuwandeln. Jeder gesunde menschliche Organismus braucht diese Herausforderung: Denn die Auseinandersetzung mit natürlichen und frischen Nahrungsmitteln stärkt unsere Verdauungskräfte, wie ein Spaziergang oder Arbeit in der freien Natur unsere Vitalität stärkt. Essen aus der Konserve wirkt demgegenüber so anregend wie Wartezeiten am Hauptbahnhof.

»Ein gesunder Geist in einem gesunden Körper« – nicht nur aus anthroposophischer Sicht hängt die Fähigkeit zur Konzentration, Selbstbeherrschung und Ausdauer mit einer gesunden Verdauung zusammen. Die Basis dafür wird in der frühen Kindheit gelegt: Wir wissen heute, dass sich der Aufbau der lebenswichtigen Darmflora vor allem in den ersten drei Lebensjahren des Kindes vollzieht. Ausreichend langes Stillen, die Einführung frisch zubereiteter Nahrungsmittel zum richtigen Zeitpunkt, ein geregelter Ernährungsrhythmus und möglichst wenig Weißmehl und Zucker im Essen können Kinder vor Allergien schützen. Sie als Eltern können also mit dazu beitragen, dass chronische Krankheiten seltener werden, und Sie können eine stabile Basis für die Gesundheit Ihres Kindes schaffen. Auf den folgenden Seiten erfahren Sie, welche Maßnahmen Sie im Einzelnen ergreifen können.

Vom Mund bis in den Magen

Die Nahrungsaufnahme beginnt mit bewussten Sinneseindrücken: Wir sehen das Essen, wir riechen es – und duftet es entsprechend köstlich, läuft uns das Wasser im Munde zusammen, bevor wir einen Bissen hinuntergeschluckt haben. In der Mundhöhle wird mithilfe der Zähne die Nahrung zerkleinert und zermahlen. Lebendige Enzyme im Speichel unterstützen die Zersetzung durch Aufspaltung von Kohlenhydraten; gleichzeitig regeneriert der Speichel den täglich beanspruchten Zahnschmelz. Die Zunge spielt eine wichtige Rolle sowohl beim Zerkleinern der Nahrung als auch bei den Sinneseindrücken – so macht sie ein differenzierteres Schmecken von süß, salzig, sauer und bitter erst möglich.

●● *Warum H-Milch eine Kuhmilchallergie begünstigt*

Das Milcheiweiß in der Milch ist hochspezifisch für die Kuh, von der es stammt. Um beim Menschen keine Allergie auszulösen, müsste dieses fremde Eiweiß vollständig im Verdauungsprozess zerstört werden. Genau das gelingt bei H-Milch aber nicht. Im Gegenteil: Das fremde Milcheiweiß passiert den Magen weit schneller als zum Beispiel Demeter-Vollmilch, die als einzige pasteurisierte Milch nur teilhomogenisiert ist. Beim Homogenisieren wird nämlich das Milchfett in kleinste Tröpfchen verschlagen und verbindet sich mit dem Milcheiweiß. Auf diese Weise »versteckt« H-Milch einen Teil des Milcheiweißes im Milchfett. Diese Mixtur aus »atomisiertem« Milchfett und Milcheiweiß kann den Magen und alle Abbauprozesse des kindlichen Darms sehr leicht »unerkannt« passieren und in den Körper aufgenommen werden. Dort aber lösen solche Fremdstoffe bereits Alarmreaktionen aus, weil normalerweise alles fremde Eiweiß im Verdauungsprozess vollständig zerstört werden muss. H-Milch begünstigt auf diese Weise eindeutig die Entstehung einer Kuhmilchallergie! Demgegenüber gerinnt Demeter-Vollmilch und Vorzugsmilch im Magen so, dass das Kuhmilcheiweiß dem Organismus für seine Verdauungsarbeit in idealer Weise »präsentiert« wird. Durch diese Eigenschaft fördert nicht homogenisierte Milch eine vollständige Eiweißverdauung.

Für die Fachwelt verblüffend war die Erkenntnis aus einer 2007 veröffentlichten Studie, dass »Bauernmilch«, deren Fett gar nicht homogenisiert wurde, nachweislich vor Allergien schützt, wenn das Baby nach der Stillzeit diese Milch bekommt!

Nach dem Hinunterschlucken der zerkauten Speise, die die Speiseröhre passiert, laufen alle weiteren Prozesse zunächst unbewusst ab. Die Magensäure beginnt, das aus der Nahrung aufgenommene Eiweiß aufzulösen, ihm seine fremde Prägung – zum Beispiel als Kuhmilcheiweiß – zu nehmen und es in kleinste »neutrale« Einzelteilchen zu zerlegen. Der menschliche Organismus kann Säuren in seinem Körper bilden und diese absondern.

Wie stark Absonderungsprozesse mit seelischen Vorgängen zusammenhängen, kann an einem anderen Beispiel verdeutlicht werden, an der Harnbildung: Bei Angst, Aufregung oder seelischer Anspannung steigen die Harnabsonderung und der Druck auf die Blase. Genauso wird bei Stress vermehrt Magensäure gebildet.

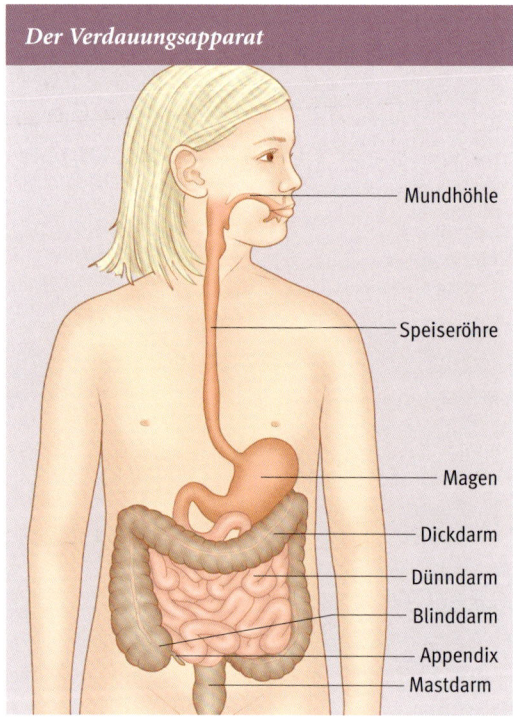

Der Verdauungsapparat

Mundhöhle

Speiseröhre

Magen

Dickdarm

Dünndarm

Blinddarm

Appendix

Mastdarm

Normalerweise schützt die Magenschleimhaut den Magen mit einer besonderen Schleimschicht vor seiner eigenen Säure, stehen Säure- und Schleimbildung in einem Gleichgewicht. Wenn das Seelische aber zu stark eingreift – etwa bei Stress oder Kummer –, reicht der Schutz der Schleimhaut nicht mehr aus: Die schützende Schleimschicht wird schwach, die Säurebildung nimmt zu, und es können sich typische, säureliebende Bakterien (Helicobacter pylori) ausbreiten. Wenn der problematische seelische Zustand andauert, vermehren sich diese und es kann eine Magenschleimhautentzündung oder sogar ein Magengeschwür entstehen. Beides ist im Kindesalter aber noch selten.

Vom »Pförtner« bis in den Dünndarm

Der Übergang des Speisebreis in den anschließenden Dünndarm wird durch den Magenpförtner (Pylorus) reguliert. Durch diese Öffnung wird der flüssige Speisebrei mithilfe von rhythmischen Bewegungen des Magens in den Dünndarm befördert. Da der Magenpförtner als Muskelring eine sehr enge Öffnung hat, wird der flüssige Speisebrei dabei regelrecht »eingespritzt«. Dadurch können sich Luft und Flüssiges durchdringen und der Speisebrei wird schaumig. Beim gesunden Menschen tritt ab dem Dünndarm, also nach dem Magenpförtner, keine freie Luft (sprich: Blähungen) mehr im Darm auf, während noch vor dem Magenpförtner im Magen eine Luftblase über dem Speisebrei normal ist. Zeitgleich verändert sich der pH-Wert: Aus dem sauren Milieu des Magens (pH-Wert von 2) wird ein alkalisches, »friedliches« Milieu im Dünndarmbereich (pH-Wert von 8) – eine milde Lauge im Gegensatz zur aggressiven Säure des Magens. Im Dünndarm kommen wichtige Verdauungssekrete von den Organen Leber, Galle und Bauchspeicheldrüse hinzu, um mithilfe von Enzymen die Nahrung in ihre kleinsten Bestandteile zu zerlegen: Eiweiße werden zu Aminosäuren, Kohlenhydrate zu Einzelzuckern und Fette zu Fettsäuren und Glycerin gespalten. Dabei wird der Speisebrei durch Pendelbewegungen rhythmisch hin und her geschaukelt.

Ziel der anthroposophischen Behandlung bei Magen-Darm-Beschwerden ist es, das Verdauungssystem des Kindes so zu stärken, dass es bis zum Dünndarm alle aufgenommene Nahrung vollständig in kleinste, »neutrale« Elemente abbauen kann. Dieser Prozess ist chemisch außerordentlich aggressiver Natur! Säugling und Kleinkind entwickeln erst langsam die dazu notwendigen Kräfte. Krankheiten und Schwächezustände des Organismus können diese Fähigkeit beeinträchtigen. Arbeitet die Verdauung unzureichend, gelangen unverdaute Nahrungsbestandteile in Dünn- und Dickdarm: Dort stören sie die Aufnahme der Nahrung ins Innere des Körpers und werden im Darm zum Nährboden von Schädlingen, zum Beispiel von Hefe-(Candida-)Pilzen. Schließlich können unverdaute Nahrungsbestandteile zu Blähungen, Bauchschmerzen, Durchfällen und Nahrungsmittelunverträglichkeiten führen.

Die vollständig abgebauten Nahrungsbestandteile können im Dünndarm ins Innere des Organismus aufgenommen werden. Ermöglicht wird das durch die Oberflächenvergrößerung der Darmschleimhaut, die eine Oberfläche von über $100\,m^2$ erreicht. Die aufgenommenen Nahrungsbestandteile werden zur Leber befördert, wobei die Fette zunächst an der Leber vorbei direkt in den großen Blutkreislauf gelangen. Die Leber als wahres Wunderorgan baut aus den einzelnen Bestandteilen die Substanzen auf, die

unsere Organe benötigen. Jedes menschliche Organ ist aus hoch individualisierten Substanzen aufgebaut, die sich nicht nur von jeder Tierart, sondern bereits von jedem anderen menschlichen Individuum unterscheiden. Nur das selbst Aufgebaute wird auf Dauer vom Organismus akzeptiert, was sich auch an anderer Stelle zeigt: Transplantierte Organe werden normalerweise nur toleriert, wenn das eigene Immunsystem beim Versuch des Abstoßens unterdrückt wird.

Letzte Station Dickdarm

Der Rest des Speisebreis gelangt in den Dickdarm. Während im Dünndarm eine hohe Lebendigkeit mit dynamischen, rhythmischen Bewegungen vorherrscht und die Darmpassage nur wenige Stunden dauert, kommt es im Dickdarm zu einem »Abbremsen«. Die Nahrung verweilt dort zum Teil ein bis zwei Tage, wird eingedickt und wieder strukturiert.

Dabei ist die körpereigene Darmflora von größter Bedeutung. »Darmflora« werden all die Bakterien genannt, die der Organismus vor allem im Dickdarm beherbergt und zum Abbau und zur vollständigen Verdauung der Nahrung dringend benötigt. Sogar der Aufbau lebenswichtiger Vitamine hängt von der eigenen Darmflora ab. Dieser beginnt natürlicherweise durch »Starterbakterien« der Mutter und aus der Umgebung des Kindes und dauert etwa drei Jahre. Die ständige Auseinandersetzung mit der eigenen Darmflora bildet eine wichtige Grundlage für das menschliche Immunsystem und seine Selbstregulation: Störungen der Darmflora vor allem im ersten Lebensjahr, zum Beispiel durch fehlende Muttermilch, falsche Ernährung und Antibiotika, können den Aufbau des Immunsystems stören und Allergien begünstigen. Die Erkenntnis, dass Antibiotika im ersten Lebensjahr die Allergiehäufigkeit (Neurodermitis und Asthma bronchiale) deutlich erhöhen, wird so verständlich: Denn zwei Drittel unseres Immunsystems sind immer nur mit dem Darminhalt und der Darmflora beschäftigt. Hier lernt der Organismus, Eigenes und Fremdes auseinanderzuhalten, das Richtige hereinzulassen und alles Fremde auf Distanz zu halten.

Während die Darmpassage im Dünndarm relativ flott geschieht, verweilt der Rest des Speisebreis einige Zeit im Dickdarm. Dieser verhält sich wie ein »Stauorgan«, an dessen Ende, dem Anus, die bewusste Wahrnehmung wieder erwacht. Wir spüren den Stuhldrang, können ihm nachgeben oder ihn unterdrücken. Dass Kindern der Stuhldrang und die Möglichkeit eigene Substanz kontrolliert zu stauen und abzugeben bewusst wird, hat mit seelischen Reifungsvorgängen zu tun. In der Psychoanalyse hängt die »anale Phase« nach Freud seelisch mit dem Bedürfnis nach Kontrolle und Besitz zusammen. Die Kontrolle der Stuhlentleerung ist von der Entfaltung unseres Bewusstseins abhängig und kann deshalb, zum Beispiel im Rahmen einer Demenz, wieder verloren gehen. So wie der Dickdarm lernt zu stauen, lernt auch das Kind im seelischen Heranreifen, Prozesse zurückzuhalten, für sich zu behalten und zu kontrollieren. So kann ein Kindergartenkind schon etwas länger auf die Erfüllung seiner Wünsche und Bedürfnisse warten als ein Kleinkind.

Wichtige Prozesse im Zusammenspiel

Ein Kind hat keine körperlichen Beschwerden, wenn es mit sich im Reinen ist, denn dann läuft auf seelischer und körperlicher Ebene alles harmonisch ab. Ist es jedoch nicht mit sich im Reinen, äußert sich das sofort auch durch körperliches Unbehagen, da die körperliche und die seelische Ebene eng miteinander verwoben sind. Am deutlichsten zeigt sich die Wechselwirkung beim Appetit. Die Freude am Essen vergeht sofort, wenn ein Problem oder ein Konflikt das Kind so belastet, dass es seelisch nicht alles verdauen kann und mit den Problemen nicht fertig wird. Im umgekehrten Fall kann Essen zum Ersatz werden. Wird etwa ein seelisches Bedürfnis, ein seelischer Hunger nicht gesättigt, kann der Ausgleich auf körperlicher Ebene gesucht werden. Ersehnt sich das Kind mehr Anerkennung und Beachtung als es normalerweise bekommt, kann der Appetit auf Nahrung zunehmen, vor allem auf Süßes. Der Volksmund spricht nicht umsonst von »Kummerspeck«.

Verdauung und seelisches Befinden

Auch die Beschleunigung und Verlangsamung der Verdauungsprozesse hängen eng mit den seelischen Vorgängen zusammen. Eine beschleunigte Verdauung bis hin zum Durchfall kann entstehen, wenn sich das Kind seelisch zu wenig abgrenzen kann und »ausfließt«, wenn also zu wenig Selbstbehauptungskräfte vorhanden sind. Bei Ängsten oder in Prüfungssituationen mit der Sorge nicht zu bestehen, »durchzufallen«, kommt es auf körperlicher Ebene zum »Durchfall(en)«. Umgekehrt kann die Darmtätigkeit langsamer werden und bis zur Verstopfung führen, wenn das Kind überkontrolliert ist, sich ständig zusammennimmt, und wenn es nicht loslassen kann.

Selbst bei chronisch entzündlichen Darmerkrankungen findet man charakteristische Parallelen zwischen Darmbefund und seelischem

Befinden: Kinder mit Morbus Crohn, einer chronisch entzündlichen Darmerkrankung, die zu Darmverengungen bis hin zum Darmverschluss führen kann, neigen dazu, sich seelisch eher abzuschließen bzw. abzugrenzen (siehe Seite 156). Dagegen neigen Kinder mit Colitis ulcerosa, einer chronischen Entzündung des Dickdarms mit wiederkehrenden schleimigen und blutigen Durchfällen, auch seelisch dazu, sich schlecht abgrenzen zu können. Sie scheinen »auszufließen« und von ihrer Familie stark abhängig zu bleiben (siehe Seite 151).

Ganzheitlicher Ansatz

Die anthroposophisch erweiterte Medizin bezieht als ganzheitliche Therapie die vier Wesensglieder des Kindes (siehe ab Seite 14) ein: So hat die Ernährung eine unmittelbare Wirkung auf den Körper, potenzierte Arzneimittel auf die Lebensorganisation, Kunsttherapien wirken direkt auf die Seele des Kindes und der Blick auf die Biografie berücksichtigt das Individuelle im Lebenslauf.

Gute Ernährung

Der kindliche Organismus wird umso mehr unterstützt, je frischer die Nahrung ist, die das Kind zu sich nimmt. Konservierte Nahrungsmittel unterscheiden sich chemisch messbar von frischen: Der Folsäuregehalt von Spinatblättern nimmt beispielsweise in wenigen Tagen um 70 Prozent ab. Gläschenkost ist also vor allem deshalb »vitaminisiert«, damit es bei Kleinkindern nicht infolge der Lagerungsverluste zu Vitaminmangelkrankheiten kommt. Die künstlichen Zusätze sind aber nicht vergleichbar mit den natürlichen Vitaminen und Spurenelementen, die die Pflanzen selbst bilden. Durch die künstliche Anreicherung mit Vitaminen können darüber hinaus manche plötzlich im Überfluss vorkommen und den Organismus irritieren. Nahrungskonserven bleiben also immer problematische Nahrungsmittel. Im Gegensatz dazu fördert eine gesunde Vollwertkost die Verdauungstätigkeit. Die Fähigkeiten, die im Magen-Darm-System und in der Beherrschung der eigenen Darmflora trainiert werden, sind für alle immunologischen Vorgänge wichtig: Somit trägt schon allein die tägliche Nahrung dazu bei, dass das Kind in seiner Entwicklung ein gutes Immunsystem aufbauen kann.

Besonders hohe Qualität haben die Nahrungsmittel, die aus biologisch-dynamischem Anbau stammen (Demeter-Produkte). Neueste wissenschaftliche Studien aus Schweden belegen, dass durch Demeter-Ernährung die Allergierate gesenkt werden kann.

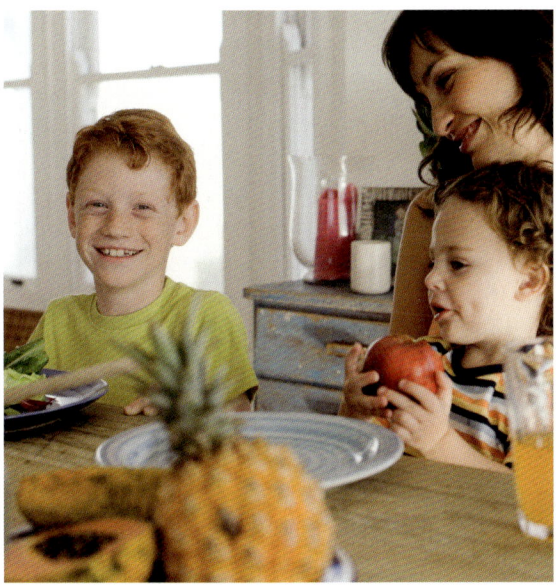

Freude beim Essen und frische Nahrungsmittel fördern die Verdauung und den Aufbau des Immunsystems.

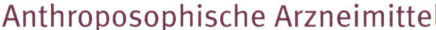

Anthroposophische Arzneimittel

»Typische« anthroposophische Arzneimittel zur Behandlung des Magen-Darm-Trakts stärken vor allem die gesunden Funktionen dieses Organsystems: Zum Beispiel bekommt ein Kind Tabletten aus Farn- und Weidenextrakten. Damit wird die Rhythmik von Magen und Dünndarm angeregt und Verstopfung und Durchfall, aber auch einem Rückfluss von Mageninhalt in die Speiseröhre entgegengewirkt. Bei einer gesunden Rhythmik von Magen und Darm tritt auch seltener ein Pilzbefall auf. Die Wirksamkeit anthroposophischer Arzneimittel bei Magen-Darm-Erkrankungen lässt sich am besten so verstehen, dass sie dem Organismus des Kindes gezielt einen Anreiz geben, sein Funktionsgleichgewicht wieder selbst herzustellen.

Bei der ganzheitlichen Behandlung ergänzen allopathische und anthroposophische Arzneimittel einander: Wo es möglich ist, wird man zuerst versuchen, die eigenen Kräfte des Organismus anzuregen.

Kunsttherapien wirken auf das Seelische

Der Darm arbeitet nicht isoliert, sondern Verdauung, Gefühle und Bewusstsein des Kindes wirken eng zusammen. Bei chronischen Darmerkrankungen schenkt die Anthroposophische Medizin diesem Zusammenhang besondere Aufmerksamkeit und bietet unterschiedliche Kunsttherapien an (siehe Seite 30): Ein Kind mit einer chronischen Dickdarmentzündung kann zum Beispiel beim plastisch-therapeutischen Gestalten mit Ton lernen, eine bestimmte Form zu bilden und sauber herauszuarbeiten. Das stärkt seine Fähigkeit, auch das »Ausfließen« seines Dickdarms zurückzuschrauben und seine seelische Abhängigkeit von anderen Menschen zu überwinden. Die Kunsttherapie kann

dem Kind vermitteln, was es selbst kann. Sie stärkt in jedem Fall das Selbstvertrauen des Patienten, das bei chronischen Krankheiten fast immer verletzt und geschwächt ist. Studien deutscher Krankenkassen konnten belegen, dass Patienten nach einer Kunsttherapie über Jahre hinweg gesünder sind als vorher und seltener einen Krankenhausaufenthalt benötigen.

Auch in der Heileurythmie (siehe Seite 33) lernt das Kind, Bewegungen durchzuführen, die auf seine inneren leiblichen Funktionen, zum Beispiel die Darmbewegung, zurückwirken. So kann zum Beispiel ein saurer Rückfluss von Magensekret in die Speiseröhre (Reflux) durch gezielte Heileurythmie-Übungen deutlich verringert werden.

Die individuelle Lebenssituation

Die Anthroposophische Medizin bezieht das Alter, die körperlich-seelisch-geistige Reifung des Kindes und seine Biografie in ihre Behandlung ein. So empfinden Kinder im neunten bis zehnten Lebensjahr häufig Bauchschmerzen, die mit ihrer seelischen Reifung zusammenhängen – sie erleben plötzlich Einsamkeit und werden sich erstmals ihrer eigenen Sterblichkeit und der ihrer Eltern bewusst. Versteht man diese biografische Situation, kann man die Bauchschmerzen viel rascher und befriedigender behandeln.

So bemüht sich die Anthroposophische Medizin um eine wirklich ganzheitliche Diagnose und eine entsprechende Behandlung: Nicht die Reparatur des Körpers steht dabei im Vordergrund, sondern die Entwicklung, die das Kind im Laufe seiner Reifung und im Verlauf seiner Krankheit durchmacht. Dieser Prozess verläuft bei jedem Kind individuell und kann durch das Angebot der Anthoposophischen Medizin sanft unterstützt werden.

Dreimonatskoliken

Typische Symptome

vor allem in den ersten drei Lebensmonaten, manchmal auch länger:

- Unruhezustände
- anhaltendes Schreien, vor allem in den Abendstunden
- Kolikschmerzen
- Schlafschwierigkeiten

Auch die Eltern zeigen typische Symptome, so sind sie zum Beispiel häufig:

- entnervt, hilflos und verzweifelt
- übermüdet

Unter **Dreimonatskoliken** versteht man wiederkehrende Unruhezustände eines Säuglings, die wie kolikartige Bauchschmerzen »erscheinen«. Diese können mit Blähungen einhergehen (»Blähungskoliken«), ohne dass eine organische Ursache dafür gefunden werden kann. Sie stellen sowohl für das Kind, als auch für seine Eltern eine große Belastung dar. Frühgeborene leiden oft länger an diesen Unruhezuständen, betroffen sind eher Erstgeborene.

Man weiß heute, dass die Blähungen meist erst während der kolikartigen Attacken des Säuglings entstehen. Eindeutig nehmen die Beschwerden mit zunehmender Übermüdung von Kind und Eltern zu. Der Begriff »Dreimonatskoliken« weicht allmählich dem Begriff »Schreibaby«, da eine rein auf den Bauch des Kindes gerichtete Erklärung zu kurz greift.

Aus ganzheitlicher Sicht

Bei Babys, die an Dreimonatskoliken leiden, ist der gesamte Rhythmus gestört, sowohl der Schlaf-Wach-Rhythmus als auch der Still- und Trinkrhythmus. Die Kinder schlafen nur kurz, wachen schreiend auf, trinken hastig – und statt satt und ruhig zu sein, schreien sie wieder.

Das beste, was Eltern, deren Kinder an Dreimonatskoliken leiden, tun können, ist sich mit den Prozessen von Ermüdung und Schlaf vertraut zu machen: Eltern sollten ihr Kind nicht einschläfern wollen, denn das Baby muss erst lernen einzuschlafen (das ist ein aktiver Vorgang!), und in den ersten Lebensmonaten lernt es dies am schnellsten (siehe Seite 359). Wenn wir Erwachsenen müde im Bett liegen, aber nicht einschlafen können, hilft es uns auch am wenigsten, wenn der besorgte Partner sich ständig um das Bett herum bewegt, prüft, ob das Laken gerade gezogen ist, uns anspricht, ob wir noch etwas zu trinken brauchen etc: Irgendwann wollen wir vor allem in Ruhe gelassen werden!

Die Dreimonatskoliken erreichen ihren Höhepunkt regelmäßig in den Abendstunden und wenn der Säugling müde ist, aber noch nicht einschlafen kann. Da das Kind noch nicht gelernt hat, sich zu beruhigen und einzuschlafen, kommt es zu Ermüdungszuständen, die zur »Kolik«, zum Schreien des Babys führen können. Das Wichtigste ist jetzt, dass die Eltern ihre Zuwendung zum Kind geduldig, aber konsequent verringern: das Kind ins Bettchen legen, es ruhig ein wenig in der Wiege schaukeln und es dann in Ruhe lassen, um vielleicht das Geschirr abzuspülen. Denn die Geräusche von fließendem Wasser und klappernden Tellern im Hintergrund beruhigen das Kind. Es spürt die tätige Anwesenheit der Eltern und schläft wie alle Babys wesentlich besser ein als bei Totenstille.

Demgegenüber wissen wir aus der modernen Forschung, dass es den Säugling tief irritiert, wenn er von den entnervten Eltern mehr oder

● auf genügend eigenen Schlaf zu achten und nicht zu versuchen, 24 Stunden lang »zu verhindern, dass das Kind schreit«: In Wirklichkeit schreien Babys sehr viel länger und sehr viel mehr, wenn ihre Eltern ständig an ihnen aktiv sind. (Weitere Maßnahmen siehe Seite 362)

Wann zum Arzt?

Wenn Ihr Säugling nicht mehr aufhört zu schreien, apathisch wird oder vom Allgemeinzustand her »verfällt«, müssen Sie sofort zum Arzt oder in die Klinik.

Treten neben den Bauchschmerzen Erbrechen, Durchfall oder Fieber auf, sollten Sie ebenfalls den Arzt aufsuchen.

Viele Kliniken bieten so genannte Schreiambulanzen an, in denen Eltern und ihren »Schreibabys« geholfen wird (siehe Kasten Seite 121). Nehmen Sie diese Hilfe ruhig frühzeitig in Anspruch, bevor Ihre Kräfte aufgezehrt werden!

Was macht der Arzt?

Nach einer gründlichen Erhebung der Vorgeschichte und der körperlichen Untersuchung, um organische Ursachen auszuschließen, folgt eine ausführliche Beratung zu den Ernährungs- und Einschlafgewohnheiten. Ein gesunder Schlaf-Wach-Rhythmus steht bei der Therapie an oberster Stelle, damit Kind und Eltern wieder zur Ruhe kommen.

ANTHROPOSOPHISCH-HOMÖOPATHISCHE THERAPIE

Als Medikamente haben sich vor allem bei Säuglingen, deren Leben während der Schwangerschaft und Geburt mit Stress und Angst belastet war bzw. die eine traumatisierende Geburt hinter sich haben, bewährt

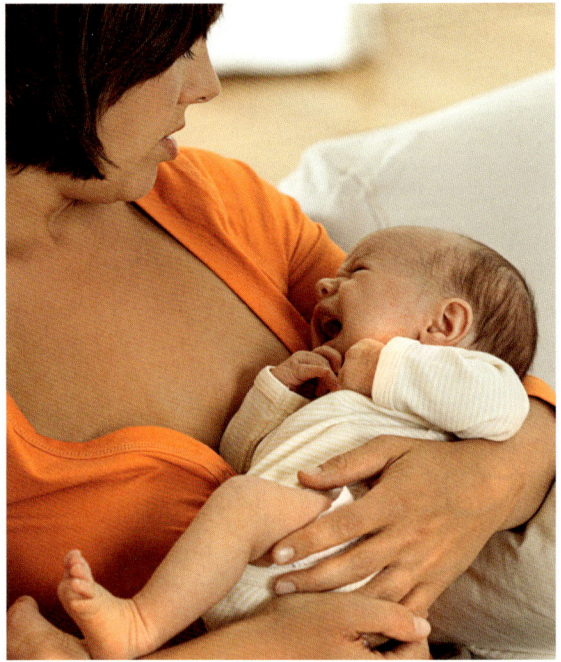

Es hilft Ihrem Baby, sich zu beruhigen, wenn Sie selbst gelassen bleiben.

weniger lautstark aufgefordert wird zu schlafen. Es beruhigt den Säugling, wenn Gesichtsausdruck und Stimme zum Inhalt passen – die Worte der Eltern versteht er ohnehin nicht direkt, sondern nur ihre Gestensprache. Es beunruhigt ihn immer mehr, wenn er fühlt, dass der Erwachsene nach Ruhe ruft, aber innerlich aufgebracht und entnervt ist.

Bei Kindern mit Dreimonatskoliken hilft es,

● das Baby nicht einschläfern zu wollen (siehe Seite 119), sondern sich langsam immer mehr zurückzuziehen, damit es lernen kann, selbst einzuschlafen

● hörbar in der Nähe zu bleiben, sich aber auch deutlich mit anderen Arbeiten zu beschäftigen und nicht ständig um das unruhige Kind zu kreisen

○ **Oxalis-10 %-Salbe WELEDA**
Mit einer knapp erbsengroßen Menge der Salbe im Uhrzeigersinn die leichte Einwölbung in der Brustmitte (Solarplexus) sanft einreiben.

○ **Oxalis Rh D4 Dil. WELEDA**
3 Topfen vor dem Stillen als Ergänzung zur Salbenbehandlung, vor allem bei zarten, empfindlichen Säuglingen.

Wenn sich das Kind bei den Kolikschmerzen krümmt und zu Durchfall neigt
○ **Colocynthis e fructibus D6 Glob. WALA**
3-mal tägl. 3 Globuli

Wenn der Säugling heftig schreit, einen roten Kopf bekommt und sich eventuell dabei überstreckt
○ **Belladonna/Chamomilla Glob. WALA**
bis zu 5-mal tägl. 2–3 Globuli
Bei sehr ausgeprägtem Überstrecken hilft
○ **Mandragora D6 Glob.**
3-mal tägl. 3 Globuli

Bei heftigen Kolikschmerzen, die allen anderen Bemühungen trotzen
○ **Nux vomica/Nicotiana comp. Glob. WALA**
bis zu 4-mal tägl. 2–3 Globuli

Für vitalitätsschwache, schnell zur Auskühlung neigende, schwächliche, liebe Kinder kann potenziertes Kupfer (Kupfer als entkrampfendes Metall) helfen. Sprechen Sie darüber mit Ihrem Arzt. Ein wichtiges Kupfermittel ist
○ **Melissa cupro culta Rh D3 Dil. WELEDA**
3-mal tägl. 3 Tropfen

Versagen die obigen Therapiemöglichkeiten oder halten die Beschwerden nach dem dritten

Lebensmonat an, so helfen potenzierte Magnesiumsalze oft entscheidend weiter, vor allem das kohlensaure Magnesium.

Bei Kindern, die selbst die Muttermilch nicht zu vertragen scheinen, schlecht gelaunt und bereits früh infektanfällig sind, deren vitale Kräfte deutlich geschwächt wirken, die zu wenig zunehmen und zu grünlich-sauren Durchfällen neigen
○ **Magnesit D6 Trit. WELEDA**
3-mal tägl. eine Msp. Pulver in Wasser oder Muttermilch auflösen oder direkt in den Mund geben.

●● *Hilfe für geplagte Eltern*

Schreibabys können Eltern zur absoluten Verzweiflung bringen – bis hin zu aggressiven Gefühlen dem eigenen Kind gegenüber. Da tröstet es auch wenig zu wissen, dass das Schreien in drei Monaten vorbei sein wird. Schreit Ihr Baby trotz all Ihrer Bemühungen weiterhin, oder gehen Ihre Kräfte und Nerven zur Neige, suchen Sie rechtzeitig professionelle Hilfe. Diese finden Sie bei Ihrem Kinderarzt oder in einer so genannten Schreiambulanz, die es mittlerweile in vielen Kliniken gibt (Adressen im Anhang, Seite 406).

Wie Sie als Eltern helfen können
Sie können Ihrem Kind in erster Linie helfen, indem Sie ihm Wärme, Ruhe und einen regelmäßigen Rhythmus geben. Achten Sie darauf, dass es am ganzen Körper warm, aber nicht überhitzt ist. Gerade wenn Babys im Bett liegen, kühlen sie schnell aus. Dann fühlen sie sich

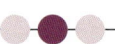

unwohl und schreien. Ob Ihr Kind gleichmäßig warm ist und diese Wärme ausreichend halten kann, erkennen Sie daran, dass es in jedem Fall nach dem Stillen warme Füße und Hände hat – vor dem Stillen können sie kühler sein. Außerdem sieht seine Hautfarbe gesund und rosig aus. Einem überwärmten Kind dagegen kleben die Haare schweißnass am Kopf und im roten Gesicht stehen Schweißperlen. Wie Sie Überwärmung vermeiden können, die auch zum plötzlichen Kindstod führen kann, erfahren Sie auf Seite 360.

Lassen Sie Ihr Kind in einem Schlafsack schlafen oder wickeln Sie es als Ganzes (»Pucken«), zum Beispiel in ein großes Moltontuch oder in einen Pucksack. Das hält nicht nur warm, sondern beruhigt die meisten Babys auch und schenkt ihnen Geborgenheit, da die Arme und Beine am Körper gehalten werden. Lassen Sie sich die Technik des Puckens von Ihrer Hebamme oder Ihrem Kinderarzt zeigen oder informieren Sie sich auf den Internetseiten, die im Anhang auf Seite 406 angegeben sind.

Ein **fester Rhythmus** ist ebenfalls eine wichtige Voraussetzung, damit sich Babys wohl fühlen – ganz besonders wenn sie unter Dreimonatskoliken leiden und/oder zu den so genannten Schreibabys gehören. Als Stillrhythmus empfiehlt sich: Lassen Sie mindestens drei oder vier Stunden Abstand zwischen den Mahlzeiten, damit der Verdauungstrakt Ihres Babys gut arbeiten kann.
Ein fester Schlaf-Wach-Rhythmus bedeutet, dass Sie sich ihrem Baby mit Wickeln, Füttern und »Spielen« rund eineinhalb Stunden konkret zuwenden, um es dann wieder zum Schlafen hinzulegen. Wählen Sie für jede Tätigkeit einen anderen, festen Ort, also zum Beispiel

Stillen immer im Schaukelstuhl im Wohnzimmer, Wickeln auf der Wickelkommode und Spielen auf der Krabbeldecke in der Küche. So erkennt Ihr Baby gleich, was jetzt angesagt ist, und es gewinnt Sicherheit und ein Gefühl für den hilfreichen Rhythmus.

Achten Sie auch darauf, dass ab 18 Uhr tatsächlich **Ruhe** einkehrt. Das bedeutet keine Medien, möglichst kein Telefon und nicht unterwegs sein. Auch der von der Arbeit heimkehrende Elternteil sollte sich der Phase der Ruhe und des Loslassens anpassen, also keine wilden Spiele, kein grelles Licht und keine besonderen Aktivitäten veranstalten.

Auch Sie als Eltern müssen sich abends von Ihrem Kind lösen und sich wieder finden. Dabei helfen Ihnen und Ihrem Kind Rituale mit klar definiertem Ende.
Bei Babys eignet sich als Abendritual ein fester abendlicher Ablauf mit gedämpftem Licht, der zum Beispiel so aussehen könnte: wickeln, waschen, anziehen (pucken), ins Bett legen, streicheln, dabei ein Lied singen und anschließend aus dem Zimmer gehen.
Schreit Ihr Baby, gehen Sie in regelmäßigen Zeitabständen an sein Bett – zuerst nach einigen Minuten, dann in immer längeren Intervallen – und trösten Sie es kurz, ohne es herauszunehmen. Entwickeln Sie so wenig Aktivität wie möglich. Mehr zum Thema Schlafen finden Sie ab Seite 359.

Stillen: die beste Nahrung für Ihr Kind

Die Muttermilch ist unbestritten die ideale Nahrung für ein Baby, und Stillen ist die optimale Ernährungsweise. Muttermilch hat nicht nur die ideale Temperatur, sondern auch die perfekte Zusammensetzung für die Bedürfnisse des Babys und für seinen Verdauungstrakt. Alles spricht dafür, dass eine Mutter ihr Kind stillt.

Aus medizinischer Sicht gibt es nur wenige Gründe, auf das Stillen zu verzichten oder in den ersten Wochen und Monaten zuzufüttern, etwa bei Früh- oder Neugeborenen mit einem zu geringen Geburtsgewicht (Mangelgeborene), bei Unterzuckerung (Hypoglykämie) des Kindes bei mütterlichem Diabetes oder wenn die Milchmenge nicht reicht und Ihr Kind nicht genügend an Gewicht zunimmt.

Zu wenig Milch?

Bilden Ihre Brüste zu wenig Milch, steckt dahinter oft körperliche und nervliche Erschöpfung, zu wenig Ruhe und Schlaf. Bitten Sie Ihre Nachsorgehebamme oder eine Stillberaterin um Unterstützung. Sie sollten auch Ihren Partner in dieser Zeit vermehrt einbinden, damit er Sie entlasten kann. Möglicherweise kann er zwischenzeitlich abgepumpte Milch oder Ersatzmilch füttern, vor allem nachts, so dass Sie durch ungestörten Schlaf wieder neue Kräfte bekommen. Vergessen Sie in dieser Phase nicht, selbst ausreichend zu trinken (auch Milchbildungstee).

Das wichtigste ist, dass Sie sich keine Vorwürfe machen, vielmehr auch auf Ihr eigenes seelisches Wohl achten und kein schlechtes Gewissen haben, wenn zwischenzeitlich oder generell nicht genügend Muttermilch da ist.

Wenn Sie zufüttern, geben Sie auch diese Nahrung mit positiven Gefühlen. Denn das Kind wird nicht nur durch die Milch ernährt, sondern auch durch die Gefühle, die es bei seiner Mutter und bei seinem Vater wahrnimmt.

Gehört Ihr Kind zu den trinkschwachen Säuglingen, können Sie ihm
○ Gentiana Magenglobuli WALA
    1–2 Globuli vor der Mahlzeit geben.

Das Wohl der Mutter

Achten Sie auch darauf, etwas zu unternehmen, was Ihnen selbst und Ihrem Partner Freude macht. Mit genügend Schlaf, neu gewonnener Lebensfreude, ausreichend Flüssigkeit und den unten aufgezählten Maßnahmen und Medikamenten kommt in den allermeisten Fällen die Milchbildung wieder so in Gang, dass Sie Ihr Kind voll stillen können.

Falls Sie nicht stillen, können Sie die seelischen Aspekte des Stillens durch Zuwendung, Stille und eine intensive Wahrnehmung Ihres Kindes ausgleichen.

Manchmal ist das Stillen auch mit Mühe verbunden, wie etwa bei Hohlwarzen. Oder es treten Probleme auf, wie bei einem Milchstau und einer Brustdrüsenentzündung (Mastitis). In diesen Fällen lassen Sie sich am besten von einer Hebamme oder einer Stillberaterin helfen, die beide zu Ihnen nach Hause kommen.

Still-sein

Stillen setzt Stille voraus. In diesem Augenblick sind nur das Kind und die Mutter wichtig. Telefon, Klingel, Fernseher und Computer sollen aus oder unhörbar sein, ein Geschwisterkind soll diese Zeit respektieren lernen. Das Baby soll spüren: Es gibt Momente, in denen nichts wichtiger ist als ich. Das ist ein wichtiges Fundament seines Selbstwertgefühls.

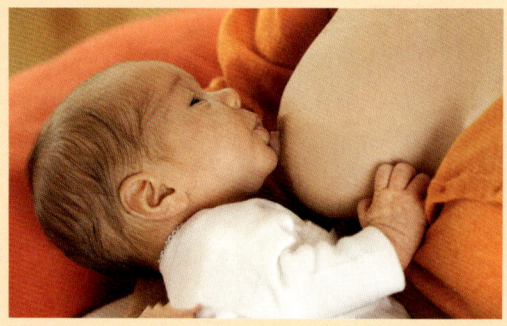

*Achten Sie darauf, dass Sie Ihr Baby in einer ent-
spannten Haltung anlegen. Schulter und Arm sollten
das Baby sowohl locker als auch sicher halten.
Hilfreich ist auch ein Stillkissen.*

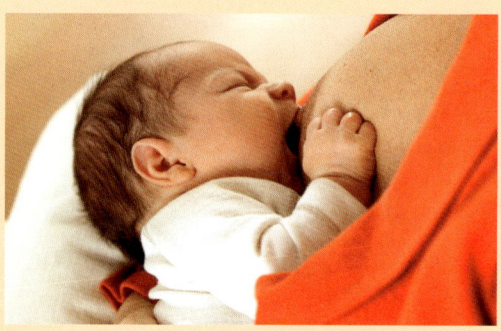

*Ihr Baby sollte die Brustwarze ganz in den Mund
nehmen, damit es richtig saugen kann. Bei Problemen
hilft Ihnen Ihre Hebamme oder eine Stillberaterin.*

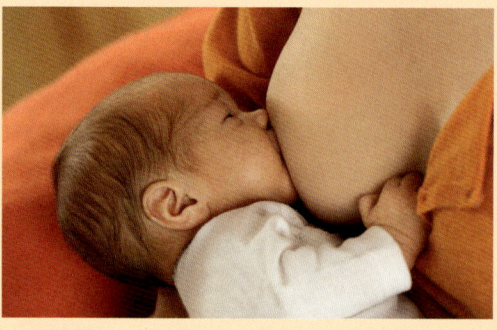

*Stillen ist mehr als Nahrungsaufnahme: Es schenkt
Ihrem Baby Wärme und Urvertrauen in das Leben –
Fundamente einer gesunden Entwicklung.*

Das hilft bei Milchstau

Um einem Milchstau und einer Entzündung der
Brustdrüsen vorzubeugen, ist richtiges Sitzen
sehr wichtig. Denn immer ist eine verkrampfte
Haltung, vor allem der Schultern, eine der Ursachen bei einem Milchstau. Lassen Sie sich deshalb von der Hebamme und der Stillberaterin die
richtige Stillhaltung und das richtige Anlegen zeigen und achten Sie darauf, dass Sie entspannt
und bequem sitzen oder liegen. Auch eine zarte
Massage der Schulterregion kann hilfreich sein!

Damit sich der Milchstau auflöst, helfen

- häufiges Anlegen oder Abpumpen
- Magerquark-Kompressen
  (siehe Seite 59, eventuell mit Honig)
- Einreiben mit Mercurialis perennis 10 %
  Salbe WELEDA
  über Nacht, vor dem nächsten Stillen Reste
  von Kompresse und Salbe sorgfältig abwischen
- Apis/Belladonna cum Mercurio Glob. WALA
  stündl. 5 Globuli

Sind die Brüste sehr berührungsempfindlich,
spüren Sie stechende Schmerzen beim Stillen und bei Bewegungen, können Sie Apis
Belladonna (oben) im stündlichen Wechsel
nehmen mit
- Bryonia comp. Glob. WALA
  7–10 Globuli

Bei weniger ausgeprägter Bewegungsemp-
findlichkeit und zurückgehendem Milchfluss
können Sie Apis Belladonna (oben) stündlich
wechseln mit
- Phytolacca D12 Glob.
  stündl. 5 Globuli

Refluxkrankheit beim Säugling

Gastroösophagealer Reflux

Typische Symptome

- Leitsymptom: Dem Säugling geht es immer nach dem Hinlegen schlechter und die Beschwerden bessern sich bei aufrechter Körperposition sofort!

Vor allem nach den Mahlzeiten kommt es vermehrt zu

- körperlicher Unruhe
- Überstrecken von Kopf und Oberkörper
- Schreiattacken im Liegen
- Speien, Spucken, Erbrechen im Schwall
- Hustenanfällen
- unregelmäßiger Atmung bis hin zu Atemaussetzern (Apnoen)

Beim **gastroösophagealen Reflux** kommt es zum Zurückfließen (Reflux) von Speisebrei aus dem Magen (Gaster) in die Speiseröhre (Ösophagus). Ursache ist zunächst bei Säuglingen die Unreife des Magen-Darm-Trakts: Während der ersten drei Lebensmonate ist der Magen gegenüber der Speiseröhre noch nicht dicht. Deshalb können Säuglinge auch ohne Beschwerden nach dem Trinken überschüssige Nahrung spucken (siehe Kasten). Kritisch wird es, wenn dieser Rückfluss so stark ist, dass die Nahrung immer wieder in die Luftröhre gelangt und der Säugling deshalb wiederholt hustet. In einem solchen Fall sollten Sie bald mit ihm zum Arzt gehen. Ebenfalls problematisch ist es, wenn die Säurebildung des Magens bereits früh und stark einsetzt, was sich daran zeigen kann, dass das Erbrochene nach Säure riecht und das Kind missmutig, ständig »säuerlich« und unleidlich wirkt.

●● *»Speikind – Gedeihkind«*

Babys, die viel spucken, sich aber insgesamt in einem guten Allgemeinzustand befinden, müssen nicht automatisch zu wenig Nahrung bekommen. Häufig spucken sie nur überschüssige Milch wieder aus oder Reste beim Aufstoßen. Die ausgespuckte Menge sieht meist mehr aus, als es tatsächlich ist. Gedeiht Ihr Kind gut, müssen Sie sich auch keine Sorgen machen, wenn es zu den so genannten Spuckkindern gehört.

Zu unterscheiden ist der gastroösophageale Reflux vom Magenpförtnerkrampf (Pylorospasmus). Dabei erbricht der Säugling in hohem Bogen (im Strahl), und zwar im Lauf des Tages immer mehr. Das Baby hat keinen Durchfall und kein Fieber. Diese Erkrankung bedarf immer sofortiger ärztlicher Hilfe.

Aus ganzheitlicher Sicht

Wie im Atemkapitel bereits ausgeführt, besteht zwischen Atemsystem und Verdauungssystem eine enge Verwandtschaft. Ursprünglich ist die Lunge ein Darmteil. Mit der Geburt beginnt das Kind zu atmen und dabei regelmäßig beim Ein- und Ausatmen die Bewegungsrichtung umzukehren, während die Nahrung im Magen nicht umkehren darf, sondern weiter durch den Magenpförtner in den Darm gelangen soll.

Das Neugeborene muss lernen, den Luftstrom ein- und auszuatmen sowie – im Gegensatz dazu – die Nahrung in einer Richtung durch den Darm zu bewegen. Das heißt, es muss die richtige innere Bewegung erlernen. So wird auch verständlich, warum Kinder mit Bewegungsstörungen wie zum Beispiel Lähmungen

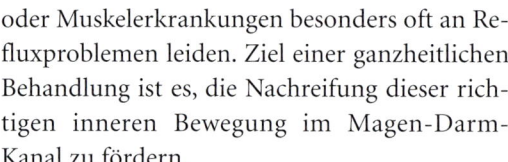

oder Muskelerkrankungen besonders oft an Refluxproblemen leiden. Ziel einer ganzheitlichen Behandlung ist es, die Nachreifung dieser richtigen inneren Bewegung im Magen-Darm-Kanal zu fördern.

Wann zum Arzt?

Wenn Ihr Baby nach dem Stillen etwas Nahrung spuckt, ist dies noch kein Grund, zum Arzt zu gehen. Wenn es aber wiederholt deutliche Schmerzen oder Unruhe entwickelt, sobald Sie es hinlegen, wenn Sie eines oder mehrere der oben aufgeführten typischen Symptome beobachten, dann sollten Sie auf jeden Fall mit ihm den Arzt aufsuchen.

Was macht der Arzt?

Neben einer ausführlichen Anamnese und körperlichen Untersuchung können eine Messung des pH-Werts in Magen und Speiseröhre und spezielle Ultraschall- und Röntgenuntersuchungen durchgeführt werden. Nur selten sind weitergehende Maßnahmen im Säuglingsalter notwendig, etwa dann, wenn der Säugling bereits durch den zurückfließenden Magensaft eine Entzündung des Kehlkopfs oder der Lungen entwickelt hat.

Die ersten Maßnahmen, die der Arzt verordnen wird, sind im Abschnitt »Wie Sie als Eltern helfen können« beschrieben: So wird er Ihnen vor allem raten, Ihr Baby mit erhöhtem Oberkörper auf den Rücken hinzulegen. Das ist insbesondere nach dem Essen hilfreich. Sämtliche Aktionen sind bereits beim Verdacht auf Reflux sinnvoll und in allen Fällen wirksam.

Bei ausgeprägten Symptomen der Erkrankung verschreibt der Arzt Säureblocker (zum Beispiel AntraMUPS). Nur selten, etwa bei einem Zwerchfellbruch (Hiatushernie), muss eine Operation durchgeführt werden.

ANTHROPOSOPHISCH-HOMÖOPATHISCHE THERAPIE

Die schulmedizinische wie die anthroposophisch-homöopathische Behandlung einer gastroösophagealen Refluxkrankheit gehört in die Hand des erfahrenen Arztes.

In leichteren Fällen kann vielfach folgende Behandlung hilfreich sein

- **Alginat (Gaviscon Advance Suspension, aluminiumfrei)**
  bis zu 3-mal tägl. nach dem Essen (vor allem abends) 2,5–10 ml, je nach Alter. Das Mittel breitet sich als Schutzfilm über den Mageninhalt aus und vermindert so saures Aufstoßen.
- **Chamomilla Cupro culta Rh D3 Dil. WELEDA**
  3-mal 5 Tropfen vor der Mahlzeit
- **Iris versicolor D4 Glob.**
  3-mal tägl. 5 Globuli nach der Mahlzeit
- **Cuprum met. 0,1–0,4 % Salbe WELEDA**
  2-mal tägl. den Bauch mit einer jeweils erbsengroßen Menge einreiben.

Wie Sie als Eltern helfen können

Um das Rückfließen der Nahrung zu verhindern, lagern Sie Ihr Kind schräg, mit erhöhtem Oberkörper auf dem Rücken, in einem Winkel von 15 bis 25 Grad.

Geben Sie Ihrem Kind öfter zu essen, dafür in kleinen Portionen, die mit Reisschleimflocken oder Nestargel (0,5 g/100 ml) eingedickt sind. Im Stillalter geht das nur mit abgepumpter Milch oder beim Zufüttern von Ersatzmilch. Nach dem Abstillen wird die sonst gegebene Milch (etwa Kuhmilch) damit eingedickt.

Tragen Sie Ihr Kind nach den Mahlzeiten 15 bis 30 Minuten aufrecht auf dem Arm, damit es aufstoßen kann.

Nabelkoliken

Typische Symptome

- Bauchschmerzen, die nach wenigen Minuten wieder verschwinden
- Bauchdecke meistens weich
- die Bewegung des Kindes ist nicht beeinträchtigt
- Erschütterungen führen nicht zu einer Schmerzverstärkung

Nabelkoliken treten vor allem im Kindergartenalter auf. Dabei kommt es zu wiederkehrenden Bauchschmerzen in der Nabelgegend, ohne dass eine organische Ursache gefunden werden kann. Die Schmerzen treten oft aus völligem Wohlbefinden heraus auf.

Aus ganzheitlicher Sicht

Der Solarplexus (Sonnengeflecht) ist ein wichtiger Bestandteil des vegetativen Nervensystems, des so genannten »Bauchhirns«. Wie empfindsam und sensibel die Bauchgegend ist, zeigt sich daran, dass sich verschiedene akute fieberhafte Erkrankungen (auch eine Mittelohr- oder eine Blasenentzündung) mit Bauchschmerzen ankündigen können. Bei der Nabelkolik liegen keine organischen Ursachen zugrunde, trotzdem klagen die Kinder über Bauch»schmerzen«. Dabei muss bedacht werden, dass das Kind in den ersten Lebensjahren unterschwellig die eigene Darmbewegung wahrnehmen kann und erst lernen muss, diese Wahrnehmung richtig einzuordnen. Der Stuhldrang wird zum Beispiel oft als »Schmerz« angegeben, und es genügt, das Kind zum Stuhlgang aufzufordern, um den Schmerz zu beheben. Bei Nabelkoliken kann also die überbesorgte Zuwendung der Eltern schaden, weil sie verhindert, dass die Tätigkeit der Verdauung unbewusst wird.

Besonders betroffen sind Mädchen, die oft eher blass, sehr sensibel und ehrgeizig sind, sich schnell aufregen oder sich selbst überfordern. Seelisch nicht richtig »Verdautes« oder sonstige aufgestaute seelische Spannungen (auch positive Gefühle wie Aufregungen vor Festtagen) lösen dann Nabelkoliken aus.

Wann zum Arzt?

Gehen Sie sofort zum Arzt oder in eine Klinik, wenn die Bauchschmerzen eindeutig im rechten Unterbauch auftreten (Verdacht auf Blinddarmentzündung, siehe Seite 143) und wenn Sie bemerken, dass Ihr Kind sich nicht mehr frei bewegt oder auf Erschütterungen (zum Beispiel die Treppe eine Stufe nach unten springen) mit eindeutiger Schmerzverstärkung reagiert. Ebenso, wenn die Bauchdecke zunehmend hart und das Kind plötzlich sehr blass wird oder der Allgemeinzustand des Kindes sich schnell verschlechtert.

Auch wenn die Bauchschmerzen anhalten und Erbrechen dazukommt, sollten Sie zum Arzt.

Was macht der Arzt?

Der Arzt wird sich die Vorgeschichte der Krankheit genau ansehen, um feststellen zu können, ob seelische Probleme vorliegen. Durch eine körperliche Untersuchung, eventuell durch eine Blut- und Urinkontrolle sowie durch eine Ultraschalluntersuchung oder Röntgenaufnahme werden organische Ursachen ausgeschlossen.

ANTHROPOSOPHISCH-HOMÖOPATHISCHE THERAPIE

Beruhigend und entkrampfend wirken
- **Oxalis-10 %-Salbe WELEDA**
  abends etwa 1–2 Min. lang mit warmen Händen den Oberbauch im Uhrzeigersinn mit einer erbsengroßen Menge einreiben.

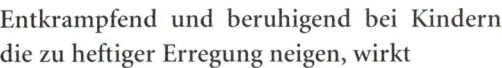

Entkrampfend und beruhigend bei Kindern, die zu heftiger Erregung neigen, wirkt
- Chamomilla Cupro culta Rh D3 Dil. WELEDA
  3-mal 5–10 Tropfen

Entkrampfend und beruhigend bei sanften, schüchternen Kindern mit schwacher Wärmebildung wirkt
- Melissa Cupro culta Rh D3 Dil. WELEDA
  3-mal 5–10 Tropfen

Beruhigend bei Nachwirkungen von Schockerlebnissen und einem »schwachen Nervenkostüm« des Kindes wirkt
- Argentum/Rohrzucker Glob. WALA
  abends 5–7 Globuli

Wie Sie als Eltern helfen können

Wichtig ist, dass Sie dann, wenn Ihr Kind über Nabelkoliken klagt, möglichst ruhig und gelassen bleiben, Ihr Kind ausruhen lassen und ihm ganz beiläufig vermitteln, dass das ganz normal ist und bald vorbeigeht. Natürlich nur, wenn von ärztlicher Seite ausgeschlossen worden ist, dass nichts Schwerwiegendes vorliegt (siehe Seite 127).

Wenn Sie Ihrem Kind mit Heilmitteln helfen wollen, wenden Sie diese am besten in festgelegten Abständen an. Das heißt, Sie machen zum Beispiel eine Salbeneinreibung abends im Bett, und nicht dann, wenn Ihr Kind gerade über Bauchweh klagt. Wohltuende körperliche Zuwendung geben Sie Ihrem Kind beispielsweise, indem Sie die Bauchdecke sanft mit Kamillen- oder Fenchelöl massieren.

Akuter Brechdurchfall, Magen-Darm-Infekt

Akute Gastroenteritis

Typische Symptome
- Bauchschmerzen unterschiedlicher Ausprägung
- dünnflüssige Stuhlgänge mehrmals am Tag
- Übelkeit
- Erbrechen
- Appetitlosigkeit
- manchmal Fieber

Bei starken Durchfällen kann es zur Austrocknung (Exsikkose) kommen mit folgenden typischen Symptomen:
- verminderte Urinausscheidung
- die Haut wirkt trocken
- stehende Hautfalten
- trockene Zunge, Lippen und Schleimhäute
- »apfelartiger« Mundgeruch
- eingesunkene Augen mit dunklen Ringen
- bei Säuglingen eingesunkene Fontanelle
- Kreislaufschwäche, schlechter Allgemeinzustand, auffallend ruhiges Kind
- Bewusstseinseintrübung bis hin zur Apathie

Die meisten **Durchfälle** sind infektiösen Ursprungs, verursacht durch Viren (zum Beispiel Rota-, Adeno-, Norwalk-Viren) oder verschiedene Bakterien (Salmonellen, Yersinien, Campylobacter jejuni). Durch die Infektion wird die Darmschleimhaut undichter, der Organismus verliert körpereigene Flüssigkeit und kann die Nahrung nicht mehr ausreichend spalten und aufnehmen, sodass er vermehrt Flüssigkeit und nicht richtig verdaute Nahrung ausscheidet. Weitere Ursachen für **Erbrechen** und Durchfälle können auch verdorbene Lebensmittel sein. Salmonellen etwa gelangen vor allem durch den Verzehr roher Eier oder Eierspeisen und von schlecht gekühltem Hühnerfleisch in den Körper. Sie führen oft zu heftigen Durchfallerkrankungen mit hohem Fieber und erfordern nicht selten einen Klinikaufenthalt.

Durchfall kann aber auch auftreten, wenn das Kind zu viele und unverdünnte Obstsäfte trinkt oder wenn es Antibiotika bekommt. Letztere greifen nicht nur die im Zusammenhang mit der Krankheit erscheinenden Bakterien an, sondern auch die natürlichen und nützlichen Darmbakterien. Damit stören sie die normale Darmflora, die der Dickdarm für seine Funktion benötigt. Gefürchtet sind Infektionen mit bestimmten E.-Coli-Keimen, so genannten EHEC-Keimen (Entero-Hämorrhagische-Entero-Colitis). Diese kommen vermehrt im Darm von Wiederkäuern wie Rindern, Ziegen und Schafen vor. Infektionsquellen können Rohmilch und Rohmilchprodukte von befallenen Tieren sein. Toxine der EHEC-Bakterien können bei 5 Prozent der infizierten Kinder zu einem Blutzerfall (Hämolyse) und einem Nierenversagen führen (HUS = Hämolytisch-Urämisches-Syndrom). Warnzeichen sind blutige Durchfälle, meist verbunden mit krampfartigen Bauchschmerzen. Durchfälle können schließlich auch durch chronische Darmerkrankungen bedingt sein wie etwa Colitis ulcerosa (siehe Seite 151) oder Morbus Crohn (siehe Seite 156). Sie können außerdem durch eine Zöliakie (siehe Seite 159), durch Nahrungsmittelallergien (zum Beispiel Kuhmilchallergie, siehe Seite 113) oder durch eine Nahrungsmittelunverträglichkeit (Laktose-Intoleranz, siehe Seite 137) auftreten. Im Laufe einer Durchfallerkrankung können die lebendigen Enzymsysteme der Darmschleimhaut geschädigt werden. Dadurch ist das Kind vorübergehend nicht in der Lage, bestimmte Zucker zu verdauen, vor allem nicht den Milchzucker. Kinder mit Durchfall und Verdauungsbeschwerden sollten daher nach dem Durchfall vorübergehend möglichst keine Milch trinken. Säuglinge können allerdings weiterhin Muttermilch und mit Wasser verdünnte Milch bekommen.

Eine Diät mit leicht verdaulicher, eiweißarmer Ernährung muss den Verdauungstrakt so weit wie möglich entlasten und vor allem Verluste an Flüssigkeit und Salzen ausgleichen.

Aus ganzheitlicher Sicht

Beim Verdauungsvorgang werden alle Nahrungsmittel zerkleinert und bis in die kleinsten Bestandteile zersetzt, um sie so in den Körper aufnehmen und verwerten zu können. Dieser Verdauungsprozess ist genauso wie das Immunsystem bei Säuglingen und Kleinkindern noch nicht voll ausgereift. Sie werden deshalb leichter Opfer von Magen-Darm-Infekten, weil sie erst lernen müssen, diese Erreger abzuwehren. Der Aufbau des Immunsystems im Magen-Darm-Trakt kann verzögert oder gestört sein. Das kann am Alter, an einer labilen körperlichen Verfassung zum Beispiel während der Zahnung liegen oder auch an einer Ernährung, die zu viel Fett, Zucker oder schwer verdauliche Eiweiße enthält und deshalb die Verdauung schwächt.

Erbrechen und Durchfall sind häufig Versuche des Körpers, sich selbst zu heilen, indem »Unverdauliches« ausgeschieden wird. Dabei kommt es aber meist gleichzeitig zu Flüssigkeits- und Salzverlusten des Organismus. Besonders wichtig im sensiblen Säuglingsalter ist das Stillen. Indem die Muttermilch den Darm mit immunaktiven Substanzen »tapeziert«, werden Babys nachhaltig gegen schwere Magen-

Darm-Infekte geschützt. Außerdem ist Muttermilch die beste »Heilnahrung« für Säuglinge mit Durchfall.

Wann zum Arzt?

Gehen Sie sofort zum Arzt, wenn Ihr Kind vor allem im rechten Unterbauch Schmerzen hat (Verdacht auf Blinddarmentzündung, siehe Seite 143), blutige Durchfälle auftreten, deutliche Zeichen einer Austrocknung (Exsikkose, siehe Seite 128) bestehen, sich sein Allgemeinzustand rapide verschlechtert (auffallend ruhiges oder apathisches Kind) oder es merklich an Gewicht verliert. Bekommt Ihr Kind Durchfall, nachdem es Speisen mit rohen Eiern oder Hühnerfleisch gegessen hat, besteht der Verdacht auf eine Salmonelleninfektion. Dann müssen Sie umgehend zum Arzt! Suchen Sie bei den folgenden Symptomen ebenfalls einen Arzt auf:

- Die Durchfälle dauern länger als drei Tage, und Ihr Kind verliert Gewicht.
- Das Erbrechen ist nach einem Tag nicht vorbei.
- Das Fieber steigt auf über 39 °C an.
- Ihr Kind ist jünger als sechs Monate.
- Es besteht der Verdacht auf eine Lebensmittelvergiftung.
- Die Durchfälle treten nach einer Fernreise auf.

Was macht der Arzt?

Das Wichtigste ist die genaue Erhebung der Vorgeschichte und die körperliche Untersuchung. Je nach Befund kontrolliert der Arzt zusätzlich das Blut und entnimmt Stuhlproben, um Keime nachzuweisen.

Das wichtigste Arzneimittel bei Brechdurchfall ist ein geeigneter Flüssigkeitsersatz: Der Arzt verschreibt in der Regel ein wasserlösliches Pulver zur Zubereitung einer Salz-Zucker-Lösung.

Diese hilft, die Verluste auszugleichen und die Darmschleimhaut zu ernähren, die auch von der Nahrung und nicht allein von der Blutzufuhr versorgt wird. Immer häufiger werden so genannte Lebendkeim-Präparate verschrieben, vor allem Laktobazillen. Sie stärken die Darmflora und unterstützen damit den Organismus, die normale Darmfunktion wiederherzustellen. Bei antibiotikabedingten Durchfällen eignen sich Saccharomyces-Präparate (am bekanntesten ist Perenterol), die auch während der Antibiotikatherapie wirksam sind.

Bei schwerer Austrocknung ist eine Infusion notwendig, damit der Flüssigkeits- und Elektrolythaushalt wieder ins Lot gebracht wird.

ANTHROPOSOPHISCH-HOMÖOPATHISCHE THERAPIE

Eine bewährte Arzneimittelkomposition bei akutem Brechdurchfall (und Durchfall auf Reisen) ist

- **Bolus alba comp. Pulvis WALA**
  1 TL auf 100 ml Wasser pro Tag, davon halbstündl. bis stündl. 1 TL geben.
  1 Msp. des Pulvers täglich eingenommen eignet sich gut als Prophylaxe auf Reisen oder wenn ein Familienmitglied Durchfall hat. Schmeckt nach Anis.

Sehr wirksam auch bei Durchfall mit Fieber bei Säuglingen und Kleinkindern

- **Geum urbanum Rh D3 Dil. WELEDA**
  anfangs viertelstündl. bis stündl. 5 Tropfen

Bei Durchfall mit Fieber bei älteren Kindern

- **Geum urbanum Rh D1 Dil. WELEDA**
  anfangs stündl. 5 Tropfen

Bei Durchfall, Erbrechen und Kreislaufschwäche das wichtigste Mittel

○ **Veratrum e rad. D6 Glob. WALA**
anfangs viertel- bis halbstündl. 3–5 Globuli, kann im Wechsel mit einem der unten genannten Mittel gegeben werden.

Wenn der Durchfall nicht so heftig ist, aber mit erheblichen Bauchschmerzen einhergeht, die auch länger anhalten können
○ **Veratrum comp. Glob. WALA**
5-mal tägl. 5 Globuli. Dieses Mittel sollte 1–2 Wochen lang gegeben werden.

Als ergänzendes Mittel bei stark geschwächtem Kind und heftigen Bauchschmerzen
○ **Magnesit D6 Trit. WELEDA**
5-mal tägl. 1 Msp.

Besonders geeignet nach belastenden Nahrungsmitteln und bei Erbrechen, das als Nebenwirkung im Rahmen einer schulmedizinischen Arzneimitteltherapie auftritt
○ **Nux vomica D6**
anfangs viertel- bis halbstündl., bei einsetzender Besserung stündl. 3–5 Globuli

Bei starker Übelkeit, die abends und nachts noch zunimmt
○ **Ipecacuanha D6–D12**
halbstündl., dann seltener 3–5 Globuli

Bei starkem oder anhaltendem Durchfall (auch auf Reisen), ängstlicher Unruhe und fehlender Besserungstendenz
○ **Stibium arsenicosum D8 Dil. WELEDA**
2- bis 3-mal tägl. 5–7 Tropfen

Bei anhaltenden Durchfällen, ohne weitere Symptome, die meist deshalb auftreten, weil die verordnete Diät nicht konsequent bis zur Normalisierung des Stuhls eingehalten wird

○ **China D12 Glob.**
3-mal tägl. 5 Globuli gemeinsam mit
○ **Colibiogen®**
$1/2$–1 TL vor der Mahlzeit direkt in den Mund träufeln über 2–3 Wochen hinweg.

Bei fieberhaften Magen-Darm-Infekten und Schwäche in der kalten Jahreszeit
○ **Aconitum/China comp. Glob. WALA**
halbstündl. 5–7 Globuli

In der Phase der Rekonvaleszenz
○ **Levico D3 Dil. WELEDA**
3-mal tägl. 5–7 Tropfen
○ **Aquilinum comp. Glob. WALA**
3-mal tägl. 5 Globuli

Zur Unterstützung der Regeneration der Darmflora, also eher bei Abklingen der Infektion
○ **Mutaflor Suspension**
0,5–1 ml (= 10–20 Tropfen) pro Tag direkt in den Mund träufeln über 10 Tage hinweg.

Wie Sie als Eltern helfen können

Am allerwichtigsten ist jetzt viel und geeignete Flüssigkeit: Sie sollte möglichst etwas Salz enthalten und zur Ernährung der Darmschleimhaut beitragen. Säfte sind so gut wie verboten. Ihr Kind kann bei Bedarf durch einen Strohhalm trinken, oder Sie flößen ihm mit dem Teelöffel Flüssigkeit ein, bei Bedarf alle drei bis fünf Minuten einen Teelöffel.
Säuglinge sollten auf jeden Fall weiter gestillt werden. Ihre Muttermilch enthält wichtige Immunstoffe und fördert die Darmregulation. Zusätzlich können Sie verdünnten Kamillentee, Fencheltee oder Elektrolytlösungen (siehe Kasten Seite 132) geben. Wenn Sie Ihren Säugling nicht stillen, geben Sie ihm seine Milch verdünnt,

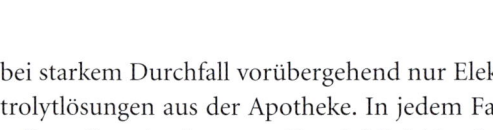

bei starkem Durchfall vorübergehend nur Elektrolytlösungen aus der Apotheke. In jedem Fall sollten Sie mit einem an Durchfall leidenden Säugling in ständigem Kontakt zu Ihrem Kinderarzt bleiben.

Kleinkinder und größere Kinder, die Appetit haben, dürfen Gemüsebrühe, Weißbrot vom Vortag, Kartoffelbrei, der mit Wasser zubereitet wird, oder Reis essen. Als Gemüse eignen sich zum Beispiel lange weich gekochte Karotten.

Grundsätzlich gilt bei Durchfall im Kleinkindalter: nichts Fettes, nichts Süßes, keine Milch. Bieten Sie Ihrem Kind die folgenden Tees an, denn die darin enthaltenen Gerbstoffe dichten die Darmwand ab

- **Heidelbeertee** (1 Esslöffel getrocknete Heidelbeeren mit 200 ml kaltem Wasser ansetzen, 10 Minuten kochen, abseihen)
- **Brombeerblättertee** (1 Teelöffel Brombeerblätter mit 250 ml kochendem Wasser übergießen, 10 Minuten ziehen lassen, abseihen)
- **Mäusekleetee** (2 Teelöffel Mäuseklee (= Trifolium arvense, Herba) mit 250 ml kaltem Wasser ansetzen, 2 Minuten kochen, abseihen)

Auch getrocknete Heidelbeeren, die Ihr Kind gut durchkauen soll, helfen bei Durchfällen. Ebenso Bananen (enthalten viel Kalium) und Salzstangen (enthaltenen Natrium).

Verzichten Sie bei anhaltenden Durchfällen 10 bis 14 Tage lang konsequent auf Milch, Zucker und Fruchtsäfte.

Eine hervorragende Möglichkeit, Ihrem Kind Flüssigkeit zuzuführen, ist der *Einlauf*. Der Dickdarm saugt dabei viel Flüssigkeit auf, was den Kreislauf erheblich entlastet und bei akutem Erbrechen auch den Brechreiz und die Übelkeit beruhigt. Richtig durchgeführt (siehe Seite 53), ist er für Ihr Kind angenehm, und es spürt die hilfreiche Wirkung unmittelbar. Sie

●● *Elektrolytlösung*

Fertige Glukose-Elektrolytlösungen in unterschiedlichen Geschmacksrichtungen bekommen Sie in der Apotheke. Im Notfall können Sie selbst eine Lösung herstellen: In 500 ml abgekochtes Wasser geben Sie 4 Teelöffel Traubenzucker und einen halben Teelöffel Salz. Notfalls ist es erlaubt, mit einem Schuss Fruchtsaft den Geschmack zu verbessern.

können diese Maßnahme zunächst bis zu viermal täglich durchführen. Nehmen Sie als Lösung Kamillentee, dem Sie etwas Salz hinzufügen: auf 1 Liter knapp 37 °C warmen Tee etwa 1 gestrichenen Teelöffel Salz geben. Sie können auch die Elektrolytlösung aus der Apotheke für den Einlauf verwenden.

Bei Bauchschmerzen und -krämpfen sowie Erbrechen tun Ihrem Kind auch warme Bauchwickel gut (siehe Seite 58).

Vor allem bei Säuglingen, aber auch bei Kleinkindern ist bei Magen-Darm-Infekten eine gute Hautpflege wichtig. Durch die Austrocknung wird die Haut allgemein empfindlicher, außerdem können die Durchfälle die Haut im Windel- bzw. Pobereich reizen.

Halten Sie sich bei Reisen zur Vorbeugung von Durchfallerkrankungen an den alten Grundsatz: »Meide alles, was Du nicht abkochen, kochen oder schälen kannst!«

Verstopfung

Obstipation

Typische Symptome

- seltener, oft schwieriger oder schmerzhafter Stuhlgang
- harte Stuhlballen, manchmal in Kombination mit Stuhlschmieren
- Appetitlosigkeit
- bei Säuglingen gelegentlich auch Erbrechen
- Unwohlsein
- Bauchschmerzen

Stuhlgewohnheiten sind sehr unterschiedlich. Die Stuhlentleerung schwankt bei gestillten Säuglingen von fünfmal am Tag bis einmal alle zehn Tage, bei älteren Kindern von mehrmals am Tag bis zu einmal alle drei Tage. Wenn beim Kleinkind oder beim älteren Kind länger als vier Tage kein Stuhl abgesetzt worden ist, der Stuhl sehr hart und die Entleerung schmerzhaft ist, spricht man von Verstopfung.

Verschiedene Ursachen kommen in Betracht:
- **Ernährung:** Das Kind nimmt nicht genug Flüssigkeit und zu wenige Ballaststoffe auf und es isst zu viele Süßigkeiten.
- **Analfissuren:** Durch Einrisse am After wird die Stuhlentleerung zunehmend schmerzhafter, und das Kind hält deshalb den Stuhl zurück.
- **Psychosoziales:** Bei seelischen Problemen, starker Belastung, Ängsten – wenn das Kind oft »die Pobacken zusammenkneifen muss« –, aber auch bei einer zu strengen Sauberkeitserziehung kann es zu lang anhaltender Verstopfung kommen.
- **Bewegung:** Das Kind bewegt sich nicht ausreichend, verbringt zu viel Zeit sitzend vor Fernseher und Computer.
- **Hormone:** In seltenen Fällen ist eine Schilddrüsenunterfunktion die Ursache für eine Verstopfung.
- **Nervale Dysfunktion:** In sehr seltenen Fällen kann die Nervenversorgung des Enddarmes fehlerhaft angelegt sein (Morbus Hirschsprung).

Die Folgen all dieser Ursachen münden in einen Teufelskreis: Je häufiger der Stuhl zurückgehalten wird, umso trockener und fester wird er, und umso schmerzhafter wird die nächste Stuhlentleerung. Zum Teil rutscht weicher Kot an harten Kotballen vorbei, sodass der After ständig kotverschmiert ist (so genannte Überlaufenkopresis).

Aus ganzheitlicher Sicht

Manchmal steckt hinter einer Verstopfung, vor allem bei älteren Kindern, eine seelische Belastung, insbesondere Kummer oder Druck. Andere Kinder, die an einer Verstopfung leiden, wollen etwas nicht hergeben und halten sehr an Altem fest.

Dem Themenkreis wird in manchen Familien allzu viel Aufmerksamkeit geschenkt, wodurch er Teil der Erziehung zur Sauberkeit wird. Auch Eltern müssen (das Thema Stuhlentleerung) loslassen und auf das Kind und seine Fähigkeiten vertrauen. Gerade bei überfürsorglichen oder autoritär erziehenden Eltern entzündet sich daran bisweilen ein Machtkampf: Das Kind behält (absichtlich), was die Eltern von ihm wünschen oder verlangen – es spürt seine Macht auf diesem Gebiet.

Wann zum Arzt?

Gehen Sie zum Arzt, wenn Ihr Kind unter Stuhlschmieren, Bauchschmerzen und wiederholter Verstopfung leidet.

Was macht der Arzt?

In der Anamnese fragt der Arzt nach der Ausprägung, nach möglichen Ursachen, nach Essgewohnheiten und seelischen Konfliktsituationen. Bei der körperlichen Untersuchung kann er oft eine Kotwalze im linken Unterbauch tasten, und er untersucht den Anus, ob beispielsweise ein Einriss in der Schleimhaut vorliegt. Eine Ultraschalluntersuchung des Bauchraums, seltener eine Blutuntersuchung oder eine Röntgenaufnahme mit Kontrastmittel können die Diagnostik abrunden. Nur selten sind weiter eingreifende Spezialuntersuchungen notwendig, zum Beispiel wenn der Verdacht auf eine Störung der Darmpassage oder der Nervenversorgung des Enddarms besteht.

Liegt keine organische Ursache vor, so führt der Arzt eine ausführliche Ernährungsberatung durch, bespricht das Stuhltraining und empfiehlt bei seelischen Ursachen eventuell eine Kunst- oder Psychotherapie.

ANTHROPOSOPHISCH-HOMÖOPATHISCHE THERAPIE

In der akuten Phase muss der Darm entleert werden. Das geschieht mittels wiederholter Darmspülungen in Form von Einläufen (siehe Seite 53). Außerdem bekommt das Kind milde, abführend wirkende Nahrungszusätze wie Laktulose, von der je nach Alter und Gewicht 5 bis 20 ml pro Tag verabreicht werden, meist auf zwei Gaben verteilt. Hochwirksame abführende Substanzen sollten ausschließlich vom Arzt verordnet werden.

Bei chronischer Verstopfung zur generellen Anregung der Magen-Darm-Tätigkeit, besonders der Leber-Galle-Funktion
- **Lycopodium comp. Glob. WALA**
  3-mal tägl. 5–7 Globuli

Wenn der Abstand zwischen zwei Stuhlentleerungen immer wechselt und die Darmfunktion grundsätzlich instabil ist
- **Digestodoron Tabl. WELEDA**
  2- bis 3-mal tägl. 1 Tablette vor den Mahlzeiten zerkauen lassen. Das Mittel sollte längere Zeit gegeben werden.

Bei älteren Kindern mit träger Verdauung, mit ungenügender Lebertätigkeit, Hautunreinheiten, in der Pubertät Akne, morgendlicher

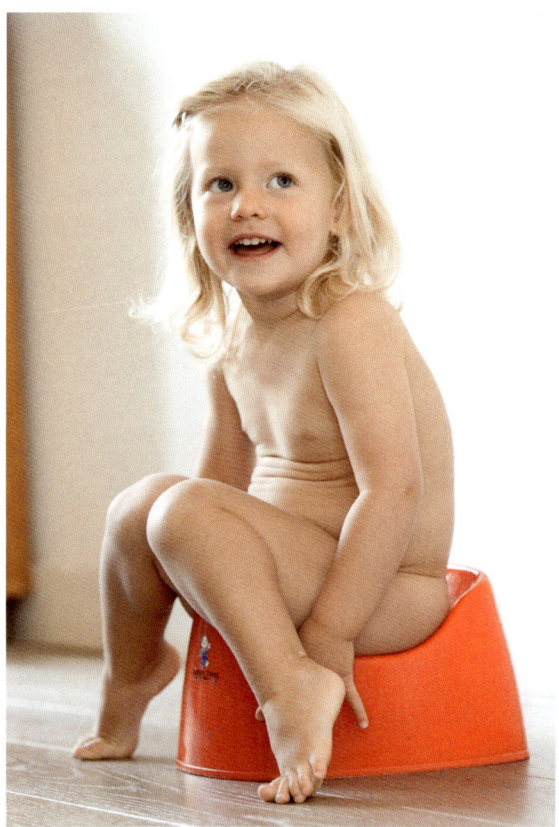

Damit Ihr Kind wieder ohne Beschwerden auf den Topf oder die Toilette kann, ist es wichtig, die Gründe für die Verstopfung herauszufinden.

Müdigkeit in der Schule und Vorliebe für Süßigkeiten
- **Hepatodoron Tabl. WELEDA**
  im Schulalter 3-mal tägl. 1 Tablette, in der Pubertätszeit plus 2 Tabletten zur Nacht

Bei Darmverkrampfungen (spastische Obstipation)
- **Carpellum Mali comp. Trit. WELEDA**
  1 Msp. vor jeder Mahlzeit
- **Nux vomica/Nicotiana comp. Glob. WALA**
  3- bis 4-mal tägl. 3–7 Globuli
Beide Mittel sind sehr wichtig bei Kindern mit geburtsbedingten Bewegungsstörungen (Zerebralparesen).

Bei hysterisch-nervösen Kindern mit Kummer
- **Ignatia D12 Glob.**
  1- bis 2-mal tägl. 5 Globuli

Bei Verstopfung nach Operationen und Schockerlebnissen
- **Opium D30 Glob.**
  2–3 Tage lang 2- bis 3-mal 5 Globuli,
  anschließend
- **Argentum met. praep. D6 Trit. WELEDA**
  1- bis 3-mal tägl. 1 Msp., bei Untätigkeit des Rectums (atoner Verstopfung), zur Vitalisierung der Ausscheidungstätigkeit des Darms.

Bei Analfissuren
- **Mercurialis comp. Supp. WALA**
  $1/2$–1 Zäpfchen abends für 10 Tage vor dem Schlafen geben.
- **Acidum nitricum D12 Glob.**
  3-mal tägl. 3–5 Globuli
- **Quercus Salbe WALA**
  1- bis 3-mal tägl. vorsichtig rund um den Anus auftragen (zur Stärkung der Schleimhaut).

Hilfe durch Heileurythmie

In der anthroposophischen Medizin haben Heileurythmie-Übungen (siehe Seite 33) bei chronischer Verstopfung einen wichtigen Platz. Es ist dadurch möglich, zum Beispiel die Gallefunktion zu aktivieren, die ein »Motor« der Ausscheidung ist. Außerdem wirken die Gliedmaßenbewegungen bei der Heileurythmie auch auf die Rhythmik und Aktivität der Darmbewegung positiv ein. Das Kind wird selbst aktiv, und dies ist in der Behandlung der chronischen Verstopfung vielleicht das Wichtigste, was erreicht werden sollte.

Wie Sie als Eltern helfen können
Geben Sie Ihrem Kind ausreichend zu trinken und achten Sie auf eine ballaststoffreiche Ernährung mit viel Rohkost, Gemüse und Vollkorn. Besonders wertvoll ist dabei der Hafer. Ganz wichtig ist auch, dass sich Ihr Kind genug bewegt.
- Säuglinge mit Verstopfung bekommen zwischen dem Stillen zusätzlich Flüssigkeit in Form von Tee oder Wasser.
- Bei nicht gestillten Säuglingen kann der Stuhlgang durch Zusatz von Haferschleim zur Flaschenmahlzeit reguliert werden. Bei leichter Verstopfung sollen am Anfang ein Zehntel des Flascheninhalts aus Haferschleim bestehen, bei starker Verstopfung ein Fünftel.
- Kleinkindern und größeren Kindern können Sie Trockenobst anbieten. Lassen Sie vorher Feigen, Pflaumen oder Rosinen über Nacht einweichen.
Bei allen Maßnahmen brauchen Sie viel Geduld. Wichtig sind regelmäßige Hauptmahlzeiten, dazu gehört eine warme Suppe auf der

Stopfend oder abführend?

Nahrungsmittel, die stopfen sind vor allem Kakao, Schoko-Nuss-Creme vom Typ Nutella, Schokolade, Weißbrot und Brötchen aus Weißmehl, Bananen, schwarzer Tee und Milch.

Bei Verstopfung helfen ein geriebener Apfel und Heidelbeeren sowie die folgenden Nahrungsmittel, die abführen: Dörrpflaumen (eingeweicht), Feigen, Joghurt, Buttermilch, Dickmilch, Rhabarber, Birnen und Leinsamen.

Grundlage von fein geschrotetem Getreide (Reformhaus), das in Wasser eingerührt wird. Legen Sie zeitlich klar definierte Zwischenmahlzeiten in Form von Vollkornprodukten und Obst fest. Versuchen Sie vor allem, das Naschen von Süßigkeiten zwischendurch zu vermeiden. Eine chronische Verstopfung verschwindet manchmal erst nach Monaten oder Jahren.

Einen vollen Darm können Sie mit Hilfe eines *Einlaufs* (siehe Seite 53) entleeren. Damit sich der Darm an diese Hilfe nicht gewöhnt, sondern seine Arbeit selbstständig aufnimmt, sollte der Einlauf nicht zur Regel werden.

Machen Sie den Stuhlgang nicht zu einem großen Thema in der Familie, nicht nur während der Sauberkeitserziehung. Der Stuhl ist kein Geschenk des Kindes an die Eltern, sondern es scheidet Unverdauliches aus und wird so »erleichtert«. Schenken Sie diesem Vorgang möglichst wenig Aufmerksamkeit. Beschränken Sie sich vielmehr auf die notwendige Pflege, also abputzen sowie bei Analfissuren waschen und eincremen.

Nahrungsmittel-unverträglichkeiten und -allergien

Typische Symptome

Bei Nahrungsmittelunverträglichkeit:
- Bauchschmerzen
- Blähungen
- Erbrechen oder Durchfall

Bei Nahrungsmittelallergien sowie Nahrungsmittel-Pseudoallergien zusätzlich:
- Brennen und Jucken der Schleimhäute
- Hautausschläge
- Atemnot (Zuschwellen der Atemwege)
- In schlimmen Fällen kann es zu einem anaphylaktischen Schock mit Kreislaufkollaps kommen (Achtung: lebensbedrohlich!).

Von einer **Nahrungsmittelunverträglichkeit** spricht man, wenn ein Kind bestimmte Nahrungsmittel in normalen Mengen wiederholt nicht verträgt – dabei aber sonst einen gut funktionierenden Verdauungstrakt hat. Davon zu unterscheiden sind die **Nahrungsmittel-Pseudoallergien** und die **echten Nahrungsmittelallergien**. Diese Begriffe werden im Alltag oft vermischt, was unbegründete Ängste und falsche Diäten zur Folge haben kann. Deshalb sollten sich Eltern darum bemühen, möglichst genau zu unterscheiden oder vom Arzt in Erfahrung zu bringen, wie die Beschwerden ihres Kindes einzuordnen sind.

Zunächst sollte man bedenken, dass bestimmte Nahrungsmittel generell schlechter zu verdauen sind und deswegen nicht sofort von einer Nahrungsmittelunverträglichkeit geredet werden kann. So führen zum Beispiel Zwiebeln, Kohl oder Hülsenfrüchte vermehrt zu Blähungen, die Bauchschmerzen verursachen können. Zitrusfrüchte, Tomaten, Erdbeeren oder andere Nahrungsmittel mit hohem Säuregehalt oder festsitzenden Pflanzenhaaren können die Haut und die Schleimhäute reizen, zum Beispiel im Mund- oder auch im Afterbereich. Hatte das Kind einen länger anhaltenden Durchfall, verträgt der Darm nicht sofort wieder alle Lebensmittel wie beispielsweise Kuhmilch. Nach Leber- oder Galleerkrankungen gibt es zum Beispiel bei fettreichen Speisen Probleme.

Im Gegensatz dazu liegt bei einer Nahrungsmittelunverträglichkeit eine verminderte Aktivität oder das Fehlen bestimmter Enzyme vor. Zwei Beispiele:

- **Fruktose-Intoleranz:** Der kindlichen Leber fehlen Enzyme, um Fruchtzucker verarbeiten zu können. Breie, Honig, Früchte und Gemüse sowie Zucker enthalten Saccharose, das aus Fruktose und Glukose besteht. Sobald also zugefüttert wird, kommt das Kind mit Fruchtzucker in Berührung. Als Folge können Unruhe, Zittern, Übelkeit, Erbrechen, Schwitzen und Blässe auftreten. Während der Stillzeit fehlen die Symptome, da in der Muttermilch nur Milchzucker enthalten ist. Die Fruktose-Intoleranz manifestiert sich meistens im Laufe des ersten Lebensjahres und kann zu lebensbedrohlichen Zuständen führen, wenn Sie nicht erkannt wird (siehe Erste-Hilfe-Maßnahmen, Seite 382). Bei Verdacht sollten Sie umgehend den Arzt aufsuchen.
- **Laktase-Mangel:** das Enzym Laktase der Darmwand spaltet Milchzucker (Laktose) in Galaktose und Glukose. Bei einem Laktase-Mangel wird der Milchzucker nicht richtig abgebaut, sondern im Darm vergoren. Es

kommt zu Blähungen, Bauchschmerzen und Durchfall. Ein vorübergehender Laktase-Mangel tritt bei schwereren Durchfallerkrankungen auf; 10 Prozent aller älteren Kinder ab dem Vorschulalter entwickeln eine Laktose-Intoleranz (in anderen Erdteilen ist der Anteil noch viel höher!).

Nahrungsmittelunverträglichkeiten sind meistens dosisabhängig, und der zeitliche Zusammenhang zwischen Nahrungsaufnahme und körperlichen Symptomen ist unregelmäßig.

Im Gegensatz dazu ist die Nahrungsmittelallergie dosisunabhängig. Die körperlichen Reaktionen treten wenige Stunden nach der Nahrungsaufnahme auf. Echte Nahrungsmittelallergien sind eher selten (1,5 bis 2 Prozent der Bevölkerung). Zudem verlieren sie sich oft mit der Reifung des Immunsystems: 1 bis 2 Prozent aller Säuglinge haben eine Kuhmilchallergie, jedoch nur 0,2 Prozent aller dreijährigen Kinder. Allergien nach dem dritten Lebensjahr bleiben oft ein Leben lang bestehen. Am häufigsten bestehen Allergien gegenüber Fremdeiweißen, zum Beispiel Kuhmilch, Hühnereiweiß, Soja, Nüssen, Weizen und Fischen.

Bei den Nahrungsmittel-Pseudoallergien erfolgt die Reaktion der Haut oder Schleimhäute, ohne dass das Immunsystem beteiligt ist. Sie wird ausgelöst, indem bestimmte Nahrungsmittel Stoffe freisetzen, die direkt auf die Blutgefäße und Schleimhäute wirken. Tomaten, Fische, Walnüsse, Erdbeeren, aber auch Lebensmittelzusätze wie Glutamat können dann zum Beispiel Hautquaddeln oder Durchfall verursachen.

Aus ganzheitlicher Sicht

Eine wesentliche Aufgabe der Verdauung ist es, zunächst »körperfremde« Substanzen aus der Nahrung so abzubauen und umzuwandeln, dass daraus vom Organismus körpereigene Stoffe wie Eiweiß, Fett und Kohlenhydrate aufgebaut werden können. Die aufgenommenen Nahrungsstoffe, die von lebendigen Organismen (Pflanzen) oder sogar beseelten (tierische Nahrungsmittel) gebildet worden sind, tragen die Kräfte des Organismus, der sie hervorgebracht hat, in sich. Bei der Verdauung geht es deshalb nicht nur um rein physikalische und chemische Prozesse, sondern auch um den Abbau dieser fremden Lebenskräfte. Vor allem das Eiweiß ist eine Substanz, in der die Kräfte der Pflanze und die des tierischen Organismus stark nachwirken. Beide geben dem Eiweiß eine so individuelle Struktur, dass der menschliche Organismus sofort wahrnimmt, ob die jeweilige Eiweißsubstanz von Pflanzen oder Tieren stammt. Wie unterschiedlich der Organismus reagiert, je nachdem ob das Eiweiß von einer Pflanze oder von einem Tier gebildet worden ist, zeigt die Erforschung und Diagnostik der Allergien: Der Arzt kann Dutzende verschiedener Eiweiße in ihrer Wechselwirkung mit dem menschlichen Organismus testen, der dabei höchst unterschiedlich reagieren und auch überreagieren kann, je nachdem von welcher Quelle das Eiweiß stammt. Und das, obwohl immer die gleichen chemischen Elemente darin enthalten sind!

Allergien entstehen immer dann, wenn der Organismus nicht in der Lage ist, das aufgenommene Fremdeiweiß so vollständig abzubauen, dass es nach Aufnahme ins Innere des menschlichen Körpers keinerlei fremde Prägung mehr enthält. Gelingt dies nicht und muss Fremdeiweiß im Inneren des Organismus, also am falschen Ort verdaut werden, so entwickelt er die Neigung, auf erneuten Kontakt mit exakt diesem Eiweiß überzureagieren: Er scheidet dieses Eiweiß als Durchfall sofort wieder aus oder lässt

es durch Zuschwellen der Nase gar nicht erst aus der Luft in sich eindringen. Bereits 1920 hat Rudolf Steiner, der Begründer der Anthroposophischen Medizin, das Problem so charakterisiert, dass der Organismus die Summe von Wirkungen, die nicht in ihn hineingehören, »auf unregelmäßige Art wieder ausscheiden« muss. Auf diese Weise, stellte er fest, entstehe »eine krankhafte Ausscheidung«. Als therapeutischen Weg empfahl er, die Verdauungskräfte des Kindes so zu stärken, dass Fremdwirkungen von Pflanze und Tier in der Nahrung rechtzeitig und vollständig abgebaut werden können und nicht in Form unvollständig verdauter Nahrung die Darmwand passieren. Diese Maßnahme hat sich in der Behandlung von Kindern mit Nahrungsmittelunverträglichkeiten und auch Nahrungsmittelallergien vielfach bewährt. Rudolf Steiner hob dabei die Bedeutung der Bauchspeicheldrüse (Pankreas) besonders hervor, die in der Tat die umfassendste abbauende Wirkung auf alle Nahrungsbestandteile (Eiweiße, Kohlehydrate und Fette) entfaltet.

Um Nahrungsmittelunverträglichkeiten und Nahrungsmittelallergien vorzubeugen bzw. sie behandeln zu können, ist ein Ziel der Anthroposophische Medizin, den kindlichen Organismus vor zu frühem Kontakt mit Fremdeiweiß und unverträglichen Nahrungsmitteln zu schützen und ihm gleichzeitig die Gelegenheit zu geben, die Abwehrkräfte seiner Verdauung zu stärken. Folgende Maßnahmen möchten wir Ihnen ans Herz legen:

1. Vermeiden Sie einen zu frühen und zu starken Erstkontakt mit Fremdeiweiß:

Sechs Monate vollständiges Stillen bewirkt einen wichtigen Schutz vor zu frühem Fremdeiweißkontakt, vor allem mit Kuhmilcheiweiß. Es sorgt auch dafür, dass Ihr Kind mit extrem wenig Eiweiß ausreichend ernährt werden kann – Muttermilch enthält nur halb so viel Eiweiß wie Pulvermilch, aber ein lebendiges und optimal geeignetes Eiweiß für das Kind, so dass diese Menge ausreicht. Jede künstliche Nahrung belastet den Säugling mit sehr viel Eiweiß, da dessen Abbauprodukte durch die Nieren ausgeschieden werden müssen.

2. *Führen Sie stufenweise fremde Eiweiße in möglichst natürlicher Form ein:*
Die jüngste Forschung hat gezeigt, dass es wahrscheinlich am besten ist, wenn Sie Kuhmilcheiweiß und Weizenklebereiweiß dann gestuft einführen, wenn die ersten Zähne durchgebrochen sind, also um den achten bis neunten Lebensmonat herum. Noch später sollten Sie diese wichtigen Nahrungsmittel aber nicht geben, da das zu vermehrten Unverträglichkeiten führen kann.

Besonders spektakulär ist dabei das Ergebnis, dass »Bauernmilch«, die nicht homogenisiert (und teilweise nicht pasteurisiert) wurde, in erheblichem Maße vor Allergien schützt – ganz im Gegensatz zu H-Milch oder Pulvermilch. In der Forschung hat sich gezeigt, dass dabei den Fetten eine entscheidende Wirkung zukommt. Diese präsentieren bei der »Bauernmilch« dem Organismus das Eiweiß in so optimaler Form, dass er es vollständig abbauen kann. Demgegenüber gilt gerade für H-Milch das Gegenteil: Beim Homogenisieren wird das Eiweiß so verändert, dass es sich an kleinste Fette bindet (siehe Kasten Seite 113). Deshalb kann es unverdaut viel zu schnell den Magen und im Dünndarm noch immer unverdaut die Darmwand passieren. Auf diese Weise gelangt das fremde Eiweiß in den Körper, wo es Allergien auslösen kann. Von den auf dem Markt befindlichen Milchsorten ist die nicht homogenisierte Demeter-Milch der »Bauernmilch« am ähnlichsten; sie muss bei Einführung ab dem siebten Lebensmonat zunächst verdünnt gegeben werden. Bei jeder anderen Vorzugsmilch muss allerdings garantiert sein, dass der Viehbestand frei von krankmachenden Erregern, zum Beispiel EHEC-Bakterien ist (siehe Seite 129).

3. *Stärken Sie die Abbaukräfte in der kindlichen Verdauung:*
Unverdaute Stühle, Farbschwankungen im Stuhl, Durchfallneigung und Blähungen, Unverträglichkeitsreaktionen auf Nahrungsmittel zeigen früh an, dass der kindliche Organismus in der Verdauung seinen Aufgaben noch nicht gewachsen ist. Hier verfügt die Anthroposophische Medizin über sehr wirksame Naturarzneimittel (wie etwa der Löwenzahn und die Wegwarte, siehe Seite 140), mit deren Hilfe Sie die Abbaukraft des Organismus fördern können.

4. *Vermeiden Sie ausreichend lange unverträgliche Nahrungsmittel:*
Ist erst einmal eine Nahrungsmittelunverträglichkeit oder -allergie eingetreten, muss der Magen-Darm-Trakt des Kindes ausreichend lange von diesen Nahrungsmitteln entlastet werden. Er muss sich erst in Ruhe regenerieren, seine Schleimhautgrenze festigen und seine Abbaukraft verstärken. Erst dann kann er erneut, zunächst in kleinen Mengen, mit dem früher unverträglichen Nahrungsmittel konfrontiert werden. Ihr Arzt kann Sie hier beraten, wie lange Sie warten sollten, bis Sie das Nahrungsmittel wieder geben.

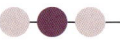

Wann zum Arzt?

Bei Atemnot, Blässe oder Kreislaufschwäche müssen Sie sofort einen Arzt oder eine Klinik aufsuchen.

Bei heftigen Bauchschmerzen und blutigen Stühlen gehen Sie am besten noch heute zum Arzt.

Suchen Sie auch bei Verdacht auf eine Nahrungsmittelunverträglichkeit bzw. Nahrungsmittelallergie bei sonst stabilem Allgemeinzustand Ihres Kindes einen Arzt auf. Protokollieren Sie schriftlich die Nahrungsmittel, die das Kind in den letzten 24 bis 48 Stunden zu sich genommen hat.

Was macht der Arzt?

Wichtig ist eine ausführliche Erhebung der Vorgeschichte, angefangen mit der Schwangerschaft. Sie kann für die Diagnose entscheidend sein. Denn bei Säuglingen und Kleinkindern können gerade Nahrungsmittelunverträglichkeiten oft nicht klinisch erfasst werden, sondern nur durch sorgfältiges Zuhören und Nachdenken.

Besteht der Verdacht auf bestimmte Allergien, kann der Arzt die in Frage kommenden Substanzen auf der Haut in Spuren testen oder es können im Blut Antikörper gegen diese Substanz gesucht und bestimmt werden. Allerdings liegt bei diesen Tests häufig auch bei gesunden Kindern ein positives Testergebnis vor, die Ergebnisse sind also oft »falsch positiv«.

Umgekehrt bedeutet ein negatives Testergebnis, dass in 95 Prozent der Fälle tatsächlich keine Allergie vorliegt – dennoch kann das Nahrungsmittel in der Praxis unverträglich sein! Bei Verdacht auf den nicht seltenen Laktase-Mangel wird dem Kind eine milchzuckerhaltige Testmahlzeit gegeben und anschließend ein Atemtest durchgeführt.

In vielen Fällen können Auslass- oder Allergie-Suchdiäten zuverlässiger weiterhelfen. Dabei empfiehlt der Arzt bestimmte Nahrungsmittel wegzulassen oder mit reinen Kartoffel- oder Reisgerichten zu beginnen und kontrolliert einzelne Lebensmittel hinzuzunehmen. So lässt sich am ehesten herausfinden, ob ein Kind auf bestimmte Nahrungsmittel allergisch reagiert.

Parallelen in der Pflanzenwelt

In der Natur säumt die Wegwarte (Cichorium intybus) trockene Wegränder und bringt ab Ende Juni wochenlang eine Vielzahl blauer Blüten hervor. Es handelt sich um die blütenreichste einheimische Pflanze überhaupt, die pro Pflanze mehrere Tausend Blüten hervorbringen kann. Einige Parallelen zum menschlichen Verdauungssystem machen die Wegwarte als Arzneimittel interessant: Wie die menschliche Verdauungsorganisation weist auch die Wegwarte einen auffälligen Tag-Nacht-Rhythmus auf – jede Blüte welkt nach einem Tag. Die Abbaukräfte in der menschlichen Verdauung hängen von der Gallen- und Bauchspeicheldrüsenbildung ab, die durch Bittersubstanzen angeregt und gestärkt werden. In der mehrjährigen Pflanze finden sich die Bitterstoffe in Form eines bitteren Milchsafts.

Löwenzahn (Taraxacum) ist eine weitere milchsaftführende Heilpflanze, die bei Nahrungsmittelunverträglichkeiten und -allergien hilft. Der Löwenzahn regt als Gesamtpflanzenauszug stark die Gallentätigkeit an und wirkt vitalisierend auf die Lebertätigkeit.

Am wichtigsten ist auf Dauer eine ausführliche Ernährungsberatung. Falls schon einmal eine schwere allergische Reaktion aufgetreten ist, wird der Arzt ein Medikamenten-Notfallset verschreiben. Mehr zu Allergietests lesen Sie auf Seite 254.

ANTHROPOSOPHISCH-HOMÖOPATHISCHE THERAPIE

Befinden sich noch unverdaute Bestandteile aus der Nahrung im Stuhl (Leitsymptom), regt folgendes Mittel umfassend und mild die kindlichen Abbaukräfte in der Verdauung an

- Cichorium Rh D3 Dil. WELEDA

 3-mal tägl. 5–10 Tropfen (alkoholfrei). Das Leitsymptom muss sich nach 1–2 Wochen der Medikamentengabe deutlich bessern, sonst muss das Mittel gewechselt werden.

Wenn das Kind durch Medikamente in seiner Vitalität geschwächt ist, der Stuhl immer wieder zu hell ist und Zeichen einer allgemein geschwächten Vitalität bestehen

- Taraxacum e planta tota D3 Glob. WALA

 3-mal tägl. 5 Globuli

Bei Durchfällen und schlecht verdauten Stühlen und gleichzeitig entzündlich-allergischen Erscheinungen an der Haut oder den Schleimhäuten, zum Beispiel der Nase

- Cichorium/Pankreas comp. Glob. WALA

 3-mal tägl. 5 Globuli

Bei Nahrungsmittelunverträglichkeiten und gleichzeitiger Verstopfungsneigung im Schulalter

- Hepatodoron WELEDA

 3-mal tägl. 1 Tablette (Vorsicht: enthält Weizenstärke und Erdbeerblätter – falls Unverträglichkeiten bestehen).

Als umfassendes Kompositionsmittel zur Anregung der Darm-, Gallen- und Nierenfunktion ist allgemein bei Nahrungsmittelunverträglichkeiten und -allergien eine wertvolle Hilfe

- Aquilinum comp. Glob. WALA

 3-mal tägl. 5–7 Globuli über längere Zeit geben; besonders dann, wenn antibiotische oder chemotherapeutische Behandlungen vorangingen, wenn die Stühle zwischen Durchfall und Verstopfung wechseln, wenn gleichzeitig Ekzeme an der Haut auftreten und der Eindruck besteht, dass das Kind einen »Energiemangel der Verdauung« aufweist.

Bei Neigung zu Verstopfung, wechselnder Stuhlfarbe, Appetitstörung, Übellaunigkeit und Reizbarkeit hilft oft

- Lycopodium comp. Glob. WALA

 3-mal tägl. 5–7 Globuli

Treten infolge eines unverträglichen Nahrungsmittels akut Hautausschläge, zum Beispiel eine Nesselsucht oder ein juckendes Ekzem auf, sind zwei Arzneimittel von besonderer Bedeutung

- Calcium Quercus Glob. WALA

 anfangs können halbstündl. 5 Globuli oder 30–50 Globuli aufgelöst in Wasser schluckweise pro Tag gegeben werden und

- Urtica comp. Glob. WALA

 3- bis 5-mal tägl. 5–7 Globuli

Wie Sie als Eltern helfen können

Achten Sie darauf, ob nach bestimmten Lebensmitteln Symptome auftreten. Bieten Sie Ihrem Kind neue Nahrungsmittel einzeln an.
Stillen Sie Ihr Kind nach Möglichkeit in den ersten sechs Monaten voll, insbesondere, wenn es zu den allergiegefährdeten Kindern zählt (siehe Seite 251).

Führen Sie Kuhmilch erst ab dem siebten bis achten Lebensmonat ein. Verwenden Sie keine homogenisierte und keine Pulvermilch, sondern am besten Demeter-Vollmilch, anfangs altersgerecht verdünnt: Beginnen Sie mit drei Teilen Milch und zwei Teilen Wasser und gehen Sie je nach Alter und Verträglichkeit innerhalb von zwei bis drei Monaten auf Vollmilch über. Versuchen Sie, Produkte mit Konservierungs- und Hilfsstoffen zu vermeiden und bereiten Sie die Mahlzeiten möglichst selbst aus frischen Lebensmitteln zu. Bevorzugen Sie dabei Produkte aus biologisch-dynamischem Anbau (Demeter) und einheimische Pflanzen, die der Jahreszeit entsprechen.

Achten Sie zum Beispiel bei Karotten darauf, dass diese möglichst nicht aus Hybridsamen gezüchtet sind, sondern aus Samen natürlicher Züchtung. Letztere führen zu fortpflanzungsfähigen, in aller Regel besser schmeckenden Pflanzen. Möhren aus Hybridsamen dagegen schmecken leicht bitter und können keinen fortpflanzungsfähigen Samen mehr hervorbringen – wiegen aber mehr und bringen damit mehr Ertrag. Es gibt deutliche Hinweise darauf, dass solche Manipulationen des Erbguts zu unverträglicheren Nahrungsmitteln führen. Gekochtes ist grundsätzlich besser verdaulich als Rohes und saure Milch (Joghurt) besser als süße Milch.

Wenn bei Ihrem Kind eine Unverträglichkeit oder Allergie auf essentielle Nahrungsbestandteile wie Kuhmilch oder Weizen besteht, müssen diese Nahrungsmittel ausreichend lange vermieden werden. Das zwingt manchmal zu schmerzhaften Kompromissen: Im Säuglingsalter stehen kaum natürliche Alternativen zur Verfügung, außer der sehr teuren, wenn auch außerordentlich wertvollen Stutenmilch. Diese muss je nach Alter mit etwa 3 Prozent Keimöl und 3 Prozent Stärke angereichert werden. Stutenmilch bewirkt von allen Nahrungsmitteln die stärkste Anregung der kindlichen Immunabwehr, die wir in unserer kinderärztlichen Praxis kennen gelernt haben. Sie steht eingefroren als Demeter-Vorzugsmilch vom Gestüt Hoher Odenwald zur Verfügung und wird jeweils in 30 Viertelliter-Packungen angeliefert. Auch auf Stutenmilch kann es jedoch Allergien und Unverträglichkeiten geben.

Sojamilch ist bei Kuhmilchunverträglichkeit oder -allergie ein möglicher Ersatz, aber in diesen Fällen oft selbst unverträglich und nur als adaptierte Pulvermilch zu empfehlen. Verträgt das Kind in den ersten beiden Lebensjahren keine dieser Alternativen, bleibt nur der Weg zu noch teureren künstlichen »Hydrolysatnahrungen«, die vom Arzt verordnet werden sollten. Lassen Sie sich von ihm eine kompetente Ernährungsberaterin empfehlen. Diese achtet bei Nahrungsunverträglichkeiten darauf, dass die als Ersatz gegebene Nahrung für das Kind in seinem Alter ausreichend ist.

Bei Unverträglichkeit von Weizen oder gar allen glutenhaltigen Getreiden stehen heute glücklicherweise in Mitteleuropa überall ausreichende Alternativen zur Verfügung – besonders in Italien, wo Zöliakie noch häufiger als in Deutschland auftritt. Sie können bei den von vielen Bäckereien angebotenen Back- und Teigwaren für Kinder mit Zöliakie zwischen solchen aus Reis, Hirse, Buchweizen, Amaranth und Quinoa wählen. Vielfach liegt nur eine Unverträglichkeit einzelner Getreide, etwa von Weizen und Roggen vor, während Hafer und Dinkel öfter vertragen werden. (Zur Ernährung bei Zöliakie siehe Seite 161.)

Blinddarmentzündung
Appendizitis

Typische Symptome

- zu Beginn Schmerzen in gesamten Bauchbereich, die sich immer mehr im rechten Unterbauch konzentrieren
- zunehmend schmerzhaft ist bereits ein leichtes Beklopfen der Bauchdecke (Abwehrspannung)
- Loslassschmerz: Beim Eindrücken und wieder Loslassen der Bauchdecke wird Schmerz im rechten Unterbauch empfunden, auch wenn links gedrückt wurde
- Hüpfen auf dem rechten Bein verursacht örtliche Bauchschmerzen, das Kind nimmt eine Schonhaltung ein, vermeidet zunehmend Bewegung und Erschütterung
- mäßiges Fieber, das auch fehlen kann
- eventuell Erbrechen und unregelmäßiger Stuhlgang (veränderte Häufigkeit)

Am **Blinddarm** gibt es einen kleinen Wurmfortsatz (Appendix), der sich ab dem dritten Lebensjahr, am häufigsten nach dem Vorschulalter entzünden kann. Jungen sind häufiger betroffen als Mädchen. Als Komplikation kann es zu einem Durchbruch der Darmwand kommen, bei dem Eiter in die Bauchhöhle fließt mit der Folge einer Bauchfellentzündung. Dann ist die Bauchdecke plötzlich wieder weich und die Schmerzen gehen vorübergehend zurück. Eine andere Komplikation ist eine abgekapselte Eiteransammlung um den Wurmfortsatz (perityphlitischer Abszess).

Wann zum Arzt?

Gehen Sie sofort zum Arzt oder in eine Klinik, wenn Ihr Kind eines oder mehrere der genannten typischen Symptome aufweist. Auch mäßige Bauchschmerzen, die unerklärbar sind, sollten Sie abklären lassen, vor allem, wenn sie sichtbar die Bewegung des Kindes einschränken.

Was macht der Arzt?

Der Arzt untersucht Ihr Kind ausführlich, dabei hilft ihm vor allem eine genaue Ultraschalldiagnostik, andere Ursachen der Bauchschmerzen von der akuten Blinddarmentzündung abzugrenzen. Denn häufig ist zum Beispiel eine schmerzhafte Schwellung der Lymphknoten um den Wurmfortsatz bei Virusinfekten (Lymphadenitis mesenterialis) die Ursache der Beschwerden, so dass keine Operation notwendig ist. Durch die moderne Ultraschalluntersuchung können heute fast alle unnötigen Blinddarmoperationen vermieden werden, während früher auf Verdacht operiert werden musste. Die Diagnose des Arztes wird abgerundet durch eine Blutuntersuchung nach Zeichen einer akuten Entzündung sowie durch eine Urinuntersuchung, um einen Harnwegsinfekt auszuschließen. Bestätigt sich die Diagnose »Blinddarmentzündung«, muss das Kind operiert werden. Häufig ist eine endoskopische Operation ohne größere Schnitte möglich.

ANTHROPOSOPHISCH-HOMÖOPATHISCHE THERAPIE

Wichtig: Die akute Blinddarmentzündung muss immer chirurgisch behandelt werden!

Treten verdächtige Symptome einer Blinddarmentzündung auf, können folgende Medikamente bis zur Klärung der Diagnose durch den Arzt sofort verabreicht werden
- **Bryonia D6 Glob.**
  viertel- bis halbstündl. 5–7 Globuli. Dieses Mittel lindert die Schmerzen bei jeder Reizung des Bauchfells, ohne die Diagnose wie ein klassisches Schmerzmittel zu verschleiern.

Apis/Belladonna cum Mercurio Glob. WALA
anfangs halbstündl., dann stündl. 5 Globuli.
Das Mittel lässt die akute Entzündungsneigung im Bereich des Wurmfortsatzes zurückgehen und bessert besonders Entzündungen der Lymphknoten um den Wurmfortsatz herum. Sollte der Arzt bestätigen, dass nur diese Lymphknoten gereizt sind, dann kann das Mittel etwa 6-mal tägl. weitergegeben und bei Besserung langsam ausgeschlichen, also immer weniger gegeben werden.

Cichorium Rh D3 Dil. WELEDA
anfangs stündl. 5 Tropfen, später 5-mal tägl. 7 Tropfen. Das Mittel trägt zur allgemeinen Milderung entzündlicher Reizzustände im Bereich des Darmes bei. Es eignet sich besonders dann, wenn keine operationspflichtige Entzündung vorliegt, aber doch eine unterschwellige entzündliche Reizung der Blinddarmregion vorhanden und der Stuhl unregelmäßig ist. Cichorium, die Wegwarte, kann in dieser Situation langsam stabilisierend wirken, was unter anderem am Stuhl zu erkennen ist: Der Stuhlgang wird regelmäßiger und der Stuhl ist besser verdaut.

Wie Sie als Eltern helfen können

Bei Verdacht auf eine Blinddarmentzündung sollten Sie keine Schmerzmittel geben, da sonst die Symptome für weitere Untersuchungen verschleiert werden können. Geben Sie Ihrem Kind möglichst nichts zu essen, damit es für eine eventuelle Operation nüchtern wäre. Kühle Kompressen (keine warmen!) im Blinddarmbereich lindern meist die Schmerzen.
Nach der Operation bleibt Ihr Kind etwa eine Woche zu Hause, es sollte körperlich geschont werden (nichts Schweres heben lassen!) und in den nächsten vier bis sechs Wochen keinen Sport machen.

Pilzinfektionen/Soor
Mykose/Soor

Typische Symptome

- **Mundsoor:** nicht abwischbare, weißliche Beläge auf der Zunge oder der Wangenschleimhaut, rot entzündete, schmerzhafte Zungenspitze, Schmerzen beim Trinken (im Säuglingsalter)
- **Windelsoor:** lackroter, relativ scharf begrenzter Hautausschlag im Windelbereich, typischerweise mit kleineren »Satelliten«, auch schuppig (vor allem an den Rändern), beim Reinigen manchmal schmerzhaft
- **Vaginalsoor:** Brennen, Jucken, vermehrter Ausfluss im Scheidenbereich
- **chronische Darmbesiedlung mit Pilzen:** geblähter Bauch, Bauchschmerzen, saure, übel riechende Stühle, wechselnder Appetit, wechselnde Stimmungen, Energiemangel, tief unterschattete Augen, Müdigkeitsattacken und schwankende Konzentration. Auch Schlafstörungen können damit zusammenhängen.

Zu einer gesunden **Darmflora** gehören sowohl Pilze als auch Bakterien. Im gesunden Zustand besteht ein harmonisches Gleichgewicht. Durch Antibiotika, durch eine Kortisonbehandlung, durch einen Infekt, manchmal durch eine Impfung, aber auch während der Zahnung gerät das Gleichgewicht aus den Fugen und die Pilze können sich ungehemmt vermehren. Am häufigsten nehmen dann Hefepilze Überhand, vor allem Candida albicans. Breitet sich der Pilz vom Magen-Darm-Trakt her ungehindert aus, findet er im dunklen und feuchten Milieu des Windelbereichs ideale Lebensbedingungen. Es kommt zum **Soor**.
Bei Säuglingen tritt Soor im Windelbereich auf (Windelsoor) und vermehrt sich auch im

Mundbereich (Mundsoor). Die Übertragung erfolgt entweder von der Brustwarze der Mutter auf das Kind oder vom Kind auf die Mutter (Reinfektion). Beim Vaginalsoor verdrängen die Pilze die normalen Bakterien in der Scheide, starkes Jucken, Brennen oder vermehrter Ausfluss können Folgen davon sein.

Aus ganzheitlicher Sicht

Eine wiederkehrende Darmbesiedelung mit Pilzen kann ein Hinweis darauf sein, dass die Verdauungstätigkeit des Kindes insgesamt zu schwach und unvollständig ist. Um die für die Verdauung notwendigen Absonderungsprozesse, also Speichel, Magensäure, Galle und Bauchspeichel, zu aktivieren, sind das Kauen und die Zähne wichtige Voraussetzungen – oft heilt ein Windelsoor auch nach dem Durchbrechen der Zähne aus.

Für eine vollständige Verdauung ist es unbedingt notwendig, selbst aktiv und gründlich zuzubeißen und zu kauen. Viele Kinder zeigen dabei zu wenig Eigenaktivität. Sie sind mit ihrer Aufmerksamkeit zu sehr nach außen gerichtet, lassen sich von ihrer Umgebung ablenken, wodurch Fremdes, wie die Pilze, zu leicht in sie eindringen kann.

Eine Verdauungsschwäche wird auch durch die Art und Qualität der Nahrung bestimmt und unterstützt. »Ungesunde« Kohlenhydrate in Weißmehl, Zucker und Fruchtsäften führen zwar zur schnellen Sättigung, schwächen aber die Willensaktivität beim Verdauen. Sie passieren den oberen Verdauungstrakt so schnell, dass sie den unteren regelrecht überfluten. Das kommt den Pilzen zugute, die diese Nahrung für ihren eigenen Stoffwechsel nutzen können, und dadurch eine vollständige Verdauung durch den menschlichen Organismus verhindern. Vollwertkost hingegen fördert und fordert nicht nur das aktive Kauen, sondern auch den vollständigen Nahrungsabbau durch Enzyme und Sekrete im oberen und mittleren Verdauungstrakt. Welche Nahrungsmittel sich besonders für eine aktive Verdauung eignen, sehen Sie im Kasten auf Seite 147.

Wann zum Arzt?

Wenn Sie vermuten, dass eine Pilzinfektion vorliegt, oder wenn sich ein Ausschlag im Mund- oder Windelbereich ausbreitet, sollten Sie zum Arzt gehen.

Was macht der Arzt?

Der Arzt stellt die Diagnose einer Pilzinfektion durch die körperliche Untersuchung und eventuell durch Abstriche. Die Analyse dieser Abstriche erfolgt unter dem Mikroskop oder durch Anzüchtung im Labor.

ANTHROPOSOPHISCH-HOMÖOPATHISCHE THERAPIE

Hilfe bei Mundsoor:
Grundsätzlich hilft das Einpinseln der Mundschleimhaut mit einem Stiltupfer (Apotheke) nach der Mahlzeit mit
● **WELEDA-Mundwasser**
   (enthält Myrrhe und Rathania) oder
● **WALA Mundbalsam Gelee**
Ergänzend kann
● **Teebaumöl**
   1:20 wässrig verdünnt im Wechsel verwendet werden.
Bei gestillten Säuglingen muss die mütterliche Brustwarze mitbehandelt werden. Sie wird nach jedem Stillen mit Teebaumöl, das 1:10 in Calendulaöl verdünnt wird, abgetupft. Zur Vorbeugung kann die Brustwarze ab dem siebten

Schwangerschaftsmonat mit Zitronensaft betupft werden. Vor der nächsten Mahlzeit muss die Brustwarze wieder gereinigt werden.

Innerlich hilft
- **Borax D6 Amp. DHU**
  tägl. 1 Ampulle verteilt auf 5 Gaben vor jeder Mahlzeit. Dazu eine Ampulle öffnen, diese in eine kleine Menge Wasser ausklopfen und die Flüssigkeit verabreichen.
- **Mercurius cyanatus D6 Amp. DHU/Staufen**
  tägl. 1 Ampulle bei starkem schmerzhaftem Befall in etwas Wasser geben.

Die Verdauungstätigkeit wird angeregt durch
- **Gentiana Magenglobuli WALA**
  im Säuglingsalter 2- bis 3-mal tägl. 2–3 Globuli. Bei Darmpilzbefall älterer Kinder kann man dieses Mittel stärker dosieren (bis 3-mal tägl. 7 Globuli).
- **Gentiana Rh 5 % Dil. WELEDA**
  3-mal tägl. 5–7 Tropfen in etwas Wasser kann im Schulalter noch stärker wirken – schmeckt bitter, aber das ist für die Wirkung notwendig!

Als Abwehr gegen den Pilz hilft
- **Monilia albicans D6 Glob. Staufen**
  2-mal tägl. 3 Globuli und
- **die Gabe von Laktobazillen**
  entweder aus der Apotheke (Lacteol, Symbiolact. comp. und andere – sie sind schon bei Säuglingen geeignet!) oder bei älteren Kindern durch rohes Sauerkraut (siehe unten). Die Laktobazillen verdrängen die sich im Überfluss vermehrenden Darmpilze.

Zum Schutz der Darmflora während einer Antibiotika-Therapie eignet sich
- **Perenterol® oder Perocur® Kps.**
  1- bis 3-mal tägl. 1 Kapsel. Bei Säuglingen und Kleinkindern die Kapseln öffnen und den Inhalt in etwas Flüssigkeit geben.

Nach der Antibiotika-Therapie ist prophylaktisch vor allem die Gabe der empfindlichen Laktobazillen wichtig (siehe oben), die durch die Antibiotika stark vermindert werden!

Hilfe bei Windelsoor:
Bei starkem Befall hilft das Einpinseln des Windelbereichs mit
- **0,1 %iger wässriger Gentianaviolettlösung**
  zunächst 3 Tage lang so oft pinseln, dass der Windelbereich violett gefärbt bleibt. Vorsicht: Dieses Mittel färbt sehr stark, und Flecken beispielsweise auf Holz gehen praktisch nicht mehr heraus!

Als weitere Behandlung eignet sich
- **Rosmarin Salbe 10 % WELEDA**
  Der Rosmarin vermittelt vor allem durch sein ätherisches Öl konzentriert Kräfte von Licht und Wärme und entfaltet eine so starke Wirkung, dass der Pilz nach rund 14 Tagen fast immer verschwunden ist. Mehrmals tägl. im betroffenen Bereich auftragen. Zum Windelwechsel kann die Haut mit Molke oder Calendulaöl statt mit Wasser gereinigt werden.

Nur wenn die obigen Maßnahmen nicht geholfen haben, wird der Arzt zusätzlich antimykotische Tropfen oder Salben verschreiben, die zum Beispiel Nystatin (Candio Hermal) oder Miconazol (Infectosoor), beim Vaginalbefall Clotrimazol (Canesten) enthalten.

Beim Mundsoor mit den verschriebenen Salben mehrmals am Tag den Mundbereich behandeln, beim Windelsoor die antimykotischen Salben im Winkelbereich auftragen. Bei hartnäckigen

Damit sich Pilze nicht wohl fühlen

Empfehlenswert ist ein dreiwöchiger strenger Diätplan (nach einer Umgewöhnungszeit), den auch Sie als Fltern befolgen sollten, auch dann, wenn Sie nicht infiziert sind. So fällt es Ihrem Kind sicher leichter, die Nahrungsumstellung zu akzeptieren. Wenn Sie feststellen, wie gut die Diät allen tut, entstehen vielleicht auch neue Essgewohnheiten in Ihrer Familie.

Davon dürfen Sie viel essen

○ Gemüse (aber keine Hülsenfrüchte!)
○ rohes frisches Sauerkraut, möglichst mehrere Gabeln am Tag. Es ist etwa drei Tage im Kühlschrank haltbar
○ Salat
○ Sauermilchprodukte wie Buttermilch, Joghurt, Quark
○ milchsaure Getränke wie Molke, Brottrunk
○ Sesam, Sonnenblumenkerne, Leinsamen
○ Haselnüsse, Mandeln
○ Hirse, Hafer, Dinkel, Gerste in Müsli, Brei oder Schrot

Davon sollten Sie wenig essen

○ Lamm- und Rindfleisch
○ Geflügel
○ rohes Obst
○ Sauerteig- und Fermentbrot
○ Fisch

Fleisch kann allerdings wichtig sein bei Kindern mit Eisenmangel, die oft blass sind und zum Frieren neigen. Sorgen Sie in diesem Fall für eine gute Verdauung, indem Sie es sorgfältig kauen lassen und ihm eine saure Vorspeise wie etwa Buttermilch, Molke oder Sauerkraut servieren.

Diese Nahrungsmittel sollten Sie vermeiden

○ Zucker- und Weißmehlprodukte, zuckerhaltige Getränke
○ süßes Obst, Kompott, Obstsäfte – auch verdünnte!
○ Schokolade und Kakaoprodukte
○ Fertig- und Dosennahrung
○ Eis
○ hefehaltige Nahrungsmittel, frisch gebackenes Brot
○ Teigwaren (Nudeln)
○ weißen, polierten Reis
○ Schweinefleisch und Wurstwaren
○ Erdnüsse
○ gehärtete Fette, frittierte Nahrungsmittel
○ für Jugendliche: Alkohol, Kaffee, schwarzen Tee

Es ist immer schwierig, bei Süßigkeiten eine befriedigende Regelung zu finden. In unserer Praxis hat es sich bewährt, dass die Kinder nach der geschilderten dreiwöchigen »Entziehungskur« im Alltag nur noch solche Süßigkeiten essen, die in der Familie selbst hergestellt werden. Denn gekaufte Süßwaren sind sehr viel schädlicher für die Darmflora als selbst zubereitete. Selbstgebackenes ist normalerweise weniger süß und fett, vor allem aber frei von schädlichen Konservierungsmitteln oder Geschmacksverstärkern (Aromen). Solche Süßigkeiten sind besser zu verdauen als die Süßwaren im Supermarkt. Es fällt auch leichter, Maß zu halten, wenn man seine Süßigkeiten selber machen muss! Damit können Eltern gleichzeitig vermeiden, dass ständig alles verboten ist, was zu Hause im Schrank steht. Sie können das normale Bedürfnis des Kindes nach Süßem erfüllen, ohne das Kind krank zu machen.

Fällen bekommt Ihr Kind antimykotische Tropfen zur Behandlung der Pilze im Dünn- und Dickdarmbereich verschrieben.

Wie Antibiotika sind aber auch Antimykotika nur nötig, wenn die Eigenkräfte des kindlichen Organismus nicht ausreichen.

Wie Sie als Eltern helfen können

Intensivieren Sie beim Windelsoor die Hygiene und Popflege. Das bedeutet, dass Sie Ihr Kind auch nachts ein- bis zweimal wickeln sollten, denn die Feuchtigkeit des Urins und seine Zersetzungsprodukte verzögern bzw. verhindern die Abheilung des wunden Bereichs. Lassen Sie Ihr Kind möglichst oft ohne Windeln im Freien strampeln, schließlich mögen Pilze weder Licht noch Luft.

Bei größeren Kindern mit wiederkehrenden Darmpilzen achten Sie darauf, dass sie (aber auch Sie selbst!) sich bei den Mahlzeiten wirklich ganz auf das Essen konzentrieren, seinen Geruch, seine Farben wahrnehmen und es in Ruhe genießen.
Schnell resorbierbare Kohlenhydrate wie Süßigkeiten und Fast Food führen auf Dauer zu einem Desinteresse der Verdauungsorgane, zur Schwächung der Willenskräfte innerhalb des Verdauungssystems und damit zu verminderter Eigenaktivität der Verdauungsenzyme.

Schädlich sind gekaufte Säfte, die sich auch ungünstig auf die Selbstregulation von Gewicht und Appetit auswirken. Sie sollten lange Zeit weggelassen und danach nur zu besonderen Anlässen getrunken werden. Es ist sehr wichtig, dass das Kind sich daran gewöhnt, dass Getränke nicht gesüßt sind. Eine wesentliche Bedeutung kommt der Diät auf Seite 147 zu.

Wurm-Erkrankungen
Oxyuriasis

Typische Symptome
Bei Madenwürmern (Oxyuren):
- starker Juckreiz am After, vor allem nachts nach dem Zubettgehen: Dann sind auch am ehesten die Würmer im Bereich des Afters zu sehen.
- Reizung (Rötungen) der Anal- bzw. Scheidenregion
- eventuell weiße kleine (etwa 1 cm lange) Würmer im Stuhl sichtbar, die durch ihre Bewegung auffallen
- öfter sind Verhaltensänderungen der Kinder bei Wurmbefall zu bemerken, zum Beispiel verstärkte Unruhe

Bei Bandwürmern (Zestoden):
- Heißhunger im Wechsel mit Appetitlosigkeit
- Gewichtsverlust
- Bauchschmerzen

Bei Spulwürmern (Askariden):
- Bauchschmerzen
- Koliken
- Blähungen
- unerklärlicher Durchfall
- manchmal Husten

Weibchen von **Madenwürmern** wandern nachts vom Darm zum After und legen dort ihre Eier ab. Durch nächtliches Kratzen werden die Eier von den Fingern (Fingernägel) am Tag auf Spielzeuge, Lebensmittel oder Menschen aus der Umgebung übertragen. Madenwürmer sind etwa 1 cm lang, fadenförmig und weißlich. Bei **Bandwürmern** erfolgt die Ansteckung über den Verzehr von verseuchtem rohem oder halbrohem Rinder- oder Schweinefleisch (Rinder-

bzw. Schweinebandwurm) oder durch den Kontakt mit Tierkot (Hundebandwurm bzw. Fuchsbandwurm). Der Bandwurm besteht aus bandnudelartigen Wurmgliedern, die bis zu 2 cm groß im Stuhl zu finden sind.

Spulwürmer werden vor allem über Gemüse und Salate aufgenommen, die mit Fäkalien gedünkt und unzureichend gereinigt wurden. Spulwürmer sehen aus wie kleine Regenwürmer, sie leben im Stuhl.

Aus ganzheitlicher Sicht

Einer Wurmerkrankung kommt auch eine schützende Funktion zu, indem durch den Wurmbefall bestimmte Zellen des Immunsystems zur Arbeit angeregt werden. Wohl deshalb neigen Kinder aus Regionen mit hohem Wurmbefall seltener zu Allergien. Es ist bemerkenswert, dass diese Zellen des Immunsystems bei Kindern in hochindustrialisierten Ländern, die sehr viel seltener Wurminfektionen entwickeln, oft »am falschen Ort« tätig sind, zum Beispiel in den Bronchien asthmakranker Kinder. Deshalb sollte die noch am häufigsten erfolgende Ansteckung mit Madenwürmern keine Panik auslösen: Für das Immunsystem eines Kindes ist es sehr wahrscheinlich wichtig, auch einmal diesen ungebetenen Gästen zu begegnen. Und sie lassen sich meist recht problemlos wieder vertreiben, wenn man mit Ruhe ans Werk geht.

Wann zum Arzt?

An sich ist eine einfache Ansteckung mit Madenwürmern nicht unbedingt eine Verpflichtung, zum Arzt zu gehen. Man kann durchaus zunächst die hier gegebenen Ratschläge befolgen und einen eigenen Therapieversuch machen. Bei mangelndem Erfolg oder wiederkehrendem Wurmbefall sollten Sie jedoch den Arzt aufsuchen. Gehen Sie bei Verdacht auf Band- oder Spulwürmer auf jeden Fall zum Arzt.

Was macht der Arzt?

Durch eine Stuhluntersuchung kann der Arzt die Würmer nachweisen. Bei Madenwürmern kann er mit Hilfe eines Klebestreifens in der Analgegend die Wurmeier ablösen und sie anschließend unter dem Mikroskop betrachten. Schulmedizinisch werden wurmabtötende Medikamente (Antihelminthika) wie Helmex, Vermox oder Yomesan eingesetzt.

In der Praxis zeigt sich, dass es bei der oft empfohlenen Einmalgabe häufig zu Rückfällen kommt. Deshalb gilt: wenn schon, denn schon! Bei Madenwürmern sollte also die Gabe von Antihelminthika nach einer Woche wiederholt werden. Sind mehrere Familienmitglieder betroffen, empfiehlt sich eine Behandlung der ganzen Familie. Bei einer Erstbehandlung ist es immer besser, die Würmer mit biologischen Mitteln zu vertreiben, nicht zuletzt auch mit Blick auf das Immunsystem des Kindes, das ja dadurch etwas lernen soll.

ANTHROPOSOPHISCH-HOMÖOPATHISCHE THERAPIE

Der Wurmbefall spiegelt die Unreife des kindlichen Verdauungs- und Immunsystems wider. Erst wenn die seelisch-geistigen Kräfte des Kindes zunehmen, erlangt es die volle Kraft, alles, was der Verdauungstrakt von außen aufnimmt, abzubauen und aufzulösen. Diese Kraft des Seelisch-Geistigen in der Verdauung kann gestärkt und die Vitalität des Verdauungstrakts angeregt werden. Grundlegend ist dabei die Gabe von (tief!) potenziertem Schwefel.

Zur Anregung und Stärkung der Verdauung
- **Sulfur D6 Trit. WELEDA**
  3-mal tägl. 1 Msp. für 4–6 Wochen

Pflanzen, die intensiv Schwefel aufnehmen und verwerten, fallen immer durch ihren starken Geruch auf: Ob bei Kaffeebohne, Knoblauch oder Zwiebel – immer ist der Schwefel für den Geruch verantwortlich! Am wenigsten mögen die Würmer im Darm den Knoblauch.

Medikamentös hilft

● **Allium/Cuprum sulf. comp. Dil. WELEDA**
3-mal tägl. 10–15 Tropfen verdünnt in etwas Wasser (es schmeckt leicht nach Knoblauch). Dieses Mittel enthält auch potenziertes Kupfersulfat (= eine Verbindung von Kupfer und Schwefel).

Wie Sie als Eltern helfen können

Durch kurz geschnittene Fingernägel vermindern Sie die Ausbreitung vor allem von Madenwürmern. Waschen Sie Ihrem Kind morgens

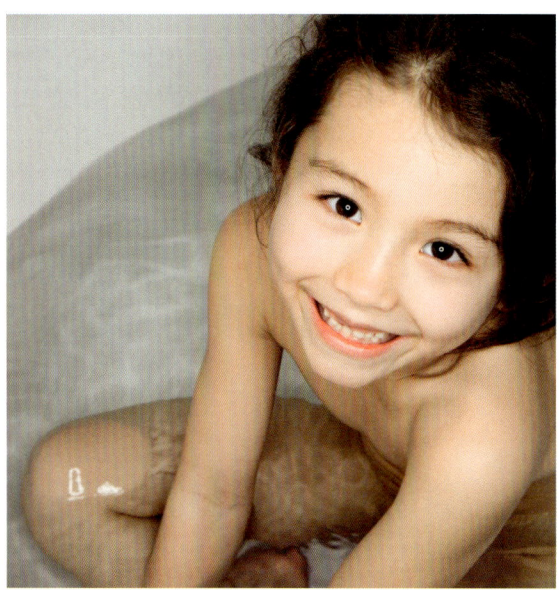

Lesen Sie Ihrem Kind etwas vor, während es in der Wanne sitzt. So vergeht die Zeit schneller. Achten Sie darauf, dass es mit Schwefelzusatz im Wasser weder planscht noch spritzt.

und abends die Aftergegend und tragen Sie Quercus-Salbe WALA um den Anus auf (vermindert den Juckreiz). Unterwäsche, Handtücher und Schlafanzug müssen während der Infektion täglich gewechselt, die Bettwäsche häufig gewaschen werden, ebenso die befallenen Spielsachen – also all das, womit Ihr Kind während der Erkrankung spielt. Waschen Sie auch die Türgriffe gut ab.

Sitzbäder können Erleichterung bringen – vor allem bei Mädchen, wenn sich die Wurmeier im Scheidenbereich festsetzen. Dazu eignet sich als Zusatz 1 Tasse Bittersalz oder ein Viertelbeutel bis halber Beutel Dr. Klopfers Schwefelbad: Man berechnet 1 Beutel pro Badewanne und nimmt entsprechend beim Sitzbad weniger. Lassen Sie Ihr Kind 10 bis 15 Minuten in der Wanne sitzen und legen Sie es anschließend in ein Handtuch gehüllt ins Bett (nicht abduschen!). Das Bad sollte eine Woche lang jeden zweiten Tag durchgeführt werden, am besten nachmittags. Die Haut wird dadurch nicht gereizt.

Bieten Sie Ihrem Kind zum Essen nach Möglichkeit unterstützend rohes Sauerkraut oder Sauerkrautsaft und rohe Karotten an. Auch Samen der Papayafrucht in Tablettenform können die Behandlung unterstützen. Besonders bewährt hat sich roher Knoblauch:

● 1–2 Zehen pressen, in etwas Milch oder Joghurt rühren und schlucken lassen. Jeden dritten Tag wiederholen, insgesamt 14 Tage lang (natürlich nur bei Verträglichkeit).

In hartnäckigen Fällen hilft ein Einlauf (Rezeptur von Dr. Michael Stellmann):

● 20 Knoblauchzehen mit 500 g geriebenen Karotten in 1 Liter Wasser wie eine Suppe 10 Minuten kochen lassen. Durch ein Sieb passieren. Lauwarm als Einlauf anwenden, je nach Alter 200 bis 400 ml (siehe Seite 53).

Chronisch entzündliche Darmerkrankungen

Colitis ulcerosa, Morbus Crohn

Chronisch entzündliche Darmerkrankungen werden in Ländern mit »westlichem Lebensstil« immer häufiger. Sie gehören grundsätzlich in die Hand des Arztes. Selbsthilfegruppen bieten wertvolle begleitende Hilfe für die betroffenen Patienten. Oft brechen diese Erkrankungen im späten Kindes- und im Jugendalter aus. Die folgenden Abschnitte machen Sie deshalb mit typischen Symptomen und Möglichkeiten der Behandlung bekannt, sie dienen dem grundlegenden Verständnis dieser Erkrankung, ersetzen aber keineswegs die medizinisch qualifizierte Behandlung.

Colitis ulcerosa

Typische Symptome

Ganz im Vordergrund der Symptomatik stehen:

- zunehmend blutig-schleimige, in der Regel schmerzlose Durchfälle (bis zu 30 pro Tag), zum Teil auch nachts
- zunehmende Blässe
- Gefühl, beim Stuhlgang nicht fertig zu werden, Stuhlzwang und manchmal auch Schmerzen bei häufigen Entleerungen

Die **Colitis ulcerosa** ist die häufigste chronische Darmentzündung im Kindesalter. Es kommt vor allem zu Geschwüren des Dickdarms. Entscheidend für den Beginn der chronischen Entzündung ist wahrscheinlich der Zusammenbruch der Schleimhautbarriere (»Mucosablock«) zwischen dem Darminhalt und dem Inneren des Organismus. Die Folge ist eine chronisch entzündliche, die eigene Schleimhaut immer mehr zerstörende Reaktion des Organismus im Darm. Im Vordergrund steht eine Autoimmunreaktion. Das ist eine fehlgeleitete, die eigenen Grenzflächen im Dickdarm angreifende Entzündung, in deren Verlauf auch Gallenwege, Gelenke und Augen mit betroffen sein können.

Die Erkrankung beginnt meist im Mastdarm, die Ausbreitung erfolgt in der Regel nach oben über den gesamten Dickdarm. In der Schleimhaut entstehen zahlreiche rundliche Entzündungsherde, kleine Abszesse und Geschwüre, die ebenso wie die entzündete Schleimhaut bluten können.

Die Erkrankung führt zu einer starken psychischen Belastung, auf der anderen Seite können psychische Auffälligkeiten und seelische Schwierigkeiten neue Krankheitsschübe auslösen. Meist fällt auf, dass Patienten mit Colitis ulcerosa seelisch eng mit ihrer Familie und allem, was sie dort an Unglück und Verlusten erleben, verbunden sind. Sie setzen sich stark unter Druck und sind schulisch/beruflich überdurchschnittlich ehrgeizig.

Mögliche Komplikationen im Kindesalter sind zunächst ein zunehmend massiver Blutverlust (Anämie), Nährstoffmangel mit Gewichtsverlust und Wachstumsverzögerung sowie ein akuter, schwerer und eventuell lebensbedrohlicher Entzündungsschub, der nur in der Klinik behandelt werden kann.

Aus ganzheitlicher Sicht

So wie die Haut ein Grenzorgan ist, vermittelt auch die Schleimhaut des Darms zwischen der Außen- und Innenwelt. Bei Kindern mit einer Colitis ulcerosa ist die Funktion der Schleimhautbarriere zu schwach, so dass sie den Inhalt des Dickdarms vom restlichen Körper nicht abgrenzen kann. Das ist sehr gut mit der geschwächten Barriere der Oberhaut beim Neurodermitiker zu vergleichen, die ebenfalls eine chronische Entzündung nach sich zieht. Die Darmoberfläche erscheint bei der Colitis ulcerosa wie eine großflächig blutende Wunde. Das Kind fließt zu sehr aus.

Diese Schwäche des Ausfließens spiegelt sich auch im Seelischen wider: Die Kinder sind oft stark beeinflussbar, haben ein eher schwaches Selbstbewusstsein, können sich schlecht abgrenzen und scheuen Konflikte. Neben der meist großen Anhänglichkeit an die Eltern fällt die Anpassung an Ratschläge anderer auf, wobei es ihnen jedoch nicht gelingt, diese konsequent umzusetzen.

Familien von Betroffenen oder diese selbst im Jugend- und Erwachsenenalter zeigen oft eine starke Unruhe und Reiselust, die sich auf die Erkrankung verschlimmernd auswirkt. In akuten Stadien sollte die Mobilität unbedingt auf das absolut notwendige Minimum beschränkt werden. Offensichtlich zwingt die Colitis ulcerosa die Betroffenen zu einer Rückbesinnung auf sich selbst, zu mehr innerer Ruhe.

Neben einer symptomatischen Therapie, die darauf abzielt, die Entzündung zu hemmen, sollten vor allem die Verdauungskräfte gestärkt werden. Außerdem konzentriert sich die Behandlung darauf, die seelischen Kräfte zu fördern. Letzteres kann man neben einer medikamentösen Therapie dauerhaft vor allem durch verschiedene Kunsttherapien (siehe Seite 30) und eine intensive Gesprächstherapie mit Biografie-Arbeit erreichen.

Wann zum Arzt?

Gehen Sie sofort zum Arzt, wenn Sie Durchfälle feststellen, die schleimig oder sogar blutig sind. Da die Erkrankung meist erst in einem Alter auftritt, in dem Kinder alleine zur Toilette gehen, erfahren Sie von den Durchfällen vielleicht erst durch Nachfragen und anschließendes Nachsehen. Achten Sie bei Jugendlichen auf zunehmende Blässe und häufigen Toilettengang, fragen Sie nach der Verdauung, da Durchfall in diesem Alter nicht selten über längere Zeit verschwiegen wird.

Was macht der Arzt?

Zunächst wird er eine ausführliche Erhebung der Vorgeschichte und eine gründliche körperliche Untersuchung einschließlich Größen- und Gewichtsmessung vornehmen. Es schließen sich eine Blut- und Stuhluntersuchung sowie eine Ultraschalluntersuchung des Bauchraums an. Die wichtigste Maßnahme in der Diagnostik ist jedoch eine Dickdarmspiegelung (Koloskopie). Dabei lässt sich eine Colitis ulcerosa sicher feststellen und von möglichen anderen Erkrankungen unterscheiden.

Bei schweren akuten Schüben kann eine vollständig pürierte, reizarme Nahrung den Darm entlasten, also Essen, das wenig Säure und nichts Blähendes enthält und das so gut wie nicht gewürzt ist. Eine spezielle Fertignahrung ist nach neuesten Studien pürierter Schonkost gegenüber nicht überlegen.

Als Therapie werden entzündungshemmende Medikamente eingesetzt, in leichten Fällen Abkömmlinge der Weidensäure (Salizylsäureabkömmlinge wie Salofalk), in schwereren Fällen Kortison, wobei auch eine lokale Anwendung im Enddarmbereich möglich ist. Außerdem werden Antibiotika (Metronidazol), Azathioprin (Imurek) oder noch eingreifendere Medikamente verschrieben, um die chronische Entzündung zu hemmen.

Klinische Studien haben ergeben, dass die Gabe von so genannten Probiotika sinnvoll ist, wenn sich die Krankheit stabilisiert hat. Diese Darmbakterien, die notwendig sind, damit die Schleimhautbarriere funktioniert, stabilisieren den Darm ähnlich wirksam wie das oben genannte Salofalk. Bewährt hat sich hier die Gabe von Mutaflor (E.Coli) in altersgerechter Dosierung. Eltern und Patienten sollten gegebenenfalls ihren Arzt danach fragen, da immer noch bei vielen schulmedizinisch eingestellten Ärzten Vorbehalte gegen Probiotika bestehen – war es doch die naturheilkundlich orientierte Komplementärmedizin, die diese Präparate in die Medizin eingeführt hat!

Der Heilungsverlauf muss durch wiederholte Darmspiegelungen und Stuhluntersuchungen überwacht werden. Nur noch selten ist eine operative Dickdarmentfernung notwendig, um die Entzündung unter Kontrolle zu bringen.

ANTHROPOSOPHISCH-HOMÖOPATHISCHE THERAPIE

Medikamentös wird versucht, die »Schließung der Grenzen« zu verstärken, die starke Umweltabhängigkeit und -offenheit zu verringern und gleichzeitig die Abgrenzungsfähigkeit im eigenen Verdauungstrakt zu verstärken. Das wirksamste Mittel dabei ist

● **Phosphor LM 6 Dil.**
1-mal tägl. 3–5 Tropfen morgens vor dem Frühstück. Besonders wichtig ist dieses Mittel auch bei allen Kindern, die mit Kortison behandelt werden oder zuvor damit behandelt worden sind. Allgemein wirkt Phosphor in richtiger Dosierung der Neigung zu Blutungen entgegen.

Eine entsprechende Wirkung hat unter den Metallpräparaten am stärksten das Antimon, Stibium metallicum, das vom anthroposophischen Arzt in akuten Fällen auch injiziert werden kann

● **Stibium met. praep. D6 Amp. WELEDA**
10 ml (ergänzend 3-mal 1 Msp. über den Mund einnehmen.)

Bei schleimigen Durchfällen eignet sich ein Präparat aus potenziertem Antimon und Quecksilber

● **Aethiops antimonialis D6 Tabl.**
5-mal $1/2$–1 Tablette

Bei starker Entzündung der Darmwand, Symptomen von Unruhe und ständiger Getriebenheit ist ein sehr wirksames Mittel

● **Mercurius vivus nat. D30 Trit. WELEDA**
2- bis 4-mal tägl. 1 Msp. oder
● **Mercurius solubilis D30 Glob.**
2- bis 4-mal tägl. 5 Globuli. Die relativ häufige Gabe kommt über längere Zeit in Frage, um gegen die chronisch-destruktiven Entzündungsprozesse der Darmwand anzugehen.

Um die Darmwand zu festigen, kommt von den pflanzlichen Heilmitteln vor allem die Blutwurz, Tormentilla, in Frage, entweder als

● **Tormentilla Urtinktur WELEDA**
3-mal tägl. 7–20 Tropfen
oder potenziert mit Antimon kombiniert als
● **Tormentilla comp. Glob. WALA**
3-mal tägl. 10 Globuli

Eine festigende Wirkung auf die Schleimhautoberfläche hat auch der Nelkenwurz

● **Geum urbanum D1 Dil. WELEDA**
3-mal tägl. 10 Tropfen

Stärkt die Abbaukräfte im oberen Magen-Darm-Trakt und entlastet damit den Dickdarm

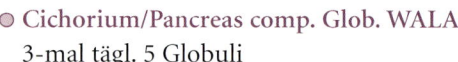

○ Cichorium/Pancreas comp. Glob. WALA
3-mal tägl. 5 Globuli

Solange Durchfallneigung besteht, hilft die Gabe von

○ Bolus alba comp. Pulvis WALA
tägl. 1 TL pro 100 ml Wasser schluckweise über den Tag verteilt eingenommen.

Neben der Gabe von Mutaflor (siehe Seite 153) empfiehlt sich in den akuteren Stadien der Erkrankung die Gabe von Bakterienlysaten, um die Neuregulation des Immunsystems anzuregen, zum Beispiel mit

○ Synerga®
1-mal tägl. 1 TL morgens

Während einer Kortisontherapie hilft die Nebenwirkungen dieser Therapie zu vermindern, die gerade bei Kindern auch seelisch sehr ausgeprägt sein können

○ Apis mellifica D30 Glob.
1-mal tägl. 5 Globuli mittags

Bei Kindern unter sieben Jahren hilft den Angriff auf die eigene Darmschleimhaut abklingen zu lassen

○ Colon Gl D30 Amp. WALA
anfangs tägl., später 3-mal wöchentl. 0,5 ml in etwas Wasser verdünnt vor oder zwischen den Mahlzeiten einnehmen.
(Auch wenn auf der Packung steht »Flüssige Verdünnung zur Injektion«, kann das Medikament sehr gut oral gegeben werden).
Außerdem hilft

○ Glandula suprarenales Glob. D5 WALA
morgens 0,5 ml in etwas Wasser verdünnt 3-mal wöchentl. einnehmen.

Hilfe durch Kunsttherapien

Den erkrankten Kindern kann in der erweiterten Therapie sowohl mit Heileurythmie als auch mit einer der Kunsttherapien geholfen werden. Zum Beispiel mit Übungen, bei denen ausgehend von ausfließenden Bewegungen der Übergang in festere Konturen und Strukturen vollzogen wird. Das lässt sich in der therapeutischen Sprachgestaltung durch den Übergang von eher ausfließenden Lauten, wie »L« oder »W«, in abschließende Konsonanten, wie »B« oder »G«, machen. Oder in der Maltherapie durch anfangs zerfließende Wasserfarbenbilder, die therapeutisch geführt übergehen in Bilder mit Wachskreiden bis hin zu Zeichnungen mit fein gespitzten Buntstiften. Was sich im Seelischen während der Kunsttherapien vollzieht, wird bei konsequenter Übung Einfluss auf die Organkräfte nehmen (siehe Seite 30).

Wie Sie als Eltern helfen können

Achten Sie zu Beginn der Erkrankung darauf, dass der Darm Ihres Kindes nicht zu stark mit Fremdeiweiß konfrontiert wird, denn die Abbaukräfte gegenüber der Nahrung sind meist akut geschwächt. Eine Diät (siehe Kasten rechts) kann sehr wirkungsvoll sein. Nützt diese nichts, darf Ihr Kind essen, worauf es Appetit hat.

Wenn eine psychische Labilität und sonstige seelische Belastungen im Vordergrund stehen, lassen Sie sich auf eine gemeinsame Psychotherapie und entsprechende Entspannungsübungen ein.

Diät bei Collitis ulcerosa

Während in den Lehrbüchern jeder Einfluss der Ernährung auf die Erkrankung bestritten wird, entspricht dies keineswegs unserer Erfahrung.

Am Anfang der Diät für die ersten ein bis zwei Wochen

Geben Sie Ihrem Kind keinerlei tierisches Eiweiß und gliadinhaltige Nahrungsmittel. Dieses Getreideklebereiweiß ist in Weizen, Dinkel, Roggen, Gerste und abgeschwächt in Hafer enthalten. Ihr Kind darf ausschließlich pürierte Kost als Suppen oder Brei zu sich nehmen. Spezielle Produkte bekommen Sie auch im Reformhaus.

In den nächsten Wochen, bis sich die Durchfälle zurückgebildet haben

Ihr Kind sollte nun Produkte aus Dinkelmehl essen (weiterhin anfangs keine anderen Getreidesorten, die Gliadin enthalten) sowie Fisch, Lamm, Rindfleisch und Geflügel aus streng biologischer Tierhaltung. Bei Milchprodukten sind Quark und Frischkäse sowie weißer Joghurt ohne Fertigzusätze am verträglichsten – probieren Sie es vorsichtig aus und lassen Sie gleich wieder weg, was Ihrem Kind nicht bekommt.

Damit auf Dauer keine Mangelversorgung eintritt hilft es, wenn Sie über mehrere Tage hinweg die Nahrung protokollieren und sich von einer Ernährungsberaterin begleiten lassen. Besonders Zink wird vom Organismus oft in größeren Mengen benötigt, wobei sich Weizenkeime (im Reformhaus) besonders bewährt haben: Der Zinkspiegel steigt bei täglichem Verzehr von Weizenkeimen oft schneller als unter der Gabe von Zinktabletten. Die Eisenzufuhr und der Zinkspiegel müssen neben anderen Laborwerten während der Diät vom Arzt kontrolliert werden und gegebenenfalls muss er einen Eisenersatz verordnen. Denn das Kind verliert mit den blutigen Stühlen auch Eisen, außerdem ist die Eisenaufnahme erschwert.

Wichtig ist, dass das Kind sorgfältig kaut bzw. die Nahrungsmittel gut verdaulich zubereitet sind: Zum Beispiel ist gedünstetes Gemüse besser verdaulich als rohes, und mehrfach ungesättigte Fette wie Olivenöl sind bekömmlicher, als gesättigte. Außerdem ist Magarine nicht so verträglich. Generell ist Gekochtes verdaulicher als Gebratenes.

Wenn der Zustand stabil ist

Lockern Sie die Diät, wenn sich der Zustand Ihres Kindes über vier bis acht Wochen hinweg stabilisiert hat. Achten Sie weiter darauf, auf welche Nahrungsmittel es zum Beispiel mit häufigeren Stühlen reagiert. Bedenken Sie, dass keine Diät eine gezielte medikamentöse Diät ersetzen, sondern diese nur unterstützen kann. Hören Sie auf längere Sicht mit Diätmaßnahmen auf, bei denen Sie keinerlei positive Veränderungen feststellen können.

Morbus Crohn

Typische Symptome

- wiederkehrende Bauchschmerzen
- häufige, schleimige Durchfälle (vier bis acht pro Tag)
- Appetitlosigkeit, Gewichtsabnahme
- Wachstumsverzögerung

Der **Morbus Crohn** ist die zweithäufigste chronische Darmerkrankung im Kindesalter. Seit 1960 hat er sich versechsfacht. Auch beim Morbus Crohn spielt eine Störung der Schleimhautbarriere gegenüber dem Darminhalt eine Rolle. Die Toleranz des Immunsystems gegenüber der Darmflora und gegen körpereigenes Gewebe ist gestört. Die fehlgeleitete Aktivität des Immunsystems attackiert jedoch nicht nur die Schleimhaut, sondern wahrscheinlich auch die kleinen Gefäße in der Darmwand, so dass die Entzündung alle Schichten der Darmwand erfasst. Die Erkrankung beginnt oft am Übergang zwischen Dünndarm und Blinddarm. Im Verlauf breitet sie sich über alle Darmabschnitte aus, dabei sind alle Schichten der Darmwand entzündet. Befallene Abschnitte wechseln sich mit nicht befallenen ab.

Komplikationen sind Abszesse (abgekapselte Eiteransammlungen) und krankhafte Verbindungen (Fisteln) zwischen verschiedenen Darmabschnitten, zwischen Darm und Haut oder den Harnwegen und der Scheide. Besonders typisch sind solche Fisteln im Bereich des Darmausgangs. Nach Abklingen der Entzündung kann es zu Vernarbungen und dadurch zu einem Darmverschluss kommen.

Aus ganzheitlicher Sicht

Im Gegensatz zu der »aus- und zerfließenden« Colitis ulcerosa (siehe Seite 151), bei der das Kind sich im Darmbereich zu sehr der Außenwelt öffnet, sind Kinder mit einem Morbus Crohn gar nicht richtig in der Lage, sich im Darmbereich der Welt gegenüber angemessen zu öffnen. Anstatt eine Verbindung zwischen sich und der Umgebung zu schaffen, verbinden sich Organteile miteinander, zum Beispiel in Form röhrenartiger Brücken (Fisteln).

In seelisch-geistiger Hinsicht sind Kinder mit einem Morbus Crohn im Vergleich zu Kindern mit einer Colitis ulcerosa eher verschlossen, skeptisch, abweisend und eigenständig. Diese Kinder konzentrieren sich so sehr auf sich selbst, dass sie Schwierigkeiten haben, ihre Außenwelt wahrzunehmen. Sind Kinder mit Colitis ulcerosa eher an die Ratschläge anderer angepasst, aber wenig konsequent in deren Umsetzung, kann man bei Kindern mit Morbus Crohn beobachten, dass sie weniger vernünftig, jedoch sehr konsequent in ihrem Handeln sind.

In der anthroposophisch erweiterten Therapie werden Medikamente, vor allem aber Kunsttherapien und die Heileurythmie (siehe ab Seite 30) zur Gesundung eingesetzt. Dabei wird das Kind angeleitet, aus seiner Abgrenzung, die sowohl im Körperlichen (im Darm betont) als auch im Seelisch-Geistigen zu beobachten ist, herauszukommen und sich gegenüber der Umgebung auf gesunde Art zu öffnen. Hier ist viel Geduld gefragt, aber der Weg lohnt sich.

Wann zum Arzt?

Gehen Sie bei länger andauernden Durchfällen immer zum Arzt! Der Verdacht auf einen Morbus Crohn wird ausgelöst, wenn Bauchschmerzen, anhaltende Durchfälle und ein Gewichtsstillstand oder -verlust zu beobachten sind. Leider dauert die Diagnose auch heute noch oft ein Jahr, da die betroffenen Kinder zu Verschlossenheit neigen und die Symptome lange verschweigen. Deshalb ist es wichtig, diese drei leitenden Symptome der Erkrankung in ihrem Zusammenhang zu kennen und darauf hinzuweisen, wenn mehrere der genannten Symptome gleichzeitig auftauchen.

Was macht der Arzt?

Neben einer ausführlichen Erhebung der Vorgeschichte und einer körperlichen Untersuchung führt der Arzt eine Blutentnahme, Stuhluntersuchung und Ultraschalluntersuchung durch. Bei Verdacht auf Morbus Crohn erfolgt eine Darmspiegelung (Endoskopie) und in der Regel auch eine Magenspiegelung. Röntgenuntersuchungen des Darms können sich anschließen, um die Lage des Darms in der Bauchhöhle sowie möglicherweise vorhandene Fisteln zu sehen. Ebenso erfolgt eine augenärztliche Untersuchung, da Entzündungen an den Augen als Komplikationen auftreten können.

Bei Morbus Crohn ist die Ernährungstherapie von großer Bedeutung. Es gibt Spezialnahrungen, die auf die Darmentzündung eine ähnliche Wirkung wie die gebräuchlichen entzündungshemmenden Arzneimittel haben. Sie werden vor allem bei Krankheitsschüben oder im Anfangsstadium der Erkrankung eingesetzt. Omega-3-Fettsäuren aus Fischöl können sich günstig auf die chronische Entzündung auswirken. Die betroffenen Kinder befinden sich infolge ihrer Erkrankung oft in einem Zustand der Mangelernährung. Daher wird der Arzt nach eingehenden Laboruntersuchungen eine ausführliche Ernährungsberatung durchführen.

Medikamentös werden üblicherweise entzündungshemmende Immunsuppressiva gegeben, vor allem Kortison sowie Azathioprin und in schweren Fällen Hemmer einzelner entzündungsfördernder Botenstoffe (Infliximab) oder Zytostatika (Methotrexat).

ANTHROPOSOPHISCH-HOMÖOPATHISCHE THERAPIE

Potenziertes Kupfer wirkt entkrampfend und lösend. Es spielt auch bei der Behandlung eines Morbus Crohn eine wichtige Rolle

- **Cuprum sulfuricum comp. WELEDA**
  3-mal tägl. 1 Tablette
- **Cuprum met. praep. Salbe 0,4 % WELEDA**
  (ab dem Schulalter auch 5 %) dünn auf die schmerzhaften Bereiche auftragen (auf ein Läppchen geben, am besten über Nacht).

Weiter helfen
- **Mercurius vivus nat. D6 Tabl. WELEDA**
  3-mal tägl. 1 Tablette zur Belebung erstarrter Bindegewebsprozesse.
- **Digestodoron Tabl. WELEDA**
  3-mal tägl. 1 Tablette vor dem Essen kauen. Zur Anregung und Regulierung der Verdauungstätigkeit.
- **Aquilinum comp. Glob. WALA**
  3-mal tägl. 5 Globuli. Zur Unterstützung des Darmbereichs in Kombination mit der wechselnden Einnahme von
- **Ileum Gl D15 Amp. WALA**
  im akuten Stadium in absteigenden Potenzen von D15 bis D6 (bei Dauertherapie) 1-mal tägl. 1 Ampulle oral, bei gleichzeitigem Befall des Dickdarms im tägl. Wechsel mit
- **Colon Gl D15**
  im akuten Stadium in absteigenden Potenzen von D15 bis D6 (bei Dauertherapie) 1-mal tägl. 1 Ampulle oral

Bei akuten Bauchschmerzen
- **Oxalis-10 %-Salbe WELEDA**
  auf eine Kompresse aufgetragen als Bauchwickel (siehe Seite 58)
- **Oxalis comp. Dil. WELEDA**
  bis zu 5-mal tägl. 5–10 Tropfen

Bei Fistelbildung wichtige Medikamente
- Quarz D12 Glob. WELEDA
  im Wechsel mit
- Conchae comp. Amp. WALA
  entweder oral gegeben oder – bei Jugendlichen – vom Arzt in die Unterhaut injiziert.

Bei Analfissuren helfen vorrangig Sitzbäder mit
- Eichenrindentee oder Calendulatee, anschließend mit
- Quercus Salbe WALA
  den After einreiben

Darmentzündungen: Gemeinsamkeiten und Unterschiede

In der folgenden Gegenüberstellung können Sie nochmals deutlich sehen, dass in beiden Fällen eine chronische Entzündung des Darmes vorliegt, die aus schulmedizinischer Sicht bei beiden Erkrankungen eine relativ ähnliche entzündungshemmende Therapie nötig macht (zum Beispiel Cortison, Sufasalazin, Azathioprin). Sie sehen jedoch auch, dass die Krankheitsbilder – vor allem unter Einbeziehung der seelisch-geistigen Konstitution – vollkommen gegensätzlich sind. Aus einem ganzheitlichen Krankheitsverständnis heraus folgen daher auch ganzheitliche therapeutische Ansätze wie die, die wir Ihnen vorgestellt haben. Adressen für zusätzliche Informationen finden Sie im Anhang auf Seite 406.

	Colitis ulcerosa	Morbus Crohn
Darmabschnitte	vorwiegend Dickdarm, von dort aufsteigend	vorwiegend Dünndarm (jedoch auch gesamter Verdauungstrakt)
Befall	kontinuierlicher Befall der Schleimhaut	Befall der gesamten Darmwand, jedoch diskontinuierlich
Hauptsymptome	blutige, schleimige Durchfälle, Schmerzen	schleimige Durchfälle, Schmerzen
Komplikationen	akut entzündliche Lähmung und Erweiterung des Dickdarms (toxisches Megacolon), Polypen mit Karzinomrisiko	Fisteln, Verengungen (Darmstenosen), Einrisse am After (Fissuren)
Persönlichkeit	kommunikativ, gesellig, offen	verschlossen, abweisend, eher skeptisch
	schwaches Selbsterleben, Abgrenzungsschwäche	Betonung des Selbsterlebens, Betonung der Abgrenzung
Seelische Symptome	konfliktscheu, Abhängigkeit von Eltern	konfliktbetontes Erleben, Versuch der Selbstständigkeit
	Anpassung an Ratschläge anderer, aber wenig konsequent in der Umsetzung	weniger vernünftig, dafür jedoch konsequenter im Handeln
»Krankheitsbild«	»Innenraum wird zu sehr Außenraum«	»Innenraum verliert Vermittlung zum Außenraum«

Weihrauchpräparate zur Entzündungshemmung lösen bei Kindern und Jugendlichen schnell Übelkeit aus, weshalb sie sich weniger als bei Erwachsenen für die Therapie eignen (zum Beispiel H 15 Gufic 3-mal 400 mg)

Wie Sie als Eltern helfen können

Je nach Verträglichkeit darf Ihr Kind essen, worauf es Appetit hat. Bei starken seelischen Belastungen und psychischer Labilität können Entspannungsübungen oder eine Psychotherapie weiterhelfen. Wichtig in der Beziehung zum Kind oder Jugendlichen sind Wärme, Gelassenheit und innere Anteilnahme. Die elterlichen Leistungsideale sollten ebenso zurückstehen können wie ständige Erwartungen an das Kind.

Hilfe durch Kunsttherapien

Sowohl in der Heileurythmie als auch in den einzelnen Kunsttherapien geht es darum, Übungen mit dem Kind zu machen, in denen es aus der Verhärtung kommen und sich öffnen kann. Anders als bei der Colitis ulcerosa wird das Kind zum Beispiel in der Maltherapie mit Zeichnungen beginnen, die mit fein gespitztem Bleistift angefertigt sind. Es wird also in dem Zustand »abgeholt«, in dem es sich befindet. Allmählich folgt der Übergang zu Bildern mit Wachskreiden, die immer farbiger und bunter werden, schließlich werden Bilder mit Wasserfarben gemalt. Öffnet sich das Kind allmählich, können in einer guten Gesprächstherapie Themen angesprochen werden, die womöglich als Ursache für das »Sich-Abschließen« und »Einkapseln« erahnt und erkannt worden sind.

Zöliakie

Typische Symptome

- schlecht riechende, fett glänzende, massige, breiige Stühle
- Appetitlosigkeit
- Müdigkeit
- Reizbarkeit
- schlechte Gewichtszunahme
- aufgetriebener, dicker Bauch
- auffällig dünne Arme und Beine
- missmutiger Gesichtsausdruck, psychische Labilität

Bis zu 0,5 Prozent aller Kinder entwickeln oft bereits in früher Kindheit eine **Unverträglichkeit von Gluten**. Das ist das Klebereiweiß verschiedener Getreidearten wie Weizen, Roggen, Gerste und Hafer. In diesem Fall löst der Kontakt mit dem pflanzlichen Eiweiß einen Angriff des Immunsystems auf die eigene Dünndarmschleimhaut aus (Autoimmunreaktion). Es kommt zu einer Zerstörung der Dünndarmzotten, die die Aufgabe haben, die Oberfläche der Schleimhaut zu vergrößern. Die Folge: Der Stuhl des betroffenen Kindes ist breiig, fettglänzend und es nimmt zu wenig wichtige Nahrungsbestandteile auf. So kann es zu Mangelerscheinungen kommen, zum Beispiel zu Blutarmut durch Eisenmangel (siehe Seite 310), oder zum Mangel an wichtigen Vitaminen und Spurenelementen (Zink, Selen, Folsäure).

Die Symptome können aber auch diskret sein oder gänzlich fehlen, während sich eine andere Autoimmunerkrankung entwickelt. Deshalb sollte eine Zöliakie bei allen kindlichen Autoimmunerkrankungen wie der Zuckerkrankheit (Diabetes mellitus Typ 1, siehe Seite 317), dem Morbus Crohn (siehe Seite 156), aber auch rheumatischen Erkrankungen im Kindesalter

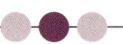

ausgeschlossen werden. In 10 Prozent aller Fälle haben auch Familienangehörige eine Zöliakie.

Aus ganzheitlicher Sicht

Oft haben Kinder, die an Zöliakie leiden, eine Stoffwechselschwäche und zu wenig Eigenwärme. Das gesunde Gleichgewicht der Immunregulation hängt mit der Eigenwärme zusammen, die der kindliche Organismus entwickelt. Das beweist die Bedeutung akut-fieberhafter Infekte im frühen Kindesalter für die Entwicklung des Immunsystems. Das Auftreten der Zöliakie kann aber auch zunehmen, wenn die Verdauung des Kindes zu früh mit Klebereiweiß konfrontiert wird. Deshalb sollten entsprechende Nahrungsmittel vor Ende des sechsten Lebensmonats nicht gegeben werden. Laut Forschung ist es aber auch von Nachteil, wenn das Baby diese Nahrungsmittel zu spät, das heißt nach dem neunten Lebensmonat kennenlernt. Ganzheitlich betrachtet ist das durchaus verständlich: In den ersten sechs Monaten ist der Säugling noch sehr umweltoffen, danach beginnt er »Zähne zu zeigen«, sein Immunsystem ist also stärker auf Abwehr eingestellt.

Wir unterscheiden bei den Immunzellen zwischen Th2-Immunzellen, die eher die Toleranz von Fremdem regulieren, und den Th1-Immunzellen, die das »Sich-Wehren-Können«, das »Zubeißen-Können« steuern. Bei einer Zöliakie kommt es durch eine zu starke Th1-Antwort zu einer Zerstörung der eigenen Darmschleimhaut. In Form einer autoaggressiven Entzündung findet ein Abbau nicht nur der Nahrung, sondern auch der eigenen Darmschleimhaut statt.

Wann zum Arzt?

Wenn Ihr Kind nicht richtig gedeiht, der Bauch anhaltend aufgetrieben und dick ist und die Stühle zunehmend schlechter riechen und fettig glänzen, sollten Sie einen Arzt aufsuchen.

Was macht der Arzt?

Zunächst erfragt der Arzt, nach welchen Nahrungsmitteln die Symptome aufgetreten sind. Mit einer Blutuntersuchung können Antikörper gegen Getreide- und Darmwandbestandteile untersucht werden. Die endgültige Diagnose wird im Rahmen einer Saugbiopsie durch eine Gewebeprobe (Biopsie) aus dem Dünndarm gestellt. Nach Sicherung der Diagnose erfolgt eine ausführliche Ernährungsberatung.

ANTHROPOSOPHISCH-HOMÖOPATHISCHE THERAPIE

In der Therapie werden Nahrungsmittel mit Klebereiweiß vermieden, gleichzeitig werden Medikamente eingesetzt, die an den Grenzflächen der Dünndarmschleimhaut die Wahrnehmung, Akzeptanz und Einverleibung der Nahrung unterstützen. Erwähnenswert ist in diesem Zusammenhang, dass durch die moderne Getreidezucht vor allem beim Weizen der für den Menschen problematische Kleberanteil im Laufe der Zeit angestiegen ist. So gesehen beinhaltet eine erweiterte Therapie auch, sich politisch für eine gesunde Nahrungsmittelherstellung einzusetzen – im Idealfall für die biologisch-dynamische Landwirtschaft.

Die Therapie besteht in einer glutenfreien, am Anfang auch laktosefreien Ernährung. Die Kinder können ein normales Leben führen – vorausgesetzt, sie halten sich an die Diät.

Die Diät wird medikamentös unterstützt durch
- Quarz D6 Trit. WELEDA
  3-mal tägl. 1 Msp.
- Cichorium Stanno cultum Rh D3 Dil. WELEDA
  3-mal tägl. 5–10 Tropfen

●● Hilfe durch Heileurythmie

Der Heilungsprozess kann durch Heileurythmie (siehe Seite 33) wesentlich unterstützt werden. Dabei fällt bei Kindern mit Zöliakie oft auf, dass diese zunächst bestimmte heileurythmische Bewegungen, die sich aufbauend auf Darm und Leber auswirken, nur schwer nachahmen können. Daran zeigt sich der Krankheitsprozess. An solchen Übungen, die oft wie deformiert erscheinen, wird durch tägliches Üben besonders intensiv gearbeitet, bis die Nachahmung gelingt. Die Durchwärmung des Bauchraumes kann durch heileurythmische Übungen deutlich gefördert werden. Die Kinder werden unter der Behandlung oft selbstständiger, ausgeglichener und vitaler, die Verdauung wird stabiler.

● **Heidelbeertee**

1 EL getrocknete Heidelbeeren mit 200 ml kaltem Wasser ansetzen, 10 Min. kochen, abseihen, davon tägl. 1–2 Tassen trinken.

● **Brombeerblättertee**

1 TL Brombeerblätter mit 250 ml kochenden Wasser übergießen, 10 Min. ziehen lassen, abseihen, davon tägl. 1–2 Tassen trinken.

Bis zur völligen Stuhlnormalisierung hilft die Gabe von

● **Podophyllum D4, später D6 Dil./Glob.**

5-mal tägl. 3–5 Tropfen/Globuli, mind. 4–6 Wochen lang geben.

Nach der ersten akuten Krankheitsphase zur Unterstützung des Wiederaufbaus der fein differenzierten Dünndarmschleimhaut

● **Aquilinum comp. Glob. WALA**

3-mal tägl. 5 Globuli. Die Wirkung kann verstärkt werden durch

● **Antimonit D6 Trit. WELEDA**

1- bis 3-mal tägl. 1 Msp.

Wie Sie als Eltern helfen können

Achten Sie darauf, dass Ihr Kind nur Nahrung ohne Weizen-, Roggen-, Gerste- oder Haferprodukte bekommt. Mit Hilfe spezieller Kochbücher und spezialisierter Lebensmittelabteilungen (zum Beispiel in Reformhäusern) ist eine glutenfreie Ernährung gut möglich. Die Kinder dürfen Kartoffeln, Reis, Mais, Hirse, Buchweizen, Milch, Gemüse, Obst, Eier, Fleisch und Fisch essen. Besonders empfehlenswert sind Hirse, Amarant und Quinoa (aus dem Reformhaus).

Das Ausmaß der Zöliakie kann variieren, in leichteren Fällen kann im Laufe der Kindheit eine gewisse Immuntoleranz nachreifen. Das gilt vor allem für den Hafer, der ein eigenes Klebereiweiß (Avenin) bildet. Nach längerer Symptomfreiheit können Sie deshalb vorsichtige Versuche mit Hafer machen, zum Beispiel mit 2 Esslöffeln Haferflocken, zweimal wöchentlich.

●● Vorbeugen mit Stillen

Am besten beugen Sie einer Glutenunverträglichkeit vor, wenn Sie Ihr Baby mindestens sechs Monate lang voll stillen. Geben Sie ihm noch während der Zeit der Zufütterung (also etwa ab dem sechsten bis siebten Lebensmonat, nicht wesentlich später und auf jeden Fall vor dem Abstillen) kleine Mengen Getreideeiweiß in Form von 1 bis 2 Teelöffeln eingeweichten Haferflocken.

Darmeinstülpung
Invagination

Typische Symptome
- plötzlich auftretende schwere kolikartige Bauchschmerzen, dazwischen symptomfreie Intervalle
- plötzlich eintretende, auffallende, meist anhaltende Blässe
- Erbrechen
- schaumig-blutige Stühle (Spätsymptom!)
- schlechter Allgemeinzustand

Bei einer **Darmeinstülpung** schiebt sich ein Darmabschnitt teleskopartig in den nachfolgenden Darmabschnitt. Das ist ein Notfall, da die eingestülpten Darmabschnitte nicht mehr richtig durchblutet werden und dadurch absterben können. Zwei Drittel aller betroffenen Kinder sind unter zwei Jahre alt. Meist findet sich bei ihnen keine spezifische Ursache. Bei älteren Kindern kommen vor allem Schwellungen oder anatomische Anomalien im Bereich des unteren Dünndarms und Blinddarms in Frage. In seltenen Fällen können so genannte Meckel-Divertikel (das ist im Dünndarmbereich eine sackartige Ausstülpung der Darmwand nach außen), Darmpolypen (in den Darm wachsende gutartige Geschwüre) oder eine Darmentzündung die Ursache sein. Auch Lymphknotenschwellungen im Rahmen von Infekten kommen in Betracht. Meist schiebt sich bei einer Darmeinstülpung der letzte Teil des Dünndarms in die nachfolgenden Darmabschnitte. Jungen sind häufiger betroffen als Mädchen.

Wann zum Arzt?
Schreit Ihr Kind wegen starker Kolikschmerzen und ist es auffallend blass, sollten Sie umgehend die nächste Kinderklinik aufsuchen. Wichtig ist zu wissen, dass Ihr Kind sich nach plötzlich eintretender Blässe (während der Einstülpung) zunächst wieder erholen kann. Wenn Sie also zwischenzeitlich das Gefühl hatten, »mit meinem Kind stimmt etwas nicht, diese plötzlichen Schmerzen kann ich mir nicht erklären«, sollten Sie trotzdem vorsichtshalber zum Arzt gehen.

Was macht der Arzt?
Der Arzt führt eine körperliche Untersuchung durch. Eine Ultraschalluntersuchung kann die Diagnose sichern. Ein Einlauf mit einem Röntgenkontrastmittel für eine Röntgenuntersuchung dient bereits der Therapie. Denn in vielen Fällen lässt sich dadurch die Einstülpung rückgängig machen, vor allem wenn der Einlauf innerhalb von zwölf Stunden nach Auftreten der Beschwerden durchgeführt wird. Hilft der Einlauf nicht, muss operiert werden.

Wie Sie als Eltern helfen können
Eine Darmeinstülpung kann mit naturheilkundlichen Medikamenten nicht behandelt werden, sondern muss immer von einem Arzt durchgeführt werden. Jedes unnötige Zuwarten würde Ihr Kind gefährden. Geben Sie als Eltern keine Schmerzmittel, da sonst die Symptome für weitere Untersuchungen verschleiert werden können.

Falls es gleich zur Hand ist, hilft
- **Nux vomica/Nicotiana comp. Glob. WALA** alle 10 Min. 2–3 Globuli unter die Zunge geben – eine wertvolle vorübergehende Erleichterung, bis die ärztliche Versorgung durchgeführt werden kann.

Leistenbruch, Nabelbruch

Typische Symptome

- tastbare oder sichtbare Vorwölbung
  - im Bereich der Leisten
  - des Eingangs zum Hodensack oder des Nabels
  - vor allem bei Anspannung der Bauchdecke etwa beim Husten, Niesen, Schreien oder beim Pressen (Stuhlgang)

Beim **Leisten- oder Nabelbruch** treten bewegliche Gewebeanteile der Bauchhöhle aus Lücken der Bauchwand heraus. Diese hat naturbedingt Stellen, an denen das Bindegewebe schwächer ist, so zum Beispiel in der Leistengegend, wo sich Blutgefäße, Nerven, Bänder und Samenstränge aus der Bauchhöhle zum Oberschenkel bzw. zu den Genitalien ziehen. Auch um den Nabel herum ist das Bindegewebe schwächer, vor allem im ersten Lebensjahr, wenn die Bauchmuskeln noch nicht so ausgeprägt sind, dass sie den Nabelring richtig verschließen können.

10 Prozent aller Säuglinge haben einen Nabelbruch, Frühgeborene sind häufiger betroffen. In den meisten Fällen treten keine Schmerzen oder Gefühle von Unwohlsein auf. Eine Operation wegen Nabelbruch ist praktisch nie notwendig, da das Kind beim Spielen seine Bauchmuskulatur immer mehr trainiert und sich dadurch die Bruchlücke immer weiter schließt.

Einen Leistenbruch haben 2 Prozent aller Säuglinge, Jungen sind fast zehnmal häufiger betroffen als Mädchen, Frühgeborene deutlich häufiger. Selten kann ein Leistenbruch auch später auftauchen. Die meisten Leistenbrüche müssen operiert werden. Hat das Kind keine Beschwerden, kann die Operation in Ruhe vorbereitet werden. Bei einer akuten Einklemmung kann der Arzt oft noch erfolgreich den eingeklemmten Darmteil in die Bauchhöhle zurückholen. Andernfalls ist eine sofortige Operation unvermeidlich. Eine Einklemmung ist in jedem Fall ein Zeichen, dass mit der Operation nicht gewartet werden sollte.

Wann zum Arzt?

Wenn der Bruchsack eingeklemmt ist und sich nicht mehr zurückdrücken lässt oder wenn Ihr Kind über mehrere Stunden anhaltend schreit, müssen Sie sofort zum Arzt.
Einen Verdacht auf einen Leisten- oder Nabelbruch sollten Sie immer von einem Arzt abklären lassen.

Was macht der Arzt?

Der Arzt schließt mit einer körperlichen Untersuchung und eventuell einer Ultraschalluntersuchung andere Ursachen aus (zum Beispiel Leistenhoden oder Lymphknoten in der Leistengegend) und entscheidet, ob weiter gewartet werden kann oder operiert werden muss.

Wie Sie als Eltern helfen können

Neigt Ihr Kind zu Verstopfung, sollten Sie die Maßnahmen durchführen, die Sie ab Seite 135 bei Verstopfung finden. Auch bei Dreimonatskoliken sollten Sie die in diesem Buch empfohlenen Maßnahmen durchzuführen, um vorzubeugen (siehe ab Seite 120). Denn häufiges Schreien erhöht den Druck in der Bauchhöhle und fördert die Ausbildung eines Leistenbruchs. Die Stärkung der Bauchmuskulatur ist ebenfalls hilfreich, um mögliche Bruchpforten so klein wie möglich zu halten.

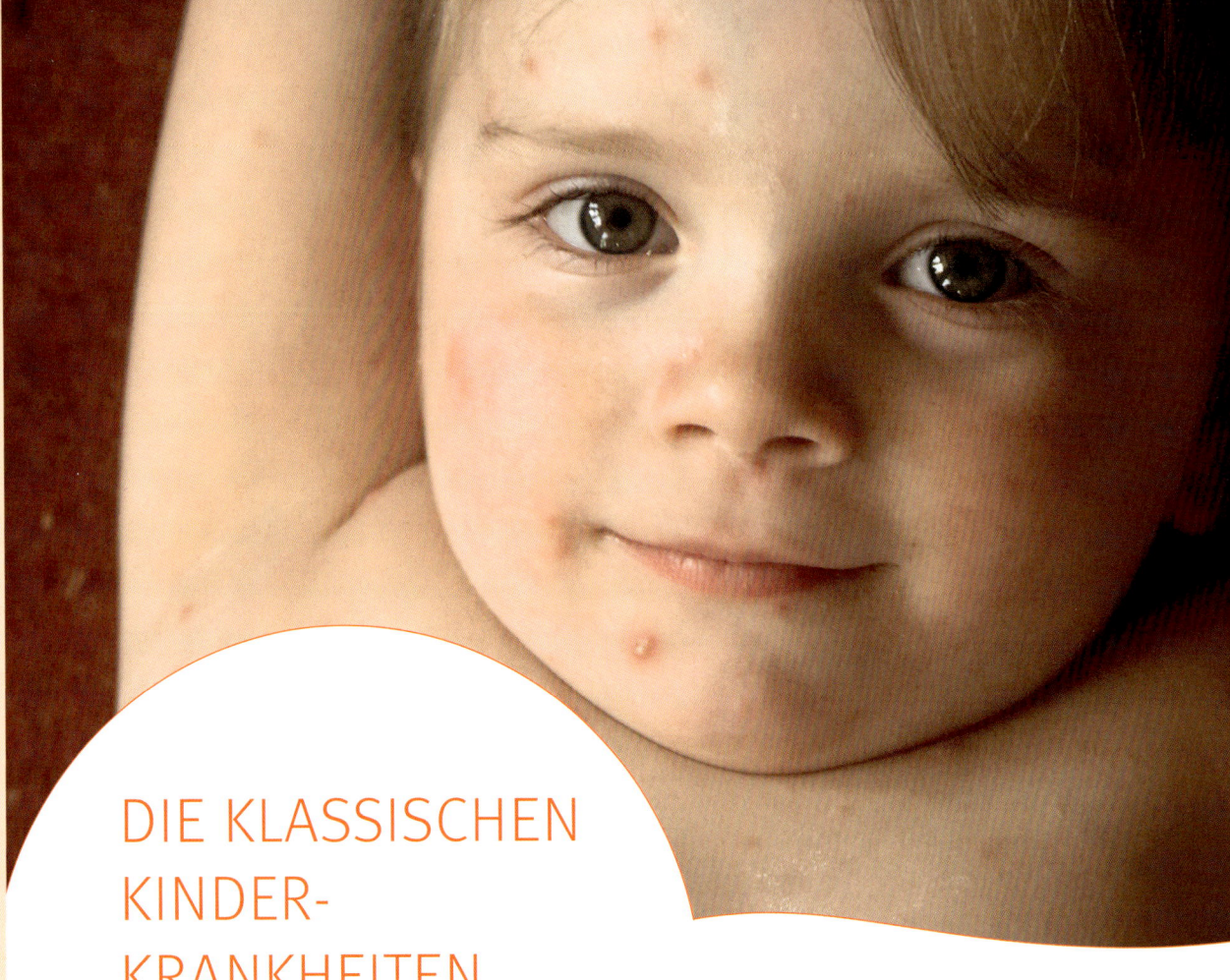

DIE KLASSISCHEN KINDERKRANKHEITEN

Unterschiede und Gemeinsamkeiten

Typische Kinderkrankheiten sind zum Beispiel Masern, Scharlach, Röteln, Windpocken, Mumps, Keuchhusten und Dreitagefieber. Sie können sehr unterschiedlich verlaufen, manchmal komplett unbemerkt, in vielen Fällen ohne Komplikationen und bisweilen kann es zu Nebenwirkungen kommen, die sehr schwer, in einzelnen Fällen sogar lebensbedrohlich sein können. Gegen die meisten Kinderkrankheiten gibt es Schutzimpfungen, die zu unterschiedlichen Zeitpunkten gegeben werden (siehe Seite 46).

Die klassischen Kinderkrankheiten weisen mehrere Gemeinsamkeiten auf:

- In der Regel handelt es sich um akute, entzündliche Erkrankungen, die oft mit Fieber einhergehen.
- Charakteristisch für Kinderkrankheiten sind entweder ein typischer Hautausschlag (bei Masern, Scharlach, Röteln, Dreitagefieber, Windpocken), Husten (bei Keuchhusten) oder Drüsenschwellungen (bei Mumps), mit denen das Immunsystem des Kindes auf den auslösenden Erreger reagiert. Damit stellen die Symptome einen Teil der aktiven Gegenwehr des Kindes dar.
- Kinderkrankheiten sind Infektionskrankheiten, das heißt, sie werden durch Viren oder Bakterien ausgelöst und durch Ansteckung erworben. Sie heißen Kinderkrankheiten, weil sich vor dem Zeitalter der Impfungen und der

modernen Hygiene fast alle Kinder mit diesen Erregern ansteckten – auch wenn sie, wie bei der Kinderlähmung, nicht alle daran erkrankten. Die meisten Kinderkrankheiten führen zu einer Immunität des Organismus gegen den auslösenden Erreger.

Der Kinderarzt kann die Kinderkrankheiten meistens durch eine »Blickdiagnose« erkennen. Im Zweifelsfall lässt sich im Blut durch Bestimmung der Antikörper eine spezifische Antwort des Organismus auf die Erreger nachweisen. Durch Abstriche an den Mandeln bei Scharlach oder aus der Nase bei Keuchhusten können die Erreger direkt nachgewiesen werden.
Besonders wichtig ist es, dass das Kind eine Kinderkrankheit gründlich ausheilen kann. Denn wird ihm keine ausreichende Rekonvaleszenzphase gewährt, können Kinderkrankheiten sein Immunsystem anhaltend schwächen.

Das Thema Impfen
Heute treten in Ländern mit gutem medizinischen Standard, hohem sozialen Status und entsprechender Durchimpfungsrate die klassischen Kinderkrankheiten immer seltener auf. Wenn sie auftreten, dann am ehesten bei Säuglingen, Jugendlichen oder Erwachsenen. Mehrere Gründe können vorliegen, dass es bei Jugendlichen und Erwachsenen zum Ausbruch von Kinderkrankheiten kommt: Entweder sind die Jugendlichen und Erwachsenen nicht geimpft, oder sie sind geimpft worden und haben den Impfschutz nicht mehr aufgefrischt, oder sie sind geimpft worden und die Impfung hat von Anfang an nicht angeschlagen (so genannte Impfversager). Einigkeit besteht darüber, dass die Komplikationen deutlich ansteigen, wenn die klassischen Kinderkrankheiten bei Säuglingen, Jugendlichen oder Erwachsenen auftreten

und nicht im typischen Kindesalter. Bei einigen Kinderkrankheiten kann es in seltenen Fällen zu lebensbedrohlichen Komplikationen kommen, was der Grund für eine möglichst frühe Impfung sein kann.

Andererseits kann die Verdrängung durch die Frühimpfung bei bestimmten Krankheiten, zum Beispiel bei der Impfung gegen Windpocken, auf lange Sicht auch nachteilige Folgen im Erwachsenenalter haben, weil die Erkrankung dann statt im Kindesalter bei Erwachsenen auftritt. In den USA schätzt man, dass mehrere Millionen Erwachsene in den nächsten Jahrzehnten bereits mit unter 50 Jahren an Gürtelrose erkranken werden. Diese Erkrankung, die normalerweise nur ältere Menschen trifft, wird durch das Windpockenvirus ausgelöst und ist schmerzhaft und zum Teil sehr langwierig. Sie tritt dann auf, wenn die körpereigene Immunität gegen Windpockenviren nachlässt. Diese Immunität wird besonders dadurch aufrechterhalten, dass man immer wieder dem Virus begegnet und dadurch seine eigene »Erinnerung« an die als Kind durchgemachten Windpocken verstärkt. Kinderärzte, die dem Windpockenvirus oft begegnen, haben praktisch nie Gürtelrose. Als Ursache für die mangelhafte Immunität wird die Impfung gegen Windpocken angesehen, denn die Immunität ist weit größer, wenn die Krankheit durchlebt wurde.

In anderen Fällen ist es erfolgreich gelungen, die Erkrankung sowohl für das Kindes- als auch das Erwachsenenalter zu verdrängen. So war die Diphterie vor rund 100 Jahren die häufigste infektiöse Todesursache im Kindesalter, und die Kinderlähmung hat noch vor 60 Jahren viele lebenslang anhaltende Lähmungen und auch Todesfälle hervorgerufen. Entsprechend glücklich sind wir heute, dass diese beiden Erkrankungen aktuell in Mitteleuropa kaum mehr bei Kindern vorkommen.

Ganzheitliche Gesichtspunkte

Der kindliche Organismus wehrt sich gegen die Erreger, indem er sie auszuscheiden versucht. In welcher Form und wann diese Ausscheidung erfolgt, ist bei jeder Kinderkrankheit anders: Zum Beispiel kommt es bei Masern, Röteln, Scharlach, Dreitagefieber und Windpocken zu Ausschlägen an der Haut, bei Scharlach und Windpocken zeigen sie sich auch an den Schleimhäuten, bei Mumps kommt es zu Schwellungen von Drüsen oder beim Keuchhusten zu typischen Hustenattacken.

Die Ausscheidungsmuster bei den Kinderkrankheiten sind also sehr verschieden. Alle Prozesse, bei denen der Körper etwas ausscheidet, etwa beim Schwitzen oder beim Wasser lassen, zeigen, dass die Seele in körperliche Prozesse eingreift: Jeder von uns kennt die Situation, in der sich seelische Regungen zum Beispiel an der Feuchtigkeit der Handinnenflächen ablesen lassen oder daran, dass wir dauernd auf die Toilette laufen müssen. Charakteristisch für die Verläufe

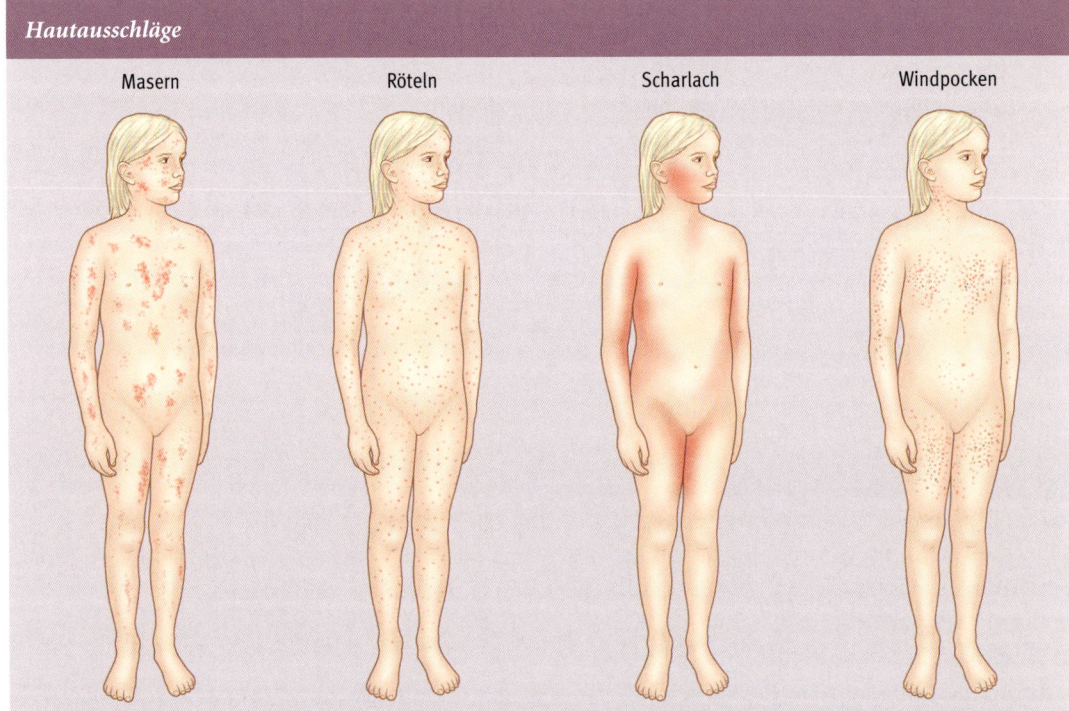

Hautausschläge

Masern — Röteln — Scharlach — Windpocken

Viele Kinderkrankheiten sind durch einen typischen Hautausschlag charakterisiert und können durch Blickdiagnose erkannt werden. Der Ausschlag ist bereits Zeichen der aktiven Gegenwehr des Organismus.

von Kinderkrankheiten ist, dass es in der Abwehr der auslösenden Erreger zu differenzierten und spezifischen Ausscheidungsvorgängen kommt. Das bedeutet: Kinderkrankheiten aktivieren die seelischen Kräfte des Kindes auf sehr unterschiedliche Art und Weise, so dass das Kind gefordert wird, seinen Körper umzugestalten, neu aufzubauen und Altes auszuscheiden.

Mit einem Beispiel aus dem Bereich der Pädagogik kann der Sinn dieser Aktivierung deutlich gemacht werden: Wenn ein Kind auf die Welt kommt, richten die Eltern ihm das Kinderzimmer so ein, wie sie es für angemessen und richtig halten. Je älter, aktiver und selbstständiger das Kind wird, desto mehr verändert es die ursprüngliche Einrichtung seines Kinderzimmers – es wird immer weiter umgestaltet und an seine individuellen Bedürfnisse von ihm selbst für sich selbst angepasst. Diese Umbaumaßnahmen halten die gesamte Kindheit und Jugendzeit an. Sie sind wichtig und sogar notwendig.

Auf körperlicher Ebene geschehen währenddessen ähnliche »Umbaumaßnahmen«: Jedes Kind möchte – natürlich unbewusst – den von den Eltern ererbten Körper (siehe Seite 70) im Laufe der weiteren Kindheit, Jugendzeit bis in die Adoleszenz hinein immer intensiver in Besitz nehmen, individualisieren und zu etwas Eigenem umgestalten. Kinderkrankheiten bieten eine von verschiedenen Möglichkeiten dazu, da es jeweils aufgrund des akuten, entzündlichen und vor allem fieberhaften Verlaufes zu Auflösungsvorgängen in der ererbten Körperstruktur kommt. Somit ergibt sich die Möglichkeit und Notwendigkeit, Altes auszuscheiden und den Körper »zum eigenen Zimmer« umzugestalten. Bekommt ein Kind, zum Beispiel weil sich die Eltern für eine Impfung ent-

schieden haben oder weil es sich mit dem Erreger nicht ansteckt, Kinderkrankheiten nicht, ist es umso wichtiger, diese Umbauprozesse in der Erziehung und Gestaltung des Alltags zu ermöglichen. Dabei spielen eine wichtige Rolle:

- ausreichend Bewegung
- eine vollwertige Ernährung
- ein zurückhaltender Medienkonsum
- die Möglichkeit zu kreativem Spiel und
- die Anregung innerer Bilder, bei kleinen Kindern zum Beispiel mit Märchen, später durch vermittelte und vorgelebte Ideale.

Durch alle aufgezählten Maßnahmen wird das Seelische des Kindes so angeregt, dass es den Körper aktiver ergreift, umgestaltet und immer mehr zu seinem individuellen »Instrument« machen kann.

Komplikationen vermeiden

Jede Kinderkrankheit trägt durch ihren spezifischen Verlauf in unterschiedlicher Weise zur Individualisierung des Körpers bei. Das wird auf den folgenden Seiten bei der Darstellung der einzelnen Kinderkrankheiten ausführlicher beschrieben. Dabei sind in bestimmten Fällen Komplikationen möglich, die ganz schicksalhaft auftreten können, aber vor allem dann vorkommen, wenn die Kinder in dieser sensiblen Phase nicht aufmerksam und mit genügend Geduld im Heilungsprozess begleitet werden. Gefährlich wird es, wenn die Krankheitsprozesse auf Organe übergreifen, für die eine Absonderungs- oder Ausscheidungstätigkeit untypisch sind, zum Beispiel das zentrale Nervensystem. In einem solchen Zusammenhang kann es auch zu lebensbedrohlichen Komplikationen kommen. Diese treten vermehrt bei geschwächten Kindern, bei mangelnder Bettruhe, vor allem aber bei Unterdrückung des notwendigen Fiebers auf. Auch gibt es eher Komplikationen, wenn

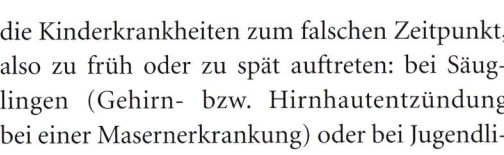

die Kinderkrankheiten zum falschen Zeitpunkt, also zu früh oder zu spät auftreten: bei Säuglingen (Gehirn- bzw. Hirnhautentzündung bei einer Masernerkrankung) oder bei Jugendlichen und Erwachsenen.

Allerdings lässt sich die Rate an Komplikationen reduzieren, wenn durch allgemein medizinische und besondere medikamentöse Maßnahmen die Wärmeregulation unterstützt sowie die Ausscheidungs- und Absonderungsprozesse angeregt und gelenkt werden. An erster Stelle ist es wichtig, den Wärmeorganismus zu unterstützen und ausreichend Ruhe herzustellen, bei Fieber Bettruhe einzuhalten – was für allein erziehende Mütter oder berufstätige Elternpaare besonders schwer zu verwirklichen ist. Doch gilt vor allem hier der Grundsatz der Kinderheilkunde: Langsam geht es schneller! Denn jeder Rückfall, jede Krankheitskomplikation kostet unendlich viel mehr Zeit und Sorgen als die geduldige Pflege des Kindes. Um die Hauptarbeit der Krankheitsüberwindung selbst im Inneren seines Organismus leisten zu können, muss das Kind unbedingt die nötigen Bedingungen vorfinden. Wichtig ist, dass sich Eltern und Kinderarzt über die therapeutischen Schritte einig sind und gemeinsam das Kind in seinem Heilungsprozess unterstützen und stärken.

Neben den bei den einzelnen Krankheiten aufgeführten Medikamenten sind bei Fieber Einläufe als unterstützende Maßnahme wichtig. Bei zu schwach herauskommendem Hautausschlag helfen Abwaschungen.

Häufig kündigt sich der Ausbruch der Erkrankung schon vorher an. Das Kind ist seelisch unausgeglichen, es scheint sich in seiner Haut immer weniger wohl zu fühlen (und wird damit oft zur Belastung für seine Umgebung). In dieser Situation können die typischen Krankheitserreger besonders gut eindringen. Erst nach der Ausbreitung und Vermehrung der Viren oder Bakterien kommt es zur krankheitstypischen Antwort des Organismus, die es Arzt und Eltern ermöglicht, die Krankheit zu erkennen und zu benennen. Jetzt zeigt sich im Fieber, im Husten und in den Drüsenschwellungen der Wille des Kindes, die Krankheitserreger abzutöten und auszuscheiden, den eigenen Körper zu reinigen und neu zu gestalten.

Kinder gewinnen durch das aktive Meistern von Kinderkrankheiten Willenskräfte. Hohes Fieber ermöglicht dabei eine maximale Abwehrkraft gegenüber der Außenwelt, doch zugleich wird der Körper besonders tief greifend geschwächt (siehe Seite 70). Die Schwächung des Immunsystems kann zum Teil mehrere Wochen andauern (zum Beispiel bei Masern). Deshalb ist es so wichtig, dass in der Erholungsphase (Rekonvaleszenz) wirklich noch Ruhe herrscht. Denn gerade jetzt baut das Kind seinen Körper neu und individualisiert wieder auf. Die Rekonvaleszenzphase ist damit die eigentliche Phase der Heilung. Ein Schild am Kinderzimmer mit der Aufschrift »Bitte nicht stören – wichtige Renovierungsarbeiten« würde der Situation am ehesten gerecht werden. Es ist wichtig, sich das immer aufs Neue bewusst zu machen, wenn schon der nächste Kindergeburtstag oder die nächste Schulaufgabe vor der Tür steht. Wird die Heilungsphase nicht respektiert, können Kinderkrankheiten die Gesundheit des Kindes nachhaltig schwächen.

Entwicklung fördern

Viele Ärzte und Eltern beobachten, dass die Persönlichkeit des Kindes nach diesen Veränderungsprozessen deutlicher hervortritt. Moderne, immunologische Forschungen belegen zusätzlich, dass akute, entzündliche Erkrankungen im Kindesalter und deren Überwindung wichtig sind. Denn durch sie wird das Immunsystem des Kindes gestärkt und Allergien oder Autoimmunerkrankungen treten im späteren Leben weniger häufig auf. Erst 2006 wurde in einer großen Studie in fünf europäischen Ländern belegt, dass der zurückhaltende und individuelle Umgang mit Fieberzäpfchen und Antibiotika nachweislich die Häufigkeit von Allergien reduziert. Auch hochrangige und anerkannte Immunologen und Allergologen haben die Notwendigkeiten akuter, entzündlicher Erkrankungen im Kindesalter erkannt und benannt. Der renommierte Allergologe F. Bach forschte über die Entstehung kindlicher Allergien. Über das Ergebnis seiner Forschung sagte er, es bestehe eine gewisse Ironie in der Tatsache, dass wir nach neuen Wegen suchen müssten, Infektionskrankheiten im Kindesalter zu reproduzieren, nachdem wir über Jahrzehnte versucht hätten, gegen diese Krankheiten erfolgreich zu kämpfen. Diese Herausforderung sei wichtig im Hinblick auf die hohe Zahl allergischer Erkrankungen und Autoimmunkrankheiten.

Oberstes therapeutisches Ziel ist es, die im Kindesalter auftretenden Erkrankungen richtig zu lenken und das Kind in seiner Entwicklung sensibel zu begleiten. Das geht nur, wenn Arzt und Eltern in den therapeutischen Zielen übereinstimmen, da auf diesem Weg entsprechend viel Zeit und persönlicher Aufwand notwendig sind. Selbst dann kann es jedoch Situationen geben, die den schulmedizinischen Weg mit Impfen, Antibiotika oder ähnlichen konventionellen Therapien notwendig machen. Denn das Kind darf keinem unübersehbaren Risiko ausgesetzt werden.

Dreitagefieber
Exanthema subitum

Typische Symptome
- plötzliches hohes Fieber um 40 °C über drei Tage hinweg
- bei Säuglingen zum Teil anfangs gespannte Fontanelle
- (rosa) roter fleckiger Ausschlag, beginnend an Bauch und Rücken im zeitlichen Zusammenhang mit der Entfieberung.

Das **Dreitagefieber** wird durch Tröpfcheninfektion übertragen und ist so ansteckend und verbreitet, dass sich fast alle Kinder in den ersten drei Lebensjahren mit diesem Herpes-Virus (HHV-6) anstecken. Die Inkubationszeit beim Dreitagefieber beträgt sieben bis 14 Tage.
Das Dreitagefieber beginnt mit plötzlichem und rasch ansteigendem Fieber bis etwa 40 °C. Therapeutische Maßnahmen ändern den Fieberverlauf kaum. Das hohe Fieber hält etwa drei bis vier Tage an und verschwindet genau so schnell wie es gekommen ist. Das Kind ist dabei in seinem Befinden häufig wenig beeinträchtigt, allerdings am ersten Tag mit hohem Fieber oft reizbarer, manchmal schläfrig bis apathisch. Nach dem Fieber tritt ein flüchtiger roter Ausschlag vor allem am Bauch und am Rücken auf. Ab diesem Stadium ist das Kind nicht mehr ansteckend. Eine Impfung ist nicht möglich.
Im Rahmen des Fieberverlaufes kann es beim Dreitagefieber bei dafür anfälligen Kindern besonders leicht zu Fieberkrämpfen kommen (siehe Kasten Seite 69).

Aus ganzheitlicher Sicht
Im Rahmen des Fiebers kommt es zu einem leichten Abbau des ererbten Leibes, der anschließend vom Kind neu und individualisiert

aufgebaut und intensiver in Besitz genommen wird. Auf den intensiven Abbauprozess und die Überwindung des Erregers folgt die Ausscheidung: Das Fieber sinkt und der Hautausschlag erscheint.

Wie bei anderen Kinderkrankheiten, so sind auch nach dem Dreitagefieber oft deutliche Fortschritte in der Entwicklung des Kindes sichtbar, etwa beim Krabbeln oder Laufen.

Wann zum Arzt?

Lassen Sie die Diagnose von einem Arzt abklären, da die Erkrankung zunächst unklar nur mit hohem Fieber beginnt und andere Erkrankungen ausgeschlossen werden müssen. Stellen Sie bei Ihrem Kind nach drei Tagen Fieber den beschriebenen, fleckförmigen Hautausschlag an Bauch und Rücken fest, während das Fieber sinkt und es dem Kind wieder gut geht, können Sie die Diagnose selbst vermuten. In diesem Zusammenhang muss der Ausschlag keine Sorgen hervorrufen, er zeigt vielmehr an, dass sich das Kind auf dem Weg der Besserung befindet.

Was macht der Arzt?

Durch eine körperliche Untersuchung (bei untypischem Verlauf eventuell ergänzt durch Laboruntersuchungen) schließt der Arzt aus, dass eine schwerwiegende Erkrankung die Ursache des Fiebers ist. Solange das Kind das Fieber gut toleriert, müssen keine speziellen Maßnahmen ergriffen werden.

ANTHROPOSOPHISCH-HOMÖOPATHISCHE THERAPIE

Bei Fieber hilft allgemein
- **Aconit D6 Glob.**
  zu Beginn 5 Globuli, dann 15–20 Globuli in Wasser gelöst schluckweise den Tag über trinken lassen.

Bei starker Irritierbarkeit, mangelndem Durst, auch bei bekannter Neigung zu Fieberkrämpfen oder Anzeichen erhöhter Bereitschaft zu Fieberkrämpfen
- **Apis mell. D12 Glob.**
  sofort 5 Globuli und anschließend 3-mal tägl. 3 Globuli geben, gemeinsam mit
- **Belladonna D6 Glob.**
  15–20 Globuli in 50 ml Wasser gelöst, davon stündl. 1 TL verabreichen.

Wie Sie als Eltern helfen können

Geben Sie Ihrem Kind regelmäßig zu trinken, essen muss es nicht, wenn es nicht möchte. Da die betroffenen Kinder in der Regel unter drei Jahre alt sind, wird man sie so ruhig im Bettchen halten, wie das in diesem Alter möglich ist. Erst zwei Tage nach Entfieberung – meist ist dabei der Hautausschlag schon stark abgeklungen – dürfen Sie mit ihm das Haus wieder verlassen.

Zur Vorbeugung gegen einen Fieberkrampf und um den Organismus bei hohem Fieber zu entlasten, helfen ein Einlauf (siehe Seite 53) sowie äußere Anwendungen: Reiben Sie dazu den ganzen Körper mit einem in Zitronenwasser (1 Spritzer Zitronensaft auf 1 Liter Wasser) getauchten, ausgewrungenen Waschlappen ab. Bei Fiebersenkung mit Paracetamol oder Ibuprofen gibt es keine nachweislichen Auswirkungen auf die Vermeidung von Fieberkrämpfen. Mehr zum Thema Fieber und Fieberkrämpfe finden Sie ab Seite 68.

Masern

Morbilli

Typische Symptome

- im Vorstadium Fieber, Erkältungsbeschwerden mit Schnupfen, Husten, »verschwollene Augen« mit starker Rötung der Augenbindehaut (»verrotzt, verheult, verschwollen«), im Verlauf »kalkspritzartige« Flecken gegenüber den Backenzähnen an der Wangeninnenseite (Koplik-Flecken)
- nach kurzfristiger Besserung erneutes Auffiebern (bis 41°C)
- Auftreten eines fleckförmigen, roten Hautausschlags im Gesicht und hinter den Ohren, der im Verlauf vom Kopf aus über den Körperstamm bis auf die Arme und Beine »herabtropft«, zum Teil zusammenfließend – die Haut zwischen den Flecken kann leicht gelblich wirken
- typischerweise zunehmend bellender Husten, der über die Entfieberung hinaus anhält
- Verblassen des Hautausschlags nach vier bis sieben Tagen, anschließend noch sieben bis zehn Tage körperliche Erholungsphase

Die **Masern** sind eine hoch ansteckende Viruserkrankung, die durch Tröpfcheninfektion übertragen wird. Vom 11. bis 13. Tag nach der Ansteckung (Inkubationszeit) entwickelt das Kind den ersten Fieberschub sowie Erkältungssymptome, das Gesicht und die oberen Atemwege quellen auf.

Die Ansteckung erfolgt über die Augen. Entsprechend ist die Augenbindehaut stark entzündet, was früh den Verdacht auf Masern aufkommen lassen kann, auch wenn noch kein Ausschlag zu sehen ist (Konjunktivitis, siehe Seite 284). Dadurch wird das Kind lichtempfindlich. An der Innenseite der Wangenschleimhaut lassen sich gegenüber den Backenzähnen kalkspritzerartige Flecken erkennen. Am 14. Tag nach Ansteckung kommt es dann zum zweiten Fieberschub, der zu sehr hohen Temperaturen führen kann (bis 41 °C); gleichzeitig erscheint der typische, grobfleckige, vom Kopf »herunterregnende« Masernausschlag. Er beginnt hinter den Ohren und breitet sich über das Gesicht und den ganzen Körper aus. Er wird dunkelrot und fließt flächenhaft zusammen. Damit ist der Höhe- und Umschlagpunkt der Krankheit erreicht. Die Schleimhäute der Atemwege schwellen an und es kommt zu dem für Masern typischen, kruppähnlichen Husten.

Nach drei bis vier Tagen verschwindet der Ausschlag in der Reihenfolge wie er aufgetreten ist, und schuppt sich schließlich ab. Parallel dazu sinkt das Fieber. Der Husten kann in dieser Phase noch intensiv sein.

Die Krankheit ist aber erst nach einer Genesungszeit von acht Tagen überwunden (20. bis

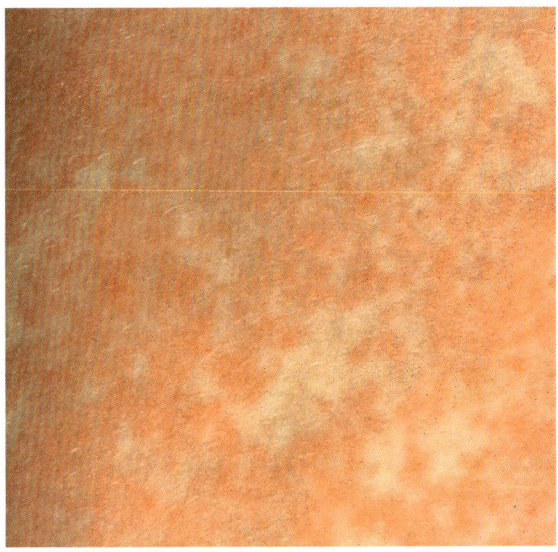

Der Masernausschlag erscheint grobfleckig und kräftig rot. Die Haut zwischen den Flecken kann gelblich wirken.

28. Krankheitstag). Somit dauert eine Masernerkrankung im Durchschnitt 28 Tage. Früh im Krankheitsverlauf kann das Zuschwellen der Nase und Ohrtrompete zu einer Mittelohrentzündung (meist mit starkem Mittelohrerguss) führen, die sehr sorgfältig behandelt werden muss. Besonders gewissenhaft muss auf die oberen und unteren Atemwege geachtet werden: Es kann jederzeit im Verlauf durch die Entzündung der Atemschleimhaut zu einer Entzündung im Kehlkopfbereich (Masern-Krupp) sowie zu einer ernst zu nehmenden Lungenentzündung kommen! Kopfschmerzen, Verwirrtheit oder gar Lähmungserscheinungen weisen auf die gefährlichste Masernkomplikation, die Gehirnentzündung (Enzephalitits) hin, die sofort im Krankenhaus behandelt werden muss, da sie auch tödlich verlaufen kann.

Die Angaben zur Häufigkeit der Masern-Enzephalitis schwanken stark. Sicher ist, dass das Alter des Erkrankten eine Rolle spielt und mit steigendem Alter (ab dem neunten bis zehnten Lebensjahr) sowie bei Säuglingen die Häufigkeit zunimmt. Aber auch die Behandlung der Erkrankung könnte eine Rolle spielen; so besteht Einigkeit darüber, dass es weniger oft zu Komplikationen kommt, wenn das Fieber nicht zu stark unterdrückt wurde.

Ansteckend sind Masernerkrankte bis zu fünf Tage vor Ausbruch des Ausschlags und bis zu vier Tage danach. Gegen Masern gibt es eine Impfung (siehe Seite 46). Hat ein nicht geimpftes Kind Kontakt mit einem an Masern erkrankten, kann es noch innerhalb von 48 Stunden gegen Masern geimpft werden, um gegen die Krankheit geschützt zu sein. Die durchlebte Krankheit garantiert eine lebenslange Immunität. Jede Maserninfektion hinterlässt für vier bis sechs Wochen eine Immunschwäche. In dieser Zeit

darf das Kind nicht belastet, sondern es muss geschont werden, um ganz gesund zu werden. Wird die Rekonvaleszenzphase nicht genug beachtet und das Kind zu früh gefordert, können schwere Zweitinfektionen die Folge sein. Andererseits sind die Kinder nach richtig auskurierten Masern in ihrer körpereigenen Abwehr stabiler. Und viele Eltern bemerken, dass ihr Kind zufriedener ist und plötzlich neue Fähigkeiten zeigt.

Eine gefürchtete Spätkomplikation nach Säuglingsmasern stellt die schleichende, tödlich verlaufende Gehirnentzündung (subakut sklerosierende Panenzephalitis = SSPE) dar. Sie scheint deutlich häufiger zu werden, seit Säuglinge einen geringeren Nestschutz bei Masern aufweisen. Dies kommt daher, weil die meisten Mütter heute geimpft sind und weil Wildmasernkontakte fehlen, die ihren Schutz auffrischen könnten. Darüber hinaus haben die meisten Geschwisterkinder auch keine natürliche Immunität im Kleinkindesalter erworben. Dies ist heute ein Argument, Geschwisterkinder von Säuglingen zu impfen, damit sie das Baby nicht anstecken können.

Aus ganzheitlicher Sicht

Viele Eltern berichten, dass ihre Kinder im Rahmen einer Maserninfektion bereits vor, verstärkt aber während der Inkubationszeit eine seelische Unausgeglichenheit zeigten: Die Kinder waren deutlich anhänglicher als sonst, zeigten vermehrt Stimmungsschwankungen und insgesamt eine größere seelische Labilität. Bildlich gesprochen erscheinen die seelischen Strukturen »aufgelöster, wässriger«. Hinzu kommen während der ersten Krankheitsphase vor Ausbruch des Ausschlags »wässrige Symptome« auch auf körperlicher Ebene: Schnupfen, Schwellung der Schleimhäute, Aufquellen der oberen Atemwege und verquollene Augen (Konjunktivitis). Dies sind Zeichen dafür, dass der sonst gut strukturierte Flüssigkeitsorganismus »über die Ufer tritt« und es zu einem »Aufweichen« der körperlichen Strukturen kommt.

Da der eigene Körper dem Kind in dieser Phase immer fremder wird – die seelische Labilität und Unsicherheit sind ein Symptom dafür –, kommt es zum Gegenschlag von Seiten der Ich-Organisation. Deren zentrales Element ist die Wärme (siehe Seite 17), so dass es im gesunden Heilungsprozess zur Fieberbildung kommt. Von innen heraus strukturiert die Ich-Organisation das Seelische sowie den Flüssigkeitsorganismus und leitet alles Fremde an die Körperperipherie in Form eines Hautausschlags ab. Auch hier zeigt sich wieder das Wässrige: Am Kopf (zum Teil hinter den Ohren) beginnend erscheint an der Körperoberfläche ein rötlicher Hautausschlag in Form von Flecken, die zunehmend zusammenfließen und wie herabtropfend als nächstes am Bauch und Rücken und schließlich an den Armen und Beinen erscheinen. Im Gegensatz zum Hautausschlag bei Scharlach oder Röteln wirken die Flecken bei Masern eher wie »ineinander laufende Wasserfarben«.

Im einleitenden Text zu diesem Kapitel ist ausgeführt worden, wie durch die fieberhaften Kinderkrankheiten der von den Eltern ererbte Körper umgestaltet, neu aufgebaut und Altes ausgeschieden wird (siehe Seite 167). Bei den Masern geschehen diese Veränderungen vor allem im Bereich der Schleimhäute und an weiteren Stellen des Flüssigkeitsorganismus.

Zu Komplikationen kommt es vor allem dann, wenn der von der Ich-Organisation geführte Gegenschlag mit Fieber und Ableitung nach außen nicht richtig geführt und gelenkt wird und das wässrige Aufquellen auf Organe übergreift, die solche Veränderungen nicht tolerieren (vor allem Lunge und zentrales Nervensystem). Im Gegensatz dazu kann die Heilung gefördert werden, wenn die Ich-Organisation in ihrem Umgang mit der Wärme adäquat und verantwortungsvoll unterstützt wird, etwa indem Fieber nicht unterdrückt wird. Eine Impfung im Vorfeld der Infektion kann den Ausbruch der Masernerkrankung im Sinne einer gut gemeinten Schutzprophylaxe verhindern, wenn für das Kind oder seine Umgebung ein unübersehbares Risiko besteht.

Wann zum Arzt?

Rufen Sie bei Verdacht auf Masern vorher in der Praxis an, damit andere nicht angesteckt werden. Die Masernbehandlung gehört in die Hände eines Arztes, der am besten zum Patienten nach Hause kommt. Bei drohenden Komplikationen muss Ihr Kind sofort in die Klinik.

Was macht der Arzt?

In den meisten Fällen kann der Arzt die Diagnose aufgrund einer körperlichen Untersuchung stellen. Bei untypischen Verläufen ist der Nachweis im Blut möglich. Diagnostiziert der Arzt Masern, wird er die Eltern zunächst über den zeitlichen Verlauf der Krankheit sowie über mögliche Anzeichen für Komplikationen aufklären. Masern gehören zu den meldepflichtigen Krankheiten.

Als Prophylaxe kann das Kind ab dem 12. Lebensmonat geimpft werden (siehe Seite 46). Dies führt in 95 Prozent der Fälle zu einem Anstieg der Antikörper (was man durch eine spätere Laborkontrolle untersuchen kann). Um möglichst keine »Impfversager« übrig zu lassen, werden zwei Impfungen empfohlen. Einen positiven Bluttest auf Masernimmunität kann

W I C H T I G

Eine **Masernerkrankung** muss immer von einem Arzt behandelt werden. Rufen Sie sofort den Arzt oder Notarzt, wenn Ihr masernkrankes Kind über Kopfweh klagt, verwirrt und apathisch wird oder Lähmungserscheinungen zeigt, wenn es kurzatmig (bei schmerzhaftem Husten) ist oder an Ohrenschmerzen leidet. Dies könnten Anzeichen für eine der gefährlichen **Komplikationen** sein.

man statt einer zweiten Impfung in den Impfpass eintragen lassen. Das macht die zweite Impfung überflüssig. Antibiotika werden nur bei schweren Krankheitsverläufen und zusätzlichen bakteriellen Infektionen gegeben.

ANTHROPOSOPHISCH-HOMÖOPATHISCHE THERAPIE

An oberster Stelle steht die Unterstützung der Wärme des Kindes, die Einhaltung der Bettruhe, ausreichend Flüssigkeit, Abdunklung des Raumes und Fernsehverbot.

Da das hohe Fieber notwendig ist, um die Krankheit zu überwinden, darf es nicht unterdrückt werden – eine sanfte Regulierung mit einem Einlauf (siehe Seite 53) kann aber sehr hilfreich sein.

Die folgenden Medikamente unterstützen vor allem, dass der Krankheitsprozess »im Fluss bleibt«, dass es nicht zu Stauungen von Flüssigkeiten zum Beispiel im Mittelohr kommt, Sie sollen verhindern, dass die Entzündung überbordet und sicher stellen, dass die Luftwege insbesondere auch im Kehlkopfbereich (Spongia) offen bleiben.

Bei unkompliziertem Verlauf hat sich bei Kindern unter neun Jahren bewährt
- Apis/Belladonna cum Mercurio Glob. WALA
  5-mal tägl. 5–7 Globuli
- Spongia D12 Glob.
  3-mal tägl. 5 Globuli
- Pulsatilla D6 Dil. WELEDA
  15–20 Tropfen auf etwa 50 ml Wasser, schluckweise über den Tag verteilt gegeben.

Bei älteren Kindern kann eine stärker individualisierte Therapie notwendig werden.

Nach der vollständigen Entfieberung
- Pulsatilla D12 Glob.
  2- bis 3-mal tägl. 5 Globuli bis zum Ende der Rekonvaleszenzphase nach etwa 28 Tagen.
- Roseneisen/Graphit Glob. WALA
  3-mal tägl. 5–10 Globuli solange der Husten dauert. Das beste Mittel, um den Masernhusten zur Abheilung zu bringen und Lungenkomplikationen vorzubeugen.

Die genannten Medikamente berücksichtigen bereits die Bindehautentzündung (Pulsatilla), die Neigung zur Ohrenentzündung und Kehlkopfentzündung. Steigt die Entzündung in den Lungenbereich ab, muss eine individuelle, ärztlich verantwortete Therapie erfolgen!

Sehr zu empfehlen in der Rekonvaleszenzphase, in der vor allem der Schutz der Atemwege vor einer Zweitinfektion im Vordergrund steht, ist neben der Weitergabe von Roseneisen/Graphit und Pulsatilla das Kompositionsmittel
- Meteoreisen Glob. WALA
  2- bis 3-mal tägl. 5 Globuli

Die Rekonvaleszenz unterstützt
- Schlehen-Elexier WELEDA
  2-mal tägl. 1 TL. geben. Durch das Mittel wird der Organismus vitalisiert.

Wie Sie als Eltern helfen können

Ihr Kind braucht jetzt vor allem Wärme – körperliche und seelische. Nehmen Sie sich so viel Zeit wie möglich, um es zu pflegen, und gehen Sie auf seine Wünsche nach körperlicher Nähe ein. Bei Masern sollte die Mutter möglichst kontinuierlich in der Nähe des Kindes sein, um ihm das Gefühl der Geborgenheit zu vermitteln.

Da das Kind mithilfe des Fiebers die Krankheit überwindet, sollten Sie es nicht unterdrücken – dies kann sogar zu einer Verschlechterung des Krankheitsverlaufs führen. Dagegen entlastet ein Einlauf mit 30 bis 35 °C warmem Kamillentee und Salz (siehe Seite 54) den Organismus und unterstützt den Kreislauf, wobei er das Fieber sanft reguliert.

- Machen Sie zu Beginn des Fieberanstiegs einen Einlauf, auch mehrmals täglich, wenn die Temperaturen sehr hoch sind und Ihr Kind schlecht trinkt.
- Ziehen Sie Ihrem Kind warme, am besten wollene Kleidung an, die den Schweiß gut aufnimmt.
- Ihr Kind braucht jetzt Bettruhe bis einen Tag, nachdem das Fieber völlig vorbei ist. Wegen der Lichtempfindlichkeit sollte es in einem abgedunkelten Raum liegen. Lassen Sie es auf keinen Fall Fernsehen.
- Ihr Kind muss während der Erkrankung nicht viel essen, braucht aber reichlich zu trinken, und zwar ausschließlich warme Getränke (zum Beispiel Lindenblütentee).
- Regen Sie die Durchblutung der Haut durch Abfrottieren mit einem leicht angefeuchteten Waschlappen an. Kommt der Ausschlag nicht richtig heraus, kann er mit Einverständnis des Arztes durch eine Salzwasserabreibung provoziert werden: Sobald der Ausschlag kräftig erscheint, nimmt das Risiko schwerer innerer Komplikationen ab.

Scharlach

Scarlatina

Typische Symptome

- Halsschmerzen, vor allem beim Schlucken
- Mundgeruch
- hochrot entzündeter Rachen
- rote, geschwollene Mandeln, im Verlauf mit gelblichen Belägen
- blasses Gesicht, vor allem um den Mund, schärfer gezeichnete Konturen
- weiche, geschwollene, bei Berührung schmerzhafte Lymphknoten unter dem Kieferwinkel seitlich am Hals
- rötlicher, feinfleckiger, samtartiger Ausschlag, Beginn in der Leisten- und Achselregion (Aussparung der Mundpartie)
- weiß belegte Zunge, die im Verlauf der Krankheit himbeerrot wird (»Himbeerzunge« oder »Erdbeerzunge«)
- Fieber
- in der Abheilungsphase Schuppung der Haut, besonders an Fingern und Zehen

Scharlach ist eine Sonderform der durch so genannte hämolysierende Streptokokken der Gruppe A hervorgerufenen Infektionserkrankungen. A-Streptokokken gehören zu den häufigsten Erregern von ansteckenden bakteriellen Erkrankungen der oberen Luftwege, insbesondere der Gaumenmandeln und der Rachenhinterwand (Streptokokken-Tonsillitis). Die Ansteckung erfolgt durch Schmier- und Tröpfcheninfektion. Die Scharlacherreger sind Bakterien, die selbst Giftstoffe bilden. Diese so genannten Toxine gelangen über die Lymphbahnen ins Blut, breiten sich dort aus und lösen eine Reaktion des Körpers dagegen aus. In der Blutbahn entstehen so genannte Immunkomplexe, die aus Giftstoffen und den gegen sie gerichteten Antikörpern bestehen. Wenn die Krankheit richtig verläuft und entsprechend unterstützt wird, fängt der Organismus die Giftstoffe ab und scheidet sie über den für Scharlach typischen Hautausschlag aus. Die ebenfalls typische Halsentzündung und der Hautausschlag zeigen also an, dass sich der Organismus gegen eine nach Innen vordringende Vergiftung wehrt.

Wenn die Ausscheidungstätigkeit des Organismus nicht angeregt wird oder nicht ungestört ablaufen kann, schlägt die Kinderkrankheit in eine zerstörerische Krankheit um. Dann kann es durch die Scharlachgifte selbst oder durch einen Niederschlag der Immunkomplexe an »falscher Stelle« zu schweren Folgekrankheiten der Herzklappen sowie der Gelenke und der Nieren kommen.

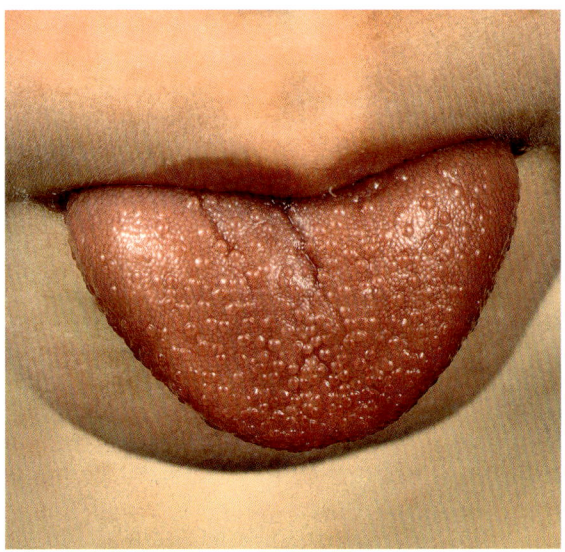

Die »Himbeerzunge« ist ein typisches Scharlachsymptom, das etwa ab dem dritten Krankheitstag auftritt.

Beim Scharlach gelangen die Bakterien über die Gaumenmandeln und Halslymphknoten in die Blutbahnen und rufen den typischen roten Ausschlag hervor, der von den Leisten und Achselhöhlen ausgeht. Scharlach tritt meist im Alter zwischen drei und acht Jahren auf. Da es unterschiedliche Untergruppen an Giftstoffen gibt, kann man mehrmals, auch kurz hintereinander, an Scharlach erkranken.

Nach der Inkubationszeit von einem bis fünf Tagen bekommt das Kind plötzlich hohes Fieber und starke Halsschmerzen mit Schluckbeschwerden. Es ist in seinem Allgemeinzustand deutlich beeinträchtigt, das Gesicht wirkt blass und ernst. Im Kontrast dazu sind Gaumen, Zäpfchen und Mandeln hochrot. Auf den Mandeln treten allmählich gelbliche Beläge (Stippchen) in Erscheinung, die anfangs auch fehlen können. Die Kieferwinkellymphknoten sind schmerzhaft geschwollen. Von der Leistengegend und dem Achselbereich ausgehend tritt ein

samtiger, feinfleckiger Ausschlag auf, der sich auf den ganzen Körper ausbreitet – nur die Region um den Mund ist auffallend blass. Die Zunge wird nach zwei bis drei Tagen himbeerrot. Ein wichtiges »Reservoir« für die Scharlacherreger bilden die hinteren Nasengänge, die Nase ist oft von einem eitrigen Schnupfen mitbetroffen. Bei schweren Verläufen kann es zusätzlich zu einer Mittelohrentzündung oder Nebenhöhlenentzündung kommen, die eher schwer verlaufen.

Nach den ersten Krankheitstagen weicht der Hautausschlag einer auffälligen Blässe – mit Ausnahme der Himbeerzunge und des hochroten Rachens. Das Kind erholt sich im weiteren Verlauf, bevor etwa 14 Tage nach Krankheitsbeginn eine erneute Krankheitsphase mit blasser Haut, Abgeschlagenheit und Ruhebedürftigkeit eintritt. Die früher typischen Folgeerkrankungen wie rheumatisches Fieber, Nierenentzündung oder Herzmuskelentzündung, die vor allem in der dritten Krankheitswoche auftraten, sind heute extrem selten geworden. Dies hängt nicht in erster Linie mit der Gabe von Antibiotika zusammen, sondern mit verbesserten Lebensbedingungen und einem besseren Ernährungszustand der Kinder. Es gibt keine Studien, die zeigen, wie häufig diese Komplikationen heute bei nicht antibiotisch behandelten Kindern sind. Andererseits kommt es auch bei antibiotisch behandelten Kindern zu Nachkrankheiten vor allem der Nieren, was deutlich macht, dass ausreichende Ruhe beim Scharlach für alle betroffenen Kinder wichtig ist.

Die Krankheit ist ohne antibiotische Therapie erst nach drei Wochen ausgestanden. Dann schuppt sich auch die gesamte Haut und es treten lamellenartige Schuppen an den Fußsohlen und den Handinnenflächen auf. Erst nach vier Wochen ist das Kind wieder normal belastbar, Sport darf es erst nach sechs Wochen treiben. Eine Infektion durch Scharlacherreger kann sich rein auf die Gaumenmandeln beschränken: Man spricht dann von einer »Streptokokken-Angina«. Diese kann ebenso zu den genannten, lebensbedrohlichen »Nachkrankheiten« an Herz und Nieren führen wie der Scharlach, verläuft aber meist milder und weniger auslaugend und bedarf von daher keiner so langen Erholungsphase. – Allerdings besteht gerade in der Pubertät die Gefahr, dass eine solche Angina unentdeckt bleibt und zu Komplikationen führt, weil die Jugendlichen nicht zugeben, Halsweh zu haben, um einem Ausgehverbot zu entgehen und abends noch Freunde besuchen zu können. Denn es gilt grundsätzlich bei Infektionen mit Scharlacherregern: Wenn nicht Ruhe eingehalten wird, bis der Erreger und seine Gifte überwunden sind, ist der Organismus in Gefahr.

Gesund trotz Streptokokken

Häufig wird in der Praxis jeder positive Rachenabstrich auf Scharlacherreger so gedeutet, dass das Kind »Scharlach« hat. Diese Schlussfolgerung ist in keiner Weise gerechtfertigt, da man weiß, dass in der Winterzeit in einem Kindergarten bis zu 20 Prozent der Kinder einen positiven Abstrich aufweisen. Die meisten von ihnen sind nicht krank und sie sind auch nicht ansteckend. Vielmehr gilt: Ein positiver Rachenabstrich ohne Krankheitssymptome des Kindes ist nicht behandlungsbedürftig.

Aus ganzheitlicher Sicht

Bei Kindern, die an Scharlach erkranken, ist vor dem Ausbruch der Krankheit die geistig-seelische Entwicklung oft gegenüber den körperlichen Veränderungen beschleunigt. Die Umgebung des Kindes stellt in dieser Phase häufig eine besserwisserische, neunmalkluge Art oder aber eine bedrückte Stimmung beim Kind fest. Das Ungleichgewicht zwischen der zu schnellen geistig-intellektuellen Entwicklung und der seelischen Überforderung macht das Kind empfänglich für Scharlach.

Die Disposition zum Scharlach entsteht vor allem dort, wo sich das Kind geistig zu früh, zu intensiv entwickelt und/oder sich sozial überfordert fühlt. Auch positiv aufregende Ereignisse, auf die das Kind hinfiebert, wie eine Schulvorführung oder der Tag der Einschulung, können Auslöser der Krankheit sein. In besonderer Weise gilt dies für seelische Belastungen, die ein Kind »nicht schlucken« (Schluckbeschwerden!) kann. Ist die Krankheit ausgebrochen, zeigt das Kind das Bedürfnis nach Ruhe und Rückzug – es möchte aber nicht allein gelassen werden. Auch beim Scharlach werden Giftstoffe über einen Hautausschlag ausgeschieden. Im Gegensatz zu den Masern spielen sich aber die entscheidenden Veränderungen im Inneren ab: Ein flammend roter Ausschlag in Mundhöhle und Rachen ist der am zuverlässigsten zu beobachtende Ausschlag bei Scharlach. Der Hautausschlag kann dagegen fein und flüchtig sein. Schmerz, Rötung und Fieber sind alles Anzeichen für eine starke Tätigkeit des Seelischen. Umso wichtiger ist es, dass das Kind genügend Zeit bekommt, sich zu erholen. Wenn die Scharlacherkrankung nicht antibiotisch abgekürzt wird, ist eine zwei- bis dreiwöchige Bett- oder Hausruhe angesagt.

Denn in dieser Phase (zweite bis dritte Krankheitswoche) kann es zu den bekannten Folgeerkrankungen (siehe Seite 176) kommen. Nach Überwindung der entscheidenden dritten Krankheitswoche und der folgenden Woche der Erholung, kann sich das Kind wieder der Welt zuwenden – nun auf eine neue Art, als hätte es sich innerlich gereinigt. Sein geistig-seelisches Ungleichgewicht ist wieder in Harmonie gekommen.

Grundsätzlich gilt, dass die Erkrankung erst dann überwunden ist, wenn sich das Kind deutlich sichtbar körperlich erholt hat, es also Appetit, Bewegungsfreude und eine Gewichtszunahme zeigt. Es besteht dagegen nach wie vor die Gefahr von Folgeerkrankungen, wenn das Kind in seiner Vitalität noch »wie gelähmt« erscheint, obwohl es vielleicht schon wieder Schulaufgaben machen möchte. Hier gilt der Grundsatz: Die Erholung der Lebenskräfte geht vor.

Viele Eltern und Kinderärzte berichten, dass eine zu rasche antibiotische Abkürzung des normalen Krankheitsverlaufes häufig zu Rückfällen führt. Es dauert dann nicht lange, und die Kinder erkranken erneut an einer Infektion mit einem anderen Streptokokken-Toxin, während sich nach erfolgreich überwundener Scharlacherkrankung die Kinder gesünder und gestärkt weiterentwickeln. Daraus lässt sich folgern, dass der Krankheitsverlauf dieser Kinderkrankheit der Versuch einer Kurskorrektur ist: Denn die eigentliche Ursache der Krankheit sind nicht die Bakterien, die merkwürdigerweise bestimmte Kinder nie krank machen. Es ist vielmehr das geschilderte Ungleichgewicht der kindlichen Entwicklung, das korrigiert werden möchte. Wenn man nun rasch Antibiotika verabreicht, wofür es gute Argumente gibt – etwa wenn die Eltern keine Zeit haben, das Kind zu Hause entsprechend lange zu pflegen –, dann muss man auf anderem Wege versuchen, der Botschaft der Erkrankung Rechnung zu tragen: Zum Beispiel, indem man sozial und intellektuell entlastende Maßnahmen ergreift, Spiel und Bewegung fördert, für ausreichend Schlaf sorgt – und klare Grenzen setzt, damit sich das Kind oder der Jugendliche nicht weiter selbst überfordert.

Wann zum Arzt?

Gehen Sie bei Verdacht auf Scharlach immer zum Arzt. Wenn Sie sich gegen eine Antibiotika-Therapie entscheiden, muss der Arzt den Krankheitsverlauf eng begleiten. Treten Komplikationen auf, können Antibiotika zum Schutz des Kindes unerlässlich sein.

Was macht der Arzt?

Ohne Rachenabstrich zum Bakteriennachweis kann selbst für den Arzt die Diagnose schwierig sein. Ein Schnelltest oder der zuverlässigere bakteriologische Abstrich liefern den Streptokokken-Nachweis. Wie bereits erwähnt, darf dieser nur in Verbindung mit den bereits ausführlich beschriebenen Krankheitssymptomen zur Diagnose »Scharlach« führen.

Die meisten Ärzte verschreiben heute Antibiotika (siehe ab Seite 49). 24 Stunden nach Beginn der Antibiotika-Therapie ist das Kind nicht mehr ansteckend. Wenn Sie gemeinsam mit dem Arzt entscheiden, es ohne die Gabe von Antibiotika zu versuchen, muss gewährleistet sein, dass Ihr Kind so lange Bettruhe einhält, bis eine Erholung bemerkbar wird, und dass es sich anschließend eine weitere Woche erholen kann, um mögliche Komplikationen zu vermeiden. In jedem Fall darf ein nicht antibiotisch behandeltes Kind mit Scharlach drei Wochen lang nicht in den Kindergarten gehen oder die Schule besuchen. Drei Wochen nach Krankheitsbeginn untersucht der Arzt das Kind auf mögliche Folgeerkrankungen, vor allem an Herz und Nieren (Urinkontrolle).

ANTHROPOSOPHISCH-HOMÖOPATHISCHE THERAPIE

In der 1. Krankheitswoche

● **Belladonna Rh D6 Dil. WELEDA**
(alkoholfreie Tropfen, aus der ganzen Pflanze mit Wurzelanteil hergestellt)
bei hohem Fieber 50 Tropfen auf 50 ml Wasser, teelöffelweise in 24 Std. geben, ansonsten 5-mal tägl. 5 Tropfen in der ganzen ersten Krankheitswoche.

Besonders anfangs ist es dringend zu empfehlen, nicht gleich höhere Potenzen einzusetzen. Diese beeinflussen zwar den Krankheits- und Fieberverlauf viel abrupter, aber die nachhaltige Harmonisierung zwischen der geistig-seelischen und der körperlichen Entwicklung des Kindes durch die Erkrankung erfolgt weniger zuverlässig. Andererseits kann der Arzt bei ungenügender Wirkung oder sehr akuten Verläufen eine höhere Potenz für notwendig erachten.

●● *Belladonna*

Die Tollkirsche wurde bereits vom Begründer der Homöopathie, Samuel Hahnemann, als »Simile« des Scharlachs erkannt. Die Tollkirsche ist ein kräftiges Nachtschattengewächs mit einer raffiniert gebauten Struktur ihrer Blätter, unter denen sich düstere, lila Blüten öffnen, bis sich dann die verführerisch glänzende, dunkle Tollkirsche zeigt.

Vögel können ohne Vergiftungserscheinungen davon essen, und der bekannte anthroposophische Arzt F. Husemann hat entdeckt, dass die Symptome der Tollkirschenvergiftung perfekt dem entsprechen, was bei Vögeln normal ist: Fieber, denn Vögel haben normalerweise 39 bis 41 °C Körpertemperatur, Mundtrockenheit und ein waches Bewusstsein, das stark in den Fernsinnen, vor allem den Augen, aktiv ist. Die Tollkirschenvergiftung führt zu einem gesteigerten Bewusstsein bis hin zu Fieberphantasien und schließlich dem merkwürdigen Gefühl, selbst zu fliegen. Dabei sind die Pupillen eindrucksvoll erweitert. Es ist leicht erkennbar, wie eng der Bezug zu der von uns dargestellten Disposition und Krankheitssituation bei Scharlach ist. Hahnemann konnte in der damaligen Zeit, da schwere Verläufe angesichts schlechter Lebensbedingungen und beengter Wohnsituationen häufig waren, mit Belladonna vielen scharlachkranken Kindern helfen.

Die Behandlung mit Belladonna sollte erst beendet werden, wenn der Angriff der Krankheit auf die Vitalität des Kindes spürbar abklingt und eine Besserung deutlich wird.

Hilfreiche Ergänzungen sind zunächst
- **Mund- und Rachenspülungen mit Bolus Eucalypti comp. WELEDA**
  1 TL in Wasser aufgelöst oder
- **Calendulaessenz-Rachenspülungen**
  20 Tropfen pro Spülung
- **Halsumschläge mit Eucalyptus Ol. aeth. 10 % WALA**
  5–10 Tropfen Öl auf ein Tuch, darüber einen Schal und 1–2 Std. auf dem Hals lassen.

Bei starken Belägen auf den Mandeln
- **Lachesis comp. Glob. WALA**
  5-mal tägl. 5 Globuli

Bei vor der Erkrankung bestehender Schwäche des Immunsystems
- **Echinacea/Argentum Glob. WALA**
  3-mal tägl. 5–7 Globuli. Dieses Mittel kann im ganzen Krankheitsverlauf angezeigt sein, wenn das Kind sichtbar schwach bleibt in der Überwindung der »Scharlachvergiftung«.

Ab dem 2. bis 3. Tag kann die Behandlung mit Belladonna ergänzt werden durch homöopathische Potenzen von Quecksilber, das die Auseinandersetzung des Organismus mit den Scharlachtoxinen »in Fluss hält«
- **Mercurius solubilis D12 Glob.**
  3-mal tägl. 5 Globuli – so lange geben, bis kein Mundgeruch mehr besteht und die Mandelentzündung abgeklungen ist.

In der 2. und 3. Krankheitswoche helfen homöopathische Potenzen der Honigbiene. Diese regen den Organismus an, die Ausscheidungsvorgänge richtig zu vollziehen und die eigenen Ausscheidungsorgane nicht selbst zu zerstören (insbesondere die Nieren):
- **Apis mellifica D12 Glob.**
  1- bis 2-mal tägl. 5 Globuli
- **Calendula D3 Dil. WELEDA**
  3-mal tägl. 5–10 Tropfen regen die Reinigung der befallenen Mandeln und Lymphknoten an.

Im Schulalter ist es in der 2. bis 4. Krankheitswoche besonders wichtig, das Herz-Kreislauf-System, das ganze Rhythmische System des Kindes zu unterstützen und zu kräftigen, vor allem, wenn deutliche Symptome einer Kreislaufschwäche und -labilität zu bemerken sind. Am besten geeignet sind
- **Cardiodoron Tr. WELEDA**
  (verschreibungspflichtig) 3-mal 7–12 Tropfen pro Tag in etwas Wasser oder
- **Cordiodoron Tabl. WELEDA**
  3-mal 1/2–1 Tablette pro Tag, je nach Alter. Die Dosierung ist sehr individuell; sie ist richtig, wenn das Kind kreislaufstabiler, ruhiger und weniger labil erscheint.

Bei schwachen Stoffwechselkräften, geringem Appetit, Blähneigung und Verstopfung, meist auch einer verstopften Nase und einer Mutterbeziehung, die gerne »dieser die Arbeit überlässt« – und wenn beim Kind gleichzeitig eine ehrgeizige Intelligenz besteht
- **Lycopodium D30 Glob.**
5 Globuli pro Tag in Wasser gelöst schluckweise eingenommen (bis zu 7 Tage) ist ein stark vitalisierendes Mittel, das das Kind anregen kann, die Krankheit jetzt »selbst zu verdauen«.

Sehr wirksam kann der Arzt die Erholung der Lebenskräfte in der 2. bis 4. Krankheitswoche unterstützen durch subkutane (unter die Haut) gespritzte Injektionen von Vaucheria D3 Amp. WELEDA. 1 Ampulle subkutan in den linken Oberarm gespritzt – schmerzt kaum und wirkt sehr deutlich. Es ist immer wieder erstaunlich, was bereits eine Injektion bewirkt.

Zur Stärkung der Rekonvaleszenz eignen sich vor allem
- Levico comp. Glob. WALA
  3-mal tägl. 5 Globuli

Bei zu dicken Lymphknoten neigenden, infektanfälligen Kindern
- Ferrum iodatum D12 Glob.
  2-mal tägl. 7 Globuli

Ergänzen kann man diese stärkenden Mittel durch
- Schlehenelixier oder Schlehenursaft WELEDA
  2- bis 3-mal tägl. 1 TL

Da die hinteren Nasengänge ein beliebter Rückzugswinkel von Streptokokken sind, sollte man hier die Abwehr des Kindes besonders anregen. Hilfreich sind
- Nasenspülungen
  1-mal tägl. (siehe Seite 60) und
- Prosymbioflor Tropfen
  1- bis 2-mal tägl. 2 Tropfen in jedes Nasenloch geben.

Wie Sie als Eltern helfen können

Wenn Sie sich gegen eine Antibiotika-Therapie entscheiden, müssen Sie unbedingt dafür sorgen, dass Ihr Kind auch dann, wenn das Fieber abgeklungen ist, so lange im Bett liegen bleibt, bis eine Erholung der Lebenskräfte bemerkbar wird. Anschließend muss es bei Zim-

merruhe im Haus bleiben, bis der Arzt drei Wochen nach Krankheitsbeginn die Nachuntersuchung durchgeführt hat und die Erlaubnis gibt, zunächst wieder nach draußen zu gehen, um zu Kräften zu kommen. Erst nach vier Wochen sollte das Kind wieder Schule oder Kindergarten besuchen und sportliche Anstrengungen erst nach sechs Wochen wieder aufnehmen. Wir können nur nachdrücklich davor warnen, bei einer echten Scharlacherkrankung diese Regeln zu unterlaufen.

Können Sie die erforderliche Betreuung und Führung (!) Ihres Kindes nicht leisten, entscheiden Sie sich lieber für eine antibiotische Therapie, die fast immer ohne Nachteile für das Kind noch am vierten Krankheitstag begonnen werden kann.

Komplikationen im Krankheitsverlauf kündigen sich immer zuerst über einen plötzlich schlechter werdenden Allgemeinzustand, meist mit verstärkter Blässe an: dann immer gleich den Arzt rufen oder aufsuchen!

Unterschätzen Sie nicht die Ansteckungsgefahr bei Scharlach. Wenn ein Kind an Streptokokken erkrankt ist, ist es wichtig, dass die restlichen Familienmitglieder ausreichend Abstand halten. Sie können einer Ansteckung vorbeugen, indem Sie sich jetzt nicht zu Ihrem kranken Kind ins Bett legen, sich immer, nachdem Sie bei ihm waren, sorgfältig die Hände waschen und insgesamt auf Hygiene achten.

Aber auch für gesunde Ernährung sollten Sie in dieser Zeit sorgen, um die Abwehrkräfte zu stärken. Einen hervorragenden »Mundschutz« durch Milchsäurebakterien verschafft rohes (nicht aus der Konserve!) Sauerkraut, von dem Sie wenige Gabeln am Tag sorgfältig kauen sollten. Haben Sie keines zur Verfügung oder lehnt

Ihre Familie Sauerkraut ab, können Sie mit folgendem Mittel gurgeln (und es anschließend schlucken)

● **Symbioflor 1**
2- bis 3-mal tägl. 10–20 Tropfen

Diese Maßnahmen sollten alle Familienmitglieder mitmachen, also auch Väter, die oft wenig von Medikamenten halten.

Es kommt immer wieder vor, dass mehrere Familienmitglieder an Streptokokken erkranken. Das kann zum Beispiel passieren, wenn die Pflege des scharlachkranken Kindes die Mutter überfordert, also soziale Überlastung der Auslöser ist. Vielleicht ist der Vater auch noch beruflich im Ausland oder es gibt schon lange tief greifende Spannungen zwischen den Eltern. Fast immer wird man bei häufiger Ansteckung zu hohe Leistungsansprüche, soziale Überforderung oder einen »heruntergeschluckten« Kummer in der Familie finden.

Grundsätzlich gilt nach unserer ärztlichen Erfahrung: Sind mehrere Familienmitglieder an Streptokokken erkrankt, sollte die ganze Familie einen Rachenabstrich erhalten. Ist dieser positiv, sollten alle, auch wenn sie nicht krank erscheinen, gleichzeitig antibiotisch behandelt werden. Sonst folgt ein wochen- bis monatelanges »Pingpong«, das die Familie schließlich restlos überfordert. Nur wenn die ganze Familie behandelt wird, kann sie dem Teufelskreis entkommen. In jedem Fall sollten sich die Eltern der Frage stellen: Wo überfordern wir uns? Was kann wer nicht schlucken? Wie können wir einen ausreichenden Ausgleich schaffen und die Familie neu beleben?

Mumps
Parotitis epidemica

Typische Symptome

● Fieber über rund drei Tage hinweg
● meist schmerzhaftes Anschwellen der Ohrspeicheldrüsen, zunächst einseitig, im Verlauf beidseitig (abstehendes Ohr); aufgrund der Schmerzen in den Speicheldrüsen auch Schmerzen beim Schlucken
● manchmal Erbrechen, Schmerzen im Oberbauch, Fettstühle
● manchmal Kopfschmerzen, mäßige Nackensteife

Mumps, im Volksmund auch »Ziegenpeter« genannt, ist eine hoch ansteckende Viruserkrankung, die durch Schmier- und Tröpfcheninfektion übertragen wird. Sie befällt den gesamten Körper. Mumps kann in jedem Lebensalter auftreten, am häufigsten erkranken Kinder und Jugendliche (mehr Jungen als Mädchen) zwischen dem 2. und 15. Lebensjahr. Es dauert durchschnittlich zweieinhalb Wochen, bis die Krankheit nach der Ansteckung ausbricht (Inkubationszeit). Ansteckungsgefahr besteht bereits etwa eine halbe Woche vor Krankheitsausbruch bis maximal neun Tage danach.

Um den 21. Tag nach der Ansteckung erreicht die Krankheit ihren Höhepunkt, nach 28 Tagen ist sie, ähnlich wie bei den Masern, überstanden. Die durchlebte Krankheit hinterlässt fast immer eine lebenslange Immunität.

Gegen Mumps gibt es nur in Kombination mit Masern und Röteln eine Schutzimpfung (siehe Seite 46). Leider ist der Impfschutz sehr viel unzuverlässiger als der der Masern- oder Rötelnimpfung. Eigentlich wäre gerade bei Mumps eine Einzelimpfung notwendig, um bei Bedarf auffrischen zu können.

Ungeimpft können mit dem Ausbruch der Krankheit unterschiedliche Symptome auftreten. Die typischen dicken Wangen entstehen durch das Anschwellen der Ohrspeicheldrüsen, die sehr schmerzen können. Dies führt auch zu Bewegungseinschränkungen im Kopfbereich. Auch andere Speicheldrüsen können erkranken, relativ häufig die lebenswichtige Bauchspeicheldrüse: Appetitlosigkeit, zum Teil starke Bauchschmerzen und fettig glänzende Stühle können dabei auftreten.

In bis zu 5 Prozent der Krankheitsfälle tritt eine unspezifische Reizung der Hirnhäute (Meningitis) auf. Eine solche zentrale Nervenentzündung kann bei Mumps bereits eine Woche vor dem sichtbaren Ausbruch der Erkrankung entstehen und danach bis zu drei Wochen anhalten. In extrem seltenen Fällen (1:15 000) kann das erkrankte Kind einseitig schwerhörig oder gänzlich taub werden. Sehr selten ist eine Gehirnentzündung (Enzephalitis, siehe Seite 202), die ernster verlaufen kann.

Am meisten beunruhigt Eltern die Frage nach einer Hodenentzündung bei Jungen. Diese kann normalerweise erst bei einer Erkrankung während oder nach der Pubertät auftreten. Sie fängt üblicherweise eine Woche nach Beginn der Erkrankung mit Schwellungen und starken Schmerzen der Hoden an. In seltenen Fällen können die Betroffenen dadurch zeugungsunfähig werden. Um den Folgeerkrankungen vorzubeugen, hilft am besten eine strikte, einwöchige Bettruhe. Das gilt natürlich ebenso für die Bauchspeicheldrüsenentzündung und die Hirnhautentzündung, die dann praktisch immer gutartig verlaufen.

Wenn Mädchen ab der Pubertät an Mumps erkranken, können sich auch die Eierstöcke entzünden. Ein Drittel aller Mumpserkrankungen verläuft ohne klinische Auffälligkeiten. Die Rate an Komplikationen steigt mit zunehmendem Alter. Andererseits wurde bereits vor 40 Jahren nachgewiesen, dass zum Beispiel Frauen, die als Kinder Mumps hatten, seltener an Eierstockskrebs erkranken als Frauen ohne Mumpserkrankung. Dies ist ein Beispiel dafür, dass durchlebte Kinderkrankheiten auch nachhaltig vor schweren Erkrankungen schützen können.

Aus ganzheitlicher Sicht

Kinder, die an Mumps erkranken, haben oft noch eine enge Bindung zur Mutter und wirken von ihr abhängig. Nach einer Mumpserkrankung ist immer wieder festzustellen, dass sie deutlich selbstständiger und unabhängiger von

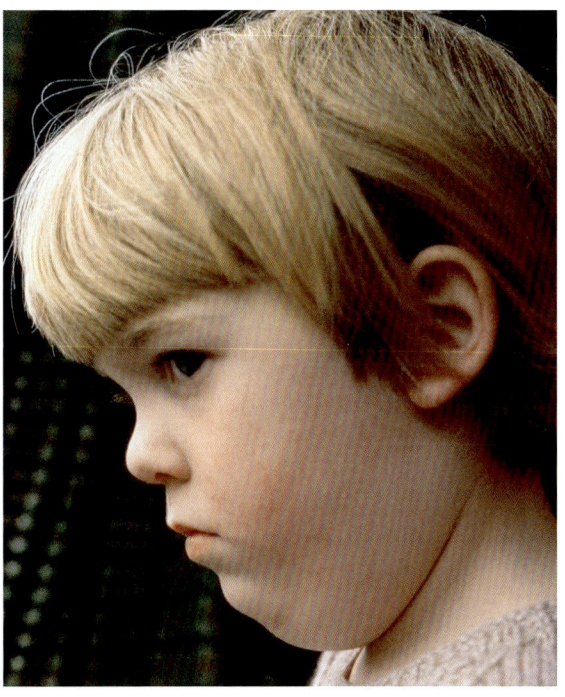

Die schmerzhaft geschwollene Ohrspeicheldrüse ist das Leitsymptom von Mumps. Sie ist oberhalb des Unterkiefers tastbar – im Gegensatz zu den Lymphknoten unterhalb.

ihr und der Familie geworden sind. Zudem wurden sie in ihrem gesunden Eigenwillen gestärkt. Ähnlich wie bei durchgemachten und überwundenen anderen Kinderkrankheiten individualisiert das Kind durch die Krankheit seinen von den Eltern ererbten Körper immer intensiver – im Fall einer Mumpserkrankung liegt der Schwerpunkt im Bereich der Drüsen, die für den Stoffwechsel wichtig sind (Ohrspeicheldrüse, Bauchspeicheldrüse) bis in die Tätigkeit der Verdauungsdrüsen hinein. Komplikationen treten vor allem dann auf, wenn die Kinder bei diesen Umgestaltungsprozessen nicht genügend Zeit und (Bett-) Ruhe haben.

Wann zum Arzt?

Gehen Sie immer zum Arzt, wenn Sie eine Schwellung im Gesicht feststellen, die eher oberhalb des Unterkiefers vor dem Ohr zu tasten ist und die in der Regel deutlich schmerzt.

Was macht der Arzt?

Die Diagnose stellt der Arzt aufgrund der körperlichen Untersuchung. Er wird Ihrem Kind strikte Bettruhe verordnen, solange es Fieber und deutliche Krankheitszeichen aufweist. Fiebersenkende Mittel sind bei dieser Viruserkrankung nicht angezeigt, doch können manchmal stärkere Schmerzen die Gabe von Schmerzmitteln notwendig machen – wobei die anthroposophisch-homöopathische Behandlung diese überflüssig machen kann.

Bei untypischen Verläufen oder Komplikationen nimmt der Arzt zusätzlich Blut ab und führt bei Bauchschmerzen eine Ultraschalluntersuchung durch. Er achtet auf mögliche entzündliche Reizungen der Hirnhäute und vor allem ab dem Pubertätsalter auf mögliche Entzündungen der Keimdrüsen (Hoden, Eierstöcke): Sollte er in einem der genannten Organgebiete eine Ent-

zündung feststellen, entscheidet der Arzt über die notwendige Therapie oder eine Klinikeinweisung, die aber ausgesprochen selten erforderlich ist.

ANTHROPOSOPHISCH-HOMÖOPATHISCHE THERAPIE

Bei Schwellung der Ohrspeicheldüsen
- **Archangelica comp. Salbe WELEDA**
  mehrmals tägl. auf die Ohrspeicheldrüse auftragen.

Bei anfänglich hohem Fieber und starken Schmerzen der Ohrspeicheldrüse
- **Belladonna Rh D6 Dil. WELEDA**
  anfangs stündl. 5 Tropfen, im weiteren Verlauf 3-mal tägl. 5 Tropfen sowie
- **Apis D12 Glob.**
  3-mal tägl. 5 Globuli

Bei (heftigen) Bauchschmerzen
- **Pancreas/Argentum Amp. WALA**
  1- bis 3-mal tägl. $^1/_2$ Ampulle trinken sowie als äußere Anwendung
- **Oxalis-10 %-Salbe WELEDA**
  mehrmals tägl. sanft auf den Bauch auftragen.

Bei Entzündungen der Hoden
Hochlagerung und Kühlung der Hoden mit Tüchern, getränkt mit Retterspitz-Flüssigkeit, die 1:5–1:10 mit Wasser verdünnt wurde. Innerlich hilft:
- **Argentum met. praep. D20 Trit. WELEDA**
  3-mal tägl. 1 Msp.

Der Arzt kann hier die Therapie wirkungsvoll unterstützen durch Injektionen mit Testes D30 Amp. WALA jeden 2. Tag subkutan in die Bauchhaut gespritzt gemeinsam mit Argentum met. praep. D30 Amp. WELEDA.

Bei Fällen von Hirnhautreizung und Hirnhautentzündung wird immer der Arzt individuell die Therapie entscheiden.

Wie Sie als Eltern helfen können

- Achten Sie darauf, dass Ihr Kind Bettruhe einhält, bis es kein Fieber mehr hat und sich deutlich zu erholen beginnt.
- Danach ist Zimmerruhe angesagt. Insgesamt muss in diesem Sinne bei Mumps streng eine Woche Ruhe gehalten werden. Das hilft nicht nur bei den manchmal heftigen Bauchschmerzen und gegen die Reizung der Hirnhäute, sondern beugt insgesamt den möglichen Folgeerkrankungen vor.
- Geben Sie Ihrem Kind leichtes, fettfreies und eiweißreduziertes Essen, wie Gemüsesuppen, Zwieback und Knäckebrot. Meiden Sie saure Speisen wie Südfrüchte oder Joghurt, um die Speicheldrüsen nicht unnötig zu belasten.
- Halten Sie den Bauch Ihres Kindes schön warm, zum Beispiel mit einer leichten Wärmflasche oder einem erwärmten Kirschkernkissen.
- Um die Schmerzen der Ohrspeicheldrüse zu lindern, können Sie ergänzend äußere Anwendungen mit Calendulaöl oder Eucalyptuspaste WELEDA machen. Tragen Sie das Öl oder die Paste auf eine Kompresse auf und erwärmen Sie diese, bevor Sie sie auf die geschwollene Ohrspeicheldrüse auflegen.
- Empfindet Ihr Kind Wärme als unangenehm, versuchen Sie es mit kühlen Quarkumschlägen (siehe Seite 56) oder mit essigsaurer Tonerde (aus der Apotheke).

Keuchhusten

Pertussis

Typische Symptome

- Erkältungssymptome: Schnupfen, Husten, erhöhte Temperatur
- anfallsartiger, bellender Husten (Stakkato-Husten)
- Husten nachts stärker als tagsüber
- oft Erbrechen nach einer Hustenattacke

Keuchhusten ist eine durch Bakterien (Bordetella pertussis) hervorgerufene Erkrankung. Die Übertragung erfolgt durch Tröpfcheninfektion beim Husten. Die Inkubationszeit beträgt 7 bis 14 Tage. Ansteckungsgefahr besteht vom Ende der Inkubationszeit bis zu dem Zeitpunkt, da die Hustenanfälle deutlich zurückgehen, bzw. drei bis vier Tage nach Start der früh begonnenen Antibiotikatherapie. Die von den Keuchhustenbakterien produzierten Giftstoffe schädigen die Schleimhaut der Atemwege und lösen im Atemzentrum des Gehirns die Hustenanfälle aus. Man unterscheidet beim Keuchhusten drei Krankheitsstadien:

- **Stadium catarrhale:** Ein bis zwei Wochen nach der Ansteckung beginnt der Keuchhusten wie eine einfache Erkältung mit Husten und Schnupfen. In dieser Zeit besteht die höchste Ansteckungsgefahr. Nach ein bis zwei Wochen bessern sich die Erkältungssymptome, und der Husten geht über in das
- **Stadium convulsivum:** Typische bellende, abgehackte Hustenattacken mit deutlich hörbarem Einziehen der Atemluft (Juchzen). Das Kind bekommt dabei Atemnot, es kann im Gesicht blau anlaufen.
Die Augen tränen und sind stark gerötet, es würgt zähen, glasigen Schleim hoch. Die typischen Hustenattacken treten anfangs nur

185

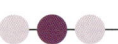

nachts, dann auch tagsüber auf. Keuchhusten kann bis zu sechs Wochen andauern.

○ **Stadium decrementi:** Die Symptome klingen allmählich ab. Das Kind ist nicht mehr ansteckend, obwohl es noch typisch hustet (bis zu sechs Wochen). Es kann noch monatelang bei jeder Erkältung zu den typischen Keuchhustenanfällen kommen (»Erinnerungshusten«). Die Immunität nach Keuchhusten dauert nicht in jedem Fall lebenslang an – viele Erwachsene mit länger anhaltendem Husten sind an Keuchhusten erkrankt, ohne es zu wissen.

Gegen Keuchhusten gibt es eine Impfung (siehe Seite 46). Sie schützt sehr viel unzuverlässiger als die durchgemachte Erkrankung vor Ansteckung. Das heißt, die Schutzwirkung lässt im Durchschnitt deutlich früher nach als die Immunität nach durchgemachtem Keuchhusten. Deshalb können Eltern nicht davon ausgehen, dass ihr geimpftes Kind nicht erkranken kann. Die Impfung ist nicht als Einzelimpfstoff verfügbar.

Als seltene Komplikationen können eine Lungen- oder Mittelohrentzündung auftreten sowie Reizungen des Gehirns, die zu Bewusstseinsveränderungen führen und in der Regel ausheilen. Bei **Säuglingen** können die Keuchhustengifte das Atemzentrum so beeinflussen, dass es zu Atemaussetzern kommen kann (Apnoen). Deshalb werden Babys im gesamten ersten Lebenshalbjahr mit Keuchhusten im Krankenhaus behandelt. Solange sie in dieser Zeit am Monitor überwacht werden, kann ihnen in der Regel nichts passieren. Die mütterlichen Antikörper (»Nestschutz«) schützen den Säugling nicht gegen Keuchhusten, und auch die mögliche Impfung wirkt erst ab dem sechsten Monat, wenn die kritischste Phase bereits vorbei ist. Deshalb

werden bei einer vermuteten Ansteckung eines Säuglings Antibiotika empfohlen. Besonders gefährlich ist Keuchhusten für Säuglinge mit Lungen- und/oder Herzerkrankungen.

Aus ganzheitlicher Sicht

Häufig haben Kinder vor einer Keuchhusten-Erkrankung kaum Appetit und der Umgang mit dem Essen ist heikel. Das Seelische des Kindes verbindet sich nicht harmonisch mit dem eigenen Körper. Seelisch erscheinen die Kinder häufig auffallend unruhig und nervös.

Die Symptome des Keuchhustens werden weniger durch Fieber charakterisiert, als durch Krämpfe, und zwar im Bereich der Atemwege (Hustenattacken) und des oberen Verdauungstrakts (Magen und Speiseröhre in Form von Erbrechen, das durch Hustenattacken ausgelöst wird). Die durch die Bakterien gebildeten Giftstoffe bewirken eine Störung der Atmungsbewegung. Dadurch aber wird ein Problem nur auf die Spitze getrieben, das latent im Kind bereits vorhanden war: nämlich eine noch nicht harmonische Atembewegung und harmonische Verbindung des Seelischen mit der eigenen Verdauung. Diese grundverschiedenen Tätigkeiten muss jedes Kind erst erlernen. Sonst würde mit der Ausatmung auch die Nahrung wieder nach oben transportiert, und andererseits würde in den Atemwegen die Luft festgehalten und »verdaut« werden. Der Keuchhusten ist insofern eine »Schule der Atmung«, und er fördert zugleich den Appetit in der Weise, dass das Kind vielleicht erstmals so essen kann, dass es damit wirklich »Leib und Seele zusammenhält«.

Nach durchlebter Keuchhustenkrankheit sind die Kinder meist besonders gute Esser. Sie nehmen die Nahrung – und ihren Körper – anschließend bereitwilliger an. Auch Entwicklungsschwierigkeiten, etwa Stottern, oder ein bestehendes Asthma bronchiale (siehe Seite 104) haben sich nach einer anthroposophisch-homöopathisch behandelten Keuchhustenerkrankung in manchen Fällen gebessert, zum Teil sogar normalisiert – was bei einer antibiotischen Frühbehandlung nicht der Fall ist. Offensichtlich harmonisiert die Krankheit das Verhältnis zwischen der Seelen- und der Lebensorganisation (siehe Seite 18). Entscheidend dafür ist eine intensive, sichere Begleitung des kranken Kindes durch die Eltern und den Arzt. Hilfreich ist dabei die Beobachtung, dass bei wirklich genauem Hinsehen die Kinder selbst oft weniger an den Hustenanfällen leiden als ihre besorgten Eltern.

Wann zum Arzt?

Keuchhusten ist am Anfang nur schwer von einem normalen Erkältungshusten zu unterscheiden. Gehen Sie bei Verdacht auf Keuchhusten und bei jedem Husten im Säuglingsalter zum Arzt.

Was macht der Arzt?

Die Diagnose kann bereits im frühen Krankheitsstadium durch einen Nasen-Rachen-Abstrich gesichert werden. Nur im Anfangsstadium können Antibiotika die Bakterien abtöten. Haben die Hustenattacken begonnen, helfen Antibiotika nicht mehr. Die Hustenattacken werden nicht von den Bakterien hervorgerufen, sondern von deren Stoffwechsel-Abfallprodukt, den Giftstoffen. Je früher die Krankheit diagnostiziert wird, umso wirkungsvoller ist jede Therapie. Eine Impfung ist ab dem zweiten Lebensmonat möglich und gewährt erst nach den kritischen ersten sechs Lebensmonaten einen Schutz. Betroffene Säuglinge werden immer in die Klinik eingewiesen, ebenso Kinder, bei denen Komplikationen auftreten.

ANTHROPOSOPHISCH-HOMÖOPATHISCHE THERAPIE

Im Allgemeinen beginnt man mit

⊙ **Drosera rotundifolia D6 Glob.**

- ○ bei Säuglingen und Kleinkindern vor jeder Mahlzeit 2–3 Globuli
- ○ bei älteren Kindern 4-mal tägl. 5 Globuli
- ○ bei Schulkindern eignet sich meist besser D12, 2- bis 3-mal tägl. 5 Globuli
- ○ bei ungenügender Wirkung, vor allem anhaltendem Speiseerbrechen bei den Hustenanfällen können höhere Potenzen eine bessere Wirkung zeigen, zum Beispiel 1- bis 2-mal tägl. D30, 3–5 Globuli pro Dosis.

●● Der Sonnentau – Drosera

Das wichtigste pflanzliche Heilmittel bei Keuchhusten ist der Sonnentau, Drosera rotundifolia, eine insektenfressende Pflanze, die auf nährstoffarmen Mooren wächst. Sie fängt ihre Opfer durch ein klebriges Sekret (»Sonnentau«) und verdaut sie damit auf ihren behaarten klebrigen Blättern, also den Organen, die bei »normalen« Pflanzen ausschließlich der Atmung dienen. Der besondere Bezug von Verdauung und Atmung bei Drosera kann – bei Gabe als potenziertes Heilmittel – den Menschen anregen, die entsprechenden Verhältnisse in seinem Inneren neu zu ordnen und dadurch den Krankheitsprozess zu beschleunigen. Es ist also das Ziel der homöopathischen Behandlung, den notwendigen Lernprozess des kindlichen Organismus so anzuregen, dass dadurch der Krankheitsprozess als natürlicher Lernprozess schneller und milder verläuft.

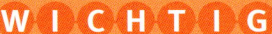

Die Potenz von Drosera sollte umso höher gewählt werden, je länger die Krankheit bereits verläuft und je älter das Kind ist.

Ein breit geeignetes Kompositionsmittel beim Keuchhusten ist
- **Pertudoron 1 Dil. WELEDA**
  3- bis 5-mal tägl. 2–7 Tropfen je nach Alter des Kindes, das man ergänzt durch die Gabe von
- **Cuprum aceticum D4 Dil. WELEDA**
  3- bis 4-mal tägl. 3 Tropfen, bei älteren Kindern durch
- **Pertudoron 2 Dil. WELEDA**
  3- bis 4-mal tägl. 3 Tropfen

Zur Inhalation mit dem Inhalator eignet sich eine Mischung aus
- **Quarz D12 (1 ml), Gencydo 0,1 % WELEDA (1 ml), Formica D30 (1 ml) und physiologischer Kochsalzlösung (NaCl 0,9 %, 7 ml)**
  jeweils 2 ml 2- bis 4-mal tägl. inhalieren.

Sehr wohltuend entkrampfend wirkt eine Ölkompresse mit
- **Lavendelöl 10 %**
  Dazu etwas Öl auf ein Baumwolltuch träufeln, anwärmen und vorne auf die Brustbeinregion legen oder auch als Brustwickel, der die ganze Nacht belassen wird.

Ebenfalls wohltuend sind Einreibungen zwischen den Schulterblättern mit
- **Cuprum metallicum praep. 0,1 %-Salbe WELEDA**
  alle 6–8 Std. wiederholen.

Zur Stärkung der Rekonvaleszenz nach Keuchhusten eignen sich
- **Prunuseisen Glob. WALA**
  3-mal tägl. 5 Globuli

Wie Sie als Eltern helfen können

Die Hustenanfälle werden erleichtert, wenn Ihr Kind aufrecht sitzt und den Kopf leicht nach vorne beugt. Halten Sie wegen des Brechreizes ein Gefäß bereit. Lassen Sie Ihr Kind nach dem Hustenanfall trinken, damit der Körper genügend Flüssigkeit bekommt. Das ist auch der günstigste Moment, um Ihrem Kind eine kleine Mahlzeit zu geben, da in der halben Stunde bis zum nächsten Anfall das Essen bereits im Darm angekommen ist. Eine Linderung der Hustenattacken kann möglicherweise durch einen Luftwechsel, am ehesten eine Reise ins Hochgebirge, bewirkt werden, die auch den Appetit anregen kann.

Entscheidend bei Keuchhusten ist der Umgang der Eltern mit ihrer Angst. Die oft nächtlichen Krampfanfälle lösen bei den Eltern verständlicherweise große Sorge um ihr Kind aus. Reagieren Sie auf diese Gefühle nicht mit übermäßiger Fürsorglichkeit, damit Ihr Kind den wesentlichen Schritt selbst machen kann: seinen von den Eltern ererbten Leib zu erobern.

Vertrauen Sie auf die Fähigkeiten Ihres Kindes, und unterstützen Sie es in seinen Anstrengungen, indem Sie während der Anfälle bei ihm sitzen und beruhigend mit ihm reden.

Windpocken
Varizellen

Typische Symptome
- rote Flecken
- Bläschen
- Krusten

alle drei Symptome treten verstreut nebeneinander auf, sowohl an der Haut, der Kopfhaut als auch an den Schleimhäuten (Mund- oder Genitalbereich)
- Juckreiz
- meist nur kurzes Fieber

Die **Windpocken** treten als Ersterkrankung einer Infektion mit dem Varicellen-Zoster-Virus (Herpes-Viren) auf. Die Zweiterkrankung mit diesem Virus ist die Gürtelrose (siehe Kasten Seite 190 sowie Seite 235).
Die meisten Windpockenerkrankungen kommen bis zum 14. Lebensjahr vor. Windpocken vor dem ersten Lebensjahr und nach dem 16. Lebensjahr haben eine größere Komplikationsrate. Eine typische, aber sehr seltene Komplikation ist eine Kleinhirnentzündung, die vor allem zu einer ausgesprochenen Gehstörung (Ataxie) führt und nach einigen Wochen praktisch immer ausheilt. Andere Komplikationen sind noch weit seltener; schwere Komplikationen sind aber bei Kindern mit Störungen des Immunsystems oder dessen Unterdrückung (zum Beispiel durch Chemotherapie) möglich. So kann zum Beispiel bei diesen Kindern mit Windpocken durch die Gabe von Acetylsalicylsäure (ASS, Aspirin) eine lebensbedrohliche Systemerkrankung mit Krampfanfällen und Koma (so genanntes Reye-Syndrom) ausgelöst werden. Die Windpocken werden meist durch direkten Kontakt übertragen, aber auch aus einiger Entfernung »mit dem Wind«.

Vom Tag der Ansteckung bis zum Ausbruch der Erkrankung dauert es normalerweise 12 bis 16 Tage, die Inkubationszeit beträgt also etwa zwei Wochen. Ansteckend ist der Erkrankte bereits bis zu zwei Tage vor dem Auftreten der ersten Krankheitszeichen und so lange, bis die letzten Bläschen verkrustet sind.

Etwa zwei Wochen nach der Ansteckung treten zunächst linsengroße rötliche Flecken auf, aus denen rasch wasserhaltige Bläschen werden. Die Bläschen platzen und verkrusten. In Schüben kommen neue Windpocken, so dass alle Stadien – Flecken, Bläschen, Krusten – gleichzeitig nebeneinander auftreten (so genannter »Sternenhimmel«). Dieser Ausschlag juckt stark. Neben der Haut sind auch die Kopfhaut und die Mundschleimhaut sowie die Genitalien betroffen, die oft den am stärksten quälenden Juckreiz verursachen. Fieber ist möglich, steigt aber selten sehr hoch an. Beim Abheilen der eitrigen Bläs-

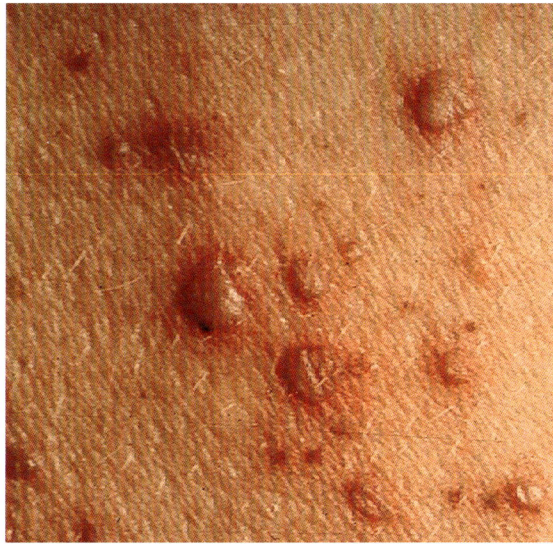

Rote Flecken, Bläschen und Krusten sind bei Windpocken gleichzeitig nebeneinander zu beobachten.

chen entstehen kleine Narben, von denen die meisten nach einiger Zeit wieder verschwinden. Kinder und Erwachsene mit einer angeborenen oder durch schwere Erkrankungen hervorgerufenen Immunschwäche können innerhalb von vier Tagen nach einer Ansteckung durch die

●● Zweiterkrankung: Gürtelrose

Das Varicellen-Zoster-Virus kann sich bei der Windpockenerkrankung in den sensiblen Rückenmarksnerven festsetzen. Wenn das Immunsystem im Laufe des Lebens zu wenig mit dem Virus in Kontakt kam und die Antikörper zu selten an ihn erinnert und dadurch aktiviert wurden, sinken die Abwehrkräfte gegen das Virus ab. Dadurch kann es noch nach Jahrzehnten passieren, dass eine Gürtelrose (Herpes zoster) ausbricht, also eine schmerzhafte, nur auf einer Körperseite auftretende Entzündung der Nerven (siehe Seite 235). In seltenen Fällen tritt die Gürtelrose bereits im Kindesalter auf. Unserer Beobachtung nach sind dabei überwiegend Mädchen betroffen, wobei häufig eine familiäre Neigung zu Gürtelrose zu bestehen scheint – das heißt, schon Mutter oder Großmutter waren betroffen. Bewährt hat sich in solchen Fällen die Gabe von Sepia, zum Beispiel in einer D30-Potenz. Die Verläufe bei Kindern sind meist recht gut, selten kommt es zu chronischen Nervenschmerzen. Anders ist es, wenn die Gürtelrose als Komplikation bei an Krebs erkrankten Kindern auftritt. In solchen Fällen ist die Gabe eines Virostatikums (Aciclovir) notwendig.

Gabe von Antikörpern (Hyperimmunglobulin) oder durch ein Medikament, das die Vermehrung von Viren verhindert (Virustatikum) geschützt werden.

Gegen Windpocken wird heute eine Lebendimpfung empfohlen, entweder einmal als Einzelimpfung oder zweimal in Kombination mit Masern-Mumps-Röteln. Diese Impfung ist sehr umstritten, weil Windpocken bei Gesunden kaum je zu bleibenden oder gar tödlichen Komplikationen führen, andererseits nach Impfung bereits schwerwiegende Komplikationen auftraten. Auch schützt die Impfung wahrscheinlich nicht ausreichend lange und zuverlässig. So befürchten zahlreiche Experten, dass in Folge dieser Impfung die Immunität der Erwachsenen gegen das Virus immer schwächer werden wird. Denn diese Immunität wird besonders dadurch aufrechterhalten, dass man immer wieder dem Virus begegnet und dadurch seine eigene »Erinnerung« an die als Kind durchgemachten Windpocken verstärkt. Schwindet die eigene Immunität, kann man aber erneut, und in sehr unangenehmer, möglicherweise lang anhaltender und mit schweren Schmerzen einhergehender Weise an dem Windpockenvirus erkranken. Eine Impfauffrischung ist möglich, was zum Beispiel in Amerika mittlerweile erwogen wird.

Aus ganzheitlicher Sicht

Das hervorstechende Merkmal der Windpocken-Erkrankung ist der starke Juckreiz der Haut. Im Gegensatz zu Masern, Mumps oder Scharlach ergreift die seelisch-geistige Individualität des Kindes den eigenen Körper bei Windpocken vor allem an den Grenzflächen (Haut und Schleimhäute) und individualisiert damit auf leiblicher Ebene den wichtigen Übergang zwischen Äußerem und Innerem.

Es ist auch bemerkenswert, dass das Risiko für Diabetes, eine Erkrankung, die in den westlichen Ländern bei Kindern stark zunimmt, nach durchgemachten Windpocken geringer ist. Man weiß, dass eine Voraussetzung für die Entstehung eines Diabetes Typ 1 eine Regulationsstörung des Immunsystems ist, das in diesem Fall nicht sicher zwischen »selbst« und »fremd« unterscheiden kann. Offensichtlich fördern durchlebte Windpocken diese Unterscheidungsfähigkeit.

Wann zum Arzt?

Lassen Sie die Diagnose von einem Arzt sichern, denn nicht immer lassen sich die Bläschen eindeutig zuordnen. Rufen Sie mit Ihrem Verdacht aber vorher in der Praxis an, um die Ansteckung anderer zu vermeiden (was bei Windpocken allerdings äußerst schwierig ist!).

Was macht der Arzt?

Gegen den Juckreiz verschreibt der Arzt Puder oder zinkhaltige Schüttelmixturen wie Lotio alba, Tannosynth oder Anaesthesulf N Lotio.

ANTHROPOSOPHISCH-HOMÖOPATHISCHE THERAPIE

Zur Austrocknung und Linderung des juckenden Ausschlags
- Wecesin Puder WELEDA
  mehrmals täglich auf die Bläschen aufstreuen oder alternativ
- Combudoron Gelee WELEDA oder
- Imlan Creme pur
  (diese schützt besonders gut gegen mögliche Superinfektionen.)

Bei schweren oder hartnäckigen Verläufen hilft
- Rhus toxicodendron e fol. D30 Glob. WALA
  3-mal tägl. 5 Globuli für 3–5 Tage

WICHTIG

Windpocken sind **gefährlich für ein ungeborenes Kind,** wenn eine Schwangere, die selber noch keine Windpocken hatte, sich zwischen der achten und 21. Schwangerschaftswoche ansteckt. Das Baby kann mit Hautdefekten und schweren Missbildungen an den Augen und am Gehirn zur Welt kommen.
Erkrankt eine Schwangere zwischen dem fünften Tag vor und dem zweiten Tag nach der Geburt erstmals an Windpocken (nicht an Gürtelrose!), kann sie ihrem Kind über die Plazenta nicht ausreichend Antikörper geben, und auch das Neugeborene bekommt zwischen dem fünften und zehnten Lebenstag Windpocken. In so einem Fall erhalten sowohl die Mutter als auch das Kind unmittelbar nach der Geburt Immunglobuline, bei schweren Verläufen Virustatika. Ansonsten haben Säuglinge für einige Monate einen so genannten Nestschutz, wenn die Mutter früher Windpocken gehabt hat.

Bei starkem Befall der Mundschleimhaut (Stomatitis)
- WALA Mundbalsam Gelee
  mehrmals tägl. nach Bedarf

Bei zurückbleibenden Narben
- Narbengel WALA
  2-mal tägl., bis zu 4 Wochen lang auftragen.

Bei Mädchen gegen das Jucken in der Scheide
- Sitzbäder mit Kamillenzusatz oder

- Sitzbäder mit Eichenrinde (Quercus Essenz) 1:20 verdünnt

Bei bakteriellen Zweitinfektionen (Superinfektionen)
- Bäder oder Abtupfen mit Calendulaessenz (1:20 verdünnt)
- Abwaschungen oder Sitzbäder mit Thymiantee (kann sogar gegen multiresistente Staphylokokken wirksam sein)
Gegebenenfalls
- lokal antibiotische Cremes (Fucidine)
bzw. bei schweren Verläufen innerliche Gabe von
- Antibiotika

Wie Sie als Eltern helfen können

- Bei Fieber muss Ihr Kind das Bett hüten – bis einen Tag nach der Entfieberung.
- Um den Juckreiz zu lindern, können Sie kurze kühle Umschläge machen.
- Schneiden Sie die Fingernägel Ihres Kindes möglichst kurz, um Kratzwunden und spätere Narben zu vermeiden. Denn der Juckreiz wird immer wieder zu bewusstem oder unbewusstem Kratzen der Haut verleiten.
- Lesen Sie Ihrem Kind viel vor, um es vom Juckreiz abzulenken, oder spielen Sie mit ihm, wenn das Fieber abgeklungen ist.
- Trägt Ihr Kind noch Windeln, sollten Sie diese häufig wechseln, weil darunter besonders viele Windpocken »gedeihen«.
- Bei vielen Bläschen im Mund kann Ihr Kind Schmerzen beim Essen haben. Geben Sie ihm mild gewürzte, pürierte, lauwarme Kost.
- Am wichtigsten ist die Regel: Ab Beginn des Hautauschlags darf Ihr Kind sieben Tage das Haus nicht verlassen, außer notfalls zum Arztbesuch. Erst danach ist die Haut als Grenzfläche ausreichend stabil. Das gilt auch für sehr leichte Verläufe.

Röteln
Rubella

Typische Symptome

- roter, feinfleckiger Hautausschlag
- meist geschwollene, druckempfindliche Lymphknoten im Nacken
- manchmal hohes Fieber

Im Kindesalter sind **Röteln** eine harmlose Erkrankung. Der rötliche Ausschlag, den man manchmal nicht einmal sieht (stille Feiung), beginnt am Kopf hinter den Ohren und kann sich über den ganzen Körper ausbreiten. Nach wenigen Tagen ist der Ausschlag wieder verschwunden. Typisch sind auch Schwellungen der Lymphknoten im Nackenbereich und hinter den Ohren.

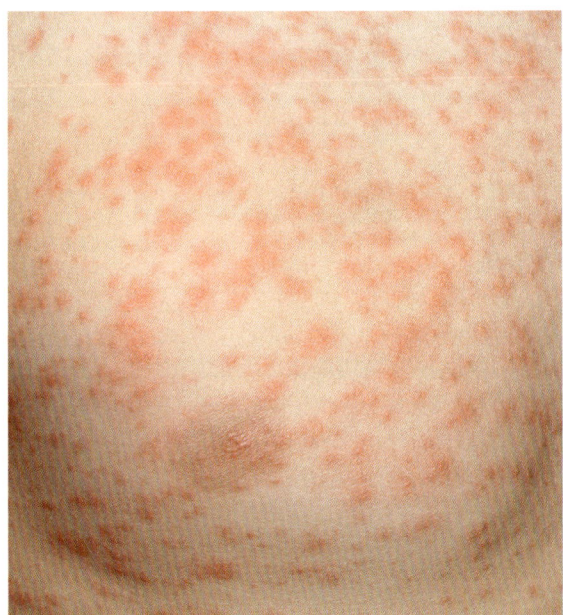

Der Hautausschlag bei Röteln ist wenig charakteristisch – er ähnelt vom Aussehen her auch allergisch bedingten Hautausschlägen.

Das Röteln-Virus wird durch Tröpfcheninfektion übertragen. Die Inkubationszeit beträgt zwei bis drei Wochen. Ansteckend sind Röteln sieben Tage vor und bis zu zehn Tage nach Beginn des Ausschlags. Eine ausgeprägte, sichtbare Erkrankung hinterlässt eine lebenslange Immunität. Diese kann getestet werden, um Mädchen vor der Pubertät oder Frauen mit Kinderwunsch noch zu impfen (siehe Seite 47).

Wegen der Ansteckungsgefahr, die vor allem für Schwangere problematisch ist (siehe Kasten), sollten Rötelnpatienten zehn Tage nach Beginn des Ausschlags nicht in die Nähe von Schwangeren kommen.

Wann zum Arzt?

Der Rötelnausschlag ist manchmal schwer zu differenzieren. Er liegt vom Erscheinungsbild her zwischen dem eher kräftigen Masern- und dem feinen, punktförmigen Scharlachausschlag. Daher sollte die Diagnose vom Arzt gestellt werden.

Was macht der Arzt?

Kinder, die an Röteln erkranken, bedürfen in der Regel keiner speziellen Therapie. Eine Impfung (Lebendimpfung) von Kleinkindern ist ab dem elften Lebensmonat möglich. Wichtig ist der Impfschutz für alle Mädchen ab der Pubertät. Bei Kontakt einer schwangeren Frau ohne ausreichenden Schutz mit einem Rötelnkranken kann der Arzt ihr in den ersten Tagen Immunglobuline geben.

ANTHROPOSOPHISCH-HOMÖOPATHISCHE THERAPIE

Grundsätzlich ist bei Röteln eine medikamentöse Therapie bei unkompliziertem Verlauf nicht nötig. Leichtes Fieber ist gegebenenfalls erwünscht und nicht behandlungsbedürftig.

Bei Schmerzhaftigkeit der Lymphknotenschwellungen
- **Archangelica 10 % Salbe WELEDA** als Einreibungen sowie
- **Equisetum/Fomica Glob. WALA** 3-mal tägl. 5 Globuli

WICHTIG

Wenn eine schwangere Frau in den ersten vier Monaten mit Röteln angesteckt wird, können die Viren über die Plazenta wiederum **das ungeborene Kind** anstecken, was zu schweren Schäden wie Blindheit, Taubheit, Herzfehlern oder gar zu einer Totgeburt führen kann. Solange ein Kind mit Röteln ansteckend ist, sollte es deshalb ferngehalten werden von Frauen, die schwanger sein könnten, also auch nicht mit zum Einkaufen genommen werden.

Wie Sie als Eltern helfen können

Solange Ihr Kind Fieber hat, sollte es das Bett hüten – bis einen Tag nach der Entfieberung. Schmerzen die geschwollenen Lymphknoten, helfen warme Auflagen wie ein Kirschkernkissen bzw. die vom Arzt verordneten Umschläge und Einreibungen.

Ringelröteln

Erythema infectiosum

Typische Symptome

- rötlicher Ausschlag auf beiden Wangen
- Ausbreitung des girlandenförmigen, juckenden Ausschlags auf den Körper, vor allem auf
die Arme und Beine
- manchmal Fieber
- manchmal Gelenk- und Muskelschmerzen

Die **Ringelröteln** sind eine Viruserkrankung
(Parvovirus B19), die durch Tröpfcheninfektion
übertragen wird. Die Inkubationszeit bezogen
auf das Erscheinen des Hautausschlags beträgt
durchschnittlich 17 bis 21 Tage. Sobald der
Hautausschlag, der der Erkrankung ihren
Namen gegeben hat, erscheint, erlischt die In-
fektiosität. Ansteckend ist das Kind (echte Inkubationszeit) bereits nach durchschnittlich vier

bis zehn Tagen – in dieser Zeit treten öfter uncharakteristische grippale Symptome auf.
Häufig verläuft die Krankheit ohne sichtbare
Symptome. Ansonsten tritt im Zeitraum von 4
bis 14 Tagen (selten bis zu 21 Tage) nach leichten Erkältungsbeschwerden ein typisch roter,
schmetterlingsförmiger Ausschlag über den
Wangen und der Nasenwurzel auf. In den
nächsten Tagen breitet sich dieser Ausschlag
auch an den Oberarmen, Oberschenkeln und
am Gesäß aus. Die roten Flecken verblassen in
der Mitte und bilden dadurch Ringel und Gir-
landen. Der Ausschlag kann zeitweise verschwinden und anschließend wieder auftauchen – das kann bis zu sieben Wochen lang so
gehen; Sonne und Hitze können zum Beispiel
einen erneuten Schub auslösen.

Selten treten rheumatische Gelenkschmerzen
auf, die nach zwei bis acht Wochen wieder
vergehen. Wenn überhaupt kommen diese
Schmerzen bevorzugt bei Mädchen im Schulalter vor.
In seltenen Fällen kann ein angestecktes Kind
bereits nach der Inkubationszeit durch rasch
zunehmende Blässe auffallen. Denn bei entsprechend disponierten Kindern kann die Infektion
eine Störung der roten Blutbildung oder einen
sehr rasch verlaufenden Zerfall der roten Blutkörperchen bewirken, zum Beispiel bei einer
angeborenen Störung der roten Blutkörperchen
(Kugelzellanämie). Diese Patienten sind hoch
ansteckend. Bei immungestörten Patienten
kann es wiederkehrend zu Störungen der Blutbildung kommen. Eine Prophylaxe oder Impfung gibt es bei Ringelröteln nicht.

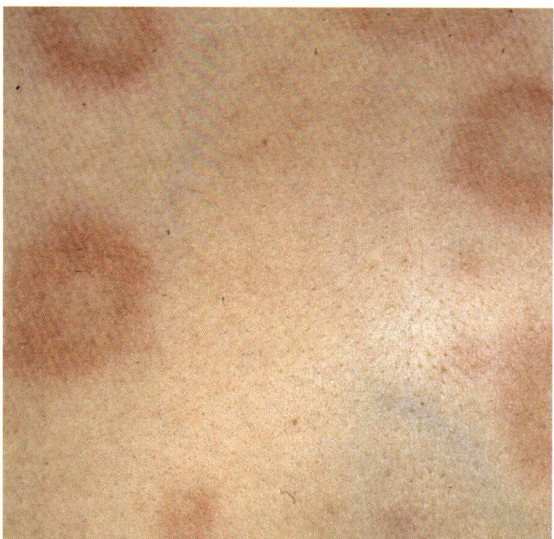

*Der Hautausschlag bei Ringelröteln ist vor allem an
Armen und Beinen zu sehen. Typisch ist ein girlanden-
förmiges Muster.*

Aus ganzheitlicher Sicht

Wie bei den anderen Kinderkrankheiten auch,
kommt es bei den Ringelröteln zu tief greifen-

den Veränderungen des ererbten Leibes, in diesem Fall der im Knochenmark statt findenden Blutbildung. Sichtbarer Ausdruck der von innen nach außen abgeleiteten Absonderungs- und Ausscheidungsprozesse ist das Erscheinen eines Hautausschlages. Die seelisch-geistige Individualität des Kindes ist – angeregt durch die Infektion mit den Ringelröteln – bis in den Bereich des Knochenmarks aktiv. Wird das kranke Kinder überfordert oder fehlt die Ruhe für seine Genesung, kann es zur Schwächung des Knochenmarks kommen. Dann wird die Blutbildung gestört und es kommt zur Anämie.

Wann zum Arzt?

Gehen Sie zum Arzt, um den Verdacht auf Ringelröteln abklären zu lassen und andere Krankheiten mit Ausschlägen auszuschließen.

W I C H T I G

Die Ringelröteln-Viren können über die Plazenta das ungeborene Kind befallen, wenn die Mutter keine Immunität besitzt. Der Embryo ist vor allem zwischen der 13. und 20. Schwangerschaftswoche gefährdet. Er kann durch das Ringelröteln-Virus eine so weitreichende Störung seiner Blutbildung erleiden, dass er an der Blutarmut sterben kann. Es ist heute jedoch möglich, während der Schwangerschaft durch Bluttransfusionen zu helfen. Deshalb ist im Fall einer bekannt gewordenen Infektion eine sorgfältige Überwachung der Schwangeren notwendig, um gegebenenfalls medizinisch eingreifen zu können.

Was macht der Arzt?

Die Erkrankung kann meistens durch eine Blickdiagnose erkannt werden. Bei untypischen Verläufen erfolgt eine Blutuntersuchung sowie eine Untersuchung auf Zöliakie (siehe Seite 159), da beide Erkrankungen miteinander verbunden sein können.

ANTHROPOSOPHISCH-HOMÖOPATHISCHE THERAPIE

Bei starkem Juckreiz
- Apis D12 Glob.
  3-mal tägl. 5 Globuli sowie
- Abwaschungen mit Combudoron-Flüssigkeit (1:20 verdünnt)

Bei Neigungen zur Anämien
- Anaemodoron Rh D3 Dil. WELEDA
  3-mal tägl. 5 Tropfen
- Levico comp. Glob. WALA
  3-mal tägl. 5 Globuli
- Medulla ossium Gl. D8 Amp. WALA
  $1/2$ Ampulle pro Tag oral

Wie Sie als Eltern helfen können

Bei Fieber und Gelenkschmerzen ist Bettruhe notwendig. Juckt der Ausschlag sehr, können Sie kühle Umschläge oder wie bei den Windpocken eine Schüttellotion auf die Stellen geben (siehe Seite 191).
Um den Hautausschlag zu verstärken und somit die Ableitung nach Außen zu beschleunigen, frottieren Sie Ihr Kind mit einem warmen, ausgewrungenen Waschlappen mehrmals täglich vorsichtig ab.

195

Diphterie

Typische Symptome

- schlechter Allgemeinzustand
- Fieber
- Mandel- und Rachenentzündung mit gräulichen Belägen auf den Mandeln
- süßlicher Mundgeruch
- Schwellung der Halslymphknoten
- kruppartiger Husten (»echter Krupp«)

Diphterie ist eine höchst ansteckende, durch Tröpfchen- und Schmierinfektion übertragene lebensbedrohliche Krankheit. Nach der Ansteckung mit den Bakterien (Corynebakterium diphteriae) vergehen zwei bis fünf Tage Inkubationszeit, bis die Krankheit ausbricht. Dann kommt es bei leichtem Fieber zu einem fauligen Mundgeruch, der durch dicke graue, eitrige Beläge auf den Mandeln und im Kehlkopfbereich entsteht. Es können Atemnot bis hin zu Erstickungsanfällen und ein typisch bellender Husten (Krupphusten, siehe Seite 93) auftreten. Die Diphterie-Bakterien bilden Giftstoffe, die zu einer Herzmuskelentzündung oder zu Hirnnervenlähmungen führen können.

Eine überstandene Erkrankung hinterlässt keinen langen Schutz vor einer neuerlichen Ansteckung. Außerdem können Folgeerkrankungen noch nach vielen Jahren auftreten. Die Diphterie ist in Mittel- und Westeuropa extrem selten, seit 2001 wurden für Deutschland zwei Todesfälle gemeldet. Demgegenüber war die Krankheit während des Zweiten Weltkriegs in Deutschland die häufigste infektiöse Todesursache bei Kindern. Der Rückgang ist sowohl auf die Hygiene und Ordnung der Lebensverhältnisse wie auf die Impfung (siehe Seite 46) zurückzuführen, die wie bei der Kinderlähmung zu einem kollektiven Impfschutz geführt hat.

Wann zum Arzt?

Gehen Sie grundsätzlich immer sofort zum Arzt, wenn sich der Allgemeinzustand Ihres Kindes plötzlich verschlechtert, gleichgültig, ob Sie dafür verantwortliche Symptome erkennen können oder nicht. Diese Regel ist die allerwichtigste, um zum Beispiel bakterielle Hirnhautentzündungen oder eben auch eine Diphterie rechtzeitig erkennen zu können. Gehen Sie auch immer bei Verdacht auf eine Angina, eine akute Mandelentzündung, zum Arzt!

Was macht der Arzt?

Der Arzt kann die Bakterien durch einen Rachenabstrich nachweisen. Bei Diphterie wird er Ihr Kind sofort in die Klinik einweisen. Diphterie-Patienten werden wegen der hohen Ansteckungsgefahr isoliert und mit Antibiotika und Immunglobulin behandelt. Die Erkrankung muss vom Arzt ans Gesundheitsamt gemeldet werden.

Wie Sie als Eltern helfen können

Wichtig ist, dass Sie als Eltern Ihren Impfschutz auffrischen, besonders wenn Sie beruflich viel in so genannten Entwicklungsländern zu tun haben. Sonst besteht die Gefahr, dass Sie Ihr Kind anstecken. Zwei Drittel aller Erwachsenen in Deutschland haben keinen ausreichenden Diphterie-Impfschutz. Im Hinblick auf die Schwere der Erkrankung empfiehlt sich die Schutzimpfung bei Reisen in außereuropäische Länder und in die Nachfolgestaaten der Sowjetunion sowie generell zur Aufrechterhaltung eines kollektiven Impfschutzes.

Kinderlähmung
Poliomyelitis

Typische Symptome
- Erkältungsbeschwerden
- hohes Fieber
- Kopfschmerzen
- Berührungsempfindlichkeit
- Lähmungen von Muskeln

Die Übertragung der für die **Kinderlähmung** verantwortlichen Viren (Polio-Viren) erfolgt durch Schmier- und Tröpfcheninfektion, insbesondere durch schlecht gewaschene rohe Nahrungsmittel und bei ungenügenden hygienischen Verhältnissen. Die Viren vermehren sich im Rachen oder im Magen-Darm-Trakt und werden durch Husten und Niesen oder über den Darm ausgeschieden. Meist verläuft die Polio-Infektion so leicht, dass die Erkrankten selbst nichts davon bemerken. Nur bei 1 bis 0,1 Prozent der Angesteckten tritt – nach einer Inkubationszeit von etwa ein bis zwei Wochen – das typische Krankheitsbild auf. Es verläuft »zweigipfelig« und ähnelt damit der durch Zecken übertragenen FSME-Krankheit (siehe Seite 209).

Bei der Kinderlähmung kommt es an den ersten zwei oder drei Tagen zu Symptomen wie bei einem grippalen Infekt: Fieber, Husten, Schnupfen und Gliederschmerzen. Nachdem die Symptome weitere zwei bis drei Tage später verschwunden sind, treten hohes Fieber, Kopfschmerzen und Berührungsempfindlichkeit auf. Dabei kann es zu plötzlich auftretenden, einseitigen schlaffen Lähmungen, vor allem an Armen und Beinen kommen, ohne dass die Empfindung gestört wäre. Sehr selten kann das bis zur Atemlähmung und zu tödlichem Atem- und Kreislaufversagen führen. Die Lähmungen der einzelnen Muskeln können lebenslang bestehen und diese verkümmern schließlich.

Die Kinderlähmung tritt in Mittel- und Westeuropa, Nordamerika und Australien nicht mehr auf, was durch Einführung der Impfung erreicht wurde. Andererseits wurde sie erst in den 30er-Jahren nach Asien und Afrika »exportiert«, wo sie bis dahin unbekannt war. In Indien, Afrika und einigen Entwicklungsländern anderer Kontinente tritt die Kinderlähmung noch heute auf.

Notwendiger Impfschutz
Solange die Erkrankung nicht verschwunden ist, bleibt ein ausreichend hoher Impfschutz der Bevölkerung weltweit notwendig, um neue Epidemien mit Lähmungen und Todesfällen zu verhindern. Die früher durchgeführte Schluckimpfung konnte in Einzelfällen selbst Lähmungen hervorrufen; inzwischen wird zunehmend weltweit mit Spritzen geimpft (siehe Seite 46). Vor Reisen in Länder mit schlechten hygienischen Verhältnissen sollte zehn Jahre nach der Grundimmunisierung eine Auffrischimpfung erfolgen oder der Impfstatus durch eine Blutabnahme überprüft werden.

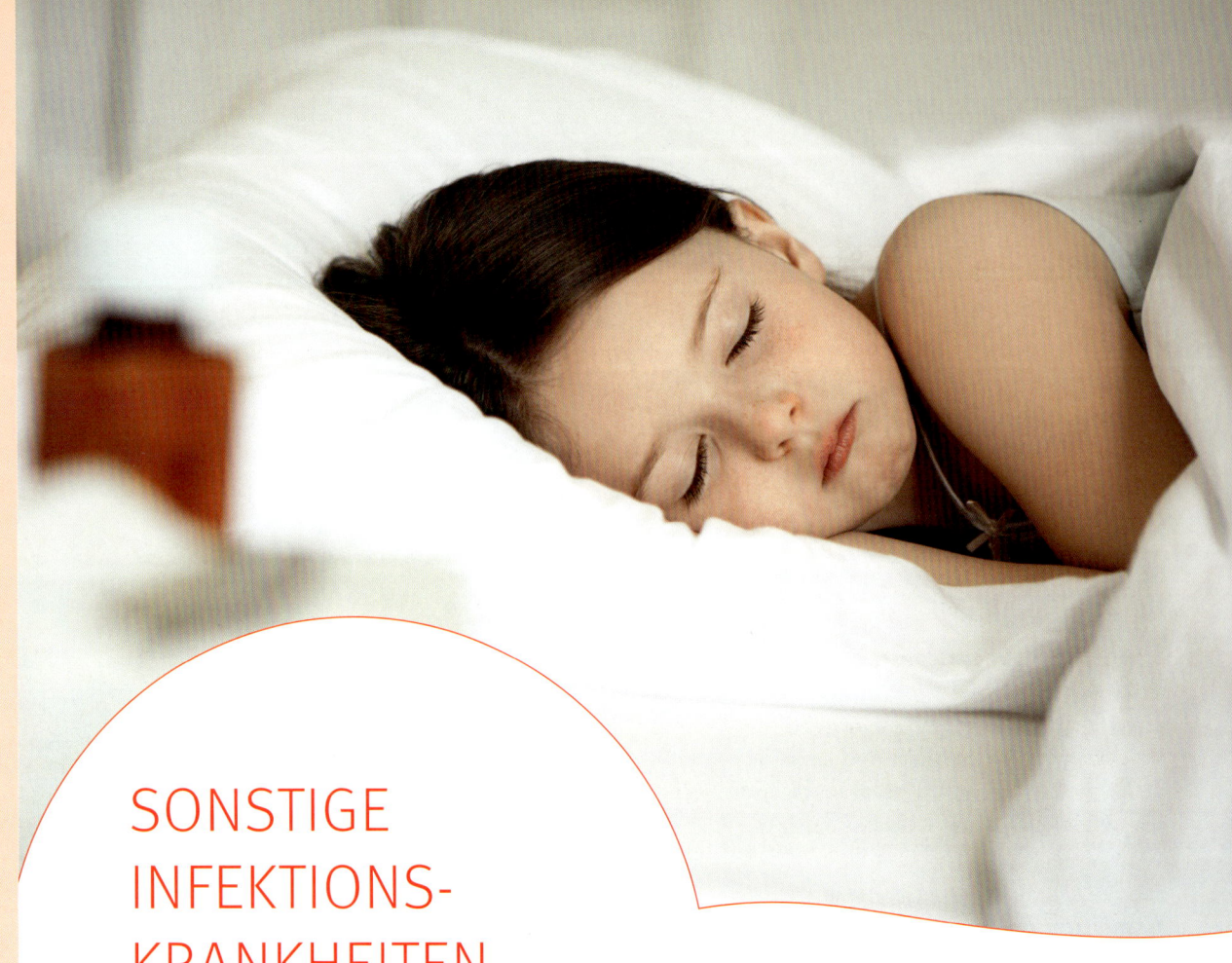

SONSTIGE INFEKTIONS-KRANKHEITEN

Zur rechten Zeit die passende Therapie

Neben Infekten der Atemwege und des Magen-darmtrakts sowie den klassischen Kinderkrankheiten gibt es noch eine Reihe anderer typischer Infektionskrankheiten im Kindesalter, die in diesem Kapitel zusammengefasst sind.

Größte Bedeutung kommt dabei der Hirnhautentzündung (Meningitis) und der Gehirnentzündung (Enzephalitis) zu. In beiden Fällen muss die Krankheit schnell erkannt werden, damit die entsprechende Therapie eingeleitet werden kann. Die meisten Hirnhautentzündungen sind durch Bakterien verursacht, die Therapie der Wahl ist eine Kombination von verschiedenen Antibiotika. Jeglicher Versuch, eine Hirnhautentzündung nur mit potenzierten, homöopathischen Medikamenten zu behandeln ist unverantwortbar. Das richtige Antibiotikum gehört zum richtigen Zeitpunkt genauso zu einer ganzheitlichen Medizin wie ein homöopathisches Heilmittel oder eine Kunsttherapie zu ihrer Zeit. Das Moderne an der Anthroposophischen Medizin liegt in einer Kombination und Integration der verschiedenen Therapiemöglichkeiten. Und bei einigen Krankheiten, gegen die die Schulmedizin keine Mittel kennt, wie beim Pfeifferschen Drüsenfieber und anderen virusbedingten Infektionskrankheiten, können die anthroposophisch-homöopathischen Medikamente den kindlichen Organismus wesentlich bei der Genesung unterstützen.

Pfeiffersches Drüsenfieber

Mononukleose

Typische Symptome

- Halsschmerzen
- Mattigkeit
- ausgeprägte und anhaltende Schwäche
- Lymphdrüsenschwellungen (vor allem am Hals)
- vergrößerte Gaumenmandeln mit weißlichen Belägen
- mäßiges, schwankendes Fieber
- Schwellungen der Leber und der Milz

Das **Pfeiffersche Drüsenfieber** wird normalerweise von Mund zu Mund übertragen, etwa durch gemeinsames Trinken aus einem Glas oder beim Küssen – daher auch die Bezeichnung »Kusskrankheit«. Die Infektionskrankheit ist am Anfang nicht leicht zu erkennen. Sie ähnelt oft einer Mandelentzündung mit Halsschmerzen, einer Lymphknotenschwellung am Hals und schwankendem Fieber. Außerdem schwellen möglicherweise die Leber und die Milz an. Auffällig ist eine damit einhergehende starke Abgeschlagenheit und Schwäche, die mehrere Monate andauern kann.
Die Krankheit hinterlässt eine lebenslange Immunität.

Aus ganzheitlicher Sicht

Die Ebstein-Barr-Viren sind sehr ansteckend, trotzdem zeigen sich nur bei bestimmten Kindern die typischen Symptome: Diese treten nur bei solchen Kinder auf, die schon über einen längeren Zeitraum hinweg mit einer starken Überforderung zu kämpfen hatten, ehe sich die Symptome der Abgeschlagenheit und Schwäche

bemerkbar machten. Hohe Ansprüche der Kinder an sich selbst, familiär belastende Situationen oder auch schulische Anforderungen – in einem solchen Milieu der permanenten Überlastung können sich diese Viren besonders gut ausbreiten. Die Folge ist ein krankhaftes Wuchern innerhalb des Immunsystems: Es kommt zu einer Lymphknoten- und Milzschwellung. Fieber wirkt sich günstig auf den Heilungsprozess aus, denn es unterstützt die Wärmeorganisation des Kindes (mehr zum Fieber siehe ab Seite 68). In der ganzheitlichen Behandlung wird die Wärmeregulation gefördert und entsprechend Wert darauf gelegt, die Lebensorganisation des Kindes (siehe Seite 15) zu stärken und es von seinen überlastenden Verpflichtungen zu entbinden.

Wann zum Arzt?

Gehen Sie bei geschwollenen Lymphdrüsen am Hals und bei anhaltender Abgeschlagenheit immer mit Ihrem Kind zum Arzt.

Was macht der Arzt?

Der Arzt macht eine Blutprobe, da das Ebstein-Barr-Virus nur im Blut nachgewiesen werden kann. Er tastet (oder ermittelt per Ultraschall), ob die Leber und die Milz vergrößert sind. Bestätigt sich der Verdacht auf Pfeiffersches Drüsenfieber, wird der Arzt Ihr Kind für längere Zeit krankschreiben. Es gibt keine schulmedizinischen Mittel gegen die Mononukleose.

ANTHROPOSOPHISCH-HOMÖOPATHISCHE THERAPIE

Bewährt hat sich die gemeinsame Gabe von
- **Mercurius solubilis D12 Glob.**
  3-mal tägl. 5 Globuli
- **Vincetoxicum D6 Glob.**
  3-mal tägl. 7 Globuli

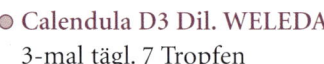

● Calendula D3 Dil. WELEDA
  3-mal tägl. 7 Tropfen

Ein weiteres, sehr bewährtes Arzneimittel bei Mononukleose mit Angina und starken Lymphknotenschwellungen
● Phytolacca D12 Glob.
  3-mal tägl. 5–7 Globuli

Wie Sie als Eltern helfen können

Sie können die Halsschmerzen wie auf Seite 90 beschrieben, lindern. Das Wichtigste beim Pfeifferschen Drüsenfieber: Sorgen Sie für Ruhe (eventuell auch im Bett) und Erholung.

Überlegen Sie, was Ihr Schulkind oder Ihren Teenager schon seit längerer Zeit überfordern könnte. Gibt es Schwierigkeiten in der Schule oder Probleme in der Familie? Oder stellt Ihr Kind zu hohe Ansprüche an sich selbst? In manchen Fällen hilft ein Gespräch mit dem Schulpsychologen oder eine familien-psychotherapeutische Beratung.

Haben Sie vor allem Geduld in der Zeit der Rekonvaleszenz. Diese sollte mindestens drei bis vier Wochen dauern. Ihr Kind darf während dieser Zeit keinen Sport und keine Hausaufgaben machen. Doch keine Sorge: Die von uns betreuten Kinder haben mit der oben beschriebenen Therapie und der entsprechend langen Erholungszeit trotz des einmonatigen Hausaufgabenverbots den gesamten Stoff mühelos bis zum Schuljahresende aufgeholt. Im Vorschulalter ist die Erkrankung seltener und verläuft meist problemlos.

Mundfäule
Stomatitis aphtosa

Typische Symptome
● schlechter Mundgeruch
● viele kleine, offene Schleimhautbläschen (Aphten) im Mund, die schmerzen
● oft Fieber und Lymphknotenschwellungen

Die so genannte **Mundfäule** wird durch Herpes-Viren ausgelöst. Die Stomatitis aphtosa ist die Erstinfektion mit diesen Viren, die sich bei einer wiederholten Infektion als Fieberbläschen (Lippenherpes, Herpes simplex/labialis, siehe Seite 233) bemerkbar machen können. Sie sind dann meist auf die Lippen beschränkt und deutlich harmloser.
Bei der Mundfäule ist die Mundschleimhaut mit Aphten befallen. Das sind schmerzhafte offene Bläschen, die gräuliche Krater bilden. Die Aphten tun so weh, dass erkrankte Kinder oft jede Nahrung verweigern und auch nur widerwillig trinken – dabei ist gerade jetzt viel Flüssigkeit wichtig! Die Krankheit dauert rund eine Woche und geht bei kleineren Kindern mit anhaltend hohem Fieber einher. Eine Begleitentzündung der Mandeln darf nicht mit einer bakteriellen Angina verwechselt werden.

Wann zum Arzt?

Wenn Ihr Kind Bläschen im Mund hat, die es offensichtlich schmerzen, sollten Sie zum Arzt gehen, besonders wenn Fieber hinzukommt.

Was macht der Arzt?

Der Arzt wird Sie vor allem dabei beraten, wie Sie die Schmerzen im Mund lindern können und was Sie Ihrem Kind am besten zu essen und zu trinken geben. Bei hohem Fieber und/oder Trinkschwäche wird er Ihnen Einläufe empfehlen (siehe unten). Wenn die Flüssigkeitsaufnahme über den Mund und Einläufe nicht mehr ausreicht, die Schleimhäute also immer trockener werden und sich sein Allgemeinzustand verschlechtert, kann ein Klinikaufenthalt notwendig werden, damit das Kind nicht austrocknet.

ANTHROPOSOPHISCH-HOMÖOPATHISCHE THERAPIE

Für die Behandlung der Aphten und der übrigen Mundschleimhaut

● **Mundbalsam flüssig WALA**
auf einen großen Wattetupfer geben und alles damit betupfen.
● **Mundwasser WELEDA**
einige Tropfen mit Wasser verdünnen und dann damit spülen und gurgeln lassen oder
● **Symbioflor 1**
2- bis 3-mal tägl. 5–10 Tropfen in ein Glas Wasser geben und damit gurgeln.

Zum Einnehmen kommen in Betracht

● **Mercurius cyanatus D6 Dil. WELEDA**
5-mal tägl. 5 Tropfen evtl. kombiniert mit
● **Borax D6 Glob.**
5-mal tägl. 5 Globuli (bei ängstlichen, unruhigen und mageren Kindern) oder
● **Acidum sulfuricum D12 Glob.**
3-mal tägl. 5 Globuli (bei impulsiven, willensbetonten Kindern).

Wie Sie als Eltern helfen können

Reinigen Sie den Mund nach dem Essen und Trinken schonend mit Stieltupfern und zum Beispiel WALA Mundbalsam flüssig. Wenn der Arzt einen Einlauf empfiehlt, weil Ihr Kind über den Mund nicht genügend Flüssigkeit aufnehmen kann, machen Sie diesen alle 6 bis 12 Stunden (siehe Seite 54).

Hand-Fuß-Mundkrankheit

Typische Symptome

● gelblich-weiße Bläschen (bis zu 5 mm groß) mit rotem Hof
● Bläschen am und im Mund
● Bläschen an den Handinnenflächen und Fußsohlen
● kein Juckreiz
● möglicherweise Schluckbeschwerden
● manchmal leichtes Fieber

Ausgelöst durch eine **Virusinfektion** (Coxsackie-Viren der Gruppe A) tritt die Krankheit vor allem von Sommer bis Herbst auf, manchmal epidemieartig, weil sie so ansteckend ist (Tröpfcheninfektion). Deshalb bekommen sie auch häufig Kinder unter zehn Jahren. Die Inkubationszeit beträgt vier bis acht Tage. Die Viren dringen vorwiegend im Rachenbereich in den Körper ein und vermehren sich dort, wie auch im Magen-Darm-Trakt. Das erklärt einige der Beschwerden: Rachenbläschen, Halsschmerzen, Schluckbeschwerden sowie uncharakteristische Bauchschmerzen. Je nachdem, welche Beschwerden im Vordergrund stehen, spricht man von Herpangina (Betonung des Rachens), Sommergrippe (allgemeines Krankheitsgefühl) oder eben von einer Hand-Fuß-Mundkrankheit.
Im Gegensatz zur Mundfäule (siehe Seite 200) schmerzen die Bläschen im Mund- und Lippenbereich nicht, allerdings können sie bei einer großen Anzahl dennoch Schluckbeschwerden verursachen.
Nach ein bis zwei Wochen ist die Krankheit überstanden.

Wann zum Arzt?

Gehen Sie bei Verdacht auf die Hand-Fuß-Mundkrankheit zum Arzt. Er muss auch klären, ob Mundfäule (siehe Seite 200) oder Windpocken (siehe Seite 189) vorliegen.

Was macht der Arzt?

Gegen den Virusinfekt gibt es keine gezielte schulmedizinische Therapie. Der Arzt wird Ihr Kind – auch wegen der hohen Ansteckungsgefahr – krankschreiben. Er wird Sie wegen der Bläschen im Mund vor allem hinsichtlich des Essens und Trinkens beraten.

ANTHROPOSOPHISCH-HOMÖOPATHISCHE THERAPIE

Gegen die Schluckbeschwerden hilft
- **Apis/Belladonna cum Mercurio Glob.**
  WALA
  5-mal tägl. 5 Globuli etwa 5 Tage lang geben.

W I C H T I G

Achten Sie vor allem darauf, dass Ihr Kind **ausreichend trinkt**, damit es nicht austrocknet.

Wie Sie als Eltern helfen können

Ihrem Kind helfen Mundspülungen mit verdünntem Kamillen- oder Salbeitee, weil beide entzündungshemmend wirken. Salbeitee schmeckt zwar nicht gerade lecker, dafür ist er aber sehr effektiv. Die genannten Tees können Sie Ihrem Kind auch lauwarm zu trinken geben, im Ausnahmefall können sie mit Honig gesüßt werden.

Stark gewürzte und säurehaltige Nahrung wie Zitrusfrüchte oder Tomaten sollten Sie meiden. Flüssige und breiige, lauwarme Speisen erleichtern Ihrem Kind das Essen.

Hirnhaut- und Gehirnentzündung

Meningitis und Enzephalitis

Typische Symptome

- Akut sich verschlechternder Allgemeinzustand (wichtigstes Symptom: »Mein Kind ist irgendwie schwer krank; so krank war es noch nie …«)
- Fieber
- Kopfschmerzen
- Nackensteife
- Erbrechen
- Licht- und Geräuschempfindlichkeit

Diese Symptome sind für eine beginnende schwerwiegende (bakterielle) **Hirnhautentzündung** die mit Abstand wichtigsten Symptome. Daneben kann es bei Meningokokken zu einem rasch auftretenden und sich schnell ausbreitenden fleckig-roten Hautausschlag gemeinsam mit den oben genannten Symptomen kommen: Auf jeden Fall sollten Sie Ihr Kind sofort vom Arzt untersuchen lassen. Übrigens kann gerade diese Hirnhautentzündung auch Jugendliche betreffen.

Bei einer **Gehirnentzündung** (Enzephalitis) zeigen sich daneben oder vorrangig
- Störungen des Bewusstseins bis hin zum Koma, Teilnahmslosigkeit, gestörte Ansprechbarkeit
- Krampfanfälle
- Störungen der Bewegung, zum Beispiel der Augenbewegung, des Schluckens oder auch der Gliedmaßen
- Störungen der Empfindung und der Reflexe
- Besonders schwierig ist die Früherkennung bei Säuglingen. Verdächtig sind wiederum in

erster Linie Veränderungen des Allgemeinzustands, Fieber, Erbrechen, daneben

- schrilles Schreien
- Trinkschwäche
- veränderte Hautfarbe
- unregelmäßige Atmung
- eventuell vorgewölbte Fontanelle

Bakterien oder Viren, in seltenen Fällen Pilze und Parasiten, infizieren bei einer Hirnhautentzündung die Hirnhäute. Bei einer Gehirnentzündung ist das Hirngewebe mit Viren befallen (sehr selten mit Bakterien).

Die Erreger gelangen meist nach Infekten der Atemwege oder des Magen-Darm-Trakts in die Blutbahnen, wo sie sich vermehren und dann zu den Hirnhäuten vordringen. Vor allem nach bakteriellen Hirnhautentzündungen kann es zu bleibenden Schäden kommen wie Hörstörungen, Entwicklungsstörungen, Epilepsie, in seltenen Fällen Hydrocephalus (Wasserkopf). Auch nach einem Zeckenbiss kann es zu einer Gehirn- und Hirnhautentzündungen kommen (siehe Borreliose, Seite 205, und FSME, Seite 209), ebenso im Rahmen einer Mumps- oder Masernerkrankung (siehe Seite 182 und 171).

Als Prävention gibt es Impfungen gegen zahlreiche mögliche Erreger, wie HiB, Masern, Mumps, Polio, FSME, Pneumokokken und Meningokokken. Sehr wirksam reduziert wurde die Zahl bakterieller Gehirnhautentzündungen durch die Impfung gegen HIB. Demgegenüber scheinen bei den virusbedingten Gehirnentzündungen verschiedene Erreger regelrecht einander vertreten zu können, so dass zum Beispiel die Masernimpfung die Rate an virusbedingten

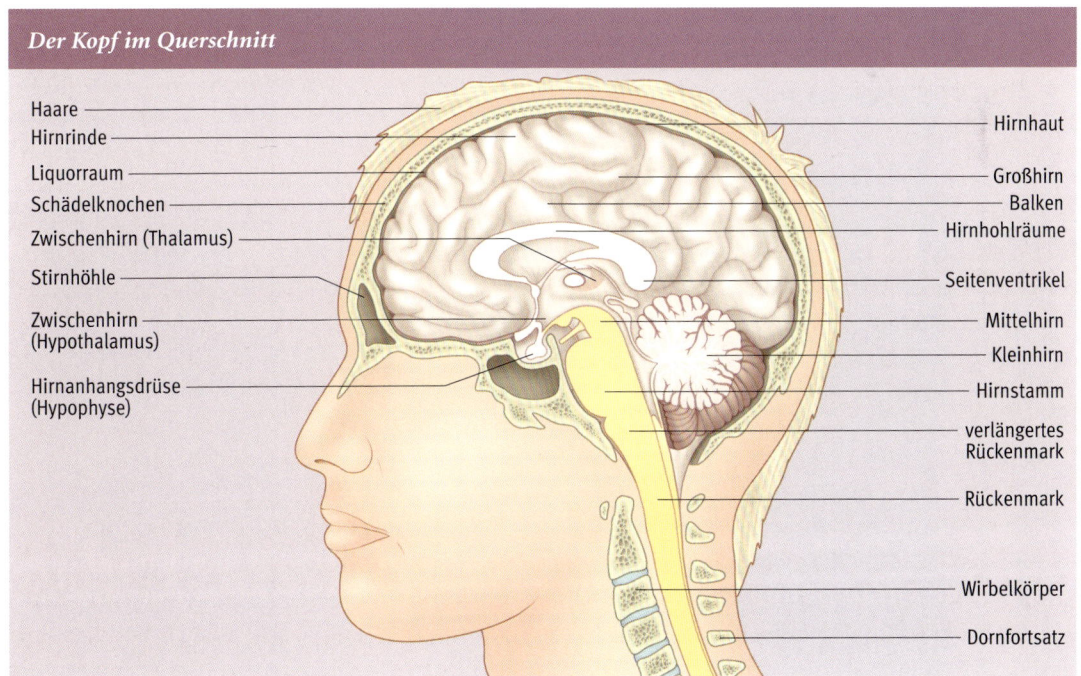

Der Kopf im Querschnitt

Haare
Hirnrinde
Liquorraum
Schädelknochen
Zwischenhirn (Thalamus)
Stirnhöhle
Zwischenhirn (Hypothalamus)
Hirnanhangsdrüse (Hypophyse)

Hirnhaut
Großhirn
Balken
Hirnhohlräume
Seitenventrikel
Mittelhirn
Kleinhirn
Hirnstamm
verlängertes Rückenmark
Rückenmark
Wirbelkörper
Dornfortsatz

Tests bei Verdacht auf Hirnhautentzündung

Sind Sie nicht sicher, ob bei Ihrem Kind der Verdacht auf eine Hirnhautentzündung begründet ist, können Sie folgende Tests machen:

○ Wenn Sie den Kopf Ihres liegenden Kindes mit den Händen unter seinem Nacken hochheben, und es dabei Schmerzen im Nacken hat oder die Beine zur Entlastung in den Knien anwinkelt, bzw. wenn Ihr Kind den Kopf nicht auf die Brust beugen kann, ist dies ein Hinweis auf »Nackensteife«, einem Hauptsymptom von Hirnhautentzündung.

Weitere Hinweise sind:

○ Wenn Ihr Kind im Bett mit durchgestreckten Knien sitzend seine Arme nicht vor sich in die Luft strecken kann

○ oder es im Sitzen mit seinem Mund die angezogenen Knie nicht berühren kann

○ oder Sie bei Ihrem liegenden Kind die gestreckten Beine nicht mehr wie gewohnt weit nach oben heben können, sondern es bereits beim leichten Anheben der Beine Schmerzen im Rücken spürt (nicht in den Knien!).

Gehen Sie bei allen genannten Symptomen unverzüglich zum Arzt – ebenso in allen Zweifelsfällen!

Gehirnentzündungen insgesamt nicht im erwarteten Maße hat sinken lassen (siehe auch Seite 173). Engen Kontaktpersonen wird bei Meningokokken und HIB eine antibiotische Prophylaxe empfohlen.

Wann zum Arzt?

Jeder Verdacht auf eine Gehirn- oder Hirnhautentzündung sollte Sie sofort zum Arzt führen. Hat Ihr Kind hohes Fieber, akute Kopfschmerzen, erbricht es, ist sein Bewusstsein getrübt, suchen Sie sofort das nächste Krankenhaus auf!

Was macht der Arzt?

Bei Verdacht auf eine Hirnhautentzündung wird der Arzt im Krankenhaus Blut und Rückenmarkflüssigkeit (Liquor) entnehmen (Lumbalpunktion), da diese bei einer Hirnhautentzündung verändert ist. Wird eine Gehirnentzündung vermutet, werden zusätzliche Untersuchungen durchgeführt, zum Beispiel ein EEG oder eine Kernspintomographie.

Ihr Kind wird bei einer bakteriellen Meningitis über Infusionen Antibiotika bekommen, um die Erreger abzutöten und bleibende Hirnschäden zu verhindern. Krampfanfälle werden mit speziellen Medikamenten behandelt.

Eine virusbedingte (aseptische) Meningitis, wie sie beispielsweise bei Mumps auftreten kann, ist zwar unangenehm, aber fast immer harmlos. In diesen Fällen werden meist nur die Symptome gelindert. Ganz anders bei der viralen Gehirnentzündung: Sie kann schwere Formen annehmen, etwa bei einer Herpes-Enzephalitis, die mit einer medikamentösen Infusion behandelt wird (Virustatika).

ANTHROPOSOPHISCH-HOMÖOPATHISCHE THERAPIE

Bei einer viralen (aseptischen) Meningitis

● Bryonia D30 Glob.

● Apis mell. D30 Glob.

● Argentum met. praep. D30 Trit. WELEDA
jeweils 5–7 Globuli bzw. 1 Msp. gemeinsam in etwa 50 ml Wasser gelöst, 5 Tage lang schluckweise über den Tag verteilt einnehmen.

Bei einer bakteriellen Meningitis ist die wichtigste medikamentöse Maßnahme die rechtzeitige Gabe der richtigen Antibiotika. Jede ergänzende Behandlung muss ärztlich verordnet werden. Allgemein geeignet sind bei akuter Entzündung der Hirnhäute die oben für virale Entzündungen genannten Mittel, die vom Arzt auch ein- bis zweimal täglich unter die Haut (subkutan) injiziert werden können.

Bei einer viralen Gehirnentzündung ist ebenfalls jede ergänzende Behandlung vom Arzt vorzunehmen. Je nach Fall kann die subkutane Injektion von Apis mell. und Bryonia in D30 (vor allem bei Schmerzen) oder von Argentum met. praep. D30 und Gelsemium D30 (vor allem bei Lähmungen, bei echter FSME) eine Unterstützung bieten. Sprechen Sie darüber mit Ihrem Arzt.

Wie Sie als Eltern helfen können

Eine Gehirn- oder Hirnhautentzündung muss im Krankenhaus behandelt werden. Nur bei leichten, virusbedingten Hirnhautentzündungen können Sie Ihr Kind nach durchgeführter Diagnostik und Anweisung des Arztes zu Hause pflegen. Ihr Kind muss dann unbedingt das Bett hüten. Lassen Sie den Raum abgedunkelt und meiden Sie unnötige Sinneseindrücke (kein Radio, keine Medien).

Sehr wohltuend kann eine lauwarme Kompresse um den Kopf mit 1:10 verdünnter Arnikaessenz sein, bei Bedarf auch mehrmals täglich. Achten Sie darauf, dass sich der Darm Ihres Kindes regelmäßig entleert. Ist dies nicht der Fall, helfen Sie mit einem Einlauf nach (siehe Seite 53). Ihr Kind hat vielleicht nur wenig Durst. Respektieren Sie dies zu Beginn der Erkrankung, entscheiden Sie aber im Weiteren mit dem Arzt zusammen über die notwendige Trinkmenge.

Borreliose
Lyme-Krankheit

Typische Symptome, die jedoch nicht immer auftreten:

- ringförmig sich ausbreitende Rötung der Haut (Erythema migrans = »Wanderröte«)
- Rötung und harte Schwellung an Ohrläppchen, Brustwarze oder Hodensack (Borrelienlymphozytom)
- einseitige (selten auf die zweite Seite übergreifende) Gesichtslähmung
- Gelenkschmerzen, einseitige, meist ein Kniegelenk betreffende Gelenkschwellung mit eher mäßig schmerzhafter Bewegungseinschränkung
- Müdigkeit, Appetitlosigkeit, Gewichtsverlust, Kopfschmerzen, graue Hautfarbe

Beim Saugen an Waldtieren kann eine **Zecke** mit dem Blut auch Borrelien-Bakterien aufnehmen, die sie dann auf Menschen überträgt. Dazu muss sich die Zecke allerdings sehr lange, meist länger als 24 Stunden, am Menschen festsaugen. Deshalb ist bei einem abendlichen »Zeckencheck« mit Entfernung des Parasiten die Wahrscheinlichkeit der Übertragung recht gering. Da die Zecke ein Sekret absondert, das die Hautnerven betäubt, spürt man den Stich meist nicht.

Man schätzt, dass durchschnittlich 30 Prozent der Zecken die Bakterien in sich tragen, jedoch nur 10 Prozent der Stiche infizierter Zecken zu einer Infektion des Menschen führen. Außerdem kommt es nur bei 2 bis 4 Prozent der tatsächlich Infizierten zu einer Erkrankung. Experten rechnen nach wie vor damit, dass es in den Borreliosegebieten nur bei jedem 500. bis 1000. Zeckenbiss zu einer Borreliose kommt. Davon wiederum spielen sich im Kindesalter rund 90 Prozent an der Haut ab (»Wanderröte«). Allgemein gilt, dass behandlungsbedürftige Borreliosen im Kindesalter gut erkennbar und chronische Verläufe bei richtiger Behandlung sehr selten sind.

Für das Kindesalter kommen in der Praxis zwei Krankheitsstadien in Betracht:

● **Das frühe Stadium:** Nach einer bis vier Wochen kann sich um die Bissstelle herum ein roter Kreis zeigen, der sich nach außen hin ausbreitet (Erythema migrans = Wanderröte). Ohne Behandlung kann die Rötung von selbst verschwinden oder auch an gleicher oder anderer Stelle wiederkehren. Sie zeigt an, dass der Organismus die Borrelien, mit denen ihn die Zecke angesteckt hat, nicht sofort abtöten konnte. Seltener kann es in diesem Stadium auch an Ohrläppchen, Brustwarze oder Hodensack zu einer harten Schwellung und Rötung kommen (»Lymphozytom«). Wird die Borreliose nicht behandelt, kann die Schwellung lange bestehen bleiben.

● **Das zweite Stadium:** Die Krankheit erscheint bei etwa 10 Prozent aller Erkrankten im Kindesalter in einer zweiten Phase wieder oder aber auch zum ersten Mal – ohne dass die oben genannten Vorläufer aufgetaucht wären. Befällt sie das Nervensystem, so ist die einseitige Gesichtslähmung (Facialislähmung) am häufigsten. Im Sommerhalbjahr ist jeder zweite Fall von akuter einseitiger Gesichtslähmung betroffen. Befällt sie das Zentralnervensystem in Form einer Meningitis, beginnt die Symptomatik meist langsam: Die Kinder fangen an, sich zurückzuziehen, essen weniger, nehmen oft ab, leiden an wiederkehrenden Kopfschmerzen und entwickeln eine etwas grau wirkende Hautfarbe. Die Nackensteife ist meist diskret ausgeprägt, erst die klinische Untersuchung und Entnahme von Blut und Gehirnwasser ermöglicht die Diagnose. Bei Kindern sind der schmerzhafte Befall von Nervenwurzeln und andere Nervenlähmungen außer dem Gesicht sehr selten.

Führt die Erkrankung hingegen zu einem Gelenksbefall, entwickelt sich – nach uncharakteristischen Gelenkschmerzen – meist an einem Kniegelenk ein starker Erguss. Dieser schmerzt so, dass das Kind sich kaum bewegen kann (Arthritis, so genannte Monarthritis). Der Erguss kann nun spontan zurückgehen, aber auch wiederkehren – bei bis zu 10 Prozent werden die Beschwerden chronisch.

Monate bis Jahre später kann es bei Unbehandelten zu einer dritten Krankheitsphase kommen. Dabei nehmen die rheumatischen Beschwerden einzelner großer Gelenke zu oder die Störungen des Nervensystems werden heftiger.

Aus ganzheitlicher Sicht

Es ist auffällig, dass Kinder (und Erwachsene), die an Borreliose vor allem in den späteren Stadien erkranken, einer starken Überforderung ausgesetzt sind (schulische, familiäre, pubertäre Belastungen), gegen die sie sich kaum abgrenzen können. In einem solchen Milieu können vor allem Parasiten (wie die Zecken) tiefer in ihren Organismus eindringen und sich dort breit machen.

Nach unseren Erfahrungen ist die Einsicht in diesen Zusammenhang zentral: So haben wir bei einem elfjährigen Mädchen mit ursprünglich auf Borrelien zurückgehender Gelenkentzündung eine langdauernde Chemotherapie abgewendet, indem wir die Eltern überzeugen konnten, dem Kind einen Tag am Wochenende sowie nach dem Abendessen und in der Hälfte seiner Ferienzeit das Lernen zu erlassen! So ein Fall ist heutzutage nicht selten, da sich Kinder und Eltern wechselseitig so unter Leistungsdruck setzen, dass die Lebenskräfte unter diesem Raubbau immer stärker versagen. Die Gelenke und das Nervensystem sind besonders von den Lebenskräften des Kindes abhängig. Die Borreliose kann beide bedrohen, wenn die Kräfte des Kindes zu stark von seinem Seelenleben aufgezehrt werden.

Wann zum Arzt?

Gelingt es Ihnen nicht, eine Zecke mit der so genannten Zeckenzange oder einer geschickt gehandhabten Pinzette vollständig zu entfernen (siehe Kasten), sollten Sie dies von einem Arzt machen lassen. Tauchen die für die Haut genannten Frühsymptome wie Wanderröte und

Lymphozytom oder unbestimmte Grippesymptome auf, vor allem, nachdem eine scheinbare Erkältung bereits überstanden schien, sollten Sie zum Arzt.

Was macht der Arzt?

Meist genügt dem Arzt der Anblick der bereits beschriebenen Hautsymptome, um die Diagnose sicher zu stellen. Einseitige Gesichtslähmung und Kniegelenkentzündung deuten ebenfalls auf eine Borreliose hin, auch wenn sie weiterer Diagnostik bedürfen. Sehr viel schwerer sind andere Krankheitssymptome zu erkennen und zu deuten. Weiterhelfen können Blutuntersuchungen und bei Beteiligung des Nervensystems Analysen des Gehirnwassers (in der Klinik).

●● Zeckenbissen vorbeugen

Zecken warten im Unterholz in Wäldern und in Gartenbüschen auf ihre Opfer, die sie bespringen, um ihr Blut auszusaugen. Der beste Schutz vor einem Zeckenbiss ist die richtige Kleidung: Hut oder Mütze, lange Hose, die in die Socken gesteckt wird, damit die Zecke nicht am Bein hochwandern kann, und langärmelige Kleidung. Je weniger Haut zu sehen ist, umso weniger Angriffsfläche bietet der Mensch.
Nach jedem Spaziergang verhindert ein gründlicher Zeckencheck das Festsaugen der Tierchen. Diese saugen sich gern in Achseln, Kniekehlen, Leisten, zwischen den Pobacken oder hinter den Ohren fest. Suchen Sie auch die Kleidung Ihres Kindes gut ab – Zecken überstehen sogar einen Waschgang bei 60 °C! Ihr Hund oder Ihre Katze sollte ein Zeckenhalsband tragen und regelmäßig nach Zecken untersucht werden.

So entfernen Sie Zecken sicher

Benutzen Sie zum Entfernen von Zecken von der Haut nach Möglichkeit eine spezielle Zeckenzange (aus der Apotheke). Sie ist einfach in der Handhabung und sehr effektiv. Öffnen Sie die Zange durch Druck auf den Zangenkopf, setzen Sie die geöffnete Zange um die Zecke direkt auf die Hautoberfläche an und lassen Sie den Zangenkopf los, so dass sich die Zange schließt und die Zecke dabei gerade herauszieht (nicht drehen!).
Auf keinen Fall dürfen Sie Öl, Alkohol oder andere »Hausmittel« auf eine Zecke gießen, da diese Maßnahmen bewirken können, dass die Zecke infektiöses Sekret in die Bissstelle absondert. Außerdem besteht die Gefahr, dass Sie dabei den Körper der Zecke zerquetschen und so Erregersekret in die Bissstelle gedrückt wird.

Im ersten Stadium der Krankheit, wenn nur die Wanderröte auftritt, werden Antibiotika meist in Form von Tabletten oder Saft gegeben. Im zweiten Stadium werden Antibiotika eher in die Vene gespritzt oder als Infusion gegeben, damit sie besser in die betroffenen Gebiete gelangen. Gegen Borreliose gibt es keine Impfung.

ANTHROPOSOPHISCH-HOMÖOPATHISCHE THERAPIE

Die Übertragung der Borrelien wird vom Menschen zunächst nicht wahrgenommen.

Nach jedem Zeckenbiss sinnvoll zur Vorbeugung
● **Argentum/Quarz Glob. WALA**
2-mal tägl. 5–10 Globuli 10 Tage lang und
● **Apis/Belladonna cum Mercurio Glob. WALA**
3-mal tägl. 5–10 Globuli 10 Tage lang
Durch diese präventive Behandlung soll die Abwehr des Organismus gegen die Borrelien aktiviert werden.

Verstärken lässt sich die Behandlung durch die ein- bis dreimalige Gabe von
● **Nosode Borrelia Burgdorferi D30 Glob. STAUFEN PHARMA oder Barlach Apotheke in Boll**
1- bis 3-mal 3–5 Globuli

Stärkt die Lebenskräfte des Kindes und fördert die Rückbildung der Symptomatik
● **Dipsacus fullonum ALCEA Urtinktur**
1- bis 3-mal tägl. 3–5 Tropfen in Wasser geben.

Ist eine antibiotische Therapie notwendig, sollte eine Nachbehandlung erfolgen mit
● **Symbioflor 1**
2-mal tägl. 10 Tropfen 4 Wochen lang
● **Mutaflor Suspension**
1-mal tägl. 1 ml 10 Tage lang

● **Lien comp. Glob. WALA**
1-mal tägl. 5–10 Globuli
● **Aquilinum comp. Glob. WALA**
2-mal tägl. 5–10 Globuli

Zur Stärkung der Rekonvaleszenz
● **Levico comp. Glob. WALA**
3-mal 5 Globuli

Wie Sie als Eltern helfen können

Beachten Sie in erster Linie die Ratschläge zur Vorbeugung im Kasten auf Seite 207.
Entlasten Sie Ihr Kind, wenn es an einer Borreliose erkrankt ist, konsequent von Leistungsanforderungen, vor allem aber von Leistungsüberforderungen. Gewähren Sie ihm ausreichend Zeit, sich vollständig zu erholen und seine alte Lebenskraft wiederzugewinnen. Außerdem kann Ihrem Kind die Heileurythmie (siehe Seite 33) helfen, damit es zu mehr innerer Festigkeit findet und sich besser abgrenzen kann. Vor allem bei wiederholtem Befall mit Parasiten oder bei einer chronischen Infektanfälligkeit ist dies sehr wirksam.
Zur Stärkung in der Genesungsphase geben Sie Ihrem Kind über mehrere Wochen hinweg täglich 1 TL Schlehen- oder Sanddornelexier.

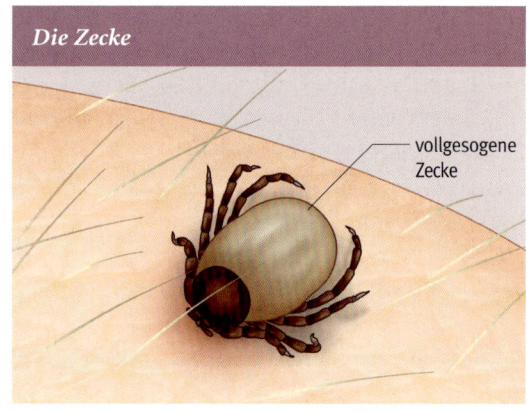

Die Zecke — vollgesogene Zecke

FSME

Frühsommer-Meningoenzephalitis

Typische Symptome

- grippeähnliche Symptome
- Fieber
- Kopfschmerzen
- manchmal steifer Nacken
- selten Lähmungserscheinungen und Krämpfe

Überträger des FSME-Virus sind **Zecken**. Aber nicht jeder Zeckenbiss führt zu FSME oder einer Borreliose (siehe Seite 205). Die Übertragung der Viren ist insgesamt sehr selten, aber in manchen bewaldeten Regionen im südlichen Mittel- und Osteuropa kann es zwischen April und Oktober zu einer Frühsommer-Meningoenzephalitis kommen.

Drei bis 14 Tage nach dem Biss einer Zecke, in der das Virus lebt, treten bei einer Infektion grippeähnliche Symptome und Fieber auf, die wieder abklingen. Bis zu drei Wochen später kommt es dann erneut zu den Symptomen, diesmal aber heftiger und mit starken Kopfschmerzen. Meist verläuft FSME unbemerkt oder, vor allem bei Kindern, harmlos. In sehr seltenen Fällen allerdings kommen zu den genannten Beschwerden noch ein steifer Nacken und Lähmungserscheinungen hinzu, wenn die Entzündung sich auf die Hirnhaut (Meningitis), zusätzlich auf das Gehirn (Meningoenzephalitis) oder das Rückenmark (Myelitis) ausbreitet.

Todesfälle kommen – entgegen hartnäckig wiederholten Äußerungen – bei Kindern unter zwölf Jahren in Deutschland praktisch nicht vor. Allerdings kann eine Gehirnentzündung (Enzephalitis) eine lang anhaltende Periode von

Schwäche, Müdigkeit und Konzentrationsstörungen zur Folge haben. »Schwere Krankheitsverläufe werden fast nur bei Erwachsenen beobachtet«, so verlautbarte das Robert-Koch-Institut 2006.

Wann zum Arzt?

Gelingt es Ihnen nicht, eine Zecke mit der Zange vollständig zu entfernen (siehe Kasten Seite 207), sollten Sie dies von einem Arzt machen lassen.

Tauchen Erkältungssymptome bis zu drei Wochen nach einer überstandenen Krankheit wieder auf, kann dies ein Hinweis auf eine FSME-Erkrankung sein und sollte vom Arzt abgeklärt werden.

WICHTIG

Gehen Sie bei Fieber mit heftigen Kopfschmerzen, steifem Nacken, Krämpfen oder Lähmungserscheinungen mit Ihrem Kind **sofort zum Arzt** oder in die Klinik. Das gilt vor allem auch dann, wenn Ihr Kind beginnt, teilnahmslos oder verwirrt zu wirken.

Was macht der Arzt?

Mit Hilfe einer Blutuntersuchung stellt der Arzt die Diagnose sicher. Nach Ausbruch der Krankheit können, wie bei fast jeder Viruserkrankung, nur die Symptome gelindert werden. Ein spezielles Arzneimittel gegen FSME gibt es nicht. Allerdings können Sie Ihr Kind vorsorglich impfen lassen, wenn Sie und der Arzt dies für sinnvoll erachten.

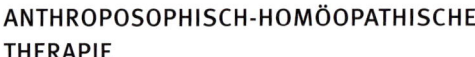
ANTHROPOSOPHISCH-HOMÖOPATHISCHE THERAPIE

In der akut fieberhaften Phase (verläuft mit zweifachem Fieberanstieg) eignet sich

● **Gelsemium D30 Glob.**

5-mal tägl. 5 Globuli. Dieses Mittel ist für die typischen FSME-Symptome besonders geeignet.

Der Arzt kann die Behandlung durch Injektionen von hochpotenziertem Silber ergänzen mit **Argentum met. praep. D30 Amp. WELEDA.**

Präventiv bei Zeckenbiss in Hochrisikogebieten und im Krankheitsfall kann die Abwehr des Kindes anregen

● **FSME D30 Glob. STAUFEN oder Barlach Apotheke Boll**

3-mal 3–5 Globuli

Wie Sie als Eltern helfen können

Erkundigen Sie sich bei Ihrem Arzt, ob Sie in einem so genannten FSME-Gebiet leben oder Urlaub machen werden. Wenn ja, dann schützen Sie Ihr Kind durch entsprechende Kleidung und untersuchen Sie es während der Zeckenzeit zwischen April und Oktober nach jedem Waldspaziergang oder Ausflug ins Grüne (auch nach dem Kindergarten- oder Schulbesuch) sorgfältig (siehe Kasten Seite 207). Je früher Sie Zecken entfernen, umso größer ist der Schutz vor den FSME-Viren. Denn diese werden schon nach kurzem Saugen übertragen – anders als die Bakterien bei der Borreliose. Besprechen Sie mit Ihrem Arzt auch den Sinn einer Impfung und reden Sie mit ihm über die Möglichkeit einer Blutuntersuchung, um den Antikörperstatus zu klären. Die meisten Kinder machen nämlich die Erkrankung in leichter Form durch und haben dabei eine natürliche Immunität aufgebaut.

Gelbsucht

Hepatitis

Typische Symptome

● ähnliche Symptome wie bei einem Magen-Darm-Infekt
● Müdigkeit, Abgeschlagenheit
● Bauchschmerzen
● meist sind Haut und Augäpfel gelb verfärbt
● meist ist der Urin dunkel, und die Stühle sind hell
● manchmal Fieber
● manchmal kleine rote Hautflecken
● manchmal Teilnahmslosigkeit oder Verwirrtheit

Bei einer Infektion mit **Hepatitis-Viren** entzündet sich die Leber. Bisher sind sieben verschiedene Hepatitis-Viren bekannt, die eine Gelbsucht auslösen können (Hepatitis A bis G). In Mitteleuropa treten am ehesten Hepatitis A und B auf.

Die Hepatitis A ist vom Typus her eine Kinderkrankheit und kam vor Einführung der modernen Hygiene häufig vor. Es gibt sogar Studien, die darauf hinweisen, dass Menschen nach durchgemachter Hepatitis A seltener Allergien entwickeln. Sie kommt in Deutschland in erster Linie bei Kindern vor und verläuft fast immer harmlos. Die Viren werden über den Stuhl ausgeschieden und über die Hände, verseuchtes Trinkwasser und Lebensmittel übertragen. Die Krankheit bricht zwei bis sieben Wochen nach der Ansteckung aus. Gerade bei Kindern verläuft die Krankheit oft unbemerkt oder nur mit leichten Beschwerden.

Hepatitis A heilt immer aus und hinterlässt eine lebenslange Immunität. Eine Impfung ist möglich, wird aber bei normal gesunden Kindern nicht empfohlen. Ausnahme: bei Fernreisen in Länder mit niedrigem Hygienestandard.

Hepatitis B verläuft sehr viel weniger harmlos als die A-Variante. Die Übertragung erfolgt nur bei engem Kontakt, zum Beispiel während der Geburt von der Mutter auf das Kind oder beim Geschlechtsverkehr. Auch über Blut(produkte) oder Spritzen (»Spritzenhepatitis« bei Drogenkonsum) kann das Virus übertragen werden. Zu einer Infektion kommt es aber erst sechs Wochen bis sechs Monate nach der Ansteckung. Die Gefahr, dass die Hepatitis B chronisch verläuft, ist vor allem bei Babys hoch (90 Prozent). Bei manchen infizierten Kindern besteht die Gefahr eines Leberversagens oder einer Leberzirrhose, bei der die Leber schrumpft und verhärtet. Aus diesem Grund wird bei allen schwangeren Frauen geschaut, ob sie selbst infiziert sind und Hepatitis B auf ihr Kind übertragen können. Der Parameter dafür (HbsAg) wird im Mutterpass vermerkt. Nur wenn dieser Wert positiv ist, wird der Säugling am ersten Lebenstag sowohl passiv als auch aktiv geimpft.

Eine generelle Aktiv-Impfung wird in Deutschland bereits für alle Säuglinge ab dem dritten Lebensmonat empfohlen – obwohl deren Infektionsrisiko als Kinder vor der Pubertät sehr gering ist (von seltenen Ausnahmegruppen abgesehen, wie Kinder mit Behinderung in Heimen und/oder schweren Verhaltensstörungen, die sich zum Beispiel durch Beißverletzungen häufiger zu infizieren scheinen). Viele Ärzte empfehlen die Impfung vor dem Eintritt des Kindes in die Pubertät – da erst ab diesem Alter ein erhöhtes Ansteckungsrisiko zum Beispiel durch Geschlechtsverkehr oder Drogen, aber auch durch ehrenamtliche Arbeit etwa bei Rettungssanitätern gesehen wird. Die Impfung ist leider

●● Ansteckung vermeiden

Manchmal stecken sich Kinder während einer Reise in südliche Länder mit dem Hepatitis A-Virus an. Deshalb ist die beste Vorbeugung die strenge Einhaltung der Reiseregel gegen Durchfallerkrankungen: »Alles abkochen oder schälen!«
Ist Ihr Kind mit Hepatitis A infiziert, können Sie am ehesten vermeiden sich anzustecken, wenn Sie auf eine besondere Hygiene Ihres Kindes nach dem Toilettengang achten. Es sollte seine Hände mit Seife waschen und anschließend mit Desinfektionsmittel reinigen. Sie können die Toilette anschließend zum Beispiel mit Sagrotan desinfizieren.
Ist Ihr Kind an Hepatitis B erkrankt, sollten Sie Handschuhe tragen, wenn Sie zum Beispiel eine blutende Wunde verarzten müssen, da die Ansteckung über das Blut erfolgt.

nicht frei von möglichen, auch schwerwiegenden Impfnebenwirkungen, weshalb sie gut überlegt sein sollte.

Wann zum Arzt?

Gehen Sie zum Arzt, wenn die Augäpfel und die Haut Ihres Kindes gelblich verfärbt sind oder wenn sein Urin dunkel ist und die Stühle hell sind. Ebenso sollten Bauchbeschwerden, die nach einer Reise in den Süden länger anhalten, von einem Arzt abgeklärt werden. Gehen Sie sofort zum Arzt, wenn Ihr Kind kleine rote Hautflecken aufweist (Einblutungen) oder teilnahmslos oder verwirrt ist. Gerinnungs- und Bewusstseinsstörungen durch schwere Leberfunktionsstörungen könnten die Ursache sein.

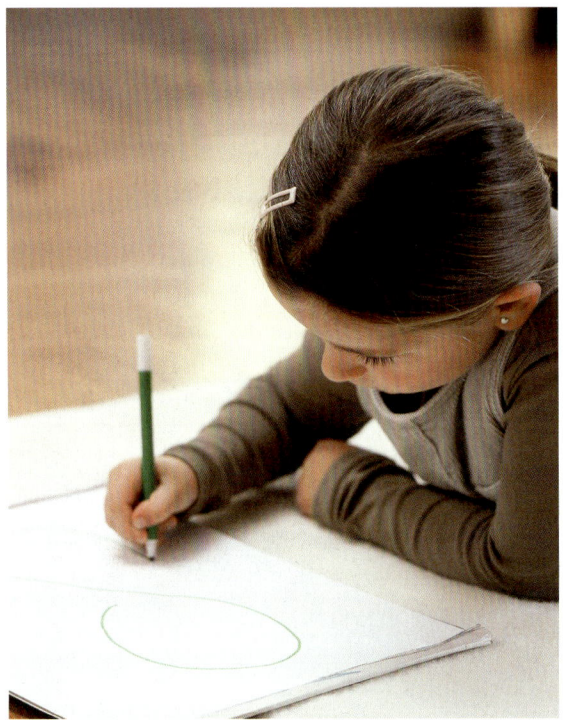

Während eine akute Hepatitis heilt, bleibt viel Zeit für ruhige Tätigkeiten – das ist für Kinder eine gute Schule der Geduld.

Was macht der Arzt?

Durch eine Blutuntersuchung kann der Arzt feststellen, ob und welche Hepatitis vorliegt. Wenn es sich um eine *Hepatitis B* handelt, wird er untersuchen, wie stark die Funktion der Leber beeinträchtigt ist. Im Ultraschall oder durch Abtasten kann er eine Vergrößerung der Leber feststellen.

Bei einer chronischen Hepatitis B wird der Arzt unterschiedliche Behandlungsmöglichkeiten anbieten, die den Krankheitsverlauf mildern können, die aber wegen ihrer möglichen Nebenwirkungen unter anderem auf die Leber und der begrenzten Wirksamkeit ausdrücklich der elterlichen Zustimmung und einer sorgfälti-

gen Abwägung bedürfen. Altersabhängig heilen bis zu 90 Prozent (Schulkinder) aller Fälle von Hepatitis B spontan aus.

ANTHROPOSOPHISCH-HOMÖOPATHISCHE THERAPIE

Bei akuter Hepatitis A kann man die Heilung beschleunigen durch die Gabe von
- **Carduus marianus D 4 Glob.**
  3-mal tägl. 5 Globuli und
- **Taraxacum Stanno cultum Rh D3 WELEDA**
  3-mal tägl. 5–10 Tropfen (alkoholfrei) und
- **Phosphorus D12 Glob.**
  2-mal tägl. 5 Globuli (14 Tage lang)

Die Behandlung der Hepatitis B im Kindesalter mit homöopathischer und anthroposophischer Medizin wird der Arzt immer sehr individuell festlegen.

Wie Sie als Eltern helfen können

In den meisten Fällen können Sie Ihr Kind mit einer Gelbsucht zu Hause gesund pflegen. Allerdings dauert die Ausheilung bei Hepatitis A etwa zwei bis vier Wochen. Bei Fieber muss Ihr Kind im Bett liegen, ansonsten sollte es sich schonen, also keine körperbetonten Spiele spielen und keinen Sport treiben, sondern ruhigen Beschäftigungen nachgehen.

Ihr Kind darf normal essen, aber möglicherweise verträgt es nicht alles und bekommt zum Beispiel Durchfall oder muss erbrechen. Deshalb können Sie erst ausprobieren, ob ihm etwas bekommt. Geben Sie Ihrem Kind in jedem Fall viel zu trinken. Und achten Sie darauf, dass Ihr Teenager keinesfalls Alkohol trinkt.

Um die Durchblutung der Leber nach den Mahlzeiten zu fördern, können Sie Ihrem Kind eine Zeit lang feucht-warme Bauchwickel (siehe Seite 58) auflegen.

●● Keine Hepatitis: die Neugeborenengelbsucht

Auch wenn die deutsche Bezeichnung es vermuten lässt – die Neugeborenengelbsucht hat nichts mit einer Hepatitis zu tun. Beim Abbauen der vielen roten Blutkörperchen im Blut eines Neugeborenen entsteht Bilirubin, ein gelber Farbstoff, der von der noch nicht voll funktionstüchtigen Leber verarbeitet werden muss, ehe er abgebaut werden kann. Das gelbe Pigment wird bei einem hohen Bilirubinspiegel unter der Haut und im Augenweiß abgelagert, weshalb diese dann gelb erscheinen. Nach durchschnittlich vier Tagen klingt die Neugeborenengelbsucht meist ohne Behandlung ab und ist innerhalb von zehn Tagen ganz verschwunden. Häufiges Stillen (alle drei Stunden) verkürzt die Gelbsucht.

Ist Ihr Kind zu Hause geboren, zu früh geboren oder frühzeitig aus der Klinik mit einer gelben Hautfarbe entlassen worden, muss eine Nachsorgehebamme oder der Arzt es auf eine mögliche Gelbsucht hin anschauen. Bei auffallender Trinkschwäche, Müdigkeit, zunehmender Gelbsucht (besonders bei zu früh geborenen Kindern) muss der Bilirubinwert im Labor kontrolliert werden. Unkontrolliert hohe Bilirubinwerte können zu Ablagerungen des Bilirubins im Gehirn und damit zu bleibenden Schäden führen. Bei regelmäßigen Kontrollen durch die Hebamme, den Kinderarzt und – bei Verdacht – durch Laboruntersuchungen, besteht für eine solche Gehirnschädigung keine Gefahr. Denn steigen die Bilirubinwerte über eine bestimmte Grenze, wird in der Klinik eine Phototherapie mit blauem Licht durchgeführt, die zu einem rascheren Abbau des Bilirubins führt.

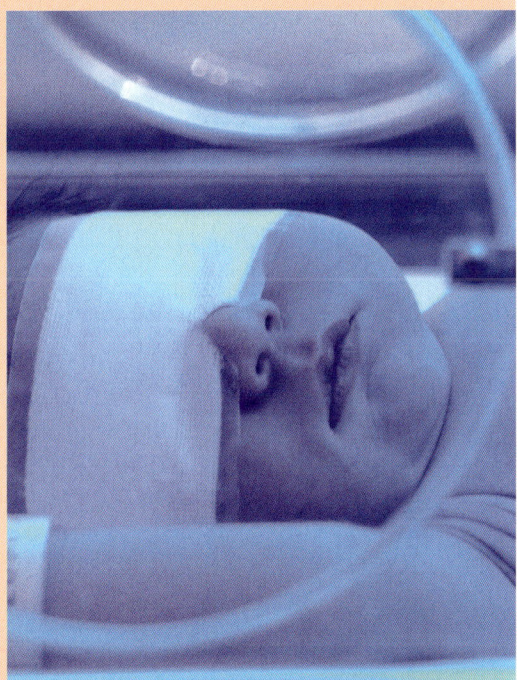

Die Phytotherapie führt zu einem raschen Abbau des Bilirubins. Man muss dabei jedoch die Augen des Babys vor dem blauen Licht schützen.

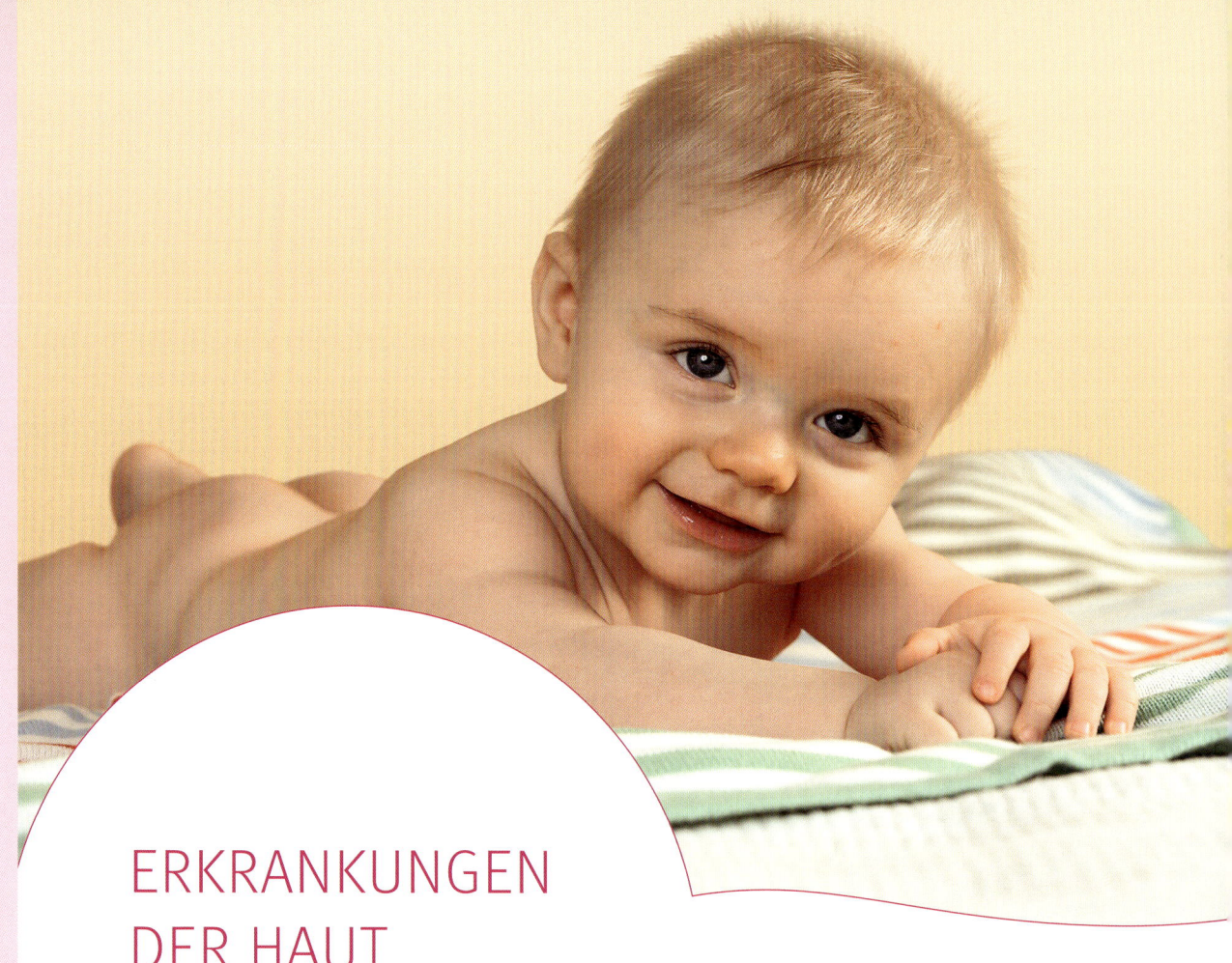

ERKRANKUNGEN DER HAUT

Der Aufbau der Haut

Die nackte Haut, die nicht von Borsten, Fell, Federn oder Schuppen bedeckt ist, zeichnet nur uns Menschen aus. In ihrer samtartigen Oberfläche fasziniert sie ganz besonders beim Neugeborenen. Jeder, der sie berührt, empfindet unmittelbar, wie sensibel, verletzbar und schutzbedürftig das Baby ist, was sich in seiner Haut spiegelt. In diesem Buch ist oft von äußeren Anwendungen die Rede: Wer sein krankes Kind schon einmal über die Haut behandelt hat, kann bestätigen, wie unmittelbar diese Anwendungen auf das ganze Kind wirken: auf den Zustand seiner inneren Organe (beispielsweise auf die Lunge bei einer Bronchitis), auf seinen Wärmehaushalt (zum Beispiel beim Fieber) und auf seine Empfindungen (zum Beispiel bei Schmerzen nach einer Verletzung). Das macht bereits deutlich, wie umfassend die Funktionen der menschlichen Haut sind.

Die Haut kann in drei Schichten unterteilt werden: Die Oberhaut (Epidermis) ist für die Bildung von Hornzellen zuständig. Die Unterhaut (Subcutis) enthält Fettzellen und Bindegewebe, die als Polsterung und Wärmeschutz für die inneren Organe dienen. Und die dazwischen liegende dehnbare Lederhaut (Corium) stützt die Oberhaut und versorgt sie mit Nährstoffen.

Unter der *Oberhaut*, genauer gesagt zwischen Ober- und Lederhaut, befindet sich eine feine Basalmembran. Auf dieser sitzen sehr vitale, sich ständig teilende »Mutterzellen«, aus denen die Hornzellen hervorgehen. Die Hornzellen bilden sowohl Horn (ein bestimmtes Eiweiß) als auch Fette, die beide zusammen unsere Körperhaut nach außen hin schützen. Zusätzlich wird auch Harnstoff gebildet, der den Wasserhaushalt der Hornschicht reguliert. Zu wenig Harnstoff führt zum Austrocknen der Haut. In die Oberhaut eingewanderte Zellen, die ein dunkles Pigment bilden können (Melanozyten), schützen die Haut vor einer zu starken Sonneneinstrahlung – wenn sie genug Zeit haben, sich anzupassen, was am Wohnort meist der Fall ist. Auch Zellen des Immunsystems befinden sich in der Oberhaut, die als Abwehrzellen Eindringlinge melden. Viele, sehr feine Nervenenden dringen bis in die Mitte der Hornschicht vor. Nur wenige Bruchteile von Millimetern enden sie zum Teil frei unter der Oberfläche der Haut und ermöglichen damit sehr feine Sinneswahrnehmungen. Die auf der Basalmembran gebildeten Hornzellen werden von sich ständig neu bildenden Hornzellen nach außen zur Peripherie geschoben, sterben ab und bilden schließlich die Hornschicht, von der sich die nunmehr toten Zellen als Schuppen lösen.

In der *Lederhaut* verlaufen die zu- und abführenden Blutgefäße der Haut. Die obere Schicht der Lederhaut ist mit der Oberhaut durch Vorwölbungen (Papillen) verbunden. Dort sind verschiedene Sinneszellen konzentriert. Die Papillen enthalten außerdem viele Blutgefäße, die als Arterien vom Herz kommen und zunächst das Blut in die Spitze der Papillen führen, um es dann als Venen wieder zurück in das Körperinnere zum Herzen fließen zu lassen (siehe auch Innere Erkrankungen, Seite 303). In diesen Venen kann der Organismus das Blut stauen und unter der Hautoberfläche kühlen, wie er andererseits die arterielle Blutzufuhr in die Papillen drosseln und damit die Wärme des Blutes

im Inneren halten, also den Körper vor Auskühlung schützen kann. Das Rot der Blutgefäße leuchtet durch die Oberhaut hindurch. Zieht sich das Blut aus der Peripherie des Organismus zurück, erscheint die Haut blass.

Die Lederhaut besteht aus einem Geflecht von Fasern mit unterschiedlicher Dehnbarkeit und Festigkeit – daher ihr Name – sowie aus Bindegewebe, das ihr eine lebendige Spannung gibt. In der unteren Schicht der Lederhaut finden sich Haarzwiebeln, Talgdrüsen und Schweißdrüsen. Die verschiedenen Drüsen münden als Öffnungen an der Oberfläche und sind als Poren sichtbar. Durch diese Offenheit können bei äußeren Anwendungen Feuchtigkeit, Heiltinkturen und so fort über die Haut aufgenommen werden. Auch die Nägel wachsen wie die Haare aus der Lederhaut.

Die *Unterhaut* besteht in erster Linie aus Fettgewebe, man könnte auch sagen, Wärmegewebe: 98,5 Prozent der Wärmereserven eines gesunden Menschen werden in Form von Fett gespeichert. Die nackte Haut des Menschen ist überhaupt nur dadurch möglich, dass der Mensch einen Wärmeschutz »unter der Haut« trägt: Der Körper eines einjährigen Säuglings besteht zu rund einem Fünftel aus Fett. Die Fette der Unterhaut befinden sich in ständigem Umbau, der Stoffwechsel ist in dieser Hautschicht am intensivsten. Die Schönheit der menschlichen Körpergestalt, die Rundung der Wangen, auch der typisch weiblichen Körperformen, wird durch das Unterhautfettgewebe ermöglicht. So könnte man den menschlichen Körper als »Fettplastik« im ganz positiven Sinne bezeichnen! In einer Gesellschaft, in der Übergewicht und Magersucht gleichermaßen zunehmen, geht der Sinn für die positive Bedeutung des Fettes im menschlichen Organismus leicht verloren.

Ganzheitliche Aspekte

Die Dreigliederung des Menschen lässt sich auch innerhalb des Aufbaus der Haut erkennen (siehe auch Seite 19):

● In der Oberhaut überwiegen die Nerven-Sinnes-Prozesse.
● In der Lederhaut überwiegen die Prozesse aus dem Rhythmischen System.
● In der Unterhaut überwiegt die Stoffwechsel-Aktivität.

Die Unterhaut besteht aus vielen Wärme speichernden Fettzellen. Dadurch wird viel Energie gespeichert, die für Stoffwechselprozesse zur Verfügung steht (Stoffwechselpol, siehe Seite 19). Dem gegenüber ist die Oberhaut von feinsten Nerven mit freien Endigungen durchzogen. Dadurch können wir Sinneseindrücke differenziert wahrnehmen (Nerven-Sinnes-Systems, siehe Seite 20). In der dazwischen liegenden Lederhaut verlaufen besonders viele Blutgefäße. Je nach Veränderung des Seelisch-Geistigen des Kindes wird die Haut stark oder schwach durchblutet (Erröten oder Erblassen). Dieser Wechsel findet in feinen rhythmischen Änderungen statt (Rhythmisches System, siehe Seite 21).

Haut und kindliche Konstitution

An der Beschaffenheit der Haut lässt sich viel über die Gesamtkonstitution des Kindes ablesen. So neigen Kinder mit einer starken Betonung des Nerven-Sinnes-Systems zu einer eher trockenen, überreizten, juckenden oder auch rissigen Haut (Neigung zur Neurodermitis). Dagegen haben Kinder mit einer starken Betonung des Stoffwechsel-Pols ein stark ausgeprägtes Unterhaut-Fettgewebe, eine eher feuchte und fettige Haut (Akneneigung).

Bezug der Wärme zur Haut

Mit einer Fläche von einem Viertel Quadratmeter beim Neugeborenen und fast eineinhalb Quadratmetern beim Jugendlichen bildet die Haut das größte Organ des menschlichen Organismus. Ohne Haut ist ein Leben nicht denkbar, ihr Schutz macht ein eigenständiges Innenleben erst möglich. Zum anderen vermittelt die Haut zwischen Innen- und Außenwelt. Eine ihrer

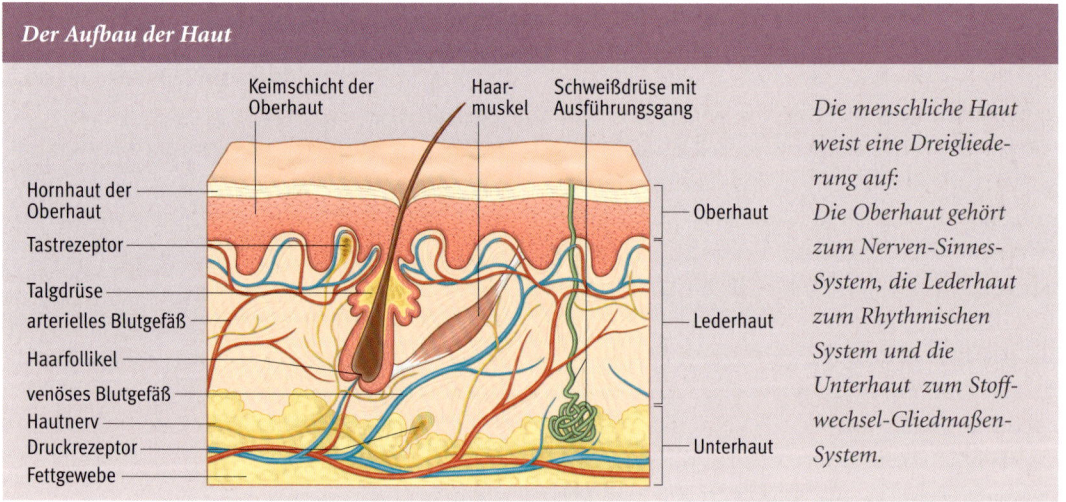

Der Aufbau der Haut

Keimschicht der Oberhaut · Haarmuskel · Schweißdrüse mit Ausführungsgang

Hornhaut der Oberhaut
Tastrezeptor
Talgdrüse
arterielles Blutgefäß
Haarfollikel
venöses Blutgefäß
Hautnerv
Druckrezeptor
Fettgewebe

Oberhaut
Lederhaut
Unterhaut

Die menschliche Haut weist eine Dreigliederung auf: Die Oberhaut gehört zum Nerven-Sinnes-System, die Lederhaut zum Rhythmischen System und die Unterhaut zum Stoffwechsel-Gliedmaßen-System.

wichtigsten Aufgaben ist es, die Körpertemperatur zu regulieren. Dabei ist die menschliche Haut der aller Tiere überlegen: Während Tiere durch Felle, Federn oder Schuppen an die jeweiligen Wärmebedingungen ihrer Umwelt einseitig angepasst sind – der Eisbär anders als die Wüstenmaus –, kann sich der Mensch an alle Wärmebedingungen der Erde anpassen.

Die Anpassung erfolgt zum einen über die Kleidung, zum anderen, weil die menschliche Haut selbst weitaus mehr Wärmeregulationsmöglichkeiten hat als die von Tieren – etwa dadurch, dass wir uns durch Schwitzen abkühlen können, indem der Schweiß verdunstet, oder sich die Haut zusammenzieht (»Gänsehaut«), wenn wir frieren, und wir dadurch weniger auskühlen. Zudem können wir die Durchblutung in den kleinsten Blutgefäßen der Haut stark verändern. So bekommen wir eine eher rote Haut, wenn uns zu warm ist (Weitstellung der Blutgefäße) und eine eher weiße Haut, wenn uns kalt ist (Engstellung der Blutgefäße).

Fieber ist ein besonders gutes Beispiel für die menschlichen Regulationsmöglichkeiten. Wir nehmen es unmittelbar an der Haut wahr: Im Schüttelfrost wird alle Wärme im Innern des Kindes konzentriert, das dadurch erhitzt werden kann, so dass es Fieber bekommt (zum Sinn von Fieber siehe ab Seite 69). Die gerötete, schwitzende Haut zeigt daraufhin, dass der Organismus mit Eigenwärme gesättigt ist und jetzt Wärme über die Haut abgeben muss.

Bezug der Haut zu Luft und Licht

Die Haut hat auch eine Beziehung zur Atmosphäre, zu Licht und Luft: Während ein Frosch noch weitgehend über die Haut atmet, tut dies Ihr »kleiner Frosch« nur noch in sehr geringem Umfang. Diese Aufgabe erfüllt beim Menschen

Wärmestau beim plötzlichen Säuglingstod

Im Zusammenhang mit zu viel Wärme, die nicht über die Haut abgegeben werden kann, steht auch das Thema des plötzlichen Säuglingstodes: Es bedeutete für die Kinderheilkunde eine Revolution zu erkennen, dass Säuglinge (noch 1985 waren es drei von Tausend) spontan sterben können, wenn sie im Schlaf in Bauchlage liegend unter einen Wärmestau geraten.

Um die Wahrscheinlichkeit des plötzlichen Kindstods zu verringern, müssen neben der Vermeidung eines Wärmestaus noch weitere Gesichtspunkte beachtet werden (siehe Seite 360). In dem gut gemeinten Bestreben, das Kind nicht zu überwärmen, darf jedoch auch nicht das Gegenteil passieren: Der englische Ausdruck »keep your baby cool« meint zwar das richtige, kann aber auch zu einseitig verstanden werden. Es muss heißen: Sorge dafür, dass dein Baby im Schlaf möglichst ungestört seine Wärme selbst regulieren kann. Und zwar indem Du es nicht zu warm zudeckst und anziehst, aber dennoch so ausreichend umhüllst, dass es seine eigene Wärme ohne größere Anstrengungen aufrechterhalten kann. Das heißt, ohne dass es diese im Inneren zentralisieren muss, was sich in kalten, vielleicht sogar blassblauen Händen und Lippen zeigt. Es geht also um das Wärmegleichgewicht des Kindes, nicht um Kühlung!

die Lunge innerhalb des Brustkorbs. Behalten hat die Haut jedoch die Beziehung zum Licht, denn wir sind auf die Aufnahme von Sonnenlicht angewiesen, um eine lebenswichtige Substanz, das Vitamin D, zu bilden. Dieses Vitamin ist nicht nur für unsere Knochenbildung unentbehrlich, sondern auch für das Immunsystem. Vitamin-D-Mangel führt genauso wie ein unzureichender Wärmeschutz zu vermehrter Infektanfälligkeit.

Heutzutage wird die Sonne als Feind der Haut angesehen, da sie Hautkrebs verursachen kann. Bereits bei der ersten zarten Frühlingssonne bekommen Kinder chemische Sonnenschutzmittel auf die Haut gecremt, die den Organismus belasten und die notwendige Lichtaufnahme behindern können. Kinder brauchen jedoch das Sonnenlicht, und sie können sich den Lichtbedingungen ihres Wohnorts im Jahreslauf problemlos anpassen, wenn sie täglich im Freien spielen. Sie haben aber keine Chance, sich im Sommer an die pralle Mittagssonne im Freibad anzupassen, vor allem funktioniert es nicht, wenn sie auf dem Gletscher Ski fahren oder nach Südspanien in den Urlaub fliegen. Der Lichtschutz wird deshalb für den modernen, mobilen Lebensstil wichtig, aber auch hier muss man auf das Gleichgewicht achten. Wärme und Licht der Erde stammen von der Sonne, und unsere Haut ist das Beziehungsorgan zu beiden.

Haut und Flüssigkeitsregulation

Auch beim Regulieren des Flüssigkeitsorganismus spielt die Haut eine wichtige Rolle. Einerseits schützt die Haut das Kind vor zu starker Verdunstung seiner Körperflüssigkeit – das können Früh- und Neugeborene noch nicht so gut, weshalb die Gefahr besteht, dass sie schnell austrocknen. Andererseits kann die Haut über die Schweißbildung enorme Mengen Flüssigkeit

verdunsten. Beim Erwachsenen sind es bis zu 10 Liter pro Tag, wenn es die Wärmeregulation erfordert, zum Beispiel wenn der Körper bei sportlicher Betätigung Muskelwärme loswerden muss. Stress oder Aufregung verstärken die Schweißbildung, was deutlich zeigt, dass diese mit dem Seelischen verbunden ist.

Die Haut als Spiegel der Seele

Durch zahlreiche Sinneszellen wird die Haut zu einem der wichtigsten Sinnesorgane des Menschen: Wir empfinden über sie Berührung als angenehm oder unangenehm, können Schmerz und Wärme fühlen. Liebevolle Zuwendung lässt sich besonders gut über Berührungen ausdrücken. Wenn Kinder von ihren Eltern in den Arm genommen werden, können sie deren Liebe unmittelbar spüren und genießen. Die Haut steht also in engem Bezug zu seelischen Prozessen und wird nicht umsonst »Spiegel der Seele« genannt. Frühgeborene wachsen schneller und legen ein Drittel mehr an Gewicht zu, wenn sie häufig berührt und gestreichelt werden – im Gegensatz zu denen, die alleine dem Brutkasten überlassen werden.

Durch die zärtliche Berührung der Haut werden Signalstoffe freigesetzt, die Wachstumshormone des Körpers anregen. Andere Substanzen, die bei streichelnden Berührungen der Haut abgegeben werden, aktivieren gleiche Gehirnteile wie antidepressiv wirksame Medikamente. Am unmittelbarsten lässt sich das Wechselspiel zwischen der Haut und dem Seelisch-Geistigen des Kindes an der Durchblutung erkennen. Die Schamesröte entsteht dadurch, dass die Blutgefäße in der Haut geweitet und stärker durchblutet werden, dagegen führt ein Schreck oder plötzliche Angst dazu, dass sich das Kind seelisch-geistig aus der Peripherie zurückzieht, die Haut blutarm und blass wird.

Windeldermatitis

Typische Symptome

- wunder Windelbereich mit
  - Hautrötung
  - Hautschuppung
  - manchmal offenen und nässenden Stellen
  - manchmal Bläschen
- **bei Pilzbesiedelung:** um eine flächige Rötung ausgestreute rote Flecken und Knötchen
- **bei bakteriellen Superinfektionen** (zusätzliche Infektion der bereits entzündeten Haut): Auftreten von Eiter, zum Teil einzelne, mit einem roten Hof umgebene Knoten oder Pusteln, die aufgehen und »kleine Krater« bilden

Fast jedes Baby und Kleinkind bekommt während der Windelphase zumindest eine leichte **Windeldermatitis.** Denn im gesamten Windelbereich herrscht ein feuchtes und warmes Klima, das die im Säuglingsalter noch dünne Hornschicht der Haut schädigt. Am häufigsten tritt die Windeldermatitis zwischen dem 6. und 18. Monat auf. Oft wird sie durch eine Durchfallerkrankung oder durch Antibiotika ausgelöst, die die Bakterienbesiedelung durcheinander bringen (siehe Seite 51). Auch eine Nahrungsumstellung, wie das Zufüttern von Karotten oder (säuerlichen) Früchten oder eine Verdauungsschwäche kann zu »scharfen« und »säuerlichen Stühlen« führen, die die Haut im Windelbereich angreifen. So können sich Bakterien und Pilze leichter ansiedeln.

Die entzündete Haut schwillt an und färbt sich rot. Es bilden sich nässende Bläschen, Verletzungen der Hautoberfläche sowie Schuppen und Krusten. Die Dermatitis bleibt nicht immer auf den Windelbereich beschränkt, sondern kann auch auf die Ellenbogen, Achseln, Kniebeugen sowie auf die Kopfhaut übergreifen.

●● Häufig bei Säuglingen: Windelsoor

Ist die Windeldermatitis mit Pilzen besiedelt, spricht man von Windelsoor. Die Pilze kommen meist aus dem Darm und setzen sich auf der geschädigten Haut fest. Typisch für den Windelsoor ist eine scharf begrenzte, oft lackartige Rötung der Haut im Windelbereich mit einem schuppenden Rand und darum einzelne, kleine befallene »Satelliten« (rote Flecken und Knötchen). Mehr zu Pilzinfektionen und Soor können Sie ab Seite 144 lesen.

Aus ganzheitlicher Sicht

Viele Kinder bekommen während die Zähne durchbrechen schneller Ausschläge. In beiden Fällen – sowohl beim Durchbruch der Zähne als auch beim Ausbruch des Ausschlags – ist die »Stoßrichtung« die gleiche, nämlich von innen nach außen. Kinder mit trockener Haut und Neurodermitis-Neigung sind besonders betroffen. Je besser der Stoffwechsel in seiner Fähigkeit, Substanzen umzuwandeln, funktioniert, umso leichter kann das Umgewandelte über den Darm ausgeschieden werden und entlastet somit die entgiftenden Funktionen der Haut. Daher sollte neben äußeren Maßnahmen auch immer die Verdauungstätigkeit gestärkt werden, was durch die unten erwähnten Medikamente möglich ist.

Wann zum Arzt?

Wegen der möglichen Infektion mit Pilzen und Bakterien sollten Sie Ausschläge im Windelbereich immer einem Arzt zeigen.

Was macht der Arzt?

Der Arzt wird abklären, ob es sich bei dem Ausschlag um Soor handelt oder ob ein allergischer

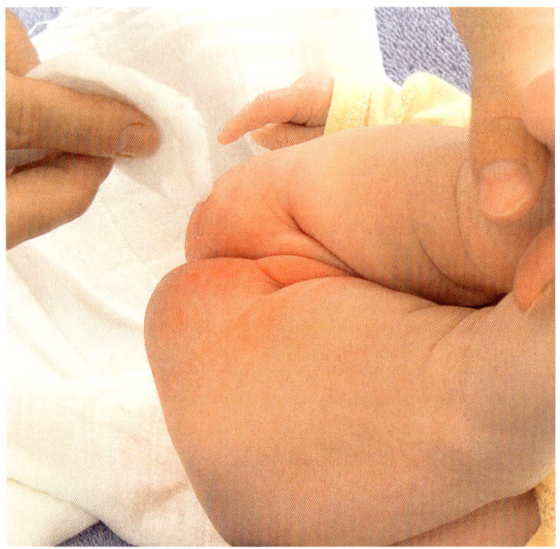

Bei Windeldermatitis ist es besser, den Po mit Calendula- oder Olivenöl zu reinigen.

Kontaktausschlag (siehe Seite 267) vorliegt. Bei offenen Stellen, insbesondere bei bakteriellen Infektionen, wird er als wirksame Erstbehandlung ein Sitzbad mit Thymiantee empfehlen (siehe rechts), denn Thymian kann selbst gegen multiresistente Bakterien noch wirksam sein. Diese Maßnahme hat sich bei uns in der Praxis auch bei Kindern bewährt, die auf mehrere Standardtherapien nicht angesprochen haben.

ANTHROPOSOPHISCH-HOMÖOPATHISCHE THERAPIE

Nach dem Sitzbad mit Thymiantee (siehe rechts) eignet sich für die Dauer von 3 Tagen eine wässrige Farbstofflösung

● **0,5-prozentige Gentianaviolett-Lösung**
Die Lösung so oft auftragen, dass die Haut in dieser Zeit gefärbt bleibt. Vorsicht: Die violett leuchtende Farbe ist zum Beispiel aus Holzmöbeln nicht mehr zu entfernen (von der Haut verschwindet sie jedoch wieder).

Außerdem hilfreich
● **Reinigung mit Calendula-Kinderöl** und anschließende Pflege mit
● **Weleda Calendula-Babycreme**

Zur Unterstützung des Stoffwechsels
● **Gentiana Magenglobuli WALA**
1–2 Globuli pro Mahlzeit zur Stärkung der Verdauungstätigkeit
● **Aquilinum comp. Glob. WALA**
3-mal tägl. 3 Globuli zur Harmonisierung der Darmfunktion

Wie Sie als Eltern helfen können

Wichtig ist eine generelle Milieuänderung im Windelbereich. Kinder, die bisher mit Einmalwindeln gewickelt worden sind, sollten Stoffwindeln bekommen und umgekehrt. Damit sich die Wärme und Feuchtigkeit nicht stauen, sollten Sie Ihr Kind oft wickeln, möglichst alle zwei Stunden.

Bei einer bakteriellen Infektion lassen Sie Ihr Kind ein Sitzbad nehmen. Geben Sie je nach Alter Ihres Kindes und Wassermenge $1/2$–1 Liter konzentrierten, 5 Minuten gezogenen Thymiantee (kräftige Farbe und Geruch) in das Sitzbad (einmal täglich).

Nässende Stellen können Sie mit schwarzem Tee behandeln. Er sollte mindestens 15 Minuten gezogen haben, damit er stark genug ist. Lassen Sie ihn auf Zimmerwärme abkühlen und betupfen sie damit vorsichtig die Haut Ihres Kindes.

Waschen Sie den Pobereich nicht, sondern reinigen Sie ihn mit Olivenöl auf Watte oder Einmaltüchern oder verwenden Sie Weleda Calendula-Kinderöl. Lassen Sie Ihr Kind möglichst oft mit nacktem Po strampeln, damit viel Luft an die befallene Region kommt. Die Weleda Calendula-Babycreme schützt besonders wirksam und hilft bei Abheilung des Ausschlags.

Milchschorf und seborrhoisches Säuglingsekzem

Typische Symptome

- Schuppenkrusten am Kopf: gelblich, fettig, fest haftend
- feuchte Hautschuppen in Hautfalten und Windelbereich
- gerötete Haut

Die meisten Babys bekommen vorübergehend einen **Milchschorf,** auch Gneis genannt. Der Name leitet sich von der Ähnlichkeit mit übergekochter Milch auf einer Herdplatte ab. Im Normalfall entwickelt sich dieser Schorf vor allem über der noch offenen Fontanelle und verschwindet in dem Maße, wie sich die Fontanelle schließt. Möglicherweise bildet der Ausschlag auf diese Weise eine schützend-fettige Schicht, die die starke Wärmeabstrahlung des Kopfes reduziert. Deshalb sollte dieser Schorf belassen werden, bis er spontan verschwindet. In selteneren Fällen dehnt sich der Schorf über den ganzen behaarten Kopf aus; ebenso kann es im Hinblick auf den Krankheitsverlauf früh zu einem trockenen Ekzem der Kopfhaut kommen. Diese Fälle sollten vom normalen Gneis unterschieden und behandelt werden.

Das **seborrhoische Säuglingsekzem** kann nicht nur am Kopf, sondern auch am übrigen Körper auftreten. Dann sind die Schuppen feucht und finden sich vor allem im Windelbereich, in der Halsfalte und in den Achsel- und Kniebeugen. Zwar ähnelt das Ekzem in vielem einer Neurodermitis (siehe Seite 269) und einer Windeldermatitis (siehe Seite 219), aber es juckt in der Regel nicht.

Aus ganzheitlicher Sicht

Wenn ein Kind nur einen fettigen Ausschlag über der Fontanelle hat, so reguliert der Organismus damit wahrscheinlich sinnvoll seine Wärmeabstrahlung. Davon unterscheidet sich der Milchschorf im eigentlichen Sinne, der sich über die Kopfhaut ausdehnt und der bereits trockener, schuppender werden kann. Hier kann man noch nicht von Neurodermitis sprechen. Und doch gibt es einen Zusammenhang, da bei einer echten Neurodermitis viele Zeichen von Überreizung des Nerven-Sinnes-Systems vorliegen: trockene Lippen, Risse an den Mundwinkeln, Fältchen zwischen den Ohrläppchen, graue Schuppung im Nacken, Juckreiz etc. (siehe Seite 269). Auch die Signatur des Milchschorfs geht in diese Richtung: Er sieht aus »wie eingetrocknete Milch«. Das Säuglingsekzem, das sich in den Körperfalten ausdehnt und zum Beispiel in Achseln und Leisten sitzt, kann andererseits Ausdruck eines zu aktiven Stoffwechsels der Haut sein. Es ist wichtig, diese Form von der trockenen, zum juckenden Ekzem neigenden Haut zu unterscheiden: Hier braucht das Kind therapeutische Hilfen, damit sein Hautstoffwechsel angekurbelt und gekräftigt wird.

Wann zum Arzt?

Gehen Sie zum Arzt, wenn das Säuglingsekzem nicht nach zwei Wochen wieder verschwindet oder wenn es nässt. Auch wenn es juckt, sollte ein Arzt hinzugezogen werden.

Was macht der Arzt?

Der Arzt klärt ab, um was es sich bei der schuppenden und geröteten Haut handelt und kann im Normalfall mit sanften homöopathisch-anthroposophischen Heilmitteln (siehe Seite 222) gute Erfolge erzielen. Bei Säuglingen und Kleinkindern sollten keine hautirritierenden

Zusätze wie zum Beispiel Harnstoff (in Salben) verwendet werden. Beim Säuglingsekzem wird der Arzt nur in Ausnahmefällen, bei starkem Nässen und Jucken, Kortisoncremes oder Mittel gegen Pilze (Antimycotica) verschreiben.

ANTHROPOSOPHISCH-HOMÖOPATHISCHE THERAPIE

Bei Kopfschuppen eignet sich
- Hypericum-Öl WALA
 Mit diesem 5%igen Johanniskrautöl sanft die Schuppen ablösen.

Für die Pflege allgemein eignet sich
- Equisetum 10% Oleum WELEDA sowie
- Calendula Babyöl WELEDA
 zu gleichen Teilen gemischt.
 Mit diesem Calendula-Kinderöl, das einen Zusatz von 10%igem Ackerschachtelhalmöl hat, die Windelregion reinigen.

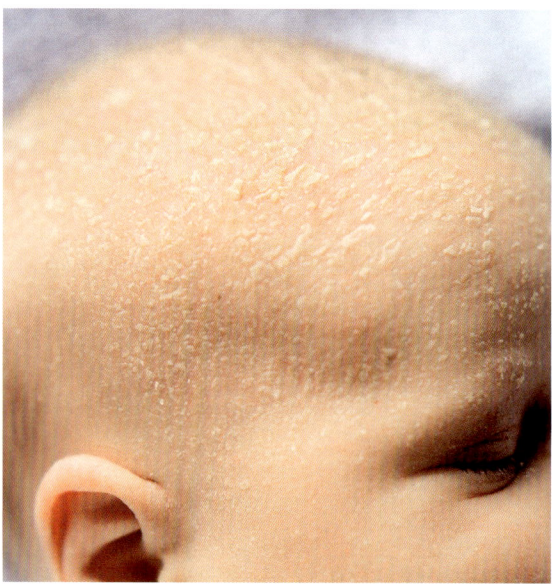

Milchschorf, der sich über den ganzen Kopf ausdehnt, kann Zeichen eines seborrhoischen Säuglingsekzems sein.

Für die Behandlung der Körperfalten bei Pilzen und Bakterien
- Imlan Creme pur
 Die darin enthaltenen Substanzen lassen Pilze und Bakterien nicht überhand nehmen. Die Creme staut die Wärme nicht.

Bei Juckreiz, um den Leberstoffwechsel anzuregen
- Anagallis comp. Glob. WALA
 3-mal 5 Globuli

Bei zu vitalen Säuglingen, deren Körperfalten stärker betroffen sind und die sich nur schwer von der Mutterbrust lösen und nur langsam aufrichten
- Roseneisen/Graphit Glob. WALA
 3-mal 3 Globuli

Bei Säuglingen, die stark zum Schwitzen neigen, rasch zunehmen und sich in ihrer Bewegungsentwicklung Zeit lassen
- Conchae/Quercus comp. S. WELEDA
 3-mal tägl. 1 Msp.

Für stillende Mütter, stärkt die aufbauende Stoffwechseltätigkeit bei Mutter und Kind
- Hepatodoron Tabl. WELEDA
 3-mal 2 Tabletten vor dem Stillen

Wie Sie als Eltern helfen können

Luft tut bei einem Säuglingsekzem gut – lassen Sie Ihr Baby viel nackt strampeln und ziehen Sie ihm leichte, luftdurchlässige Kleidung aus Baumwolle an (keine Kunstfasern!).
Die Kopfschuppen können Sie mit Mandel- oder Olivenöl lösen, das Sie auf den Kopf auftragen und später beim Baden wieder auswaschen. Kämmen Sie anschließend den Gneis vorsichtig aus (nicht abkratzen!).

Warzen

Verrucae

Typische Symptome

- in der Regel schmerzlos
- hautfarbene, weißliche oder bräunliche Knötchen, die weich oder an der Oberfläche stärker verhornt sein können

Warzen sind durch so genannte Humane Papilloma-Viren verursachte Wucherungen in der obersten Hautschicht. Sie stellen im Kindesalter an sich etwas Normales dar, da die Oberhaut noch zart und das Immunsystem des Kindes noch »unerfahren« ist. Die Warzen auslösenden Viren dringen schon über kleinste Verletzungen in die Haut ein, wo sie sich vermehren. Es kann Monate dauern, bis nach einer Ansteckung eine Warze sichtbar wird. Viele Warzen verschwinden ohne Behandlung wieder, andere verbreiten sich immer weiter in und auf der Haut und können vor allem kosmetisch stören.

Die Warzen unterscheiden sich in:

- **gewöhnliche (»vulgäre«) Warzen**, die in jedem Alter vorkommen und sich meist an den Händen befinden. Sie vermehren sich durch Kratzen als ständige Selbstinfektion. Sie haben meist eine stark zerklüftete Oberfläche.
- **Dornwarzen**, die gewöhnliche Warzen sind, die an der Fußsohle sitzen. Sie können sehr unangenehm werden, da sie durch das Körpergewicht nach innen wachsen und dann beim Gehen schmerzen. Manchmal kommt es dabei auch zu Einblutungen – dann werden die Warzen dunkel. Auch Dornwarzen können ständig wiederkehren.
- **Flachwarzen**, die ebenfalls durch Humane Papilloma-Viren verursacht werden. Sie kommen bei Kindern und Jugendlichen am häufigsten im Gesicht, an den Unterarmen und am Handrücken vor und liegen als kleine Knötchen, flach oder leicht erhaben, auf der Haut.
- **Dellwarzen** (Mollusken), die durch ein harmloses Virus der Pockengruppe (Mollusca contagiosa) hervorgerufen werden. Sie bilden kleine, hautfarbene Knötchen, die in der Mitte eine Delle haben. Auf Druck entleert sich ein Sekret, das hoch ansteckend ist. Dellwarzen wachsen vor allem im Gesicht, in den Achselhöhlen, auf den Oberarmen und am seitlichen Brustkorb. Meist kommt es nach Monaten zu einer spontanen Rückbildung. Kinder mit Neurodermitis haben oft besonders viele Dellwarzen.

Aus ganzheitlicher Sicht

Die Anfälligkeit gerade von Kindern für Warzen hängt mit ihrer Offenheit und der noch nicht vollzogenen Abgrenzung gegenüber der Umwelt zusammen. Betroffen sind häufig Kinder, die sich zu sehr an anderen orientieren, also noch zu stark in der Nachahmung leben und für die es schwierig ist, das eigene Leben gegenüber Fremden abzugrenzen. Das zeigt sich auch an einer erhöhten Anfälligkeit für Infekte. In gewissem Umfang ist jeder wachsende Organismus anfällig für Warzen, da während des Wachstums die Körpergrenzen offener bleiben müssen. Die Viren können so leichter in die Haut eindringen und sich dort breitmachen.

Warzen leben, wo es feucht und kühl ist, und sie verschwinden, wo es warm und trocken wird. Ein typischer Ansteckungsort für Warzen aller Art sind deshalb Schwimmbäder. Bei Geschwistern werden die hoch ansteckenden Dellwarzen auch beim gemeinsamen Bad übertragen. Kinder, die ohne Hausschuhe mit kühlen Fuß-

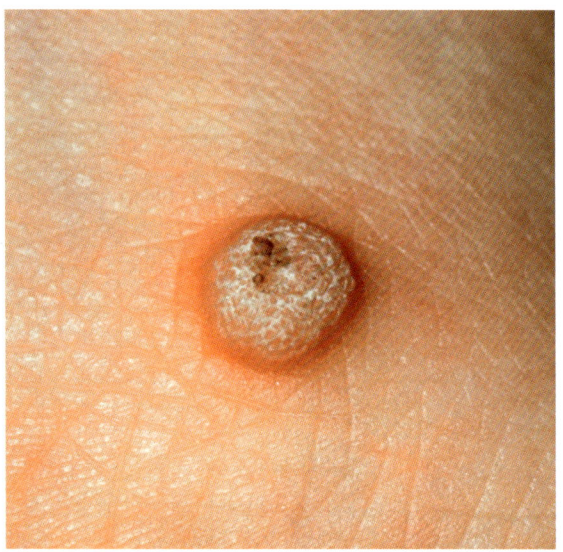

Warzen sind harmlose Begleiter der Kindheit und heilen oft spontan ab.

sohlen herumlaufen, entwickeln leichter Dornwarzen, Kinder und Jugendliche, deren Füße den ganzen Tag in Turnschuhen schwitzen, ebenfalls. Die Kinder können Dornwarzen vorbeugen, indem sie nach dem Heimkommen die Strümpfe wechseln und luftige, aber die Fußsohle warm haltende Hausschuhe tragen.

Wann zum Arzt?

Gehen Sie bei störenden Warzen und Dellwarzen, die sich ausbreiten, zum Arzt.

Was macht der Arzt?

Die Behandlung von Warzen ist normalerweise nicht nötig, sie ist auch wegen der langen Inkubationszeit und der permanenten Selbstinfektion schwierig. Ohne Kratzen, Drücken oder Reiben kommt es fast immer nach Monaten, manchmal aber auch erst nach Jahren zu einer Spontanheilung. Die Dornwarzen an den Fußsohlen dagegen heilen wegen des ständigen

Drucks beim Auftreten nur selten von alleine ab. Deshalb behandelt der Arzt sie normalerweise mit salizylsäurehaltigen Pflastern und Tinkturen, oft in Kombination mit Milchsäure (zum Beispiel Duofilm®). Kosmetisch störende Warzen erhalten übrigens dieselbe Behandlung. Dadurch kann zunächst die harte Oberfläche der Warze gelöst werden. Im weiteren Verlauf ist nach unserer Erfahrung die äußere anthroposophische Behandlung von Warzen (siehe unten) der konventionellen Therapie meist überlegen. Die hautärztliche Behandlung von Dellwarzen mit dem »scharfen Löffel« bei Kindern finden wir in der Regel nicht empfehlenswert, da sie für das Kind unangenehm und fast immer durch eine sanfte, anthroposophisch-homöopathische Behandlung ersetzbar ist.
Bei Flachwarzen können aufgetragene Vitamin-A-Säure-Präparate (zum Beispiel Airol) wirksam sein.

ANTHROPOSOPHISCH-HOMÖOPATHISCHE THERAPIE

Die Basis der Warzenbehandlung ist, dass die betroffenen Hautareale möglichst warm und trocken gehalten und Ansteckungsquellen wie gemeinsames Baden oder öffentliche Schwimmbäder vermieden werden.

Bei meist sanften, lieben Kindern, die öfter zu Bauchschmerzen neigen und viel frieren, eignet sich zur Anregung der inneren Durchwärmung

● **Melissa Cupro culta Rh D3 Dil. WELEDA**
3-mal tägl. 7–10 Tropfen und
● **Cuprum met praep. 0,4 %-Salbe WELEDA**
abends damit die Waden und Füße einreiben.

Bei Kreislaufschwäche und kalten Extremitäten hilft die äußerliche Anwendung von

- Rosmarin Salbe 10 % WELEDA

morgens die Füße damit einreiben. Regt gleichzeitig die Abwehrkräfte an der Haut an.

Hilfe bei Dornwarzen:

Bei Dornwarzen an den Fußsohlen eignet sich für die innerliche Basisbehandlung

- Antimonit D6 Trit. WELEDA

3-mal tägl. 1 Msp.

Bei der äußerlichen Behandlung von Dornwarzen ist es hilfreich, zunächst die Dornwarze mit

- Duofilm

einzupinseln, dann ein

- Guttaplast-Pflaster®

zurechtzuschneiden, auf die Dornwarze aufzukleben und 2 Tage einwirken zu lassen. Anschließend wird nach dem Entfernen des Pflasters die weiß gefärbte obere Hornschicht der Warze mit Bimsstein abgerubbelt. Jetzt beginnt die Salbenbehandlung mit

- Polygonatum 5 % Salbe WELEDA

(die dafür sorgt, dass die Warze nicht mehr hart wird) abends auftragen und unter einem Pflaster über Nacht einwirken lassen, im Wechsel mit

- Bismutum-Stibium Salbe WELEDA

am besten ebenfalls nachts als Pflasterverband. Am Tag müssen keine störenden Pflaster getragen werden.

Sollte die Behandlung nicht genug Wirkung zeigen, kann man erneut Duofilm und Guttaplast® benutzen und im Anschluss wieder mit den genannten Salben arbeiten.

Hilfe bei gewöhnlichen Warzen:

Bei diesen Warzen ist die innerliche Behandlung sehr viel individueller. Allgemein kann man folgende Mittel empfehlen:

Bei Kindern, die große, weiche Warzen haben, die stark infektanfällig sind, zu Ekzemen, Asthma, Atemwegsinfekten bei Kälte und Nässe sowie zu Durchfällen neigen

- Thuja e summit. D6–12 Glob. WALA

3-mal tägl. 5 Globuli

Bei Kindern, deren Warzen, nicht stark verhornt sind und meist an den Fingern sitzen, die infektanfällig bei Kälte und Nässe, vor allem aber bei starken Temperaturschwankungen sind

- Dulcamara D6–D12 Glob.

3-mal tägl. 5 Globuli

Bei Kindern, deren Warzen eher hart und stark verhornt sind und sich in der Nähe der Fingernägel, aber auch am Fuß finden; die sich schlecht wehren können (auf allen Ebenen, auf dem Schulhof wie gegenüber Infekten), eine starke Bindung an die Mutter haben und die im Spätherbst infektanfällig sind

- Causticum D12 Glob.

3-mal tägl. 5 Globuli
Causticum stärkt die »Durchsetzungsfähigkeit« – die Kinder werden bei Gabe des Mittels eventuell weniger sanft und mutterverbunden als bisher.

- Berberis fruct. D3 Dil. WELEDA

3-mal tägl. 5 Tropfen

Hilfe bei Dellwarzen:

Hier bewährt sich die innerliche Behandlung. Allgemein das wirksamste Mittel – besonders bei Kindern, die gleichzeitig oder früher an einer Neurodermitis oder an Neurodermitis im Wechsel mit Asthma gelitten haben

- Thuja e summit. D12 Glob. WALA

2-mal tägl. 5 Tropfen

Eine wichtige weitere Behandlungsmöglichkeit des anthroposophisch-homöopathischen Arztes besteht in der Gabe von potenziertem Eigenblut nach der Methode von Hedwig Imhäuser. Dem Kind wird dabei eine sehr kleine Menge Blut entnommen, dieses wird potenziert und ihm in steigenden Potenzen tropfenweise über den Mund gegeben (nicht gespritzt!). Sprechen Sie darüber mit Ihrem Arzt.

Ein großes Problem stellen Kinder dar, bei denen sich die Dellwarzen explosionsartig ausbreiten (es können bis über 100 Dellwarzen auftreten!). Meist besteht als Grundlage eine trockene Haut oder eine Neurodermitis. Hier hat sich in unserer Praxis ein konstitutionelles Arzneimittel ausgezeichnet bewährt

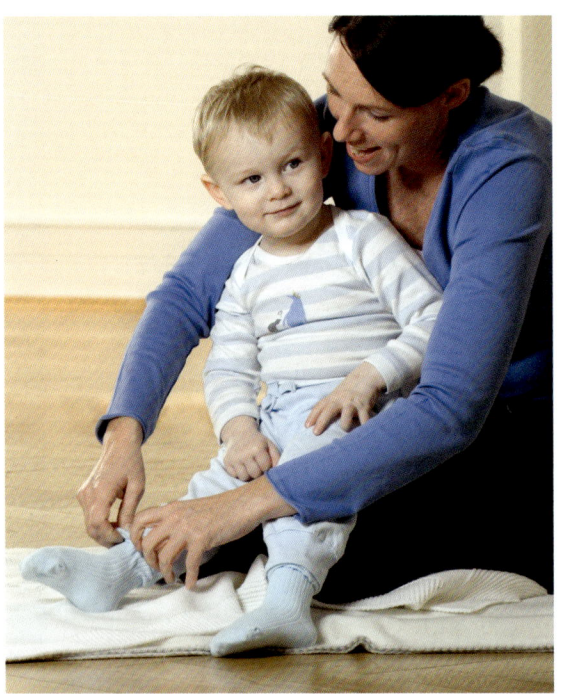

Warme, trockene Füße schützen am besten vor den lästigen Dornwarzen.

● **Fluorit D12 Trit. WELEDA**

2-mal tägl. 1 Msp. des Pulvers vor den Mahlzeiten gegeben. Ein Versuch lohnt sich in jedem Fall, ehe der Dermatologe zum »scharfen Löffel« greift.

Äußerlich hilft

● **Thuja occidentalis Urtinktur**

mehrmals tägl. unverdünnt auftupfen und trocknen lassen. Sobald sich um die Dellwarze ein entzündlicher Hof bildet, damit aufhören: Die Warze wird verschwinden.

Wie Sie als Eltern helfen können

● Erklären Sie Ihrem Kind, wie es verhindern kann, dass es sich mit den Warzen immer wieder selbst ansteckt: nicht kratzen, reiben oder drücken.

● Manchmal hilft es auch, wenn Sie die Warze eine Zeit lang mit einem kleinen Mullverband abdecken, um Ihr Kind daran zu erinnern, dass es diese Stelle in Ruhe lässt.

● Bei Dornwarzen an den Fußsohlen sind warme, trockene Füße wichtig. Achten Sie darauf, dass Ihr Kind möglichst immer mit Stoppersocken oder Hausschuhen in der Wohnung herumläuft.

● Atmungsaktive Schuhe und Socken mit so wenig Synthetikanteil wie möglich – am besten aus reiner Baumwolle – sind ebenfalls hilfreich.

● Achten Sie auf eine vollwertige Ernährung, um die Stoffwechseltätigkeit Ihres Kindes und somit gleichzeitig seine Wärmebildung zu stärken.

● Zur Unterstützung der Therapie eignen sich Rosmarinbäder oder Sie reiben die Warzen mit verdünntem Rosmarinöl ein (aus der Apotheke).

● Es hilft auch, wenn Sie ein frisches Efeublatt auf die Warze an der Fußsohle legen, bevor Sie den Strumpf überziehen. Ihr Kind kann dann den ganzen Tag damit herumlaufen.

Grind

Impetigo contagiosa

Typische Symptome

- Eiterbläschen auf der Haut
- rote Flecken auf der zum Teil örtlich überwärmten Haut
- honiggelbe Krusten
- manchmal Fieber und eingeschränkter Allgemeinzustand

Der **Grind**, auch Grindflechte genannt, ist die häufigste bakterielle Hautentzündung, da er extrem ansteckend ist. Die Krankheitserreger sind meist Streptokokken oder Staphylokokken, die über kleine Verletzungen der Haut eindringen und die Entzündung auslösen. Sie werden durch Schmierinfektion oder über verschmutzte Gegenstände wie Handtücher und Spielzeug verbreitet. Am häufigsten erkranken Säuglinge und Kleinkinder oder Kinder mit Neurodermitis (siehe Seite 269).

Vor allem im Gesicht und an den Händen bilden sich unterschiedlich große, juckende Blasen, die mit eitrigem Sekret gefüllt sind. Sie platzen schnell auf, wodurch sich die Flüssigkeit aus den Blasen entleert und innerhalb kurzer Zeit antrocknet. Dabei entstehen honigfarbene, juckende Krusten, die nur langsam abheilen, meist ohne Narbenbildung. Durch Berühren und Kratzen mit den Fingern werden die Bakterien auch auf andere Stellen übertragen, wo sie neue Herde bilden.

Wann zum Arzt?

Die Behandlung von ansteckendem Grind muss immer vom Arzt überwacht werden, denn je jünger das Kind ist, desto größer ist die Gefahr, dass sich die Bakterien über die Blutbahnen ausbreiten. Sind Streptokokken die Ursache, so können sehr selten Komplikationen zum Beispiel in Form einer Nierenentzündung (siehe Seite 333) auftreten.

Was macht der Arzt?

Der Arzt wird wahrscheinlich Salizylvaseline verschreiben, das die Krusten aufweichen lässt. Eine lokal antibiotisch wirksame Creme oder Salbe wie Fucidine-Creme stellt bei rechtzeitiger Anwendung eine sehr zuverlässige Behandlung dar. Breitet sich bei einer Staphylokokken-Infektion der Grind über verschiedene Körperstellen aus (meist große, einzeln stehende, eiternde Herde), wird er ein innerlich gegebenes Antibiotikum verordnen – vor allem, wenn die Abwehrkraft des Kindes bereits geschwächt ist oder zum Beispiel bei Neurodermitis eine geschwächte Abwehr der Haut vorliegt.

ANTHROPOSOPHISCH-HOMÖOPATHISCHE THERAPIE

Äußerlich hilft eine Schüttelmixtur aus
- Calendula Essenz WALA/WELEDA 10,0
- Sulfur praecip. 3,0 (-4,0)
- Lotio alba ad 100,0
  (in der Apotheke zubereiten lassen) die so aufgepinselt wird, dass die betroffenen Stellen weiß bleiben.

Als Salbe eignet sich für die weitere Behandlung bis zur Abheilung
- Mercurialis 10 % Salbe WELEDA

Innerlich helfen
- Lachesis comp. Glob. WALA
  5 Globuli
- Apis/Belladonna cum Mercurio Glob. WALA
  5 Globuli und
- Antimonit D6 Trit. WELEDA
  1 Msp., anfangs im stündl. Wechsel geben.

Ergänzend kann die Heilung der Haut sehr wirksam innerlich unterstützt werden durch die Gabe von

● **Calendula D3 WALA/WELEDA**
   entweder 2-mal tägl. $^1/_2$ Ampulle (WALA) in den Mund (!) oder 2-mal tägl. 7 Tropfen (WELEDA) in den Mund geben.

Zur Nachbehandlung und Vorbeugung – zum Beispiel bei trockener Haut – eignet sich
● **Imlan Creme pur**
   1- bis 2-mal tägl. auftragen.

Wie Sie als Eltern helfen können

Um die Ansteckung anderer zu verhindern, darf Ihr Kind den Kindergarten und die Schule so lange nicht besuchen, bis der Grind verschwunden ist. Außerdem ist Hygiene jetzt besonders wichtig, das heißt, dass Sie sich die Hände waschen, nachdem Sie Ihr Kind versorgt haben, sowie täglich sein Handtuch wechseln und das Spielzeug reinigen sollten. Größere Wundflächen können Sie mit Wundgaze (in der Apotheke) umwickeln, einzelne Bläschen können Sie unter Verwendung von sterilen Kompressen mit Thymiantee betupfen.

Damit sich Ihr Kind nicht aufkratzen kann, schneiden Sie ihm am besten die Fingernägel kurz und waschen Sie ihm häufig die Hände.

Wie bei allen eitrigen Hautentzündungen sollte Ihr Kind auf Zucker und Süßes verzichten, da die Verdauung von Zucker das Immunsystem unnötig in Anspruch nimmt und die Vermehrung der Bakterien fördert.

Abszess und Furunkel

Typische Symptome

● Abszess: abgegrenzte Eiterhöhle (fühlt sich an wie erbsen- bis nussgroße Hautknoten)
● Furunkel: eitrig entzündeter Haarbalg
● schmerzhaft
● blaurot
● pralle, warme oder heiße Hautschwellungen

Bakterien, die in die Haut eindringen – meist Streptokokken und Staphylokokken –, können eine abgegrenzte Eiterhöhle bilden, bei der man dann von einem **Abszess** spricht. Dabei tritt zuerst ein kleines rötliches Knötchen auf, das rasch anschwillt und sich innerlich mit Eiter füllt. Es entsteht eine pralle, blaurot gefärbte Schwellung, die oft sehr schmerzhaft ist und sich heiß anfühlt. Bei Abszessen besteht die Gefahr, dass es zu einer Blutvergiftung (Sepsis) kommt, wenn sie nicht rechtzeitig behandelt werden und sich die Bakterien im Blut ausbreiten können.

Furunkel sind akut-eitrige Entzündungen eines Haarbalgs und seiner Talgdrüse. Sie können zu bohnen- bis walnussgroßen entzündlich geröteten Knoten werden mit einem Eiterpfropf in der Mitte. Furunkel können an jeder Stelle der behaarten Körperhaut auftreten. Erreger sind meistens Staphylokokken. Mehrere benachbarte Furunkel können zu einem Karbunkel verschmelzen. Auf keinen Fall dürfen Furunkel im Gesichtsbereich ausgedrückt werden, da die Bakterien so in Blutgefäße gelangen können, die in der Nähe des Gehirns liegen.

Aus ganzheitlicher Sicht

Zu viel Fett in der Unterhaut kann eine Ursache für die Bildung von Abszessen und Furunkeln sein. Fett ist ein wichtiger Wärmespeicher. Der

Organismus sollte nur so viel Wärme in Form von Fett speichern, wie er für seine Tätigkeiten und Funktionen braucht. Wird zu viel Wärme in Form von Fett gespeichert, ohne dass diese Wärme gebraucht und genutzt wird, entsteht ein Milieu, in dem der Körper zu Entzündungen neigt: Bakterien finden dann den geeigneten Boden, um sich zu vermehren.

Eine weitere Ursache können eine träge Darm- oder Lebertätigkeit sowie eine Stoffwechselschwäche bei Zuckerkranken sein. Diese verursachen bzw. verschlimmern die Abwehrschwäche der Haut. Von Seiten der Ernährung kann zum Beispiel Schweinefleisch, insbesondere gebratener Speck, aber auch Schokolade die Abszessneigung verstärken, da zum einen die Darm- und Lebertätigkeit belastet wird und sie zum anderen unnötig zur körperlichen Fettbildung beitragen.

Wann zum Arzt?

Gehen Sie mit Ihrem Kind zum Arzt, wenn es einen Abszess hat. Er wird ihn gegebenenfalls öffnen und kann dadurch einer Blutvergiftung vorbeugen. Auch Furunkel sollten ärztlich begutachtet werden, vor allem, wenn sie größer werden und das Kind Fieber bekommt.

Was macht der Arzt?

Oberflächliche Abszesse kann der Arzt öffnen, desinfizieren und lokal mit Salben behandeln. Bei Furunkeln erfolgt die Behandlung mit teerhaltigen Zugsalben, damit sich die Entzündung zusammenzieht und abkapselt. Oberflächliche Abszesse und Furunkel öffnen sich dann selbst nach außen (Abszessreifung), und es entleert sich gelblich-flüssiger oder fester Eiter. Bei Fieber oder Verschlechterung des Allgemeinzustandes kann eine zusätzliche antibiotische Behandlung notwendig werden.

W·I·C·H·T·I·G

Drücken Sie nicht selbst an einem Abszess herum, denn dadurch gelangen die **Bakterien** nur tiefer in das Gewebe.

ANTHROPOSOPHISCH-HOMÖOPATHISCHE THERAPIE

- **Mercurialis-perennis-Salbe 10 %**
  (gute Zugsalbe!) auf die Abszesse und Furunkel auftragen. Kann mehrmals am Tag wiederholt werden.
- **Apis/Belladonna cum Mercurio Glob.**
  stündl. 5 Globuli im Wechsel mit
- **Lachesis comp. Glob. WALA**
  5 Globuli (vor allem bei fieberhaften Verläufen)

Wie Sie als Eltern helfen können

Um die Abszessreifung zu beschleunigen, können Sie die Stelle mit Infrarotlicht (dreimal täglich zehn Minuten, siehe Seite 60) bestrahlen.

Bei Abszessen sollte Ihr Kind keinen Zucker und kein Schweinefleisch essen (siehe oben).

Warme Kompressen, getränkt in einem Tee aus Arnika oder Kamille (siehe Seite 58) können in der Anfangsphase schmerzlindernd sein. Bei fortgeschrittenen Abszessen oder Furunkeln helfen dagegen besser kühle Umschläge, am besten mit Calendulaessenz.

Hautmale

Muttermal (Naevi)

Muttermale heben sich durch ihre Farbe von der übrigen Haut ab: Sie sind rot oder braun, auch braun-schwarz. Muttermale sind unterschiedlich groß und klar begrenzt. Manchmal sind sie flach, manchmal erhaben. Selten sind Muttermale (oder Leberflecken) bereits bei der Geburt vorhanden, meist entwickeln sie sich während der Kindheit. Muttermale sind fast immer harmlos, manchmal stören sie aus kosmetischen Gründen oder wegen ihrer ungünstigen Lage zum Beispiel genau am Hosenbund. Wenn die Male allerdings bluten oder sich verändern, sollten Sie zum Arzt gehen. Auch Flecken mit einer Größe über zwei Zentimeter sollten Sie einem Hautarzt zeigen. Möglicherweise wird das Mal entfernt, weil es sich später zu einem Melanom (Hautkrebs) entwickeln kann.

Feuermal

Die roten Feuermale sind angeboren. Sie treten an einer Seite des Gesichts auf und bleiben meist ein Leben lang bestehen. Die flächenhaften Male sind nicht scharf begrenzt, sondern verlaufen. Feuermale können zum Beispiel aus kosmetischen Gründen durch Laserbehandlung verkleinert oder ganz entfernt werden.

Storchenbiss

Ein Storchenbiss ist ein Feuermal, das bei der Geburt besteht, aber meist innerhalb des ersten Lebensjahres stark verblasst oder ganz verschwindet. Storchenbisse treten an der Stirn, an Augenlidern, Augenbrauen und am häufigsten am Nacken auf. Daher kommt auch der Name: »Der Klapperstorch trägt das Baby mit seinem Schnabel an der Haut im Nacken, wenn er es den Eltern bringt.« Die Geburtsmale sind immer harmlos.

Blaues Hautmal

Die blau-schwarze Hautverfärbung im unteren Rücken- und Pobereich, auch Mongolenfleck genannt, kommt häufiger bei asiatischen, türkischen oder afrikanischen Kindern vor. Bei mitteleuropäischen Säuglingen tritt sie eher selten auf. Die Hautverfärbung ähnelt einem Bluterguss, ist harmlos und bedarf keiner Behandlung, da sie sich selbst meist innerhalb der ersten zwei Lebensjahre zurückbildet.

Blutschwamm (Hämangiom)

Die blau-roten Hautmale sehen tatsächlich aus wie blutige Schwämme. Sie treten überwiegend in den ersten beiden Lebensmonaten auf, vermehrt bei Frühgeborenen. Sie wachsen im ersten Lebensjahr, bilden sich aber ab dem zweiten Lebensjahr meistens wieder zurück. Blutschwämme im Gesicht sollten früh von einem dafür spezialisierten Arzt beurteilt und behandelt werden, weil sie nur selten spontan zurückgehen. Das gleiche gilt für Blutschwämme an Gelenken und im Genitalbereich. Die Behandlungstechnik muss immer individuell entschieden werden. Bei allen anderen Blutschwämmen können Sie abwarten, es sei denn, das Wachstum ist ungewöhnlich schnell. Wenn ein Blutschwamm blutet, lässt sich die Blutung durch Aufdrücken eines sauberen Tuches schnell stoppen.

Anthroposophisch-homöopathische Therapie
Wenn der Blutschwamm nicht sofort entfernt werden muss, hilft äußerlich
O **Abrotanum 10 % Salbe WELEDA** und
O **Viscum Mali 3 % Salbe WALA**
   im täglichen Wechsel jeweils 1-mal auftragen. Ein Teil der Blutschwämme zeigt darauf innerhalb von 1–3 Monaten eine deutliche Verän-

derung (der Blutschwamm wächst nicht mehr bzw. beginnt sich deutlich zurückzubilden).

Milchkaffeefleck

Die hellbraunen Male, auch Cafe-au-lait-Flecken genannt, sind unbedenklich, wenn sie nur vereinzelt auftreten. Treten mehr als fünf Milchkaffeeflecken auf, sollten Sie zum Arzt gehen.

Wichtig

Gehen Sie immer zum Arzt, wenn Ihnen ein Hautmal verdächtig erscheint, es sich verändert, juckt, entzündet oder häufiger blutet. Außerdem sollten Sie asymmetrische, über zwei Zentimeter große, unscharf oder unregelmäßig begrenzte und unterschiedlich gefärbte Male von einem Facharzt (Dermatologen) begutachten lassen. Der Arzt wird sich die gesamte Haut Ihres Kindes anschauen und eventuell zur Verlaufsdokumentation die Hautmale zusammen mit einem Maßstab fotografieren.

Bei sehr auffälligen Hautmalen sollten Sie zusätzlich zu einem Spezialisten gehen (dermatologische Zentren in Kliniken).

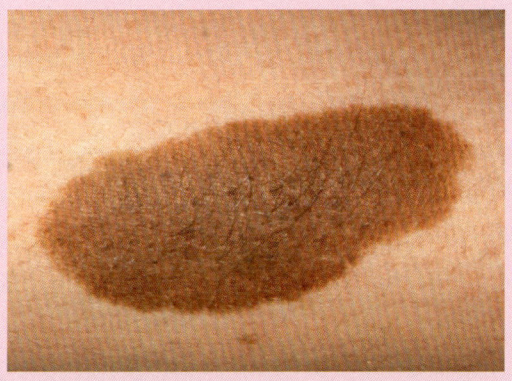

Großes Muttermal

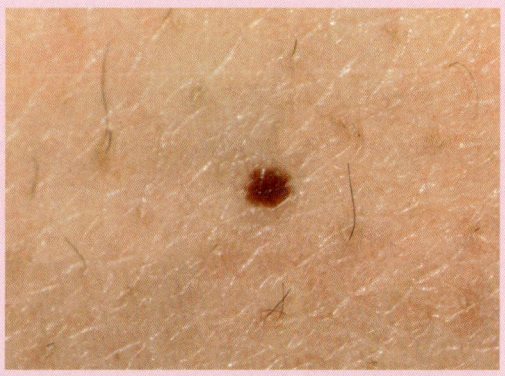

Normales Muttermal

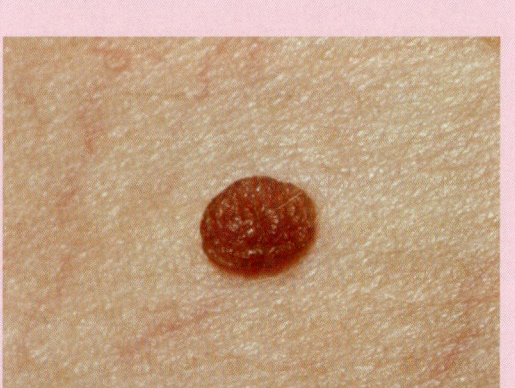

Spitz-Naevus

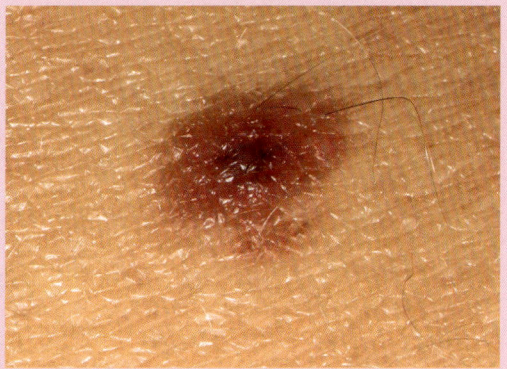

Unregelmäßiges Muttermal, aber gutartig

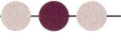

Faulecken

Perlèche

Typische Symptome

- nässende, juckende, rote Entzündungen mit Einrissen an den Mundwinkeln, Ohrläppchen sowie den Zwischenräumen der Finger und Zehen

Entzündungen mit Rissen (Rhagaden) an einem oder beiden Mundwinkeln nennt man **Faulecken**. Sie nässen, jucken und bilden Krusten. Auch an Ohrläppchen und in den Zwischenräumen von Fingern und Zehen können Faulecken auftreten. Kinder mit Neurodermitis (siehe Seite 269) sind davon häufiger betroffen als andere.

Durch kleine Verletzungen und Reiben, etwa mit dem Schnuller im Mund oder durch zu enge und raue Handschuhe oder Socken, siedeln sich Bakterien wie Staphylokokken oder Soor-Pilze (siehe Seite 144) an den vorgeschädigten Hautstellen an. Dort bilden sich die nässenden und blutenden Ekzeme, die zwar verkrusten, aber beim Essen und Trinken immer wieder von neuem einreißen.

Beim Abschlecken mit der Zunge werden die Keime am Mund verbreitet, an den Ohrläppchen durch das Reiben der Mütze und durch Sabbern im Schlaf. In den Finger- und Zehenzwischenräumen sorgt der Schweiß für hartnäckige Faulecken.

Aus ganzheitlicher Sicht

Die Neigung zu Rhagaden tritt vor allem bei Kindern auf, deren Nerven-Sinnes-System überreizt ist. Dies zeigt sich an trockenen Lippen, Rissen an den Mundwinkeln, Fältchen zwischen den Ohrläppchen, grauen Schuppungen im Nacken, Juckreiz etc.

Neigt ein Kind zu Faulecken, ist es besonders wichtig, neben der lokalen Behandlung während der gesamten Kindheit seine Sinne nicht zu überreizen und den aufbauenden, regenerativen Stoffwechsel-Pol zu stärken (siehe Einleitung, Seite 20).

Besonders wichtig ist die Stärkung des Eisenstoffwechsels (siehe Kopfschmerzen, Seite 280) Die Aufnahme und richtige Verteilung des Eisens im Körper ist eine aktive Leistung des Organismus. Auch wenn genug Eisen im Essen enthalten ist, heißt das noch nicht, dass der Körper dieses Eisen verwerten kann. Mit Hilfe von anthroposophischen Arzneimitteln kann der kindliche Eisenstoffwechsel jedoch umfassend angeregt werden (siehe unten).

Wann zum Arzt?

Wenn die Faulecken nicht innerhalb von zwei Wochen wieder verschwunden sind, müssen Sie mit Ihrem Kind zum Arzt. Er wird eventuell einen Abstrich machen, um die Erreger nachzuweisen. Er wird auch abklären, ob möglicherweise andere Krankheiten, wie ein Eisenmangel (siehe Blutarmut, Seite 310) oder eine Allergie (siehe ab Seite 250) vorliegen.

Was macht der Arzt?

Der Arzt wird eine Pyoctannin-Lösung verschreiben, die die Faulecken meist innerhalb von einer bis zwei Wochen abheilen lassen. Sollte dies nicht der Fall sein, wird er Antibiotika oder eine pilztötende Salbe verordnen.

ANTHROPOSOPHISCH-HOMÖOPATHISCHE THERAPIE

Bei Fauleecken generell wirksam ist
- **Hepar sulfuris D 4–D 6 Trit. WELEDA**
  3-mal tägl. 1 Msp.

Zur äußerlichen Behandlung
- Mercurialis perennis 10% Salbe WELEDA bis zu 3-mal tägl. auf die betroffene Stelle auftragen.

Bei Kindern unter neun Jahren zur Anregung und Stärkung des Eisenstoffwechsels
- Ferrum silicicum comp. Glob. WALA 3-mal tägl. 5–7 Globuli
bei Kindern über neun Jahren
- Ferrum ustum comp. Trit. WELEDA 1- bis 3-mal tägl. 1 Msp.

Bei Tendenz zu Eisenmangel
- Ferrum hydroxydatum 5 % Trit. WELEDA tägl. $^1/_2$ TL vor der Hauptmahlzeit geben.

Wie Sie als Eltern helfen können

Einrisse zwischen den Zehen, Fingern, hinter den Ohren oder an den Mundwinkeln können Sie mit 10%iger Calendulaessenz abtupfen und reinigen. Anschließend pflegen Sie die Hautpartien mit 10%iger Mercurialis-perennis-Salbe. Achten Sie auf eine vollwertige Ernährung, die die Stoffwechseltätigkeit und damit auch die Wärmebildung Ihres Kindes genügend anregt. Reduzieren Sie Zucker in der Nahrung sowie säurehaltige Speisen wie Zitrusfrüchte, die die Stellen zusätzlich reizen.

Herpesbläschen
Herpes labialis

Typische Symptome
- wässrig gefüllte, gespannte Bläschen am Mund und um den Mund herum, manchmal auch an anderen Stellen im Gesicht, die später platzen und verkrusten
- Juckreiz
- manchmal Fieber

Eine **Herpesinfektion** bei Kindern wird fast immer von den Herpes-simplex-Viren vom Typ I (HSV-1) hervorgerufen. Die HSV-2-Viren lösen Infektionen vor allem im Genitalbereich aus, weshalb von ihnen nur Erwachsene durch Übertragung beim Geschlechtsverkehr betroffen sind und Neugeborene, die mit dem Virus während der Geburt infiziert werden.
Die Erstinfektion mit den Herpes-Viren kann eine Mundfäule auslösen (Stomatis aphtosa, siehe Seite 200). Nach der überstandenen Krankheit bleiben die Viren im Körper. Bei geschwächter Abwehr oder entsprechender körperlicher Veranlagung können sie wieder erscheinen, zum Beispiel während Erkältungskrankheiten oder auch nach starker Sonneneinstrahlung als Lippen- oder Fieberbläschen. Die Inkubationszeit beträgt wenige Tage bis Wochen. Die einzeln oder gruppenweise angeordneten Bläschen sind zuerst klar gefüllt, platzen bald auf und heilen ab, indem sie verkrusten. Sie schmerzen oder jucken was zum Kratzen verleitet und weitere Infektionen nach sich ziehen kann. Nach ein bis zwei Wochen heilen Herpesbläschen ab, ohne Narben zu hinterlassen. Bei Neugeborenen und Kindern mit einer schweren Neurodermitis (siehe Seite 269) kann die Infektion schwer verlaufen und muss von einem Arzt entsprechend therapiert werden (siehe Kasten Seite 234).

●● Neugeborenen-Herpes

Die Erreger sind HSV-2-Viren, die bei der Geburt von der Mutter auf das Neugeborene übertragen werden. Die Herpeserkrankung bricht dann in der zweiten bis sechsten Lebenswoche aus. Sie wird in der Regel mit einem Virustaticum (Aciclovir) behandelt. Meist heilen die betroffenen Hautregionen, Schleimhäute oder Augen wieder ab. Kritischer wird es, wenn auch das Gehirn infiziert ist. Dann müssen Neugeborene im Krankenhaus behandelt werden. In sehr seltenen Fällen kann es zu einer Gehirnentzündung kommen (Herpes-Enzephalitis). Wird die Erkrankung rechtzeitig behandelt, sind die Heilungschancen meistens gut.

Aus ganzheitlicher Sicht

Interessant ist, in welchen Situationen die Lippenbläschen immer wieder »aufflammen«, nämlich dann, wenn etwas Fremdes unvorbereitet zu tief in den Organismus eindringen konnte. Das kann in Form zu intensiver Sonneneinstrahlung sein, aber auch in Form einer Infektion mit Fieber (»Fieberbläschen«) oder in Stresssituationen (»Stressbläschen«). Die entstehenden Bläschen sind Zeichen für dieses Eindringen.

Der kurzzeitige Einbruch schafft ein Milieu, in dem sich das Virus vermehren kann. Das Aufquellen der Haut ist ein an falscher Stelle ablaufender, vergeblicher Versuch, die Barriere gegen Eindringlinge zu »verdicken« und zu stärken. Bei häufig wiederkehrenden Herpesbläschen muss also generell die Fähigkeit des Kindes sich abzugrenzen (gegenüber seiner Umwelt und auch gegenüber Erregern), gestärkt und unterstützt werden.

Wann zum Arzt?

Gehen Sie zum Arzt, wenn die Bläschen nach zwei Wochen nicht abgeheilt sind. Auch bei Bläschen in Augennähe müssen Sie einen Arzt aufsuchen, ebenso wenn sich die Bläschen immer weiter ausbreiten.

Was macht der Arzt?

Normalerweise ist die Diagnose von Herpesbläschen schnell gestellt (Blickdiagnose). Lomaherpan Creme oder Extrakte aus Salbei (zum Beispiel Salvia offic. D1 Dil.) können Linderung verschaffen. Klinische Studien belegen, dass Honig, der auf die Bläschen aufgetragen wird, ebenso wirksam sein kann wie die Gabe eines chemischen Anti-Virus-Medikaments. Meist wird vom Arzt Aciclovir verschrieben, zum Beispiel als Augensalbe, die auch auf die Lippen aufgetragen werden kann.

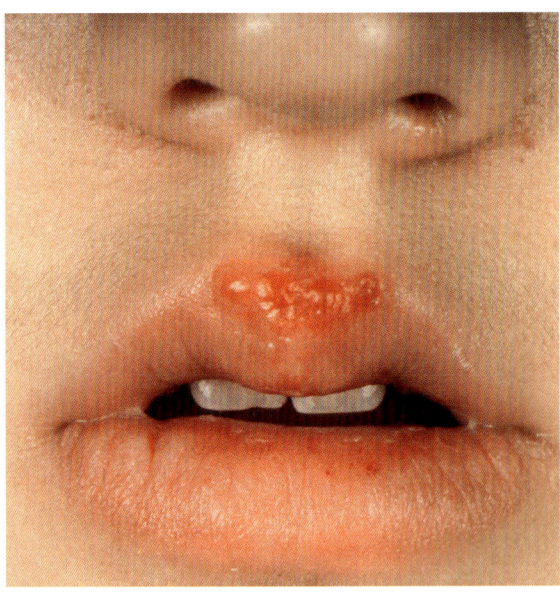

Die lästigen, juckenden Herpesbläschen kommen besonders dann zum Vorschein, wenn die Abwehr geschwächt ist – zum Beispiel bei einer Erkältung.

Wirklich notwendig ist das antivirale Medikament bei Neugeborenen, abwehrgeschwächten und an Neurodermitis erkrankten Kindern sowie bei Bläschen am Auge.

ANTHROPOSOPHISCH-HOMÖOPATHISCHE THERAPIE

- **Cantharis D10 Glob.**
  3-mal 5 Globuli
- **Rhus toxicodendron e foliis D30 Amp. WALA**
  aus der Ampulle wiederholt 1 Tropfen auf Herpes-Bläschen auftropfen, zusätzlich 3-mal tägl. 5 Tropfen auf die Zunge geben.
- **Rathania comp. Lösung WELEDA**
  1:1 mit Wasser verdünnt lokal auftupfen (bei Kindern über zwei Jahren).

Vor allem bei wiederkehrenden Fällen, wenn die Sonne den Ausschlag auslöst, wenn gleichzeitig eine Ekzemneigung besteht

- **Natrium muriaticum C30 Glob.**
  1-mal wöchentl. 5 Globuli in Wasser gelöst schluckweise über den Tag verteilt gegeben (4 Wochen lang).

Wie Sie als Eltern helfen können

Achten Sie darauf, dass Ihr Kind – trotz Juckreiz – die Bläschen nicht aufkratzt, da sie sich sonst ausbreiten und langsamer verheilen. Wenn Sie eine Melissentinktur oder -salbe auf die Bläschen auftragen, heilen diese schneller ab. Sie können auch einen konzentrierten Melissen- oder Salbeitee kochen, ihn abgekühlt abseihen und damit die Bläschen lokal betupfen, um die Beschwerden zu lindern. Beide Pflanzen aus der Familie der Lippenblütler enthalten Stoffe, die Viren abtöten können. Ebenso geeignet ist Honig, wenn Ihr Kind schon so diszipliniert ist, ihn nicht sofort abzulecken.

Gürtelrose

Herpes zoster

Typische Symptome

- Gruppen nässender Bläschen, meist einseitig
- Hautrötung
- Schmerzen
- manchmal Fieber

Bei einer **Gürtelrose** handelt es sich um die Zweitinfektion mit dem Windpocken-Virus (siehe Seite 189). Wie die Viren bei den Herpesbläschen (siehe Seite 233) schlummern auch nach einer überstandenen Windpockenerkrankung die Varizella-Zoster-Viren weiter im Körper. Sie sitzen an der Wurzel der sensiblen, vom Rückenmark ausgehenden Nerven und können manchmal wieder erwachen und die Hauterkrankung auslösen. Die Bläschen ziehen sich meist vom Rücken entsprechend dem Nervenverlauf halb-gürtelförmig nach vorne. Am Körper wie im Gesicht tritt die Gürtelrose fast immer einseitig auf.

Die Krankheit dauert zwei bis drei Wochen. Sie ist im Kindesalter bisher selten und betrifft vor allem Kinder, die zum Beispiel wegen einer Tumorerkrankung eine Chemotherapie durchmachen und deshalb in ihrer Abwehr gegen das Virus geschwächt sind. Es gibt aber einzelne Kinder, die die Gürtelrose scheinbar ohne jeden äußeren Anlass bekommen: Sie haben entweder die Windpocken so früh durchgemacht, dass die Virusabwehr sich nicht ausreichend stark ausbilden konnte, oder sie weisen Vorfahren auf, die ebenfalls eine Neigung zur Gürtelrose zeigen (erbliche Abwehrschwäche). Dabei sind Mädchen anscheinend häufiger betroffen.

Vorsicht ist geboten, wenn eine Ansammlung von Herpesbläschen im Bereich der Augen und Ohren auftritt.

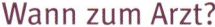

Wann zum Arzt?

Gehen Sie bei Verdacht auf eine Gürtelrose mit Ihrem Kind zum Arzt. Bei einem Befall im Gesicht sollten Sie ihn sofort aufsuchen.

Was macht der Arzt?

Eine Gürtelrose im Augen- und Ohrenbereich muss möglichst früh medikamentös mit virushemmenden Mitteln behandelt werden!
Gegen den Juckreiz helfen dieselben Mittel wie gegen Windpocken (siehe Seite 191).

ANTHROPOSOPHISCH-HOMÖOPATHISCHE THERAPIE

Bei akuter Gürtelrose mit Schmerzen
Auflage von 1:10–1:20 verdünnter Arnikaessenz (WELEDA oder WALA)
als feucht-warme Kompresse kann rasch eine spürbare Linderung bringen.

Bei jeder Gürtelrose im Anfangsstadium
- **Varizellen-Nosode D30 Glob. STAUFEN**
  1-mal tägl. 5 Globuli über 3 Tage hinweg
- **Echinacea/Argentum Glob. WALA**
  3-mal tägl. 7 Globuli. Stärkt die Abwehr des Organismus insbesondere im Bereich von Haut und Nervensystem.

Vor allem bei Kindern, deren Vorfahren zur Gürtelrose neigten, die also erblich vorbelastet sind
- **Sepia D12–D30 Glob.**
  3-mal tägl. 5 Globuli, bis Besserung einsetzt, dann seltener. Das überragende konstitutionelle homöopathische Arzneimittel hilft generell bei Blasen bildenden Hauterkrankungen.

Wie Sie als Eltern helfen können

Sie können Ihr Kind in gleicher Weise unterstützen wie bei Windpocken (siehe Seite 192).

Haut-, Fuß- und Nagelpilz
Tinea

Typische Symptome
- Juckreiz
- **Fußpilz:** gerötete, schuppige Haut
- **Nagelpilz:** gelblich, verdickt, brüchig
- **Hautpilz:** gerötete, leicht erhabene, rundliche Stellen
- **Kopfhautpilz:** Haarausfall an den betroffenen Stellen, Pusteln, Abszesse, nässende Haut

Haut-, Fuß- und Nagelpilze werden von Hefepilzen (Candida albicans) und Fadenpilzen verursacht und sind im Kindesalter selten. Die Hefepilze lösen bei Säuglingen und Kleinkindern normalerweise den Mund-, Darm- und Windelsoor aus (siehe Seite 144). Die Mehrzahl der von den Eltern vermuteten »Fußpilz«-Erkrankungen hat andere Ursachen, sodass eine ärztliche Diagnose unbedingt vor ungeeigneten Selbstbehandlungsversuchen stehen sollte.
Bei Schulkindern und Jugendlichen führen die Fadenpilze (Tinea) zu Pilzerkrankungen der Hautoberfläche. Sie befallen Füße, Nägel, Körperhaut und Kopfhaut.
- **Fußpilz:** Hier bilden sich vor allem zwischen den Zehen und am Übergang von der Fußsohle zum Fußrücken rötliche, schuppende und nässende Herde, die in der Haut Risse bilden. Diese können sich zusätzlich mit Bakterien infizieren. Fußpilze jucken und riechen stark, sie werden vor allem in Schwimmbädern, Turnhallen und Hotelduschen übertragen.
- **Nagelpilz:** Er verdickt den betroffenen Nagel, dieser wird brüchig und weißlich-grau (undurchsichtig).
- **Hautpilz:** Er bildet am Körper runde und ovale, juckende Herde, die sich am Rand ausbreiten und in der Mitte abheilen. Die Ränder sind

scharf begrenzt, rot, leicht erhaben und schuppen. Durch den Juckreiz und das Kratzen kommt es immer wieder zu Zweitinfektionen mit Bakterien und nässenden Ausschlägen.

● **Kopfhautpilz:** Dabei bilden sich an der behaarten Kopfhaut runde oder ovale Pilzherde, die einzeln stehen oder zusammenfließen. Die Ränder sind leicht erhaben, rötlich und schuppen. Durch Juckreiz und Kratzen kommt es zu Zweitinfektionen mit Bakterien, was zu nässenden, blutenden Ekzemen mit starker Borkenbildung (Krusten) und stellenweise zu Haarausfall führt. Eine zweite Art des Kopfhautpilzes bildet mehlig schuppende, runde Herde mit abgebrochenen Haaren. Beide Arten sind ansteckend, sie können deshalb in Kindergärten und Schulklassen gehäuft auftreten und sind dann meldepflichtig. Wenn die Therapie begonnen worden ist, darf Ihr Kind nach Rücksprache mit dem Arzt wieder in die Schule.

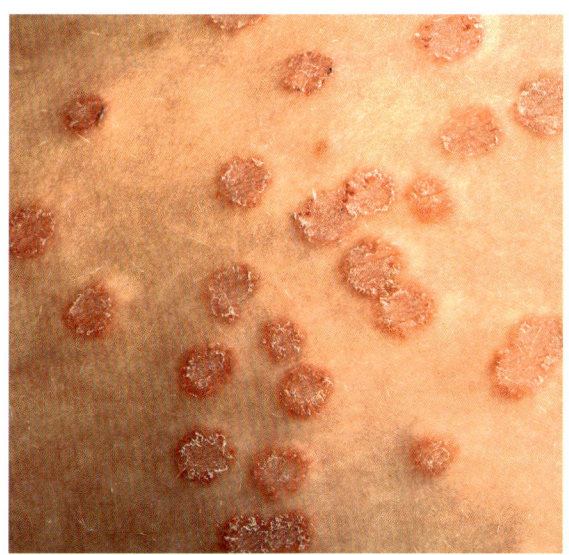

Pilzverdächtig ist jeder Hautausschlag, der am Rand betont ist.

Aus ganzheitlicher Sicht

Pilze gedeihen besonders gut im Dunkeln und wenn es warm und feucht ist. Ein solches Milieu schaffen vor allem geschlossene Schuhe und Strümpfe aus synthetischen Fasern. Es kann auch sein, dass die Hautzellen vor allem in der Oberhaut nicht genügend von Innen heraus belebt werden, und sich deshalb Pilze ansiedeln. Ursache für die zu schwachen eigenen Lebensprozesse kann eine »träge« Lebertätigkeit sein, so dass zu einer ganzheitlichen Behandlung auch eine Anregung der Stoffwechsel- und Lebertätigkeit gehört.

Wann zum Arzt?

Gehen Sie zum Arzt, wenn Sie eine Pilzerkrankung vermuten. Der Arzt muss die Behandlung auch regelmäßig kontrollieren.

Was macht der Arzt?

Haut- und Fußpilze (nicht bei Soor!) werden meist mit einer pilztötenden Salbe behandelt (Antimykotikum). Bei Nagelpilz genügt oft ein spezieller Nagellack, der über längere Zeit auf den befallenen Nagel aufgetragen wird. Ein Kopfhautpilz muss meist mehrere Wochen von außen mit Salbe und von innen mit Saft oder Tabletten behandelt werden. Außerdem gibt es spezielle Shampoos, die der Arzt verschreibt.

ANTHROPOSOPHISCH-HOMÖOPATHISCHE THERAPIE

Die Behandlung einer Nagelpilzerkrankung mit anthroposophisch-homöopathischen Mitteln ist schwierig und muss im Einzelfall dem Arzt vorbehalten bleiben.

Die Abwehr der Füße wird angeregt durch
● **Rosmarin Salbe 10% WELEDA**
 morgens die Füße damit einreiben.

Ebenfalls sehr wichtig ist die Anregung der Verdauung und des Stoffwechsels, am besten durch

- ● Gentiana Magenglobuli WALA

  3-mal tägl. 5–10 (bei Jugendlichen) Globuli

Die stärkste durchwärmende und zugleich abwehrsteigernde Wirkung hat die lokale Behandlung im Bereich der Zehen mit

- ● Cuprum/Quarz Salbe WALA

  in der Kupfer in stark konzentrierter Form mit Quarz und Rosmarin verbunden ist. Diese Salbe muss nach dem Auftragen 1–2 Tage einwirken. Das Kind sollte zum Schutz der Umgebung geeignete Socken tragen, da die kupferfarbene Salbe stark abfärbt.

Wie Sie als Eltern helfen können

Sie sollten Pilzerkrankungen nicht selbst therapieren. Wichtig ist, dass sich alle Familienmitglieder auf Hautpilze untersuchen lassen, um eine erneute Ansteckung zu vermeiden. Auch Haustiere (insbesondere Katzen) könnten die Infektionsquelle sein.

Alle Pilze werden durch das Tragen synthetischer Stoffe verstärkt, da diese keinen Schweiß aufsaugen. Verwenden Sie deshalb nur Kleidung und Bettwäsche aus Baumwolle. Diese ist luftdurchlässig und Sie können sie heiß waschen. Wechseln Sie Unterwäsche, Socken, Handtücher und Waschlappen täglich.

Bei Kopfhautpilz sollten Sie Kamm und Bürste Ihres Kindes auswechseln, um eine erneute Ansteckung zu verhindern.

Bei Fußpilz müssen die Füße täglich morgens und abends warm und kalt gewaschen und mit einem separaten Tuch, das Sie täglich wechseln müssen, getrocknet werden. Allgemein sollte Ihr Kind keine zu engen oder luftundurchlässigen Schuhe tragen.

Akne
Akne vulgaris

Typische Symptome

- ● »Mitesser« und »Pickel« auf der Haut von Gesicht, Brust und Rücken
- ● manchmal entzündete Pusteln

Akne ist eine Hauterkrankung, die etwa vom 12. bis zum 30. Lebensjahr auftreten kann. Am stärksten ausgebildet ist Akne bei Jugendlichen zwischen 15 und 18 Jahren. Betroffen sind Hautbereiche mit vielen Talgdrüsen, also Gesicht, Brust, Rücken und Nacken. Durch hormonelle Veränderungen während der Pubertät sondern die Talgdrüsen vermehrt Talg ab, der den Drüsenausgang, also die Haarfollikel, verstopft. Bei oberflächlichen Verstopfungen bilden sich schwarze Pünktchen, die so genannten »Mitesser« (Komedonen). Bei tiefer liegenden Verstopfungen entstehen erhabene weiße Knötchen, die »Pickel«.

Der Talgstau wird zum Nährboden für Bakterien, die dazu führen, dass sich die Talgdrüsen entzünden und schließlich die roten, eitrigen Pusteln entstehen, die auch Narben bilden können. Bei starken Entzündungen können sich Abszesse (siehe Seite 228) bilden.

●● Harmlos: Säuglingsakne

Manchmal entstehen auf der Haut von Neugeborenen kleine Pickelchen, die Neugeborenenakne genannt werden. Da diese noch ein Überbleibsel der mütterlichen Hormone sind, verschwinden sie – ohne Cremes und andere Behandlung – innerhalb weniger Wochen nach der Geburt wieder.

Pubertierende Jungen sind meist schwerer von Akne betroffen als gleichaltrige Mädchen.

Aus ganzheitlicher Sicht

In der Akne drückt sich die Pubertät für alle sichtbar aus. Vor allem bei den stärker betroffenen Jugendlichen (meist Jungen) ist zu beobachten, dass sie eher zurückhaltend oder gehemmt sind. Trauen sie sich nicht, ihre überschießende Energie auszuleben – im Sport oder bei der Annäherung und Eroberung des anderen Geschlechts – sprießen die Pickel und Mitesser besonders stark. Die Haut dient hier als Ersatzventil.

Sobald die Lernaufgaben der Pubertät aktiv angegangen werden, nämlich die eigene Individualität zu entwickeln, den eigenen Willen zu entfalten (auch gegen die Eltern), sich Herausforderungen zu stellen und so fort, wird die Akne sich deutlich bessern.

Wann zum Arzt?

Grundsätzlich kann bei Akne zunächst der Gang zur Fachkosmetikerin sinnvoll sein, die eine Beratung zur Hautpflege gibt und, wenn nötig, eine entsprechende Behandlung durchführt. Eine solche Beratung kann Ihrem Kind bzw. Ihrem Teenager sehr helfen, gelassener mit seinen Hautproblemen umzugehen.

Gehen Sie mit Ihrem Kind bei Akne zum Arzt, sobald sie nicht mehr nur in einem leichten Stadium auftritt (nur wenige Pusteln) oder Ihr Teenager darunter leidet.

Was macht der Arzt?

Da Akne ein länger anhaltendes, wenn auch natürliches Hautproblem während einer sehr sensiblen, mit Verunsicherung einhergehenden Lebensphase darstellt, ist eine gute Aufklärung der Betroffenen wichtig. Die medizinische Therapie wird kombiniert mit der Behandlung durch eine erfahrene Hautkosmetikerin. Diese wird die verhornten Talgdrüsenausgänge mit einer »Rubbelcreme« ablösen und die Mitesser vorsichtig mit einem speziellen Lochlöffel, »Komedonenquetscher« genannt, entfernen. Anschließend müssen die Stellen desinfiziert und mit speziellen Cremes gepflegt werden.

Eventuell wird der Arzt eine Spezialcreme oder eine Vitamin-A-Säure-Salbe verschreiben, manchmal auch Antibiotika und UV-Bestrahlungen, die aber nur unter ärztlicher Aufsicht erfolgen dürfen. Bedenkenswert ist, dass viele konventionelle Aknetherapeutika wie Vitamin-A-Säure-Salben deutliche Nebenwirkungen haben können. Unter der Gabe von Vitamin-A-Säure-Präparaten (Tretinoin) kann es zu starken Hautreizungen kommen, unter den Abkömmlingen der Vitamin-A-Säure (den Isotretinoin-Präparaten) sind bei Anwendung in der Schwangerschaft sogar vermehrt Missbildungen bei Kindern aufgetreten. Deshalb schlagen wir die folgende Alternative vor, die auf einer Leber und Galle anregenden Grundbehandlung aufbaut. Sie ist auch dann sinnvoll, wenn bereits schulmedizinische Arzneimittel angewandt wurden oder werden.

ANTHROPOSOPHISCH-HOMÖOPATHISCHE THERAPIE

Eine allgemein sinnvolle, innerliche Basistherapie besteht in der Gabe von

- **Choleodoron Dil. WELEDA**

  2- bis 3-mal tägl. 10–15 Tropfen nach dem Essen sowie

- **Hepatodoron Tabl. WELEDA**

  abends 2 Tabletten vor dem Essen kauen (in mittleren und schweren Fällen 1–2 Tabletten vor jeder Mahlzeit).

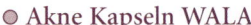

- Akne Kapseln WALA

  3-mal tägl. 2 Kapseln schlucken (man muss höher dosieren als auf der Packung angegeben, wenn man eine Wirkung erzielen will!).

Neigt der Jugendliche dazu, morgens schwer wach zu werden, ergänzt man diese Behandlung durch die Gabe von

- Phosphorus D6 Dil. WELEDA

  morgens 5–7 Tropfen

Für die äußerliche Basistherapie eignen sich

- Gesichtswaschcreme Dr. Hauschka

  morgens und abends 2–3 cm Creme mit lauwarmem Wasser anrühren und auftragen, lauwarm abspülen. Anschließend

- Akne Gesichtswasser WALA

  auftragen

- Akne Gesichtsdampfbad WALA

  2-mal wöchentl. 2 EL pro 500 ml heißes Wasser, 10 Min. anwenden. Anschließend

- Akne Gesichtsmaske WALA

  2 TL mit 1 TL Wasser streichfähig anrühren, 15 Min. lang auf dem Gesicht belassen. Anschließend abspülen und Akne Gesichtswasser WALA anwenden.

Am stärksten wirksam ist dabei nach unseren Erfahrungen die Gesichtsmaske, am ehesten entbehrlich ist das Gesichtswasser. Bei konsequenter Anwendung dieser Therapie haben wir sehr oft eine befriedigende Besserung ohne jede Nebenwirkung festgestellt.

Wie Sie als Eltern helfen können

Da die Akne in der Pubertät auftritt, ist viel psychologisches Fingerspitzengefühl im Umgang mit den Betroffenen gefragt. Denn die Jugendlichen leiden meist sehr unter den Pickeln, selbst wenn sie nicht sonderlich stark ausgeprägt sind.

Viele Eltern bezeichnen die Akne als »unreine Haut«, wodurch der Eindruck entstehen kann, der Jugendliche vernachlässige seine Hygiene. Damit haben die Pickel aber nichts zu tun. Grundsätzlich sollten Sie Sätze wie »Wir nehmen gerade ein …«, »Wir verwenden diese oder jene Creme« vermeiden.

Auch hier gilt wie bei der Neurodermitis: Versuchen Sie, Respekt und Distanz gegenüber dem Jugendlichen zu zeigen, und dazu gehört, seine Haut nicht als die eigene zu bezeichnen, zu betrachten oder zu behandeln.

Die Haut der Aknepatienten darf nur mit Wasser oder gegebenenfalls alkalifreien Seifen gereinigt und mit fettfreien Cremes auf Wasserbasis gepflegt werden. Besser als Seifen sind die oben genannten Hautreinigungsmittel. Die Pickel sollten nicht selbst ausgedrückt werden, da dies eine Entzündung fördern kann. Notfalls kann man einen reifen (!), größeren Pickel am schonendsten dadurch entleeren, dass man seitlich nach außen einen sanften Zug ausübt, so dass der Pickel sich auf Zug und nicht auf Druck entleert. In diesem Fall verhilft ein Tupfer Fucidine-Creme zu einer sicheren Abheilung des eröffneten Pickels. Mit einem fettfreien Abdeckstift lassen sich unschöne Pusteln zudem recht gut verdecken. Da am Anfang einer Behandlung, wie sie oben vorgeschlagen wird, nicht so schnell ein Erfolg eintritt wie mit chemisch wirksamen Arzneimitteln, braucht Ihr Kind bzw. Ihr Teenager Geduld und Ihre Unterstützung, um die Therapie nicht vorschnell abzubrechen. Denn fast immer stellt sich der sichtbare Erfolg nach einigen Wochen ein.

Auch über die Ernährung kann Ihr Kind Einfluss auf die Pickel nehmen. Meiden sollte es Schokolade, Schweinefleisch, Süßigkeiten, Kaffee, Saftkonzentrate und Limonaden. Denn da die Haut auch eine entgiftende Funktion hat, belasten alle Nahrungsmittel, die entgiftet werden müssen, die Haut zusätzlich. Günstig wirken täglich etwas rohes Sauerkraut, Vollwerternährung und viel Gemüse. Sonnenlicht (keine langen Sonnenbäder!) kann sich sehr positiv auswirken, manchmal auch Salzwasser. Die Verwendung von Sonnencreme sollte Ihr Kind auf das Notwendige einschränken und dann nur hochwertige, möglichst natürliche und nicht unnötig starke Sonnencremes benutzen. Empfehlenswert sind die Sonnencreme Kinder von WALA mit Lichtschutzfaktor 30 sowie die Edelweiß Sonnencreme von WELEDA mit Lichtschutzfaktor 20.

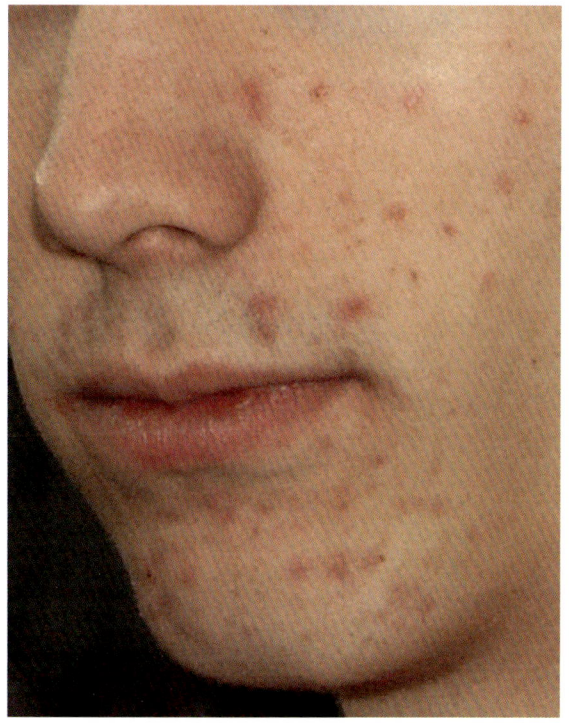

Akne belastet Jugendliche oft sehr – die elterlichen Kommentare sollten das berücksichtigen.

Schuppenflechte
Psoriasis

Typische Symptome
- dunkelrote deutlich begrenzte, leicht erhabene und weiche Hautstellen, auf denen sich
- grobe silbrig-graue Schuppen bilden
- hauptsächlich an den Streckseiten der Gelenke, am ganzen Kopf, an Brust und Rücken
- Juckreiz nur bei Entzündung (wässrige Ausscheidung)
- manchmal Nagelveränderungen

Die **Schuppenflechte** geht von den unteren Hautschichten aus, ihr Charakteristikum ist ein »überschießender Stoffwechsel«, der zu Entzündungen der Haut führt. Betroffen sind Kinder ab dem Schulalter, am häufigsten bricht die Erkrankung in der Pubertät aus.

Bei der Schuppenflechte entzünden sich einzelne Hautstellen, wodurch sie dunkelrot werden. Die Hautzellen teilen sich an diesen Stellen zu schnell, sie verhornen zu rasch und deshalb unvollständig. Dadurch entstehen die typisch silbrig-grauen Schuppen. Häufige Auslöser im Kindesalter sind Infektionen und Belastungssituationen, vor allem psychischer Stress – das kann bereits die Pubertät selbst sein. Dahinter steht meist eine erbliche Veranlagung.

Die Schuppenflechte kann am ganzen Körper auftreten, meist zeigt sie sich jedoch an den Streckseiten der Gelenke, also an Knien und Ellenbogen, sowie im Gesicht, auf der Kopfhaut, an den Brustwarzen und am Kreuzbein. Manchmal kommt es auch zu Veränderungen der Nägel, etwa zu gelblichen Verfärbungen oder Verdickungen.

Die Schuppenflechte neigt zu chronischem Verlauf, muss aber keine Beschwerden bereiten und

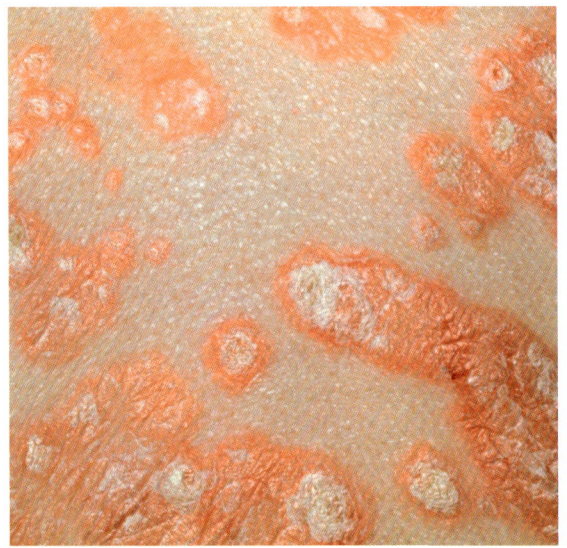

Schuppenflechte ist im Kindesalter selten – im Hintergrund steht meist eine erbliche Veranlagung.

kann auch jahrelang ganz verschwunden sein, bevor sie wieder auftritt.

Wann zum Arzt?

Gehen Sie zum Arzt, wenn Ihr Kind einen länger anhaltenden Hautausschlag zeigt, auch wenn dieser kaum Beschwerden verursacht.

Was macht der Arzt?

Da es sich um ein möglicherweise langfristiges Problem handelt, ist eine sichere Diagnosestellung durch den Hautarzt wichtig.

Die Behandlung im Kindesalter ist bei verschiedenen Formen der Schuppenflechte so unterschiedlich und individuell, dass eine Beschreibung den Rahmen dieses Ratgebers sprengen würde. Konventionell helfen vor allem Salicylsäure-Salben die Schuppen zu lösen. Kortisonsalben werden eingesetzt, um Entzündungen zu unterdrücken. Vitamin-D-ähnliche Präparate, Retinsäurepräparate oder Immunsuppressiva

sorgen dafür, dass die überstarken Zellteilungen in der Haut abgeschwächt werden.

ANTHROPOSOPHISCH-HOMÖOPATHISCHE THERAPIE

Ein erfahrener anthroposophischer oder homöopathischer Arzt kann im Kindes- und Jugendalter mit einer **individuellen innerlichen Therapie** oft mittelfristig erfolgreich sein; in Betracht kommen zum Beispiel

○ **Kalium arsenicosum D6 bis D30 Glob.**
   und
○ **Sepia D6 bis D30 Glob.**

Bei nicht zu ausgedehntem Hautbefall kann eine Salbe mit Herbstzeitlosen-Extrakt sehr wirksame Hilfe leisten

○ **Colchysat Bürger 10,0 in Rosatum Heilsalbe WALA ad 100,0**
   In der Apotheke mischen lassen. 2-mal tägl. auf die betroffenen Hautstellen auftragen. Die Salbe bewirkt einen Rückgang der »hemmungslosen« Zellteilung.

Wie Sie als Eltern helfen können

Nur durch konsequentes Cremen und viel Geduld stellt sich der Behandlungserfolg ein. Die Schuppenflechte kann zusätzlich über die Ernährung beeinflusst werden. Ihr Kind sollte tierische Fette, Schweinefleisch, scharfe Gewürze und zu viele Süßigkeiten meiden. Denn da die Haut auch eine entgiftende Funktion hat, belasten alle Nahrungsmittel, die entgiftet werden müssen, die Haut zusätzlich.

Sonnenlicht – keine intensiven Sonnenbäder – und Salzwasser wirken sich positiv aus, auch ein Bad mit Meersalz (ein- bis zweimal wöchentlich). Die Haut muss besonders gepflegt werden, Pflegemilch mit Aloe Vera oder mit Malve (von WELEDA) ist sehr zu empfehlen.

Sonnenbrand

Typische Symptome

- schmerzhafte Rötung der Haut, die längere Zeit der Sonne ausgesetzt war
- bei stärkerem Sonnenbrand Bläschenbildung

Gerade Kinder sind gegenüber der **Sonneneinstrahlung** sehr empfindlich, da ihre Haut noch dünner und weniger verhornt ist als die von Erwachsenen. Oft zeigen sich die Folgen der Sonneneinstrahlung erst einige Stunden später als schmerzhafte rote Hautverbrennungen, manchmal sogar mit Blasen.

Kommen bei einem Sonnenbrand Kopfschmerzen, Schüttelfrost und Übelkeit hinzu, handelt es sich um einen Sonnenstich oder Hitzschlag.

Wann zum Arzt?

Gehen Sie bei schwerem Sonnenbrand, Blasenbildung und bei einem Sonnenstich zum Arzt. Ergreifen Sie bei einem Hitzschlag die Notfallmaßnahmen, die auf Seite 382 beschrieben sind.

Was macht der Arzt?

Wichtig ist die Feststellung, ob das Kind in seiner Kreislaufstabilität und seinem Bewusstsein beeinträchtigt ist (Hitzschlag) – hier kann unter Umständen eine rasche ärztliche Intervention notwendig werden. Liegt ein reiner Sonnenbrand der Haut vor, so ist nach unserer Erfahrung die nachfolgend genannte Therapie jeder anderen Standardbehandlung überlegen.

ANTHROPOSOPHISCH-HOMÖOPATHISCHE THERAPIE

Der Sonnenbrand entspricht einer Verbrennung. Wirksamste Erstmaßnahme ist die Anwendung von

- Combudoron WELEDA
  1:10 verdünnt als feuchte Auflage oder – wesentlich angenehmer – aufgesprüht mit einer Sprühflasche, die normalerweise beim Bügeln verwendet wird, um die Wäsche anzufeuchten. Ausreichend oft erneuern!

Als Folgebehandlung eignet sich
- Combudoron Gelee WELEDA
  brennt beim Auftragen, aber erleichtert anschließend sehr.

Innerlich gibt man am besten
- Apis mellifica D oder C30 Glob. und
- Belladonna D oder C30 Glob.
  je 5 Globuli in einem halben Glas Wasser auflösen und schluckweise über 1–2 Std. hinweg trinken lassen.

Bei Blasenbildung kann man als drittes Mittel geben
- Cantharis D oder C30 Glob.
  5 Globuli im gleichen Wasser lösen.

Wie Sie als Eltern helfen können

Das einzige Mittel, um einen Sonnenbrand und Sonnenstich zu verhindern, ist ein ausreichender Schutz vor zu viel Sonne. Dazu gehören Sonnenschutzmittel mit einem angemessenen Lichtschutzfaktor, die allerdings erst einige Zeit nach dem Eincremen wirken. Am empfehlenswertesten ist hier die Sonnencreme Kinder von WALA mit Lichtschutzfaktor 30. Bei weniger Sonneneinstrahlung auch zu empfehlen: WELEDA Edelweiß Sonnencreme mit Lichtschutzfaktor 20.

Zusätzlich sollte Ihr Kind immer einen Kopfschutz (Hut mit Krempe oder Mützchen) und ein leichtes Baumwoll-T-Shirt tragen, wenn es sich in der Sonne aufhält. Meiden Sie vor

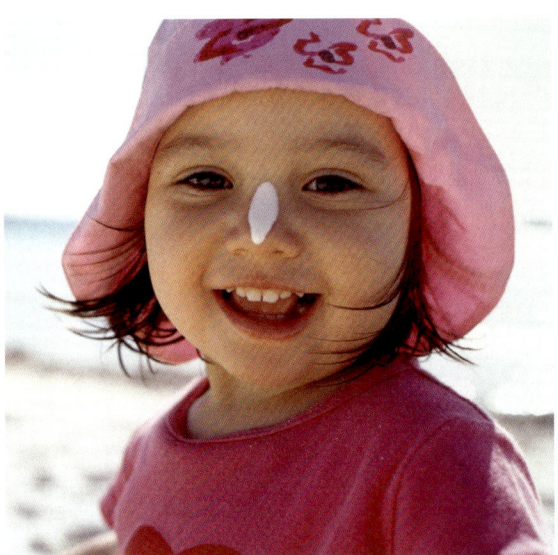

Der beste Sonnenschutz ist ausreichende Bekleidung – dann kann man auch sparsam mit Sonnencreme umgehen.

allem die Sonneneinstrahlung der Mittagszeit zwischen 12 und 16 Uhr und setzen Sie Säuglinge und Kleinkinder gar nicht der direkten Sonne aus.

Hat Ihr Kind dennoch einen Sonnenbrand, meiden Sie sofort jede weitere Sonneneinstrahlung und halten Sie sich mit ihm nur noch im Schatten auf. Legen Sie nasse Umschläge auf die verbrannten Hautpartien, wenn Sie nicht sofort mit der obigen Combudorontherapie beginnen können. Auch Quarkkompressen (siehe Seite 59) tun Ihrem Kind gut, ebenso Buttermilch, die Sie auf seiner Haut verteilen.

Geben Sie Ihrem Kind außerdem unbedingt viel Flüssigkeit zu trinken, am besten leicht gezuckerten Tee.

Insektenstiche

Typische Symptome

● Jucken
● gerötete und geschwollene Haut um den Einstich herum, manchmal heiß
● manchmal starke (allergische) Reaktionen mit Notfall

Die meisten **Insektenstiche oder -bisse** sind harmlos. Sie schmerzen nur in manchen Fällen, jucken jedoch fast immer. Die Haut an der Einstichstelle rötet sich und schwillt an.

Sticht das Insekt in den Mund oder Rachen wird es gefährlich, wenn die Mundschleimhäute stark anschwellen und Ihr Kind Schwierigkeiten beim Atmen und Schlucken bekommt. Geben Sie ihm in diesen Fällen Eiswürfel zu lutschen und gehen Sie sofort mit ihm zum Arzt. Bekommt Ihr Kind Atemnot, rufen Sie sofort den Notarzt (siehe Erste Hilfe, Seite 382).

Wann zum Arzt?

Gehen Sie zum Arzt, wenn Ihr Kind stark auf Insektenstiche reagiert und wenn die Stiche Ihnen ungewöhnlich erscheinen (Verdacht auf Flohbisse, Seite 248, oder Krätzemilben, Seite 248).

Was macht der Arzt?

Bei einer starken allergischen Reaktion überprüft der Arzt Kreislauf, Atmung und Blutdruck. Ist der Insektenstachel noch zu sehen, wird er diesen entfernen und die Einstichstelle desinfizieren. Besteht bei Ihrem Kind eine Insektengift-Allergie, wird der Arzt Ihnen ein Notfallset verschreiben, das Sie zu Hause, bei Ausflügen und auf Reisen immer griffbereit haben müssen.

ANTHROPOSOPHISCH-HOMÖOPATHISCHE THERAPIE

Das wichtigste Mittel, wenn Insektenstiche zu starken Schwellungen am Einstichort und gegebenenfalls an den Schleimhäuten führen ist

● Apis mellifica D30–C200 Glob.

je akuter die Reaktion auf einen Insektenstich, umso höher sollte die Potenz gewählt werden: bei heftiger Reaktion C200 Globuli, 3-mal 3 Globuli innerhalb 1 Std!

Wenn das Kind einen starken Schreck zum Beispiel durch einen Bienenstich erlitten hat

● Aconitum D30 Glob.

akut 3-mal 3 Globuli innerhalb 1 Std., kann dann im Wechsel mit Apis gegeben werden.

Beide Mittel, Apis und Aconit, stimulieren die Nierentätigkeit, die ihrerseits abschwellend auf Haut und Schleimhäute wirkt.

●● *Insektengift-Allergie*

Bei einer bestehenden Allergie gegen ein Insektengift kommt es meist zu einer starken örtlichen Schwellung und einer Überwärmung der Stelle. Lagern Sie den betroffenen Körperteil hoch!

Bei einer schweren Allergie tritt unmittelbar nach dem Insektenstich Übelkeit, Erbrechen und Schwindel auf. Die Schleimhäute der Atemwege schwellen an und verkrampfen sich, sodass Erstickungsgefahr besteht. Rufen Sie sofort den Notarzt und ergreifen Sie Erste-Hilfe-Maßnahmen gegen den allergischen Schock (siehe Seite 396). Der Arzt wird Ihnen für die Zukunft ein Notfallset verschreiben. Bleiben Sie so ruhig wie möglich, um Ihr Kind nicht zusätzlich zu verängstigen.

Äußerliche Behandlung, um Schwellung, Juckreiz und Entzündung zu mildern ist

● Combudoron Gelee WELEDA

mehrmals tägl. auf die betroffenen Stellen auftragen

Wie Sie als Eltern helfen können

● Bei Bienen-, Wespen-, Hummel- oder Hornissenstichen müssen Sie den Stachel sofort entfernen. Am besten streichen Sie ihn seitlich weg, damit er nicht abbricht. Sonst kann noch mehr Gift in die Einstichstelle gequetscht werden.

● Gegen Bienen- und Wespenstiche wirkt eine frisch aufgeschnittene Zwiebel Wunder, die Sie auf die Einstichstelle drücken (Zwiebel mit in den Sommerrucksack stecken), oder Sie binden eine Zwiebelscheibe auf den Stich (hilft auch bei Mückenstichen gegen den Juckreiz).

● Ansonsten lindern feucht-kühle Umschläge oder Kühlpads die Schmerzen und die Schwellung.

● Vor Mückenstichen schützt lange Kleidung und nachts ein Mückennetz.

● Lassen Sie Bremsen immer zu Ende stechen, auch wenn Ihnen das seltsam vorkommt. Der Stich ist wesentlich unangenehmer, wenn Sie die Bremse unterbrechen, da diese beim Herausziehen des Stachels nach dem Saugen die Einstichstelle mit einem Sekret wieder verschließt.

● Wie Sie eine Zecke entfernen, lesen Sie im Kasten auf Seite 207.

● Treffen Sie einige Vorsichtsmaßnahmen: Lassen Sie Ihr Kind nicht barfuß über blühende Wiesen laufen (Klee!) und lassen Sie im Garten keine süßen Säfte, Kuchen und ähnliches offen herumstehen, damit Wespen und Bienen gar nicht erst angelockt werden.

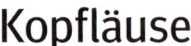

Kopfläuse
Pediculosis capitis

Typische Symptome
- kleine schwarze, bei dunklen Haaren kaum sichtbare Läuse
- gleichzeitig alle Entwicklungsstadien der Läuse auf dem Kopf: Eier (Nissen), Larven und Läuse
- Juckreiz am Kopf

Kopfläuse sind zwar nicht gefährlich, aber sehr lästig! Die Insekten leben in den Kopfhaaren – am liebsten hinter den Ohren und im Nacken. Sie werden ein bis vier Millimeter groß und kleben ihre Eier (Nissen) an den Haaren in der Nähe der Kopfhaut an. Kopfläuse ernähren sich von Blut. Dazu saugen, stechen und beißen sie in die Haut, was zu Juckreiz führt. Das Kratzen kann dann zu einem Kopfläuseekzem führen (Superinfektion) mit nässenden Hautwunden, die sich entzünden und gelbe Krusten bilden können.

Ohne Blut zu saugen, kann eine Laus höchstens eine Woche überleben. Die Entwicklung vom Ei (Nisse) bis zur Blut saugenden Larve dauert neun Tage, und es vergehen weitere zehn Tage, bis aus der Larve eine Laus geworden ist, die Eier legt, und zwar drei bis neun Eier täglich, etwa vier Wochen lang.

Übertragen werden Läuse durch engen Kontakt von Kind zu Kind zum Beispiel beim Spielen im Kindergarten und in der Schule. Ist ein Kind befallen, müssen täglich alle Kameraden nach Nissen und Läusen abgesucht werden. Es empfiehlt sich, die Familienmitglieder ebenfalls zu behandeln, da es sonst schnell zu einer permanenten Wiederansteckung (Pingpong-Effekt) kommt. Kopfläuse sind übrigens kein Zeichen mangelnder Hygiene.

Aus ganzheitlicher Sicht

Es ist auffallend, dass in einer Familie nie alle Familienmitglieder gleich anfällig für Kopfläuse sind. Je gefestigter ein Mensch ist, je besser er sich zur Umgebung hin abgrenzen kann, umso seltener wird er Kopfläuse haben. Umgekehrt wird sofort deutlich, dass gerade Kinder in Gruppen besonders »lausanfällig« sind – und dass das im Kindesalter auch ein wenig dazugehört. Die erste Pflicht jedes »Laus-Erfahrenen« ist es, die Panik der Eltern zu beruhigen, die manchmal auch mit Ekel einhergehen kann. Denn die Kopflaus tut letztlich niemandem etwas, sondern ist ein Zeichen dafür, dass das Kind seelisch noch nicht ganz »in sich angekommen« ist und deshalb Tiere noch in seinen Haaren nisten können, die da nicht hingehören. Mit der Pubertät ist die Lausneigung meist ausgestanden.

Wann zum Arzt?

Wenn Sie nicht sicher sind, stellen Sie Ihr Kind bei Verdacht auf Läuse dem Arzt vor. Er kann sofort erkennen, ob es sich um Kopfläuse handelt, wenn er sich ausreichend Zeit nimmt, danach zu suchen. Wenn Sie eine Behandlung ohne Erfolg versucht haben, sollten Sie ebenfalls zum Arzt gehen.

Was macht der Arzt?

Der Arzt wird Ihnen ein Shampoo gegen die Läuse verschreiben und Ihnen die notwendigen Maßnahmen wie das Kämmen mit dem Nissenkamm und das Reinigen der Kleidung etc. erläutern. Am häufigsten werden folgende Mittel verschrieben: Goldgeist-forte, das Pyrethrum-Extrakte aus Chrysanthemenarten enthält sowie chemisch hergestellte Verwandte davon – so genannte Pyrethroide wie das Präparat InfectoPedicul® – oder Präparate wie NidaL®, die bei den

246

Läusen zum Ersticken und Herzstillstand führen. Die Unbedenklichkeit der handelsüblichen Shampoos, die Pyrethrine und Pyrethroide enthalten, ist nach wie vor umstritten.

Da innerhalb einer Woche nach der Erstbehandlung noch Larven aus den Eiern schlüpfen, die nicht durch das Shampoo getötet werden, muss die Haarprozedur nach acht Tagen unbedingt wiederholt werden. Kindergarten und Schulkinder brauchen nach der zweiten Behandlung eine Bestätigung des Arztes, dass sie wieder »läusefrei« sind. Erst dann dürfen Sie in die Gemeinschaftseinrichtungen zurück.

ANTHROPOSOPHISCH-HOMÖOPATHISCHE THERAPIE

Eine wirksame Kopflausbehandlung wurde nicht von der Anthroposophischen Medizin, sondern vor Jahrtausenden in Indien erfunden: Die Verwendung von Blättern des Neem-Baumes erlaubt eine sanfte und sichere Behandlung. Der Neem-Extrakt verhindert, dass die Läuse Chitin bilden können, das sie als Gerüstsubstanz für ihren Körper unbedingt benötigen. Der Mensch aber bildet kein Chitin und somit ist der Neem-Extrakt für ihn ungiftig. (Bezugsadresse im Anhang auf Seite 407).

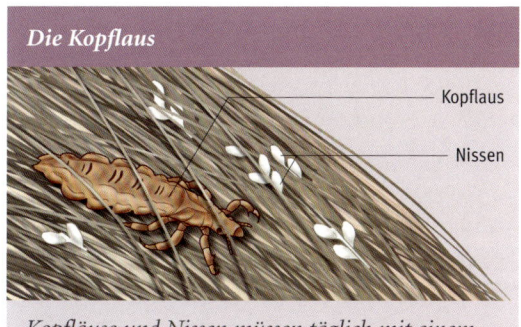

Die Kopflaus

Kopflaus

Nissen

Kopfläuse und Nissen müssen täglich mit einem Nissenkamm ausgekämmt werden.

Wirksam und unbedenklich ist das
● **Neem-Shampoo von Trifolio M**
am 1., 3. und 8. Tag jeweils $1/3$ der Packung auftragen.

Wie Sie als Eltern helfen können

Entscheidend für den Erfolg der Therapie ist die zusätzliche, gründliche Entfernung der Nissen mit dem Nissenkamm, und zwar täglich. Nur wenn Sie als Eltern diese Maßnahmen konsequent durchführen, können Sie einen erneuten Befall Ihres Kindes und der Kinder in seiner Umgebung verhindern. Läuse sind extrem empfindlich, bereits eine leichte Verletzung durch den Nissenkamm bewirkt das Absterben der Laus. Außerdem müssen Sie Bettwäsche, Handtücher etc. während des Befalls täglich wechseln und bei 90 °C waschen. Stofftiere, Kissen und andere Gegenstände aus Stoff können Sie zur Abtötung der Larven, Nissen und Läuse am besten mehrere Tage in der Tiefkühltruhe einlagern. Sämtliche Kopfbedeckungen, Schals und Wollkragen von Mänteln und Jacken müssen gründlich gereinigt, tiefgekühlt oder vier Wochen lang in einem geschlossenen Plastiksack gelagert werden.

Wenn irgend möglich, sollte Ihr Kind jetzt kurze Haare tragen. Das erleichtert die Kämm-Prozedur erheblich. Außerdem bevorzugen die Läuse langes Haar. Auch die Fingernägel sollten kurz geschnitten werden, damit sich Ihr Kind nicht aufkratzt, wenn es am Kopf juckt.

Gehört Ihr Kind zu denen, die immer wieder Kopfläuse mit heimbringen, können Sie ihm zur Vorbeugung einige Tropfen ätherisches Öl in die Haare einmassieren, bevor es in den Kindergarten oder die Schule geht. Geeignete Öle, deren Geruch die Läuse fernhält, sind zum Beispiel Nelken-, Rosmarin-, Eukalyptus- oder Lavendelöl.

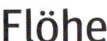

Flöhe

Typische Symptome
- rote Einstiche, in Gruppen oder Reihen
- starker Juckreiz

Flohbisse sind heutzutage äußerst selten geworden. Flöhe springen meist von Hunden oder anderen Tieren auf den Menschen über. Dann saugen die Insekten, die einen bis sieben Millimeter groß werden, Blut aus mehreren beieinander liegenden Einstichen. Deshalb treten Flohbisse in Gruppen oder Reihen auf, etwa entlang des Hosen- oder des Sockenbundes. Die roten, etwa einen Zentimeter großen Stiche jucken stark. Durch das Kratzen können Krankheitserreger in die Bissstelle gelangen und diese infizieren. Früher haben Flöhe Krankheiten wie die Pest übertragen. Heute besteht diese Gefahr in den entwickelten Ländern nicht mehr.

Wann zum Arzt?
Da Flohbisse mit Windpocken (siehe Seite 189) oder allergischen Reaktionen verwechselt werden können, sollten Sie die Diagnose von einem Arzt absichern lassen.

Was macht der Arzt?
Gegen den Juckreiz verschreibt der Arzt eine Salbe.

ANTHROPOSOPHISCH-HOMÖOPATHISCHE THERAPIE
Die wirksamste Maßnahme gegen Flöhe besteht darin, ein Vollbad mit Dr. Klopfers Schwefelbad durchzuführen. Man rechnet 1 Beutel pro Erwachsenenvollbad, für das Kinderbad je nach Alter: beim Kindergartenkind einen Viertelbeutel, beim Schulkind einen halben Beutel. Machen Sie das Bad am besten tagsüber, da die anregende Wirkung des Schwefels sonst den Schlaf stört. Das Kind sollte 15 Minuten im Bad bleiben und dabei nicht spritzen und untertauchen. Anschließend wird es nicht abgeduscht, sondern gleich in ein Frotteetuch gehüllt und ruht im Bett 30 Minuten nach, so dass der Schwefel ganz einziehen kann. Später kann es nach Wunsch duschen. Dieses Bad kann wiederholt werden, wenn noch einmal neue Bissstellen beobachtet werden.

Als Salbe gegen den Juckreiz hilft
- **Cardiospermum-Salbe**

Innerlich sind gegen den starken Juckreiz in den meisten Fällen zu empfehlen
- **Sulfur D20 Trit. WELEDA**
  tägl. 1 Msp. morgens oder
- **Calcium-Quercus Glob. WALA**
  3- bis 5-mal tägl. 7–10 Globuli und
- **Urtica comp. Glob. WALA**
  3- bis 5-mal tägl. 5–10 Globuli

Wie Sie als Eltern helfen können
- Hat Ihr Kind Flöhe, wechseln Sie sofort das Bettzeug und seine Wäsche und waschen Sie beides bei mindestens 60 °C in der Waschmaschine. Plüsch- und Schmusetiere müssen längere Zeit an die frische Luft oder eingefroren werden.
- Schütteln Sie die Sachen Ihres Kindes über der Badewanne aus, so dass die Flöhe ins Wasser fallen und ertrinken.
- Schneiden Sie die Nägel Ihres Kindes kurz und achten Sie auf saubere Hände, um Infektionen durch Kratzen zu vermeiden.
- Halten Sie Haustiere, kann ein Flohhalsband das Auftreten von Flöhen verhindern. Achten Sie auch darauf, dass Ihre Haustiere nicht ins Bett oder auf das Sofa gehen.

Krätze

Scabies

Typische Symptome

- roter Hautausschlag, vor allem an Händen, Füßen, Achselhöhlen und Gesäß
- starker Juckreiz, vor allem bei Wärme (nachts im Bett)

Die **Krätzemilben** sind bis zu einem halben Millimeter groß und nisten sich in kleinen Gängen in der Oberhaut ein – deshalb sieht man sie fast nie, sondern nur ihre Gänge als winzige rote Linien. Dort legen sie ihre Eier ab, aus denen sich zuerst Larven und dann geschlechtsreife Milben entwickeln. Diese spinnenartigen Insekten werden direkt von Mensch zu Mensch oder indirekt über Kleidung und Wäsche, wo sie zwei bis drei Tage leben können, übertragen.
Vor allem nachts verursachen die Milben starken Juckreiz. Durch Kratzen kann sich die Haut entzünden, manchmal auch eitrig. Außerdem geraten die Milben und Larven unter die Fingernägel und werden so weiter verbreitet. Die Krätzemilben befallen vor allem die Hände, Füße, Achselhöhlen und das Gesäß, da hier die Haut weich, dünn und feucht ist und sich leichter untergraben lässt.

Wann zum Arzt?

Gehen Sie bei einem Hautausschlag und Juckreiz immer zum Arzt.

Was macht der Arzt?

Die Diagnose ist bei Krätze nicht einfach, da die kleinen Milben selbst für erfahrene Ärzte kaum auffindbar sind. Entsprechen der Hautausschlag und der Juckreiz den typischen Krätzesymptomen, ist die Bestimmung dennoch sehr sicher, dazu hebelt der Arzt mit einer feinen Nadel die Milbe aus der Hornhaut. Zur Behandlung von Krätze gibt es verschiedene Mittel auf dem Markt, die denen bei Kopflausbefall ähneln (siehe Seite 246). So zum Beispiel eine vom Apotheker hergestellte 5%-Permethrin-Creme, sonst Benzylbenzoat, Lindan oder auch Crotamiton, die jeweils nach einem Bad vom Hals abwärts auf der Haut als Emulsion oder Gel aufgetragen werden. Da die Mittel nicht unbedenklich sind und gerade beim kleineren Kind die Haut schädigen können, erfolgt bei Kleinkindern die Einweisung in die Klinik.

ANTHROPOSOPHISCH-HOMÖOPATHISCHE THERAPIE

Gegen die Milben selbst gibt es außer den nebenwirkungsreichen oben aufgezählten Medikamenten kein vergleichsweise wirkungsvolles Medikament.
Ganzkörpereinreibungen mit 10%-Lavendelöl nach Ganzkörperbädern in Thymiantee können versucht werden.

Gegen den Juckreiz hilft unterstützend

- **Calcium-Quercus Glob. WALA**
  5 Globuli stündl. bis 3-mal 5 Globuli am Tag
- **Urtica comp. Glob. WALA**
  5 Globuli stündl. bis 3-mal tägl. 5 Globuli

Wie Sie als Eltern helfen können

Untersuchen Sie alle Familienmitglieder nach Hinweisen auf Krätze. Wechseln Sie täglich die Wäsche, die mit der Haut in Berührung kommt, und waschen Sie diese bei 60 °C.
Bügeln nach dem Waschen tötet die Milben ebenfalls ab. Alternative: Die Wäsche zwei Tage einfrieren oder zwei Wochen in einen verschlossenen Plastiksack stecken.

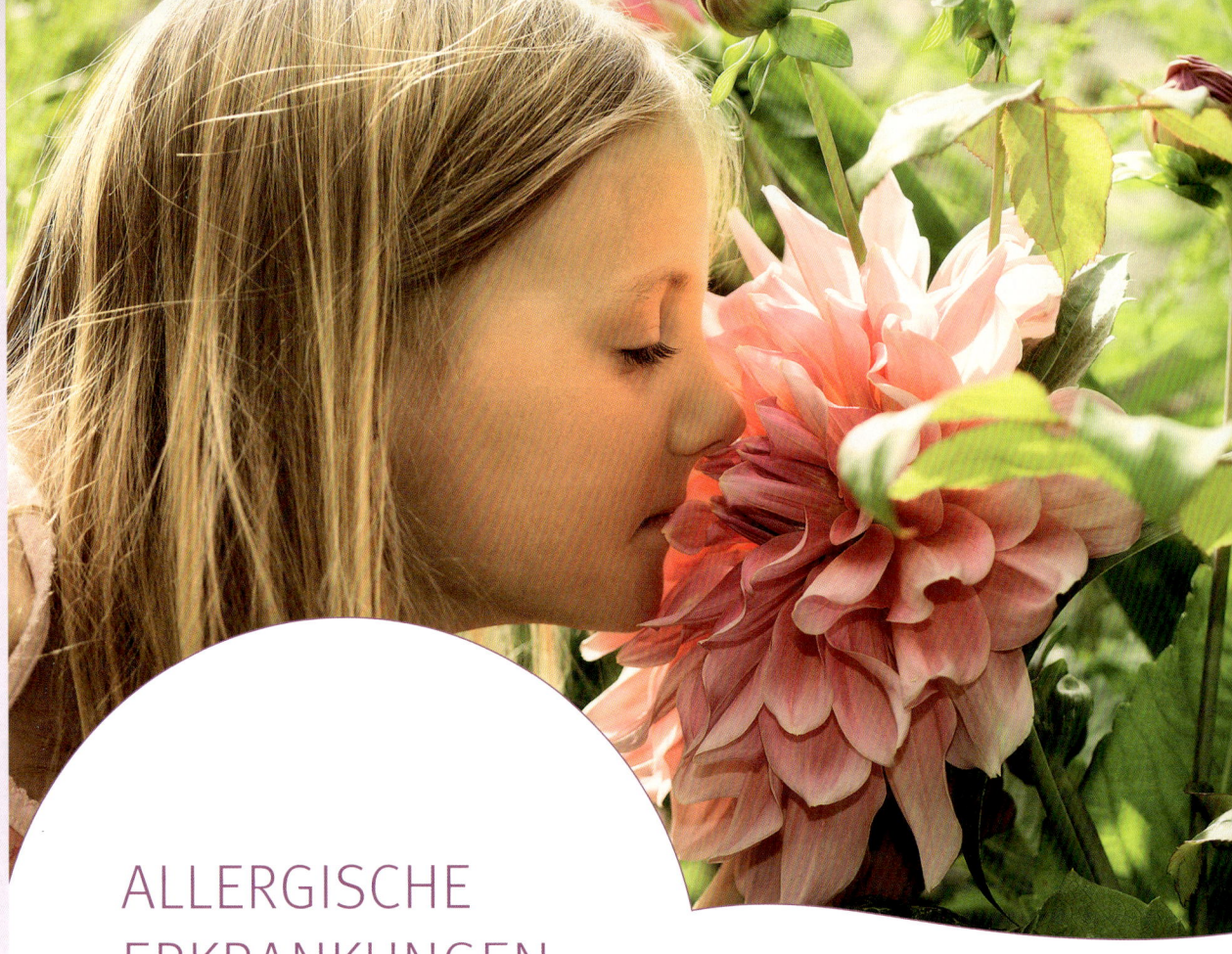

ALLERGISCHE ERKRANKUNGEN

Das Immunsystem

Bereits das Neugeborene hat ein Immunsystem, das in gewissem Sinne »einsatzbereit« ist und das als unspezifisches Abwehrsystem bezeichnet wird. Es besteht in erster Linie aus verschiedenen »Fresszellen«, die Krankheitserreger aufnehmen, »auffressen« und zerstören können, sowie aus im Blut gelösten Botenstoffen (Komplementfaktoren), die in der Lage sind, andere Abwehrzellen anzulocken oder selbst Krankheitserreger aufzulösen. Das unspezifische Abwehrsystem ist immer aktionsbereit, kann schnell arbeiten, hat aber – bildlich gesprochen – eher die Effektivität einer Schrotflinte.

Im Gegensatz dazu reift das spezifische Abwehrsystem, das entwicklungsgeschichtlich der jüngere Teil unseres Immunsystems ist, erst allmählich heran. Bei Kontakt mit abzuwehrenden Stoffen, den Antigenen, kann es zur Bildung von Antikörpern kommen, die von so genannten B.-Lymphozyten gebildet werden. Oder es werden so genannte T.-Lymphozyten aktiviert, die zum Beispiel in der Lage sind, von Viren infizierte Zellen zu zerstören. Insgesamt hat das spezifische Abwehrsystem den Nachteil, langsamer zu sein als das unspezifische, dafür arbeitet es aber sehr zielgenau.

Ein weiterer Vorteil ist, dass das spezifische Abwehrsystem lernen kann. Hat es einmal Kontakt mit einem Antigen gehabt, merkt es sich die notwendigen Erfahrungen und kann beim abermaligen Kontakt schneller reagieren – das ist die Grundlage unserer Immunität.

Unterscheiden lernen

Die Hauptaufgabe des Immunsystems besteht darin, auf körperlicher Ebene zwischen allem Fremden und allem Eigenen richtig zu unterscheiden. Fremdes, das den Organismus bedrohen könnte, muss abgewehrt werden. Dagegen muss alles, was von außen kommt und für den Organismus notwendig ist, in das Innere hineingelassen werden. Die richtige Unterscheidungsfähigkeit richtet sich auch auf alle inneren Prozesse. Das Immunsystem muss Substanzen und Stoffe, die zum Organismus gehören, als das Eigene erkennen und gegen alles aktiv werden, das sich im Inneren aus dem harmonischen Zusammenwirken herauslöst – zum Beispiel Tumorzellen, die ursprünglich körpereigenes Gewebe sind, aber schließlich zerstörerisch und rücksichtslos wachsen.

Die Ursprünge des Immunsystems liegen im Verdauungssystem: Man kann die Tätigkeit des Immunsystems auch so zusammenfassen, dass es, wenn es gesund ist, alles verdaut, was an Fremdem in den Organismus eindringen will, und alles verschont, was dem Organismus selbst angehört. – Allergien wurzeln ursprünglich in einer umfassenden Verdauungsschwäche des kindlichen Organismus: Nahrungsstoffe und andere Substanzen aus der Umwelt werden nicht rechtzeitig abgebaut (denaturiert) und dringen ins Innere des Körpers ein (siehe Seite 115). Aber auch Viren, Bakterien und Pilze werden vom Immunsystem allergiekranker Kinder nicht ausreichend beherrscht und können leichter in Bereiche des Körpers vordringen, wo sie nicht hingehören. Die Allergie selbst ist bereits der zweite Schritt: Es kommt jetzt zu überstarken Reaktionen gegen normale und an sich harmlose Stoffe der Außenwelt, also zur Allergie. Diese kann man am ehesten als eine Art Panikreaktion

des Immunsystems begreifen, wenn es die normale, rechtzeitige Verdauung der Allergene nicht ausreichend beherrscht. Da die Verdauungskraft des Kindes aber in den ersten Lebensjahren zunimmt, kann bei entsprechender Unterstützung diese Panikreaktion auch überwunden werden. Viele Allergien können im Kindesalter ausheilen, wenn durch eine die Gesundheit aufbauende Medizin das Immunsystem des Kindes genügend Abwehrkraft entwickelt.

Sehr viel schwieriger ist der Umgang mit Autoimmunerkrankungen. Hier verhält sich das Immunsystem zu aggressiv und beginnt, körpereigene Gewebe und Organe zu verdauen. Man spricht dabei von einer »gestörten Selbsttoleranz«. Beim Diabetes mellitus zerstört das Immunsystem die Zellen in der Bauchspeicheldrüse, die den Blutzucker regulieren, beim kindlichen Rheuma greift es die eigenen Gelenke an. Auch hier bleibt die Frage offen, warum das Immunsystem dieser Kinder seine aggressive Kraft nach innen wendet und Teile des eigenen Körpers wie Fremdes behandelt.

Allergien auf dem Vormarsch

Sowohl Allergien als auch Autoimmunerkrankungen treten bei Kindern, vor allem in den hoch industrialisierten Ländern, immer häufiger auf. Bei den vielen verschiedenen Ursachen, die dafür in Frage kommen, spielt die Vererbung eine gewisse Rolle, vielleicht ist ihre Bedeutung jedoch geringer als man bisher gedacht hat: Zwar steigt das Risiko für eine Neurodermitis auf 40 Prozent bei einem erkrankten Elternteil und sogar auf 70 Prozent, wenn beide Eltern erkrankt sind – ob es aber das physische Erbgut, die Chromosomen der Eltern sind, die diese Zunahme erklären, muss bezweifelt werden: Die Menschen in der DDR zeigten 1989 bei historisch vergleichbaren Erbguteigenschaften weit weniger

Allergien als die Einwohner der damaligen BRD. Das änderte sich jedoch nach der Wende dramatisch. Für Autoimmunkrankheiten wie den Diabetes mellitus, die ebenso zugenommen haben wie Asthma und Neurodermitis, wurde inzwischen bewiesen, dass die genetische Veranlagung zum kindlichen Diabetes seit 1950 nicht zugenommen hat. Auch von naturwissenschaftlicher Seite wird immer häufiger die Vermutung geäußert, dass durch die westliche Lebenskultur das Immunsystem unserer Kinder ungenügend »trainiert« wird. Das ist leicht nachvollziehbar.

Was schützt, was begünstigt?

Wie im Kapitel über Fieber (siehe ab Seite 68), über die klassischen Kinderkrankheiten (siehe ab Seite 164) und auch über die Impfungen (siehe ab Seite 44) dargestellt worden ist, besteht eine der wichtigsten Aufgaben während der Kindheitsentwicklung darin, zwischen Fremdem und Eigenem richtig unterscheiden zu lernen. Das soll sowohl auf körperlicher, seelischer als auch auf geistiger Ebene geschehen. Auf körperlicher Ebene kann die gesunde Unterscheidungsfähigkeit geübt und trainiert werden und es kommt zu einer Reduktion von Allergien, wenn:

- Kinder ausreichend viel Kontakt mit der natürlichen Umgebung haben. Das heißt, dass sie im Freien spielen können und dabei mit Waldboden, Pflanzen und Bauernhoftieren in Berührung kommen Auf diese Weise erhalten sie eine natürliche »Schmutz-Impfung«.
- Kinder mit Muttermilch gestillt werden und eine ausgewogene Vollwertkost essen.
- Kinder bei Infektionskrankheiten, bei denen sie ja in Kontakt mit fremden Erregern kommen, Zeit und Ruhe haben, durch Fieberbildung bis auf die Ebene der Körperzellen das Fremde richtig zu »verdauen« und zu überwinden.

Im Gegensatz dazu kommt es zu einem Anstieg von Allergien, wenn unnötig oft durch fiebersenkende Arzneimittel oder vorschnellen Einsatz von Antibiotika fieberhafte Infektionskrankheiten abgekürzt oder unterdrückt werden. Dies ist mittlerweile durch viele verschiedene auch internationale Studien belegt worden. Auch einseitige Ernährung mit zu viel Zucker, Konserven, Geschmacksverstärkern oder künstlich hergestellter Nahrung schwächt das gesamte Verdauungssystem – und damit wichtige Organe, die bei Allergien eine Rolle spielen.

Auch ein übertriebener und einseitiger Konsum von elektronischen Medien wirkt sich negativ auf die Fähigkeit der Kinder aus, richtig zwischen Fremdem und Eigenem unterscheiden zu können. Kinder mit Allergien haben häufig von sich aus die Neigung, sich durch ihre Sinnesorgane in die Umwelt »hinaussaugen« zu lassen. Sie sind überwach bei allem, was sich in der Umgebung befindet, und umso weniger »präsent« bei dem, was sich in ihrem eigenen Inneren abspielt. Es ist durchaus zutreffend, heute von einem weit verbreiteten »Aufmerksamkeitsdefizit« bei der Verdauung zu sprechen: Speisen, die »nebenbei« vertilgt werden, die das Kind nicht ausreichend kaut, können vom Organismus nicht richtig verdaut werden. Dasselbe gilt für Nahrungsmittel, die es in einer seelisch gestressten oder einsamen Situation isst, die ohne Ernährungsrhythmus »zwischendurch« geschluckt werden.

Der ganze Verdauungsvorgang wird maßgeblich durch Riechen, Schmecken, Kauen und ausreichend Ruhe bei und nach dem Essen gelenkt. Hunger und Appetit intensivieren den Verdauungsvorgang entscheidend. – Wenn wir die Konzentration einer wiederkäuenden Kuh auf der Weide beobachten, können wir annähernd begreifen, welche leiblichen und seelischen Kräfte eigentlich in die Verdauung investiert werden können.

Durch sorgfältiges, gemeinsames Vorbereiten der Mahlzeiten, ein kurzes Dankgebet oder Lied zu Beginn der Mahlzeit, durch Zuhören und positive Gespräche und vor allem durch ausreichend Ruhe und Zeit beim Essen kann die Verdauungsaktivität des Kindes gestärkt werden. Ebenso wichtig sind danach ausreichend lange Nahrungspausen, die dem Organismus Zeit lassen, die Nahrung vollständig abzubauen und aufzunehmen (um im Bild zu bleiben: ausreichend lange »wiederzukäuen«, ehe Neues verdaut werden muss).

Allein aufgrund dieses kurzen Überblicks wird deutlich, dass Allergien nicht mit einem einzigen Medikament, einer Art »Zaubermittel«, zu behandeln sind. Vielmehr erfordert es einen ganzheitlichen Ansatz, bei dem auf leiblicher, seelischer und geistige Ebene betroffene Kinder und deren Eltern gestärkt und unterstützt werden können – ein Ansatz, bei dem Medizin und Pädagogik ineinandergreifen und wir als Gesellschaft gefordert sind. Denn die richtige Unterscheidung zwischen Fremdem und Eigenem ist eine Fähigkeit, von der wir alle profitieren, sie ist Voraussetzung für eine gesunde Gemeinschaftsbildung, in der Individualität und Sozialwesen gleichermaßen ihren Platz haben.

Von Allergien und Allergenen

Praktisch jeder Mensch kann auf irgendeine Substanz oder einen Umwelteinfluss überemp-findlich reagieren. Dabei kann es zu einer Unverträglichkeitsreaktion (Pseudo-Allergie) und zu einer allergischen Reaktion im eigentlichen Sinne kommen. Eine Pseudo-Allergie ist eine Reaktion der Haut oder der Schleimhäute, die nicht über das Immunsystem vermittelt wird, obwohl sie im Erscheinungsbild von einer Allergie oft nicht zu unterscheiden ist. Eine Pseudo-Allergie wird hauptsächlich durch den Kontakt mit Medikamenten, Zusatzstoffen in Nahrungsmitteln, pflanzlichem oder tierischem Eiweiß oder durch mechanische Reize wie Kälte, Wärme oder Licht hervorgerufen.

Bei einer Allergie kommt es zu einer überschießenden Reaktion des Immunsystems auf eigentlich unschädliche Substanzen (Allergene). Die allergische Reaktion zeigt sich zum einen als Entzündung der Haut, die von einer leichten Rötung bis hin zum schweren Ausschlag reicht. Zum anderen tritt sie als Entzündung der Schleimhäute von Atemwegen und Magen-Darm-Trakt auf.

Unterschiedliche Allergene

Man unterscheidet vier Arten von Allergenen:
- Inhalationsallergene: Dazu zählen Pollen, Pilze, Tierhaare, Tierschuppen, Federn, Hausstaub, Ausscheidungsprodukte von Tieren sowie Holz- und Mehlstaub. Sie werden eingeatmet und lösen bei Allergikern dann zum Beispiel aus:
  - allergischen Schnupfen oder Heuschnupfen (siehe Seite 262),
  - eine Bindehautentzündung (siehe Seite 284),
  - Hautausschläge wie ein allergisches Kontaktekzem (siehe Seite 267) oder Nesselsucht,
  - Neurodermitis (siehe Seite 269) oder
  - Asthma bronchiale (siehe Seite 104)

- **Nahrungsmittelallergene:** Diese werden nicht eingeatmet, sondern gegessen oder geschluckt. Meist handelt es sich um pflanzliche oder tierische Eiweiße in Nahrungsmitteln, die im Magen-Darm-Trakt eine allergische Entzündung der Schleimhaut auslösen. In der Folge kann es zu
  - Durchfall und Erbrechen (siehe Seite 128) sowie zu
  - in ihrer Beschaffenheit wechselnden Stühlen und Verstopfung (siehe Seite 133) kommen.

  Zudem werden die Allergene über die Blutbahn weitertransportiert, wodurch sie auch
  - Hautausschläge (siehe Seite 267) und Atemprobleme wie Asthma bronchiale (siehe Seite 104) hervorrufen können.
- **Injektionsallergene:** Diese werden durch einen Stich in die Haut ausgelöst. Hierzu zählen vor allem
  - Insektengiftallergien (siehe Seite 245) sowie
  - Medikamenten- und Impfallergien (siehe Seite 270).

  Nach Kontakt mit dem Allergen kann es zu einer Sofortreaktion – innerhalb von Minuten – oder auch zu einer Spätreaktion kommen. Dann zeigen sich die Symptome an der Haut und/oder den Schleimhäuten erst zwei bis drei Tage nach dem Einstich.
- **Kontaktallergene:** Diese Allergene wie etwa Nickel in Modeschmuck können ein allergisches Kontaktekzem auslösen. Wird das Allergen weggelassen, verschwinden nach einiger Zeit auch die Symptome.

Die Allergietests

Um den Auslöser einer allergischen Reaktion herauszufinden, gibt es unterschiedliche Testverfahren, die auf der Haut des Kindes durchgeführt werden. Durch eine Blutabnahme kann die Höhe des Immunglobulin E (IgE) gegen bestimmte mögliche Allergieauslöser gemessen werden. Ein hoher IgE-Spiegel zeigt die Neigung zu einer Allergie an. Grundsätzlich gilt: Ein positiver Allergietest beweist noch nicht, dass das Kind wirklich allergisch ist – es gibt Kinder, die trotz positivem Allergietest in der Lage sind, das jeweilige Allergen »zu verdauen«, wenn es ihnen im Alltag begegnet.

Auch das Gegenteil gilt: Gerade bei Säuglingen und Kleinkindern kann der jeweils angewendete Allergietest (noch) negativ sein, während das Kind bereits allergisch reagiert. Die wirkliche Reaktion des Kindes unter normalen Alltagsbedingungen bleibt die zuverlässigste Art jeder Allergiediagnostik.

Der Pricktest

Beim Pricktest werden Tropfen allergiehaltiger Flüssigkeiten auf eingezeichnete Hautabschnitte des Unterarms aufgetragen. Anschließend wird mit einer Lanzette leicht in die Haut geritzt, damit das Allergen in den Körper eindringt. Nach etwa 20 Minuten kann der Arzt anhand der Schwellungen ablesen, ob eine Allergie gegen den jeweiligen Stoff besteht oder nicht. Je ausgeprägter die Rötung und Schwellung ist, umso stärker ist die Allergie.

Der Intrakutantest

Bei diesem Test werden kleinste Mengen eines Allergens direkt in die Haut gespritzt und etwa 20 Minuten später ist das Ergebnis ablesbar. Der Intrakutantest wird vor allem bei einem konkreten Verdacht durchgeführt.

Der Epikutantest

Bei einer vermuteten Kontaktallergie führt der Arzt einen Epikutantest durch. Dabei werden Allergene auf Pflaster aufgetragen und anschließend auf die Haut, meist auf den Rücken, geklebt. Nach zwei bis drei Tagen werden die Pflaster gelöst, und der Arzt erkennt an den Hautreaktionen mögliche Kontaktallergien.

Die Eliminationsdiät

Besteht der Verdacht auf eine Nahrungsmittelallergie, kann der Arzt die Verursacher am besten mit Hilfe einer Eliminationsdiät finden. Dafür lässt das Kind zunächst alle verdächtigen, also die häufigsten Allergie auslösenden Nahrungsmittel weg, bis die Beschwerden aufhören. Im Wochenrhythmus wird dann jeweils ein Nahrungsmittel wieder dazu genommen und die Reaktion beobachtet. Treten Beschwerden auf, ist ein Verursacher gefunden.

Möglicherweise ist Ihr Kind aber auf weitere Nahrungsmittel allergisch, weshalb Sie den Test auf jeden Fall zu Ende führen sollten – auch wenn es schwer fällt. Die Prozedur verlangt den Kindern und Eltern einiges ab, da das Diätschema sehr streng eingehalten werden muss, damit der Allergieauslöser sicher gefunden werden kann.

Der Allergiepass

Hat Ihr Kind eine Allergie, bekommt es einen Allergiepass, in den die auslösenden Substanzen eingetragen werden. Diesen sollte es, vor allem bei einer bestehenden Medikamenten- und Insektengiftallergie immer bei sich tragen, damit auch Fremde im Notfall entsprechende Maßnahmen ergreifen können.

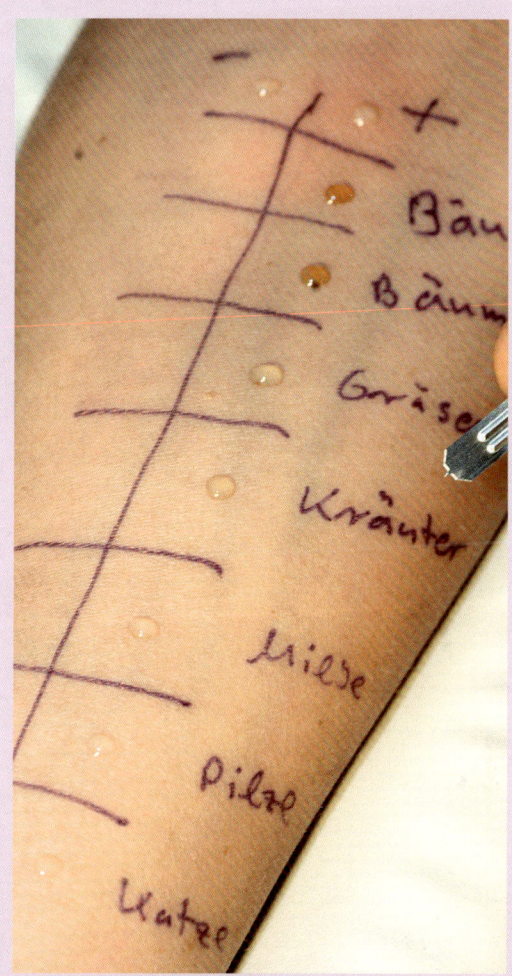

Der Pricktest ermöglicht auf einfache Weise, eine Vielzahl möglicher Allergieauslöser (Allergene) zu testen.

Möglichkeiten der Allergietherapie

Sowohl die Vorbeugung als auch die Behandlung von Allergien sollten das Ziel verfolgen, das Immunsystem des Kindes zu lehren, »Fremd« und »Selbst« genauer zu unterscheiden. Außerdem aggressiver gegen Fremdes vorzugehen, es rechtzeitig zu verdauen und damit seine eigene Panikreaktion auf bestimmte Fremdstoffe zu vergessen. Allergien im Kindesalter können tatsächlich vergessen werden!

Dieses Wissen nutzt ein bekanntes Verfahren der Schulmedizin, das seinem Wesen nach eigentlich rein homöopathisch ist: die Hyposensibilisierung, auch Desensibilisierung genannt. Bei dieser Methode spritzt der Arzt in der Regel einmal wöchentlich speziell hergestellte Extrakte aus den entsprechenden Allergenen unter die Haut, zunächst in einer extrem verdünnten Dosis. Das Immunsystem des Kindes lernt, diese Allergenmenge ohne Panik zu verdauen. Allerdings muss das Kind nach dem Spritzen noch eine Zeitlang in der Praxis bleiben, weil die Gefahr eines allergischen Schocks besteht. Die Konzentration der Allergenlösung wird langsam gesteigert, und zwar mindestens drei Jahre lang.

Die Erfolge von Hyposensibilisierungen sind sehr unterschiedlich. Im Idealfall kann sich der Körper mit Hilfe der Antikörper selbst gegen die Allergieauslöser wehren. Es treten dann keine oder nur noch geringe Symptome auf. Es ist bemerkenswert, dass diese Methode am eindrucksvollsten bei solchen Allergien wirkt, die gegenüber »gespritzten Allergenen« (Injektionsallergenen) bestehen: Bei Allergien auf Bienen- oder Wespengift ist die Desensibilisierung die Methode der Wahl.

Leider weniger Erfolg versprechend ist die Desensibilisierung, wenn ein Kind auf mehrere Substanzen oder auf Hausstaub allergisch reagiert. Hier reicht es nicht aus, darauf hinzuarbeiten, dass einzelne Überreaktionen vergessen werden. Umso wichtiger ist es, in diesem Fall das Immunsystem generell zu stärken.

Vorbeugen und Vermeiden

Neben den Spezialtherapien bei den einzelnen Allergien, die wir Ihnen auf den folgenden Seiten vorstellen, gibt es eine Reihe allgemeiner Maßnahmen, die das Leben mit einer Allergie erträglicher machen und die bei allen Formen von Allergien helfen.

Zunächst sollten Sie versuchen, die Allergieauslöser zu meiden. Ihr Kind kann nur vergessen lernen, wenn es ausreichend lange nicht ständig an die Allergie erinnert wird. Modeschmuck, der eine Nickelallergie auslöst, das Haustier, auf dessen Haare das Kind allergisch reagiert, Teppichböden, die Hausstaubmilben beherbergen usw., sollten aus der Umgebung des Kindes entfernt werden. Dabei stellen Tierhaarallergien besonders hartnäckige Allergien dar. Leider sagt ein negativer Allergietest *vor* Anschaffung eines Haustiers nichts aus, da sich die Allergie oft erst entwickelt. Allgemein können Sie aber davon ausgehen, dass bei bereits bestehender Hausstaubmilbenallergie das Risiko, auch noch eine Tierhaarallergie zu entwickeln, relativ hoch ist. Das sollten Sie bedenken, bevor Sie ein Haustier kaufen. Hausstaub können Sie zwar nicht abschaffen – da hilft alles Putzen nichts –, aber Sie können den Hausstaubmilben das Leben schwer machen (siehe Seite 263). Verzichten Sie außerdem auf das Rauchen in Gegenwart Ihres Kindes, denn es fördert Allergien, indem es die empfindlichen Schleimhäute reizt.

Der süßeste Versuch der Desensibilisierung bei

Pollenallergie, auch Heuschnupfen genannt, besteht darin, Ihrem Kind täglich einen Löffel Honig aus der Region zu geben (erst ab dem 12. Lebensmonat!). Vermutlich stimulieren die im Honig enthaltenen Pollen das Immunsystem. Es gibt deutliche Hinweise, dass das Kind so die Pollen seiner Heimatregion besser »verdauen« kann. Allerdings löst dies nicht das Problem des mobilen Lebensstils: Je mehr Sie während der Pollensaison mit Ihrem Kind reisen, umso mehr steigt nach unserer Erfahrung das Allergierisiko. Bei Pollenallergie sollten Sie während der Saison eher gehen als Fahrrad fahren: Viele Heuschnupfenpatienten erleben während der Fahrradfahrt eine massive Verschlechterung, vor allem bei Allergien auf Gräser und Getreide. Der Grund: Sie atmen beim Fahrradfahren tiefer und schneller, die Bindehaut der Augen oder die Schleimhäute werden insgesamt leichter trocken und sie kommen in der gleichen Zeit mit zahlreichen verschiedenen Allergenen in Kontakt als beim Gehen.

Medikamentöse Behandlung

Allergien können medikamentös unterdrückt werden. Dies kann zum Beispiel beim allergischen Asthma, bei schwerem Heuschnupfen oder bei der Neurodermitis eine entscheidende Hilfe sein, wenn etwa eine wichtige Prüfung ansteht. Andererseits muss man sich darüber bewusst sein, dass durch diese Medikamente

- das Immunsystem nicht wirklich vergessen lernt, sondern nur in seiner Panik gehemmt wird
- das Immunsystem nicht an eigener Kompetenz (»Verdauungskraft«) gewinnt.

Insofern können Medikamente nicht die Methoden ersetzen, die den kindlichen Organismus stärken, sondern sie helfen immer nur vorübergehend, die Allergie erträglich zu machen.

Die allopathische Medizin kennt unterschiedliche Mittel als Augen- oder Nasentropfen, als Pulverinhalation oder Spray zum Inhalieren sowie Medikamente zum Schlucken. Cromoglicinsäure (DNCG) oder Nedrocromil stellen milde entzündungshemmende Mittel dar, die wenige Nebenwirkungen aufweisen. Sie müssen vorbeugend und mehrmals täglich genommen werden, um ihre Wirkung zu entfalten.

Ist die allergische Reaktion bereits eingetreten, können Antihistaminika wie das bekannte Cetirizin die Reaktion abschwächen. Sie werden bevorzugt abends genommen und können müde machen. Kortison wird heute »topisch«, das heißt in örtlich begrenzter Anwendung, sehr häufig bei allergischen Nasenschleimhautentzündungen unterschiedlicher Ausprägung eingesetzt (siehe Seite 262).

Das Notfallset

Bei einer schweren Allergie bekommt Ihr Kind ein Notfallset, das Antihistaminika, Kortison und Adrenalin enthält. Wenn es dies immer bei sich trägt, kann Ihr Kind in Notfällen mit Medikamenten versorgt werden.

Das gilt auch bei einer bekannten Insektengift-Allergie (siehe Seite 245). Auch in diesem Fall sollte Ihr Kind immer das vom Arzt verordnete Notfallmedikament bei sich haben, ebenso einen Zettel, auf dem die Anweisungen stehen, was genau im Notfall zu tun ist.

W I C H T I G

Da bei schwereren Allergien die Gefahr eines **allergischen Schocks** besteht (siehe Seite 395), müssen diese immer ärztlich betreut werden.

Ganzheitliche Aspekte

Die ganzheitliche Therapie von Allergien ist ein so umfassendes Thema, dass es den Umfang dieses Buches sprengen würde, auf alle Einzelheiten einzugehen. Trotzdem sollen einige wichtige Gesichtspunkte aufgezählt werden.

Allergien und Ernährung

Wenn bei einem Kind bereits Allergien aufgetreten sind, so müssen die auslösenden Nahrungsmittel zunächst vermieden werden. Darüber hinaus gibt es Nahrungsmittel, die bei Allergien generell reduziert, wenn nicht sogar gemieden werden sollten, weil sie häufig nicht vertragen werden: zum Beispiel raffinierter Zucker, Weißmehl, gekaufte Süßigkeiten, Zitrusfrüchte, Erdbeeren, Tomaten, Paprika, Peperoni, Rettich, Schnittlauch und Sellerie. Außerdem Multivitaminsäfte, scharfe Gewürze, tierische Fette wie Butter und Wurst, synthetische Farb-, Konservierungs- und Aromastoffe sowie ultrahocherhitzte (H-)Milch.

Nicht homogenisierte Vollmilch hat sich in Studien als allergievorbeugend erwiesen. Das trifft allerdings bei der gekauften Milch nur auf die Vorzugsmilch und weitgehend auf Demeter-Milch zu. Andererseits ist Milch bei Allergikern oft, aber nicht immer, unverträglich. Quark, weißer Joghurt und Frischkäse sind meist wesentlich verträglicher als Milch. Hartkäse sollte aber eher gemieden werden. Eier werden oft nicht, manchmal auch problemlos vertragen. Schweinefleisch ist unverträglicher als andere Fleischsorten, generell ist Fleisch aus artgemäßer biologischer (möglichst Demeter-) Haltung jedoch bei allergiekranken Kindern ein sehr gut geeignetes und vor allem bei Milchverzicht wichtiges Nahrungsmittel. Fisch und Sojaprodukte sind oft unverträglich, stellen andererseits

bei Verträglichkeit ebenfalls wertvolle Alternativen dar. Haselnüsse sind mit Vorsicht zu genießen, Erdnüsse sollten ganz gemieden werden. Jugendliche sollten außerdem auf Alkohol, Kaffee und schwarzen Tee verzichten.

PROBIOTIKA? JA! ANTIBIOTIKA? SO WENIG, WIE MÖGLICH, SO VIEL WIE NÖTIG!

Finnischen Studien zufolge kann das Risiko von Neurodermitis bei Kindern vorbelasteter Eltern um etwa 40 Prozent gesenkt werden, wenn sie noch während der Schwangerschaft Laktobazillen (Probiotika) erhalten. Zu diesem Zweck muss die Schwangere in den letzten vier Wochen vor der Geburt zweimal täglich eine Kapsel Laktobazillus rhamnosus GG (Laktobazillus GG bzw. LGG) einnehmen. Auch nach der Geburt nimmt die stillende Mutter die Kapseln insgesamt sechs Monate lang weiter. Nicht stillende Mütter mischen den Kapsel- oder Päckcheninhalt mit Wasser und geben dies dem Baby zweimal täglich insgesamt sechs Monat lang direkt. Insbesondere für Schwangere bietet sich als natürliche Alternative milchsaures Gemüse an, zum Beispiel nicht konserviertes, rohes Sauerkraut. In kleinen Mengen genossen macht es keine Beschwerden. Auch für Kinder ab dem Kleinkindalter stellt es das natürliche Probiotikum Nummer eins in unserer Praxis dar.

Verständlich wird vor diesem Hintergrund die erhöhte Allergierate durch einen unverhältnismäßig hohen Antibiotika-Gebrauch, worauf durch neue Studien vermehrt aufmerksam gemacht wird. Selbstverständlich gibt es Situationen, in denen Antibiotika dringend notwendig sind und gegeben werden müssen (siehe Kapitel Infektionskrankheiten, ab Seite 198 oder Kapitel Antibiotika, Seite 49). Leider wurden und werden noch heute in vielen Ländern Antibiotika bei jedem leichten fieberhaften Infekt gegeben, der womöglich durch Viren verursacht ist und gegen den Antibiotika nichts ausrichten können. Denn Antibiotika führen zu einer Störung der physiologischen Darmflora (siehe auch Seite 51). Dagegen führt deren Stärkung zu einer Reduktion der allergischen Erscheinungen.

VERBINDUNG ZUR NAHRUNG SCHAFFEN

Generell können Eltern bei allen Kindern das Engagement im Stoffwechselbereich steigern und fördern – und damit die Neigung zu allergischen Reaktionen reduzieren, wenn sie auf eine gute Ernährung achten. Für den Säugling ist sicher Muttermilch das Beste. Im weiteren Verlauf eignet sich ausgewogene Vollwertkost: Nahrungsmittel aus Hirse, Buchweizen, Dinkel, Gerste, Vollkorngetreide sowie Blattsalat, Rote Beete, Möhren und generell Gemüse aus biologisch-dynamischem Anbau (Demeter-Produkte) sind ideal. Auch Sauermilchprodukte und Pflanzenöle mit mehrfach ungesättigten Fettsäuren wie Olivenöl sollten regelmäßig auf dem Speiseplan stehen.

Das Interesse an der warmen Mahlzeit wächst unbewusst, wenn sie von den Eltern selbst zubereitet worden ist, und schwindet bei Konserven und Essen aus der Mikrowelle. Eine noch tiefere unbewusste Verbindung mit den Nahrungsmitteln entsteht, wenn sie der Jahreszeit entsprechen und möglichst aus der Region kommen. Wenn das Kind auch nur gelegentlich den Einkauf auf dem (Bauern-) Markt mitbekommt, verbindet es sich automatisch mit den Nahrungsmitteln aus der Umgebung, die es schließlich auch mit den Augen, der Nase und den Händen kennen lernt. Ganz anders dagegen, wenn die Nahrung das ganze Jahr über nur einheitlich im Supermarkt erworben wird und abgepackt den Weg in die Küche findet.

Allergien und Umgang mit Fieber

Nicht selten kann man bei Kindern mit Allergien beobachten, wie zum Beispiel neurodermitische Ausschläge nach einem fieberhaften Infekt abheilen. Im Rahmen der fieberhaften Temperaturerhöhung verbessern sich die Arbeitsbedingungen für das Immunsystem, Fremdstoffe richtig zu erkennen, sie richtig zu »verdauen« und sie zu überwinden. Die verschiedenen Möglichkeiten der homöopathisch-anthroposophischen Therapie, das kindliche Immunsystem im Rahmen von Fieber zu unterstützen, können im Abschnitt über das Fieber ab Seite 68 nachgelesen werden. Unnötig häufige Fiebersenkung sowie vorschnelle Gaben von Antibiotika im Kindesalter erhöht dagegen die Allergierate, was in verschiedenen, sogar von der EU finanzierten Studien nachgewiesen werden konnte.

Allergien und Umgang mit Infekten

Aus drei Richtungen ergeben sich die Ursachen von Allergien: Aus dem individuell vom Kind Mitgebrachten, aus der Umwelt, aber auch aus dem Erbe der Eltern. Wie wir im Kapitel über die klassischen Kinderkrankheiten (siehe Seite 164) ausgeführt haben, ist es für die kindliche Entwicklung wichtig, den von den Eltern ererbten Körper zunehmend mehr zu individualisieren, ihn zum eigenen zu machen, und ererbte Krankheitsneigungen zu überwinden. Die Individualisierung des Körpers nach der Geburt erfolgt vor allem durch fieberhafte Infekte und fieberhafte Entzündungen.

Bis zu acht fieberhafte Erkältungskrankheiten pro Jahr sind unter diesem Gesichtspunkt beim Kleinkind normal. Bildlich gesprochen könnte man sagen: Unter dem Feuer der fieberhaften Infektionskrankheiten wird der von den Eltern ererbte Leib in die eigene, passende Form geschmolzen und das »herausgeschwitzt«, was an Krankheitsneigung von ihnen ererbt worden ist.

Allergien und künstlerische Therapien

Nicht selten entwickeln Kinder im Rahmen ihrer Allergien negative Lebensgefühle. Zum einen dem eigenen ewig juckenden Körper gegenüber wie bei Neurodermitis, zum anderen aber auch im Rahmen des sozialen Miteinanders. Durch den Versuch, Allergene zu vermeiden, kann es zur sozialen Isolation kommen, zum Beispiel wenn ein Kind mit Asthma nicht am Sportunterricht in der Schule teilnehmen kann. Andererseits stehen Kinder mit Allergien innerhalb einer Familie auch häufig im Mittelpunkt und provozieren ablehnende Gefühle bei den eifersüchtigen oder tatsächlich vernachlässigten Geschwistern.

Negative Lebensgefühle können auch entstehen, wenn zum Beispiel ein pollenallergisches Kind die erblühende Natur im Frühling, die pure Lebensfreude bedeutet, nicht genießen darf, weil seine körperliche Reaktion auf das Blühende dies verbietet. Auf der einen Seite nimmt es dieses neue Leben wahr, auf der anderen Seite reagiert es überempfindlich darauf. Hier klaffen Wahrnehmung und Empfindung auseinander. Um diese wieder mehr miteinander zu verbinden, können künstlerische Therapien sehr hilfreich sein. Mit ihnen kann die Seele unmittelbar angesprochen werden. Sowohl beim therapeutischen Plastizieren, bei der Maltherapie, der Sprachtherapie oder der Musiktherapie kann das seelische Empfinden, die Fähigkeit der Seele mit den Formen, den Farben oder den Tönen mitzuschwingen, geübt werden. So kommt es für das Kind endlich zu Erlebnissen, bei denen Wahrnehmung und Empfindung zusammenpassen, dadurch steigt die Lebensfreude wieder und das wirkt sich wiederum positiv auf sein Immunsystem aus.

Allergien und Heileurythmie

Bei der Heileurythmie ist jedem Sprachlaut eine Bewegung mit Beinen, Rumpf und Armen zugeordnet. Das Kind lernt, diese Bewegungen mit innerer seelischer Aufmerksamkeit durchzuführen und zu üben. Solche Gebärden wirken nach innen bis in den Bereich innerer Organe. Bestimmte Bewegungen können gezielt eingesetzt werden, um zum Beispiel die Verdauungstätigkeit und die eigene Wärmebildung anzuregen sowie eine Neigung zur Überempfindlichkeit der Sinnesorgane auszugleichen. So bildet sich bei regelmäßiger Anwendung über längere Zeit eine »dickere Haut«, und ein Heuschnupfen oder allergisches Asthma kann sich nachhaltig bessern.

Allergien und Spielzeug

Die Sinneswahrnehmung von Kindern mit Allergien ist häufig übersteigert, sie sind ihrer Umgebung gegenüber »überwach«. Umso wichtiger ist Spielzeug, an dem ihre Sinne Halt und Orientierung erfahren. Mit unlackierten Holzklötzen aus unterschiedlichen Holzarten können sie gut ihren Tastsinn schulen. Außerdem unterscheidet sich Holz von der Fichte, der Eiche oder dem Ahorn im Hinblick auf Farbe, Festigkeit, Gewicht, Maserung und Oberfläche. Dagegen bieten Bausteine aus Plastik all diese Wahrnehmungsmöglichkeiten und Sinnesqualitäten nicht. Selbst wenn Eltern nicht ganz auf Plastikspielzeug verzichten wollen, sollte doch auf die Qualität geachtet werden. Noch weniger umfangreiche Wahrnehmungsmöglichkeiten im Hinblick auf Geruch, Tasten, Schwerkraft oder Verformbarkeit bieten elektronisches Spielzeug und später die modernen Medien.

Allergien und »geistige Nahrung«

Je intensiver das Kind auf körperlicher Ebene erfährt, dass die Außenwelt eine Bedrohung darstellen kann, durch die es krank wird – im schlimmsten Fall Atemnot beim Asthma (siehe Seite 104) oder unerträglicher Juckreiz bei der Neurodermitis (siehe Seite 269) –, umso wichtiger ist es, dass Kinder auf seelisch-geistiger Ebene Vertrauen in ihre Umgebung bekommen.

Rituale, die innerhalb einer Familie gepflegt werden, stellen zum Beispiel eine gute Möglichkeit dar, Kindern Geborgenheit und Sicherheit zu vermitteln. Durch das bewusste Feiern der Jahresfeste wie Ostern, Sonnwend-, St. Martinsfest und Weihnachten taucht das Kind in einen immer wiederkehrenden äußeren Gang von Ereignissen ein, von denen es sich tief innerlich und unbewusst getragen fühlt. Auch die Bilderwelt der Märchen kann dem Kind inneren Halt geben. Sie weist auf geistige Zusammenhänge hin, etwa Traditionen und Religiöses, in denen wir Menschen stehen und die das Kind unbewusst spürt. Schließlich können Gute-Nacht-Lieder, Tischgebete oder Abendgebete auf kindgemäße Weise Religiosität pflegen. So verbindet sich das Kind mit Hilfe dieser Rituale in seinem Alltag intensiver mit seinen Wurzeln. Weiterführende Literatur finden Sie im Anhang auf Seite 405.

Darüber hinaus gibt es viele verschiedene Medikamente, die äußerlich und innerlich angewendet werden können. Diese werden bei den einzelnen Krankheitsbildern auf den nächsten Seiten noch besprochen.

Uns erschien es jedoch an dieser Stelle wichtig, etwas ausführlicher auf den ganzheitlichen therapeutischen Ansatz bei Allergien beziehungsweise auf die Vorbeugung von Allergien einzugehen. Denn Allergien machen heutzutage einen großen Anteil aller kindlichen Erkrankungen aus, und ohne einen ganzheitlichen Ansatz bei der Behandlung werden sie noch weiter zunehmen. Es ist bemerkenswert, dass die weltweit erste vergleichende Studie zur Vorbeugung von Allergien bei Kindern eine Studie zum »anthroposophischen Lebensstil« war. Dabei ließ sich nachweisen, dass bei gleichem elterlichem Allergierisiko die Allergien im Kindesalter durch eine anthroposophische Lebensweise reduziert werden konnten. 2006 wurden die Ergebnisse in einer weiteren Studie bestätigt.

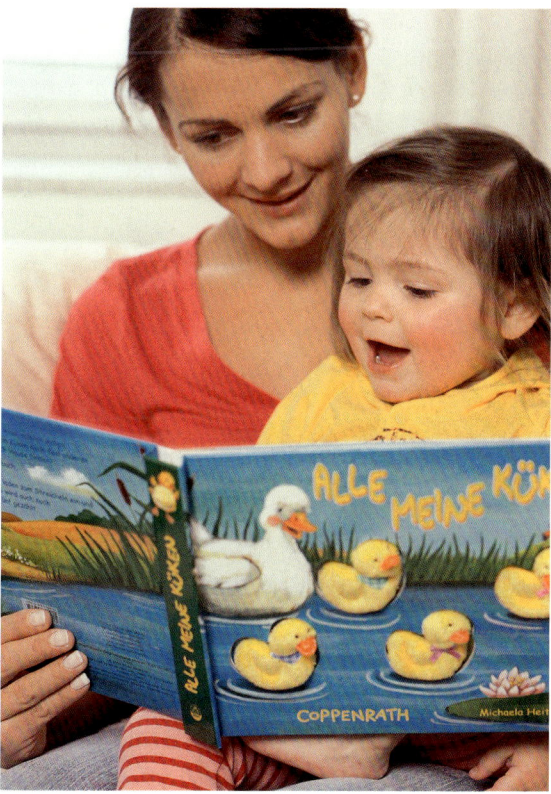

Rituale geben Kindern Halt. So ein wichtiger Anker im Alltag kann auch das allabendliche gemeinsame Lesen vor dem Schlafengehen sein.

Allergischer Schnupfen, Heuschnupfen

Typische Symptome

- wässrig-fließender Schnupfen
- Niesattacken
- Juckreiz und Brennen an den Schleimhäuten von Augen, Nase und Gaumen
- Kratzen im Hals
- manchmal juckende, tränende Augen
- Müdigkeit, Konzentrationsprobleme

Der **allergische Schnupfen** ist eine überschießende Reaktion des Körpers auf Allergene, die das Kind einatmet, so genannte Inhalationsallergene (siehe Seite 253). Neben dem wässrigen, fließenden Schnupfen treten auch Juckreiz, Brennen und Niesattacken auf. Betroffen sind die Nasen- und die Rachenschleimhaut sowie die Schleimhäute der Augen. Er kann wie der Heuschnupfen saisonal auftreten. Er kann aber auch wie bei der Hausstaubmilbenallergie zu Beginn der Heizperiode im September/Oktober saisonal betont auftreten oder im schlimmsten Fall ganzjährig anhalten. Im Laufe der Jahre können die Symptome immer tiefer in die unteren Atemwege wandern und zu allergischem Asthma bronchiale (siehe Seite 104) führen.

Die häufigsten Auslöser für einen allergischen Dauerschnupfen sind Hausstaubmilben (siehe Kasten Seite 263), Tabakrauch und Schimmelpilzsporen in Häusern.

Beim saisonabhängigen **Heuschnupfen** (Pollinose) treten die Symptome nur nach einem Kontakt mit Blütenpollen von Bäumen, Gräsern und Getreide auf. Ein Pollenkalender, den es in der Apotheke oder im Internet gibt, informiert Sie, mit welchen Pollen gerade zu rechnen ist.

Schließlich kann ein allergischer Schnupfen durch den Kontakt mit Tierhaaren wie Katze oder Kaninchen, aber auch mit Farben, Lacken, Kosmetika und bestimmten Nahrungsmitteln (siehe Seite 258) ausgelöst werden. Bei diesen situationsabhängigen Allergien treten neben dem Schnupfen oft weitere Symptome auf. Meist handelt es sich um einen rötlichen Hautausschlag und eine Bindehautentzündung (siehe Seite 284), bei Nahrungsmittelallergien oft auch um Durchfälle (siehe Seite 136).

Aus ganzheitlicher Sicht

Studien zeigen, dass ausgerechnet Kinder, die auf dem Land leben, bei der Ernte helfen und im Heu spielen, kaum an Heuschnupfen erkranken. Der Kontakt der schwangeren und stillenden Mutter mit der lebendigen Umgebung eines Bauernhofes schützt das Kind nachhaltig vor allergischem Schnupfen und allergischem Asthma. Man weiß, dass das reiche bakterielle Leben in dieser Umgebung den Körper anregt, früh die Unterscheidung von »Eigenem« und »Fremdem« zu erlernen.

Ein weiterer wichtiger, bisher wenig beachteter Gesichtspunkt: Auf dem Bauernhof ist die Nase als Sinnesorgan ständig aktiv, denn diese Umgebung ist reich an differenzierten Gerüchen. Demgegenüber ist das Ideal der Großstadtkultur, dass möglichst »nichts riecht«. Der ständige Gebrauch chemischer Reinigungsmittel in einer Wohnung, der unter anderem Gerüche verhindern soll, kann die empfindlichen Schleimhäute der Kinder jedoch schädigen und Allergien fördern.

Schließlich kann man beobachten, dass die Nasenatmung der Kinder durch Stress, intellektuelle Anspannung und besonders beim Starren

●● *Hausstaubmilben-Allergie*

Leidet Ihr Kind an einer Hausstaubmilben-Allergie, können Sie den Auslöser, den Kot der Milben, zwar nicht meiden. Sie können aber einige Maßnahmen ergreifen, um die Anzahl der Hausstaubmilben, und damit die Reizstoffe, so gering wie möglich zu halten:

○ Verwenden Sie nur Latex- oder Schaumstoffmatratzen (kein Rosshaar) und beziehen Sie diese mit einem speziellen Überzug gegen Milben.

○ Decken Sie täglich morgens das Bett ganz auf und lüften Sie das Schlafzimmer. So kühlen Sie es ab und vermeiden Feuchtigkeit. Das verringert die Anzahl der Milben, die sich in feuchter Wärme vermehren. Das Schlaf- oder Kinderzimmer sollte kühl sein, wenn es nicht benutzt wird.

○ Fußbodenheizungen sind besonders ungünstig.

○ Kaufen Sie waschbare Bettdecken und Kopfkissen. Als natürliches Kopfkissen eignet sich ein Dinkelspelzkopfkissen, da es sehr resistent gegen jeden Schädlingsbefall ist. Allergikerkopfkissen müssen alle ein bis zwei Jahre ausgewechselt werden, weil sie zu Pilzbefall neigen.

○ Für Staubsauger gibt es spezielle Zusatzfilter, Schlafzimmer sollten wischbare glatte Böden haben.

○ Die Kuscheltiere Ihres Kindes sollten Sie regelmäßig waschen oder von Zeit zu Zeit einfrieren, damit die Milben getötet werden. Bitte nicht mehr als ein Kuscheltier im Bett erlauben.

auf den Bildschirm beeinträchtigt und fast schon ausgeschaltet wird. Dies passt zu unserer Beobachtung, dass zum Beispiel Schulstress das Auftreten von allergischem Schnupfen deutlich begünstigt: Das wird auch von großen Studien belegt, nach denen das Allergierisiko mit höherer Schulbildung steigt.

Der allergische Schnupfen hat also seine Ursache ursprünglich nicht in Pollen und Tierhaaren. Er tritt auf, weil Kinder heutzutage immer weniger aktiv sind, immer seltener mit der Natur in Berührung kommen. Daher fehlt ihnen der seelische Bezug zu ihrer natürlichen Umgebung (siehe Seite 252).

Wann zum Arzt?

Gehen Sie bei allen Allergien und dem Verdacht darauf zum Arzt. Auch ein scheinbar harmloser allergischer Schnupfen kann im Laufe der Jahre nach unten wandern und allergisches Asthma bronchiale (siehe Seite 104) auslösen.

Was macht der Arzt?

Der erste Rat wird darin bestehen, den Kontakt zu den Allergieauslösern zu meiden – was natürlich nicht immer gelingt, etwa bei Pollen oder Hausstaub. Großen Kummer wird es geben, wenn die geliebte Katze oder das Kaninchen der Auslöser sind.

Gegen den allergischen Schnupfen und die Bindehautreizung gibt es für die Akutbehandlung anti-allergische Augen- und Nasentropfen; Antihistaminika (Tabletten, Säfte) können die Symptome lindern, machen allerdings etwas müde.

In der pollenfreien Zeit – also im Herbst und im Winter – kann Ihr Kind bei einem Allergologen eine Desensibilisierungsbehandlung versuchen (siehe Seite 256).

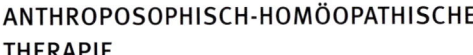

ANTHROPOSOPHISCH-HOMÖOPATHISCHE THERAPIE

Hilfe bei Heuschnupfen:

Eine Kräftigung der Verdauungsaktivität in Magen, Galle und Bauchspeicheldrüse wirkt sich abschwellend und antientzündlich auf die Nasenschleimhaut aus. Hilfreiche Heilpflanzen auf diesem Gebiet wie gelber Enzian, Wermut, Wegwarte schmecken bitter. Für ihre Wirksamkeit ist es wichtig, dass Ihr Kind noch etwas davon bei der Einnahme schmeckt. Denn durch die Bitterstoffe betätigt sich das Seelisch-Geistige stärker in der Verdauungstätigkeit. Dadurch gelingt es dem Organismus besser, sich gegenüber der Außenwelt (Pollen) abzugrenzen. Deshalb sollten Sie Ihr Kind an diesen leicht unangenehmen Geschmack gewöhnen.

●● Vorbilder geben

Ein anderes therapeutisches Prinzip besteht darin, dem Organismus »Vorbilder« zu vermitteln, wie er verhindern kann, selbst »mitzublühen«, wenn die Natur blüht. Ein solches Beispiel liefert in der Natur die Zitrone, die durch ihre Schale eine perfekte Grenze nach außen schafft und im Inneren viel Fruchtsäure bildet, anstatt wie die anderen Früchte süß zu werden. Die im Inneren gebildete Säure wirkt zusammenziehend und wachmachend. Diese Eigenschaften der Zitrone können dem Patienten mit Heuschnupfen ein Vorbild sein: Statt mit der Natur »mitzublühen« lernt er, sich besser abzugrenzen und dafür im Inneren wach und präsent zu sein. Deshalb wird die Zitrone in vielen Heuschnupfenpräparaten als Heilmittel verwendet.

Um die Nasenschleimhaut pollenunempfindlicher zu machen gibt man
- **WELEDA Heuschnupfennasenspray**
  3-mal tägl. 1–2 Sprühstöße
  Am besten wird es bereits 1-mal tägl. 6–8 Wochen vor der Pollensaison angewendet (enthält Zitronensäure).

Die ideale Ergänzung dazu bildet – auch bei Erwachsenen
- **WALA Nasenbalsam für Kinder**
  etwa 3-mal tägl. in der Pollensaison vor Verlassen des Hauses in die Nase auftragen. Es pflegt und fettet die Nasenschleimhaut. Am besten im Wechsel mit dem Heuschnupfennasenspray anwenden.

Bei Heuschnupfen, besonders wenn die Augen mit betroffen sind, ist das allgemein wirksamste Mittel
- **Absinthium D1/Resina Laricis D3 Dil. WELEDA**
  3-mal tägl. 5–10 Tropfen. Darin sind Wermut und Lärchenharz verarbeitet. Das Mittel wirkt stärker, wenn es bereits 4–6 Wochen vor der Saison eingenommen wird.

Wenn die Augen stärker betroffen sind
- **Gencydo Augentropfen WELEDA**
  vor der Saison 1-mal tägl., während der Saison mehrmals tägl. einträufeln (enthält auch Zitronensäure). Allerdings können diese Augentropfen brennen, weshalb sie für jüngere Kinder nicht geeignet sind.

Bei allergischer Bindehautentzündung eignen sich universell
- **Euphrasia Augentropfen WALA/WELEDA**
  bis zu 6-mal tägl. 1 Tropfen in jedes Auge träufeln.

innerlich ergänzt durch
- Euphrasia D3 Glob.
  bis maximal stündl. 5 Globuli

Bei allergischer Bindehautentzündung, die mit starker Lichtscheu einhergeht
- Aesculus Cortex D30/Lavandula sicc. D6 Augentropfen WELEDA
  bis zu 6-mal tägl. 1 Tropfen in jedes Auge

Im Kindesalter universell geeignet sind
- Gentiana Magenglobuli WALA
  3-mal tägl. 5–10 Globuli. Diese enthalten unter anderem Auszüge aus Enzian und Wermut.

Eine besondere Herausforderung stellt der Heuschnupfen auf Gräser und Getreide dar. Ergänzend zu den oben genannten Maßnahmen helfen
- Flores Tritici comp. Tropfen WELEDA
  6 Wochen vor der Saison 2- bis 3-mal tägl. 7–12 Tropfen einnehmen. Enthält Potenzen von Weizenblüten, Ameise und Wespe.

Juckt der Heuschnupfen stark in Gaumen und Rachen, bewähren sich homöopathisch
- Arundo D12 Tropfen
  1- bis 3-mal tägl. 5–7 Tropfen

Hilfe bei allergischem Asthma:
Droht der Heuschnupfen in »Heuasthma«, also allergisches Asthma überzugehen oder ist dies bereits erfolgt, ist der wichtigste anthroposophische Therapieansatz
- Gencydo 1–3 % Amp. WELEDA
  6 Wochen vor Saison 3-mal wöchentl. mit einem Inhalationsgerät inhalieren – 1 Ampulle mit 1 ml physiologische Kochsalzlösung (NaCl 0,9 %). Während der Saison 1- bis 2-mal tägl. inhalieren.

Im Schulalter sind subkutane Injektionen (unter die Haut) bei Heuasthma noch wirksamer, die aber ausschließlich der Arzt geben darf! Bei schweren Fällen im Schulalter kann der Arzt Citrus pericarpium D1 (eine Sonderanfertigung von WELEDA Frankreich) subkutan im Schulter- oder Oberarmbereich injizieren. Bereits 1 Injektion beruhigt oft nachhaltig über Tage bis Wochen hinweg.

Die innerliche homöopathische Behandlung bei Heuasthma ist sehr individuell. Bewährt haben sich dabei Jodverbindungen wie Jodum, Arsenum jodatum und Ferrum jodatum.

Hilfe bei allergischem Schnupfen auf Hausstaubmilben und chronisch allergischem Schnupfen:
Die anthroposophisch-homöopathische Behandlung des allergischen Schnupfens bei Hausstaubmilben-Allergie und chronisch allergischem Schnupfen ist ebenfalls individueller als die Heuschnupfenbehandlung. Allgemein gilt es bei allergischem Schnupfen, die Stabilisierung der Eigenwärme und Vitalität des Kindes anzuregen.
Kinder mit allergischem Schnupfen sind oft erkältungsanfällig und »gestresst«. Es ist wichtig, dass akute fieberhafte Infekte möglichst nicht mit unterdrückenden Fiebermitteln und Antibiotika, sondern mit natürlichen Arzneimitteln behandelt werden. Sehr wirksam sind Öleinreibungen in der kalten Jahreszeit, um den kindlichen Organismus zu stärken.

Bei Kindern mit schwacher Wärmebildung
- Malvenöl WALA
  am besten abends in der Winterzeit den ganzen Körper einreiben, dabei nur den Kopf und den Unterhosenbereich aussparen.

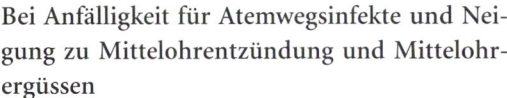

Bei Anfälligkeit für Atemwegsinfekte und Neigung zu Mittelohrentzündung und Mittelohrergüssen

- **Oleum Salviae 10 % (in Olivenöl)** (als Sonderanfertigung von WELEDA oder durch Ihre Apotheke)
  3-mal wöchentl. den ganzen Körper einreiben. Dabei Kopf und Windel- bzw. Unterhosenbereich aussparen. Immer morgens oder nachmittags, nicht abends!

Bei ganzjährig allergischem Schnupfen, vor allem bei schulisch gestressten Kindern, die zu Kopfschmerzen, Erschöpfung, Kummer, Frösteln und chronisch verstopfter Nase neigen

- **Acidum phosphoricum D12–D30 Dil./Glob.**
  2-mal tägl. 5 Tropfen/Globuli

Bei Kindern, die sowohl zu chronisch allergischem Schnupfen wie zu Heuschnupfen und Heuasthma neigen, die meist dünn und nervös sind, intellektuell wach und gespannt wirken und nie frieren

- **Arsenum jodatum D12 Glob.**
  2-mal tägl. 5–10 Globuli

Ist bei allergischem Schnupfen nachts die Nase ganz verstopft – ein häufiges und besonders belastendes Problem –, hilft vielen Kindern

- **Marum verum D6 Glob.**
  abends bzw. vor jedem Hinlegen 5–10 Globuli

Bei Hausstaubmilbenallergie und chronisch allergischem Schnupfen, nachts verstopfter Nase und schwacher Vitalität, wenig Appetit, Blähungsneigung, innerer Abhängigkeit von den Eltern und gleichzeitig schulischem Ehrgeiz

- **Lycopodium C30 Glob. Gudjons**
  tägl. abends 5 Globuli bis zum Abklingen der Symptome

Wie Sie als Eltern helfen können

Wenn möglich, sollte Ihr Kind den Kontakt zu den Allergieauslösern meiden. Ein besonders intensiver Pollenkontakt entsteht durch Fahrradfahren, denn dabei atmet das Kind schneller und tiefer ein und kommt mit mehreren unterschiedlichen Pollen in Kontakt. Machen Sie stattdessen lieber eine Wanderung in pollenarmer Luft im Wald oder im Gebirge. Kinder mit Gräser- und Getreideallergie sollten Fahrradfahrten an entsprechenden Feldern entlang ganz meiden.

●● *Vor den Pollen auf der Flucht*

Bedenken Sie, dass der Heuschnupfen ein Begleiter der mobilen Gesellschaft ist. Besonders schwere Symptome ruft zum Beispiel der ständige Wechsel vom Wohngebiet in eine ganz andere Umgebung hervor. Der Körper muss sich dann dauernd an andere Pollen gewöhnen, zum Beispiel wenn Sie Urlaube in anderen Klimazonen machen. Andererseits kann es eine große Hilfe sein, die schlimmste Saison auszusparen und zum Beispiel bei schwerer Birkenpollenallergie im April in ein birkenarmes südliches Land wie Spanien oder Griechenland zu reisen. Sie sollten den Urlaub nach Möglichkeit so planen, dass Sie erst dann zurückkommen, wenn die entsprechende Blüte vorbei ist.

Stärkend wirken sich bei allergischem Schnupfen in jedem Fall längere Aufenthalte im Hochgebirge über 1500 Meter, am Meer oder noch besser auf einer Insel im Meer aus, weil es dort praktisch keine Pollen gibt.

Kinder mit Pollenallergien sollten auch nicht in frisch gemähtem Gras spielen. Wenn Sie einen Garten haben, mähen Sie den Rasen möglichst oft, damit die Gräser erst gar nicht zum Blühen kommen.

Da Blütenpollen vorzugsweise nachts fliegen, hilft es, wenn Sie vor dem Schlafengehen feuchte Tücher als Vorhang am Fenster befestigen; am besten ist es aber, wenn die Schlafzimmerfenster nachts geschlossen bleiben. Pollenschutzfliese, die Sie wie ein Fliegennetz in den Fensterrahmen kleben können, halten beim Lüften die meisten Pollen aus dem Schlafzimmer fern (es gibt sie in fast jedem Bau- oder Drogeriemarkt zu kaufen). Während der Pollenzeit hilft es auch, die Haare vor dem Schlafengehen zu waschen.

Allergischer Schnupfen und Heuschnupfen können darauf hindeuten, dass Ihr Kind zu kopflastig, zu intellektuell veranlagt oder gefordert ist. Häufig besteht auch eine schulische Überlastung. Überlegen Sie – am besten gemeinsam mit Ihrem Kind – wie Sie etwas Druck aus dem Schulalltag nehmen können. Hilfreich kann auch ein Gespräch mit der Lehrerin sein, bei Bedarf auch mit der Schulpsychologin.

Achten Sie in jedem Fall darauf, dass Ihr Kind viel Freizeit und ausreichend Zeit zum freien Spiel hat – vor allem draußen, wo es herumtollen und sinnliche Erfahrungen in der Natur machen kann.

Allergisches Kontaktekzem

Typische Symptome
- Hautausschlag
- geschwollene, gerötete Haut
- oft Juckreiz
- Knötchen und Bläschen auf der Haut
- oft nässende und verkrustende Bläschen

Bei einem **allergischen Kontaktekzem** reagiert die Haut mit einer Entzündung auf ein Allergen. Diese Reaktion kann unterschiedlich ausfallen, sie reicht von einer leichten Rötung bis hin zu nässenden Blasen. Fast immer jucken die betroffenen Hautstellen.

Die allergische Reaktion tritt allerdings nicht sofort nach dem Kontakt mit dem Allergen ein, sondern in der Regel 12 bis 24 Stunden danach. Zuallererst zeigt sich der Ausschlag dort, wo die Haut mit dem Allergen in Kontakt gekommen ist, aber auch an anderen Stellen kann es zu einem Ekzem kommen. Dann wird es schwieriger, den Auslöser für die allergische Reaktion herauszufinden.

Kontaktallergien können von vielen Substanzen ausgelöst werden. Am häufigsten sind dies bei Kindern:

- Metalle, vor allem Nickel in Jeansknöpfen, Ohrsteckern und anderem Modeschmuck,
- Kleidung aus bestimmten Stoffen oder mit Zusatzmitteln, Farben und Ähnlichem,
- Stoffe in Hautpflegemitteln wie Seife, Shampoos, Cremes und Kosmetika,
- Wasch-, Putz- und Reinigungsmittel.

Selten können auch einmal Heilpflanzen Kontaktallergien auslösen wie Calendula oder Arnika, wobei die Qualität der Herstellung hier eine

Rolle spielt. Achten Sie daher bei pflanzlichen Pflege- und Heilmitteln auf gute Qualität.

Werden die Verursacher gemieden, heilt das Ekzem ab. Kommt das Kind aber immer wieder mit dem Allergen in Berührung – entweder weil es nicht bekannt ist oder nicht gemieden werden kann, dann kann es zu einem chronischen allergischen Kontaktekzem kommen. Dies ist weniger geschwollen als das akute und sieht trocken und rissig aus. Es ähnelt eher dem Ausschlag bei Neurodermitis (siehe Seite 269).

●● *Allergische Hautausschläge*

Reaktionen der Haut treten bei vielen Allergien auf. Sie werden sowohl durch Inhalationsallergene ausgelöst, die eingeatmet werden, als auch durch Nahrungsmittelallergene, die geschluckt werden, sowie durch Injektionsallergene, die durch einen Stich in die Haut ausgelöst werden (siehe Seite 253).

Die Hautausschläge sind dabei unterschiedlich stark ausgeprägt, oft jucken sie, manchmal bilden sie auch Blasen. Bei der Nesselsucht und der Neurodermitis (siehe Seite 269) sind Hautallergien besonders stark ausgeprägt.

Aus ganzheitlicher Sicht

Die Neigung, auf einen Stoff allergisch zu reagieren und auf Hautkontakt hin ein Ekzem zu bekommen, ist von Kind zu Kind sehr unterschiedlich. Nicht selten ist die Neigung vererbt, das heißt, dass auch mindestens ein Elternteil unter Ekzemen leidet. Trotz der genetischen Komponente kann die Ekzembereitschaft in verschiedenen Phasen des Lebens unterschiedlich ausgeprägt sein: So haben die betroffen Kinder zum Beispiel in Zeiten seelischer und nervlicher Anspannung häufiger Ekzeme.

Wann zum Arzt?

Gehen Sie zum Arzt, wenn Ihr Kind einen unklaren Hautausschlag entwickelt, vor allem, wenn sich dies wiederholt.

Was macht der Arzt?

Durch eine sorgfältige Untersuchung und Erhebung der Vorgeschichte, eventuell durch einen Epikutantest (siehe Allergietests, Seite 255) kann der Arzt feststellen, worauf Ihr Kind allergisch reagiert. Die wichtigste Therapie ist das Weglassen des Allergieauslösers.

Für die Abheilung des Ekzems verschreibt der Arzt Ihrem Kind eine Salbe. Wenn es sehr unter dem Juckreiz leidet, kann das vorübergehend eine kortisonhaltige Salbe sein, um diesen rasch zu lindern. Es sollte dann aber möglichst nur Hydrocortison sein, da dies von den verschiedenen Kortisonpräparaten in der Regel am besten vertragen wird.

ANTHROPOSOPHISCH-HOMÖOPATHISCHE THERAPIE

Bei nässenden Ausschlägen helfen
● **feuchte Umschläge, getränkt in Kamillen- und Malventee**, die eine entzündungshemmende Wirkung haben. Im Wechsel mit
● **Umschlägen aus grünem Tee oder Eichenrindentee** – diese haben eine gerbende, entwässernde Wirkung

Innerlich gibt man
● **Dermatodoron Tropfen WELEDA** bis zu 5-mal tägl. 10–20 Tropfen

In der trockenen Phase helfen
● **Mandel-Gesichts-Creme (WELEDA)** am Tag und

Calendula-Baby-Creme (WELEDA)
nachts auf die betroffenen Stellen aufgetragen.

Innerlich gibt man

Calcium-Quercus Glob. WALA
5-mal tägl. 5–7 Globuli und

Urtica comp. Glob. WALA
5-mal tägl. 5–7 Globuli

Wie Sie als Eltern helfen können

Achten Sie darauf, dass Ihr Kind in Zukunft nicht mehr mit dem Allergen in Kontakt kommt.

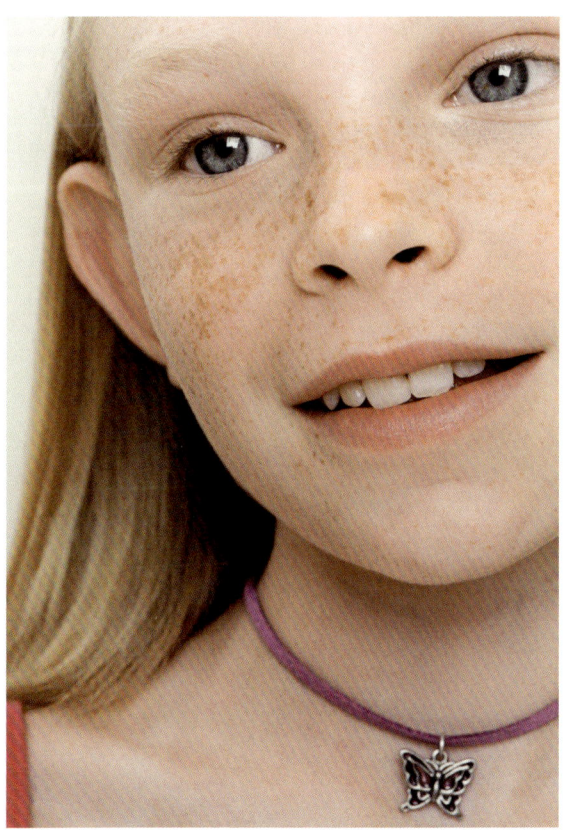

Metalle in Modeschmuck können auf der Haut von Kindern Kontakallergien auslösen und müssen dann konsequent gemieden werden.

Neurodermitis
Atopische Dermatitis

Typische Symptome

Bei Babys und Kleinkindern:

- rote, oft nässende Ekzeme mit Bläschen, Schuppen und Krusten
- zunehmend starker, oft quälender Juckreiz, vor allem bei Ermüdung
- Beginn im Säuglingsalter häufig im Gesicht, Kopf, Nacken- und Halsbereich
- Neigung zu bakteriellen Superinfektionen (siehe unten), die nässen und gelbe Krusten bilden
- kühle Hände und Füße je nach Schweregrade des Ekzems (Wärmeverlust an den betroffenen Ekzemherden!)

Bei Kindern ab dem zweiten bis dritten Lebensjahr:

- Ekzeme vor allem an den Gliedmaßen, besonders an Ellenbeugen, Kniekehlen, Hand- und Fußgelenken sowie am Hals
- trocken-juckende, schuppende Ekzeme bei allgemein trockener Haut
- starker, oft quälender Juckreiz, häufig nachts am stärksten: Die Schlafstörung stellt einen wichtigen Gradmesser für die Schwere der Neurodermitis dar!
- Anfälligkeit der Haut für Dellwarzen und gewöhnliche Warzen (Seite 223) und Superinfektionen (siehe Grind, siehe Seite 227)
- oft zusätzlich allergischer Schnupfen

Die **Neurodermitis** wird auch endogenes Ekzem oder atopische Dermatitis genannt. Die Ekzeme treten oft schubweise auf. Häufig besteht bei den Eltern eine Allergieneigung, das heißt, es leidet bereits ein Elternteil ebenfalls an Neurodermitis, Heuschnupfen oder Asthma.

Allgemein ist bei den Betroffenen die Schutz-funktion der Haut gestört. Die Neurodermitis beginnt bei zwei Dritteln aller betroffenen Kinder im ersten Lebensjahr, oft im Bereich von Gesicht, Kopf und Hals. Anfangs betreffen die Ausschläge mehr die Körperregionen, die sich nach außen hin runden, also Wangen, Kopfhaut und Handgelenke; die Neigung des Ekzems zu nässen ist stärker ausgeprägt. Später, im Kindergarten- und Schulalter, sind die Beugen oft stark betroffen, und das Ekzem wird trockener. Durch den heftigen Juckreiz kratzen die Kinder, was einen Teufelskreis aus gereizter Haut und Jucken zur Folge hat und es Bakterien leichter macht, in die Haut einzudringen. Auf diese Weise entstehen so genannte *Superinfektionen*, die im Säuglings- und Kleinkindesalter am häu-figsten sind. Zum Glück führt das Kratzen nicht dazu, dass sich Narben bilden.

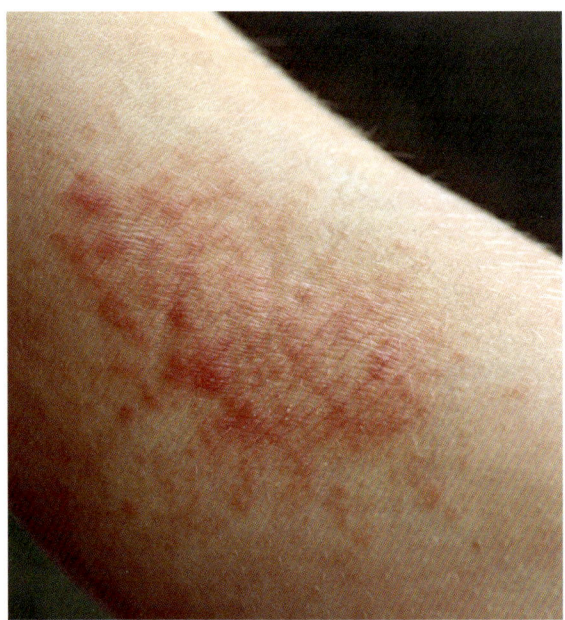

Bei älteren Kindern sind oft Armbeugen und Kniekehlen vom Ausschlag betroffen.

Ausgelöst bzw. verschlimmert wird die Neuro-dermitis vor allem durch

● **bestimmte Nahrungsmittel** (siehe »Allergien und Ernährung« Seite 258): Bereits die Er-nährung der stillenden Mutter kann sich auf die Haut des Kindes auswirken; die Zeit des Abstillens bringt ebenfalls oft eine Zunahme des Ekzems mit sich. – Um den Einfluss eines Nahrungsmittels auf die Haut zu testen, eig-net sich vor allem eine Eliminationsdiät (siehe Seite 255).
● **die Zahnung:** Sie stellt einen sehr wichtigen Einflussfaktor auf die frühkindliche Neuro-dermitis dar. Brechen die Zähne durch, ver-stärkt das grundsätzlich die Neigung zu Hautausschlägen; andererseits bessert sich das Ekzem in der großen Mehrzahl der Fälle, sobald die Eckzähne durchgebrochen sind.
● **Infektionskrankheiten, zum Beispiel grip-pale Infekte:** während des Fiebers bessern sich

viele Ekzeme, mit Abklingen des Fiebers er-folgt oft ein vorübergehender Ekzemschub.
● **Allergene:** Immer öfter ist zu beobachten, dass Pollen die Neurodermitis beeinflussen. Auch Hausstaubmilben, Schimmelpilze, Tier-haare und andere Umweltallergene können das Ekzem verschlimmern.
● **Reizstoffe:** Hier sind Lösungsmittel (etwa in Lacken) oder Kosmetika zu nennen.
● **klimatische Faktoren wie Hitze und Kälte:** In der Mehrzahl verschlechtert sich die Neuro-dermitis in der kalten Jahreszeit, doch auch das Gegenteil kommt vor. Gleiches gilt für das Meer: Meistens bessert sich dort die Haut.
● **Schutzimpfungen:** Auch Impfungen können Ekzemschübe auslösen. In der Mehrzahl der Fälle treten diese erst bei der zweiten oder dritten Impfung des gleichen Impfstoffes auf. Besonders sorgfältig muss das Risiko eines

Ekzemschubs bei Vielfach-Impfstoffen, bei der so genannten Fünf- und Sechsfachimpfung, abgewogen werden.

Etwa ein Zehntel aller Kinder in Mitteleuropa machen eine oder mehrere Phasen von Neurodermitis durch, Jungen öfter als Mädchen. Die Häufigkeit von Neurodermitis nimmt in den Industrieländern seit Jahren zu. Über die Hälfte der erkrankten Kinder haben mit dem Einsetzen der Pubertät keine Symptome mehr.

Neurodermitis im Säuglingsalter kann bei konsequenter Behandlung in vielen Fällen bis zum dritten Lebensjahr ausheilen. Grundsätzlich besteht ein erhöhtes Risiko, dass die Allergie auf die Atemwege übergreift und sich ein allergisches Asthma entwickelt. Deshalb ist es wichtig,

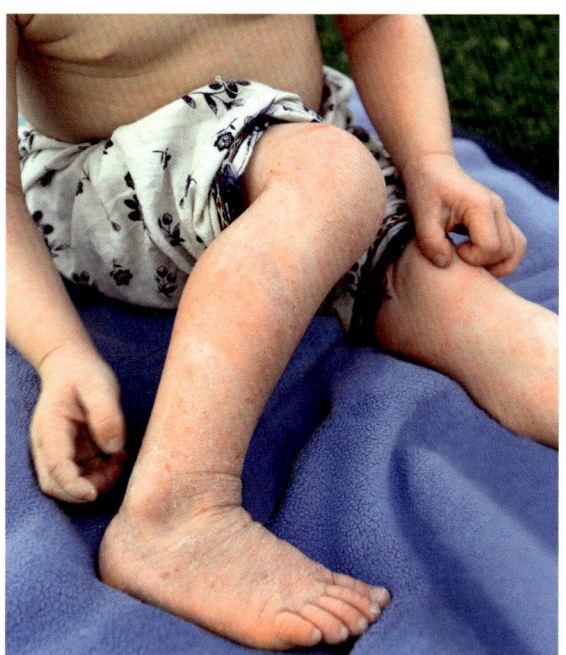

Bei Neurodermitis wird in der Oberhaut zu wenig Fett gebildet; die Haut ist zu trocken und juckt.

dass auch bei weitgehender Besserung des Hautbildes Faktoren, die Neurodermitis auslösen können, vermieden oder zurückhaltend gebraucht werden. Eine ungesunde Ernährung gehört zu solchen »Provokationsfaktoren« ebenso wie verschiedene Medikamente. So führt der all zu großzügige Einsatz von Fieberzäpfchen oder auch Antibiotika bei jedem leichteren Infekt zu einer Erhöhung der Allergierate, worauf wir bereits mehrfach hingewiesen haben.

Aus ganzheitlicher Sicht

Bei Neurodermitis sind die aufbauenden Stoffwechselprozesse vermindert. So wird zum Beispiel in der Oberhaut zwischen den Hornzellen zu wenig Fett gebildet. Außerdem wird zu wenig Harnstoff, Schweiß und Talg produziert. Folgen davon sind eine zu trockene Haut und weitere Symptome:

- Kinder mit Neurodermitis weisen häufig viele Fältchen auf den Lippen und den Handinnenflächen auf. Sie haben zudem meist ein oder zwei tiefe Lidfalten, die sich am Unterlid vom Augeninnenwinkel nach außen ziehen – manchmal ist das schon bei Säuglingen zu erkennen.
- Auch gerötete, entzündliche Risse an den Mundwinkeln, zwischen den Fingern oder zwischen den Zehen (Faulecken) sowie Fältchen zwischen den Ohrläppchen bis hin zu Einrissen (Ohrrhagaden), sind typisch.
- Der geschwächte Stoffwechsel zeigt sich aber nicht nur an der Haut, sondern auch im gesamten Verdauungstrakt. Häufig besteht eine Unverträglichkeit gegenüber verschiedenen Nahrungsmitteln. Auch eine Abneigung gegen viele verschiedene Speisen, ein Völlegefühl, Blähungen, Durchfall oder Verstopfung können Begleiterscheinungen sein.

Die geschwächte Aufbaufunktion des Stoffwechsels zeigt sich bis in das Immunsystem hinein. Aufgrund dieser Abwehrschwäche wird das Kind anfällig gegen Infekte, Warzen, Herpes und Pilzinfektionen.

Sind bei Neurodermitis die aufbauenden Stoffwechselprozesse zu schwach, so sind andererseits die Prozesse des Nerven-Sinnes-Systems, des Kopfpols (siehe ab Seite 19), übersteigert. Dafür einige Beispiele:

- Wird die Haut eines gesunden Kindes zum Beispiel leicht mit Schafswolle massiert, reagiert sie mit einer vermehrten Durchblutung. Bei Kindern mit Neurodermitis kommt die Reaktion stattdessen aus dem Nervensystem, so dass die Haut die Massage mit Juckreiz beantwortet.
- Auch in manchen Persönlichkeitsmerkmalen wird deutlich, dass das Nerven-Sinnes-System überwiegt. Die Kinder sind häufig intelligent und wach und nehmen vieles aus der Umgebung frühzeitig wahr. Sie sind häufig kopfbetont, intellektuell, reagieren schnell auf Sinneswahrnehmungen.
- Mit dem eigenen Körper verbindet sich das Kind dagegen nicht so intensiv, was sich zum Beispiel an einer schwächeren Verdauungstätigkeit zeigt. (siehe Seite 271).

Die Haut bildet die Grenze zwischen einer Person und der Außenwelt. Ist dieses Grenzflächenorgan so sensibel und anfällig wie bei Kindern mit Neurodermitis, ist das ein deutliches Zeichen für eine zu große Offenheit gegenüber der Umwelt und meist auch eine zu enge Symbiose mit der Mutter. Aufgabe der Eltern ist es, die betroffenen Kinder darin zu unterstützen, ein Gleichgewicht zwischen Symbiose und Abgrenzung zu finden.

Um dem besonderen Schutzbedürfnis des Kindes mit Neurodermitis nachzukommen, eignen sich einerseits äußere Anwendungen und für die Haut angenehme Kleidung, am besten aus Baumwolle oder Seide. Auch liebevolle Zuwendung »beschützt« die Haut in besonderer Weise. Andererseits bieten aber auch klare Haltungen und Grenzen in der Erziehung, etwa beim Schlafengehen, einen wesentlichen Schutz. Das Kind erhält dadurch die Möglichkeit, sich in Abgrenzung von der Umwelt wahrzunehmen und aus der Symbiose mit der Mutter schrittweise zu lösen. Schließlich soll es lernen, sich selbst zu beruhigen und damit auch ein- und durchzuschlafen (siehe Seite 119) – und es soll lernen, aus sich heraus auf die Welt zuzugehen.

Wann zum Arzt?

Gehen Sie zum Arzt, wenn Ihr Kind einen Ausschlag mit den genannten typischen Symptomen entwickelt.

Was macht der Arzt?

Vielfach haben Eltern bei einem Hautausschlag ihres Kindes große Sorge, dass es sich um Neurodermitis handeln könnte. Dabei steht ihnen ein von Kopf bis Fuß offenes Ekzem als Schreckensbild vor Augen, das nur selten der Realität entspricht. Für den Arzt ist es deshalb wichtig, nach sorgfältiger Untersuchung und Erhebung der Vorgeschichte zunächst mit den Eltern über die Diagnose zu sprechen: Oft handelt es sich gar nicht um eine Neurodermitis, sondern zum Beispiel um ein harmloses Säuglingsekzem (Seite 221) oder um eine Nesselsucht.

Die Diagnose »Neurodermitis« muss auch in ihrem Schweregrad differenziert werden, da es sich um sehr begrenzte Formen oder schlimmstenfalls um eine schwere, die ganze Haut erfassende Erkrankung handeln kann. Leichte Formen können oft durch richtige Hautpflege und allgemeine Maßnahmen (siehe Möglichkeiten der Allergietherapie, Seite 256) bereits völlig ausreichend versorgt werden. Schwere Formen bedürfen einer individuellen ärztlichen Betreuung, die im Rahmen dieses Buches nicht ausreichend dargestellt werden kann. Die Mehrzahl der Fälle verläuft bei richtigem Umgang mit dem Kind so, dass gute Aussichten auf vollständige oder weitgehende Heilung bestehen. Patient, Eltern und Arzt brauchen, vor allem anfangs, viel Geduld!

Allgemein ist es für den Arzt das Hauptziel der Therapie, die Phasen, in denen das Kind wenige Symptome aufweist, möglichst lange zu erhalten und akute Schübe zu verkürzen und zu erleichtern. Bei einem konventionellen Ansatz werden auch symptomunterdrückende Mittel eingesetzt. Ein ganzheitliches ärztliches Behandlungskonzept wird darüber hinaus versuchen, den Organismus in seiner Unterscheidungsfähigkeit von »Eigenem« und »Fremdem« anzuregen und nachreifen zu lassen. Ein Weg dazu ist der ab Seite 274 näher dargestellte anthroposophisch-homöopathische Therapieansatz.

INDIVIDUELLE THERAPIE

Bei einer Neurodermitis lässt sich kein allgemeingültiger Therapieplan aufstellen. Die Behandlung muss für jedes Kind individuell zusammengestellt und während der Therapie immer wieder an den aktuellen Zustand der Haut angepasst werden. Einige therapeutische Maßnahmen sind jedoch für alle Neurodermitiker gleichermaßen gültig:

- Um den Organismus des Kindes zu entlasten, müssen Allergieauslöser oder Reizstoffe (siehe 270) – soweit wie möglich – gemieden werden.

- Äußere Anwendungen, insbesondere Cremes und Umschläge helfen, den Juckreiz und den Ausschlag zu lindern und den Organismus zu unterstützen. Sie haben aber keine heilende Wirkung, da das Grundproblem, wie oben dargestellt, im gestörten Aufbaustoffwechsel der Oberhaut und der allgemeinen Problematik des allergiekranken Kindes liegt.

- Kortisonhaltige oder lokal antibiotisch wirksame Cremes können notwendig werden, wenn Kind und Eltern durch akute Ekzemschübe extrem belastet sind. Nach unserer Erfahrung kann bei der anthroposophisch-homöopathischen Therapie in vielen Fällen der Verbrauch zumindest reduziert oder ganz darauf verzichtet werden. So genannte topische Immunmodulatoren (Elidel und andere) stehen nach wie vor im Verdacht, auch schwerwiegende Nebenwirkungen zu erzeugen. Sie sind unserer Ansicht nach bei der aktuellen Studienlage eigentlich nicht mehr akzeptabel. Es gibt Hinweise, dass Kinder, die Immunsupressiva einnehmen müssen, ein erhöhtes Krebsrisiko haben. Wir verordnen diese Mittel in der Praxis gar nicht mehr. Im Krisenfall raten wir zu Hydrocortison-Cremes, die im Vergleich zu intensiveren Kortisonpräparaten praktisch immer ausreichen, um eine überschießende Entzündung der Haut einzudämmen, bis der ganzheitliche Therapieansatz ausreichend wirkt. Bei konsequenter anthroposophischer Therapie kommen auch schwerste Fälle mit Interventionen von Hydrocortison und einem staphylokokkenwirksamen Antibiotikum aus.

ANTHROPOSOPHISCH-HOMÖOPATHISCHE THERAPIE

Die Behandlung von Kindern mit Neurodermitis bedarf immer einer individuellen Therapie.

273

Ihr Arzt kann die einzelnen Mittel, insbesondere diejenigen für die innere Behandlung, auf Ihr Kind abstimmen.

Zur äußeren Anwendung kann der Arzt Ihnen verschiedene Cremes und Umschläge empfehlen, von denen wir Ihnen hier einige vorstellen.

Hilfe durch Birkenkork

Eine faszinierende Substanz ist der weiße Birkenkork: Der Baum selbst wird durch den Kork perfekt gegen eindringende Nässe und Krankheitserreger geschützt. In Form von Creme auf die kindliche Haut gebracht, schützt er sehr gut gegen das Eindringen von Bakterien, Viren und Pilzen in die abwehrschwache Neurodermitishaut. Gleichzeitig macht Birkenkork jeden möglicherweise allergieerzeugenden Emulgator überflüssig, weil er selbst Öl und Wasser emulgiert. Viele Ärzte, die neurodermitiskranke Kinder mit Birkencreme (Imlan Creme) behandeln, bestätigen, dass damit das Problem der Superinfektionen, die zu schwer wiegenden Verschlimmerungen führen, weitgehend behoben werden kann.

Bei nässenden, akut entzündlichen Ekzemen können Sie fett-feuchte Verbände mit Birkencreme auf die Haut geben. Dazu
● Imlan® Creme pur
auf die betroffenen Stellen auftragen, darauf einen feuchten Schlauchverband geben, der in lauwarmen Tee eingelegt wurde, und zwar bei nässend entzündeten Ekzemen
● in Stiefmütterchentee
bei nässend juckenden Ekzemen

● in Schachtelhalmtee
(jeweils 6 Std. kalt ansetzen, dann kochen und 30 Min. ziehen lassen) oder (bzw. gemischt mit)
● in Eichenrindentee
Für die Herstellung der Tees rechnen Sie jeweils 1 TL auf 250 ml Wasser.
Ziehen Sie Ihrem Kind dann über die feuchte Verbandsschicht eine zweite trockene und lassen Sie diese 6–8 Std. (am besten über Nacht) wirken. Achten Sie darauf, dass die Verbände nicht zu eng anliegen.

Liegt bereits eine deutliche Superinfektion vor, muss der Arzt über die Behandlung entscheiden und festlegen, ob die Gabe von Antibiotika notwenig wird.

Bei trockenen, juckenden Ekzemen an unbedeckten Hautstellen wie Gesicht, Händen und Hals während der kalten Jahreszeit hilft
● Dermatodoron Salbe WELEDA alleine oder im Wechsel mit Imlan Creme pur zu gleichen Teilen gemischt mit Quercus-Salbe WALA oder Quercus 5 % -Salbe WELEDA (in der Apotheke mischen lassen).

Bei Kindern ab dem dritten Lebensjahr kann man die harnstoffhaltige Imlan Creme plus verwenden.

Bei starker Trockenheit der Haut fettet am stärksten
● Rosatum Heilsalbe WALA
In die Salbe oder Creme kann man einen Anteil von etwa 10 bis max. 15 % Nachtkerzen-Öl einrühren lassen (in der Apotheke).

Die individuelle, innerlich durchgeführte Behandlung gehört in die Hand eines entsprechend geschulten Arztes. Mit den im Folgenden genannten Mitteln können typische Grundprobleme bei Kindern mit Neurodermitis behandelt werden. Hilfreich sind Arzneimittel, die dem Kind helfen, den Aufbaustoffwechsel in der Haut zu fördern und die eigene Grenzziehung zwischen »Eigenem« und »Fremdem« an der Haut – dazu gehören auch die Schleimhäute im Verdauungstrakt! – zu verbessern.

Um den Aufbau der Fettlamellen in der Oberhaut zu unterstützen, eignet sich die Gabe von
- Nachtkerzen-Öl
  (enthält viel Gamma-Linolensäure) Kinder nehmen pro Tag 1 TL.

Steht das Ekzem in Zusammenhang mit einer Belastung des Organismus durch Fremdstoffe (Antibiotikatherapie, Umweltgifte, Amalgam der Mutter usw.), dann helfen
- Okoubaca D3 Glob.
  3-mal tägl. 3–7 Globuli und
- Berberis D3 Glob.
  3-mal tägl. 3–5 Globuli

Bei wechselnder Stuhlfarbe und -qualität, Blähungen, Verstopfung, Appetitstörung und Übellaunigkeit
- Lycopodium comp. WALA
  3-mal tägl. 3–7 Globuli. Die Symptome sollten sich nach 2–4 Wochen Behandlung mit dem Kompositionsmittel bessern.

Steht das Ekzem des Kindes in Zusammenhang mit einer schwachen Verdauung, die sich besonders an unverdauten Nahrungsbestandteilen im Stuhl zeigt, hilft
- Cichorium Rh D3 Dil. WELEDA (alkoholfrei)
  Bei Säuglingen 3-mal tägl. 5 Trofen, ab dem zweiten Lebensjahr 3-mal tägl. 10 Tropfen

Bei Neigung zu allergischem Schnupfen, Infekten der Atemwege und spastischer Bronchitis, Überempfindlichkeit und Unruhe
- Equisetum Rh D3 Dil. WELEDA (alkoholfrei)
  3-mal tägl. 5 (bei Säuglingen)–10 Tropfen (ab dem zweiten Lebensjahr)

Bei häufigen Infektionen und deutlichen Besserungstendenzen der Haut während eines Fieberschubes
- Lien comp. Glob. WALA
  1- bis 2-mal tägl. 5–10 Globuli

Steht der Juckreiz ganz im Vordergrund, verschlimmert sich das Ekzem im beginnenden Frühjahr oder besteht gleichzeitig eine Tendenz zu Nesselsucht, hilft
- Calcium-Quercus Glob. WALA
  20–30 Globuli pro Tag in Wasser gelöst schluckweise geben.

Bei Neigung zu einem Darmpilz (Candida albicans, siehe Seite 144)
- Gentiana Magenglobuli WALA
  nach jeder Mahlzeit 2–5 Globuli

Bei einem nässenden Ekzem, abendlicher und nächtlicher Unruhe, Ängstlichkeit und Überempfindlichkeit (Schlafstörung)
- Bryophyllum Argento cultum Rh D3 Dil. WELEDA (alkoholfrei)
  vor jedem Hinlegen 5–10 Tropfen geben. Kann gut mit Calcium-Quercus kombiniert werden. Beide Mittel lassen das Kind etwas »dickhäutiger« werden.

Wie Sie als Eltern helfen können

Unterschiedliche Faktoren können sich auf die Ekzembildung auswirken. Achten Sie darauf, was bei *Ihrem* Kind einen positiven, und was einen negativen Einfluss auf die Neurodermitis hat. So können Sie viel zur Besserung der Symptome beitragen. Um die empfindliche Haut Ihres Kindes nicht zusätzlich herauszufordern, sollten Sie auf scharfe Gewürze und Nahrungsmittelzusätze wie Geschmacksverstärker verzichten. Der Ernährung kommt bei Neurodermitis eine zentrale Bedeutung zu. Sie sollte mit dem Arzt besprochen werden (siehe Allergien und Ernährung, Seite 258). Verzichten Sie außerdem auf Wolle und synthetische Stoffe, da sie bei Kindern mit Neurodermitis die Haut reizen bzw. das Schwitzen und damit das Jucken fördern.

Schaffen Sie für Ihr Kind ein möglichst allergenarmes Umfeld. Das wichtigste ist sicherlich, dass Sie keinen Tabakrauch in Ihren Wohnräumen tolerieren. Die Frage von geeigneten Zimmerpflanzen und Haustieren muss individuell beantwortet werden, aber grundsätzlich sollten Haustiere keinen Zutritt zum Schlaf- und Kinderzimmer haben. Machen Sie den Hausstaubmilben das Leben so unangenehm wie möglich (siehe Kasten Seite 263).
Schließlich sollte Ihr Kind bei Neurodermitis nicht zu warm geduscht oder gebadet werden. Beim (seltenen!) Baden benutzen Sie am besten medizinische Öle zum Rückfetten und verzichten Sie generell auf alkalische Seifen.

Auf jedes neurodermitiskranke Kind wirkt es sich verschlimmernd aus, wenn die Eltern erschöpft sind und ihre Partnerschaft völlig im Schatten der Beziehung zum Kind steht. Nichts ist bei Neurodermitis quälender, als immer im Mittelpunkt der Aufmerksamkeit aller anderen zu stehen! Wir brauchen uns nur zu überlegen, wie es uns selbst erginge, wenn andere nicht uns, sondern ständig unsere Haut anschauen und dabei ein besorgtes Gesicht machen wür-

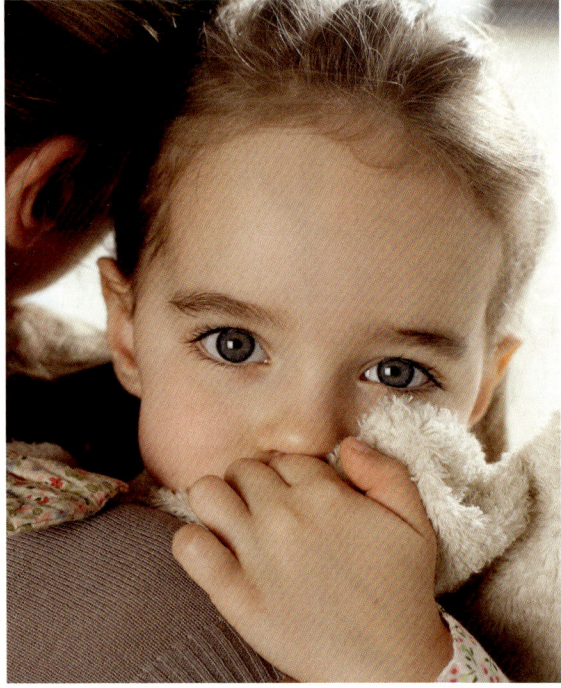

Ihr Kind braucht nicht ständige Zuwendung, sondern in erster Linie Rückhalt, Sicherheit und einen stabilen Lebensrhythmus.

den. Andererseits scheinen neurodermitiskranke Kinder oft permanente Aufmerksamkeit zu verlangen – ein Teufelskreis! Sie können aus dieser Zwickmühle nur herauskommen, wenn Sie sich bewusst machen, dass Ihr Kind nicht ständige Zuwendung, sondern in erster Linie Rückhalt, Sicherheit und Stabilität braucht. Die können Sie nur geben, wenn Sie auch Abstand zu Ihrem Kind herstellen und sich vor Erschöpfung schützen können. Deshalb raten wir Ihnen ausdrücklich:

● Teilen Sie den Tag in verschiedene Zeiten ein: solche, in denen Ihr Kind im Mittelpunkt der Aufmerksamkeit steht, solche, in denen die Geschwisterkinder im Mittelpunkt stehen und solche, in denen Sie und Ihr Partner im Mittelpunkt stehen (der Fernseher, das Internet oder die Zeitung sollten erst danach kommen!).

- Unterscheiden Sie klar zwischen Tag = Aktivität und Zeit der Zuwendung und Nacht = Ruhe und schlafen – im eigenen Bett. Wenden Sie sich Ihrem Kind zu, wenn es wach ist, wenn es »dran« ist. Dann cremen Sie es ein und sind für es da. Geben Sie ihm aber auch zu verstehen, wann es Zeit ist zu schlafen bzw. wann gerade ein anderer an der Reihe ist. Strukturieren Sie den Tag zusätzlich in feste Ess-, Spiel- und Ruhezeiten. Führen Sie dazu Rituale ein, die bei dieser Strukturierung helfen. Anregungen finden Sie ab Seite 404 im Anhang.

- Das Kratzen bei Neurodermitis klingt so schlimm, dass es für andere schwer zu ertragen ist; andererseits fügen sich die Kinder durch Kratzen nie Verletzungen zu, die zu Narben führen! Es ist wichtig, dass Sie sich darüber im Klaren sind und lernen, nicht bei jedem Kratzen des Kindes panikartig dazwischen zu gehen. Denn dadurch entsteht eine immer »aufgekratztere« Atmosphäre, die permanent den Juckreiz verstärkt. Besser ist es, durch richtige Kleidung und Hautpflege den Juckreiz Ihres Kindes zu verringern, aber es auch einmal kratzen zu lassen, bis es von selbst aufhört.

- Sorgen Sie dafür, dass sich zwischen Ihnen und Ihrem Kind eine Grenze bilden kann. So sollten Sie als Mutter nachts einige Stunden haben, in denen Sie selbst ungestört schlafen können – notfalls teilen Sie sich mit Ihrem Mann die Nachtwache, wenn es Ihrem Kind gerade sehr schlecht geht. Versuchen Sie ab dem zweiten Lebensjahr unbedingt zu erreichen, dass Ihr Kind im eigenen Bett schläft, ob im oder außerhalb des Elternschlafzimmers – wenigstens bis gegen drei Uhr morgens. Sie haben selbst auch ein Recht auf einige Stunden Schlaf. Schließlich müssen alle Beteiligten bei Neurodermitis nicht nur ein paar Tage, sondern Wochen und Monate durchhalten. Das wichtigste Therapieziel ist immer der *Wiedergewinn eines regelmäßigen Schlaf-Wach-Rhythmus.* Wenn Ihr Kind (wieder) durchschlafen kann, können Sie sein Ekzem bereits als leichteren Fall von Neurodermitis einordnen.

- Sorgen Sie dafür, dass Sie als Eltern auch regelmäßig eine Vertretung haben und als Paar etwas unternehmen können: Je entspannter und zufriedener Sie als Eltern sind, umso besser heilt die Haut Ihres Kindes.

- Besprechen Sie regelmäßig mit Ihrem Partner oder einem guten Freund, wie es Ihnen selbst geht und wie der andere Sie erlebt. Hören Sie einfach zu und denken Sie über seine Worte nach, statt sich zu verteidigen. Äußern Sie Ihrem Partner gegenüber, welche Unterstützung Ihnen wichtig ist, damit Sie selbst nicht erschöpft und unzufrieden werden.

Diese Bewusstseinsbildung bewahrt Sie davor, eine zu enge Verbindung mit dem Kind einzugehen, die die Haut nie heilen lässt.

- Ein familiäres Klima, in dem die Neurodermitis nicht den Lebens- und Kommunikationsmittelpunkt darstellt, fördert die Heilung der Krankheit. Dazu gehört auch, die Ausschläge nicht zu dramatisieren. Äußerungen wie »ein furchtbarer oder ganz schlimmer Ausschlag« in Gegenwart Ihres Kindes können sehr kontraproduktiv wirken.

Manchmal ist das Klima innerhalb der Familie schon so belastet, dass ein neutraler Dritter besser helfen kann. Scheuen Sie sich in diesem Fall nicht, sich Hilfe zu suchen.

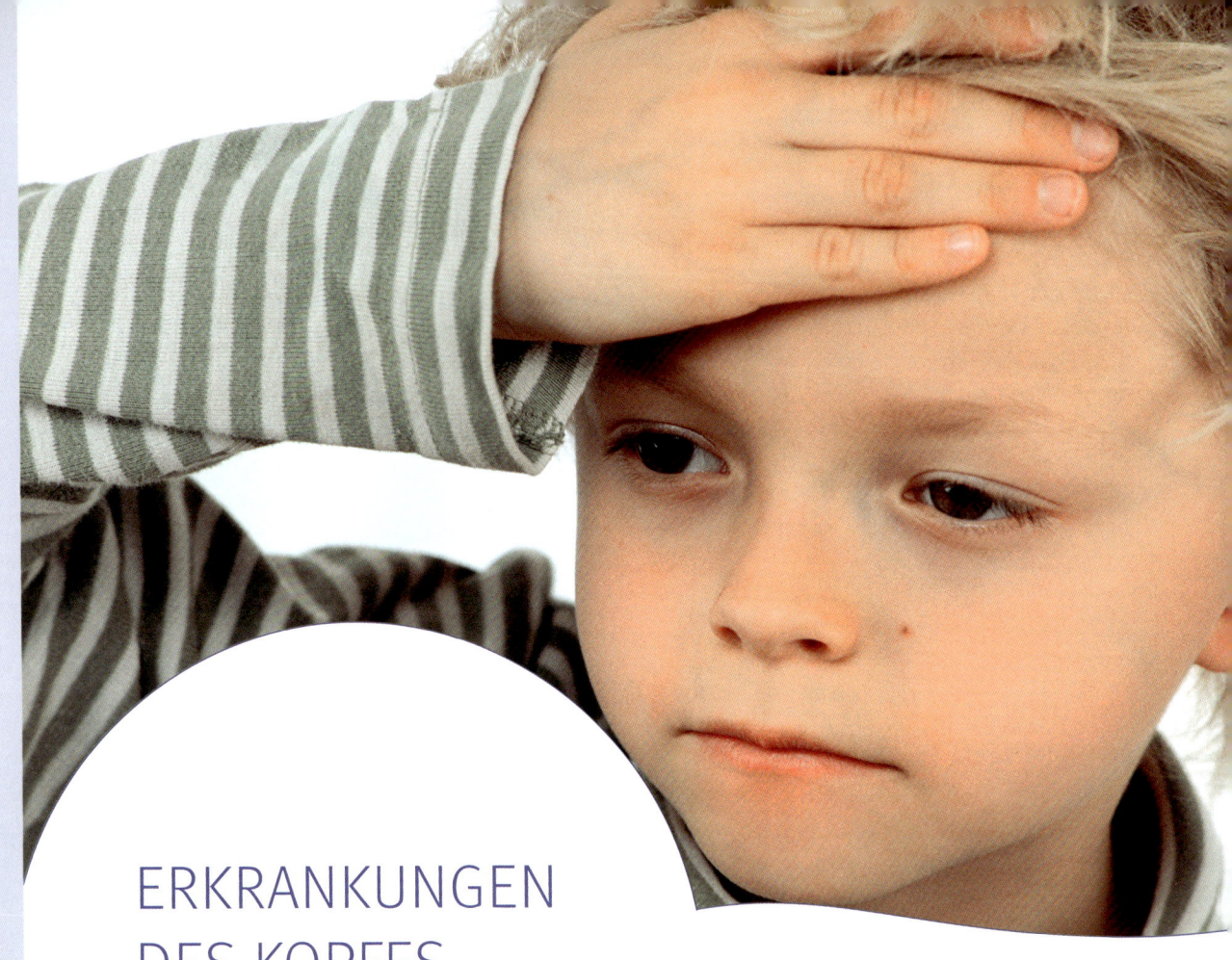

ERKRANKUNGEN DES KOPFES

Kopf, Sinnesorgane und Nervensystem

Die meisten Babys werden aus der Schädellage heraus geboren, das heißt, sie kommen normalerweise mit dem Kopf zuerst auf die Welt. Der Kopf wird intuitiv als etwas Besonderes und Schützenswertes empfunden. Bei der Geburt bleiben die Hände der Hebamme vor allem am Kopf, auch später beim Säugling berühren wir immer mit einer Hand den Kopf des Kindes, um diesen zu schützen und zu halten.

Im Kopfbereich liegen Sinnesorgane und Nervensystem besonders dicht beieinander: Bei relativer körperlicher Ruhe herrscht innerlich höchste Aktivität. Hier schafft der Organismus die Voraussetzungen für unser waches Bewusstsein (»Tagesbewusstsein«), in dem die seelisch-geistige Individualität sich frei bewegen kann: Sinneswahrnehmungen können »analysiert«, Gedanken können »umgebaut« und neu zusammengesetzt werden. Sinneseindrücke können in gewisser Hinsicht als Nahrung für das Seelisch-Geistige bezeichnet werden, als »geistige Nahrung«, die aufgenommen, »verdaut« und umgewandelt wird.

Im Magen-Darm-System lernt das Kind dagegen allmählich, stoffliche Nahrung differenziert wahrzunehmen, aufzuschlüsseln und daraus seine eigenen Organe aufzubauen. In beiden Fällen kommt es zu Reifungsschritten – im Bereich des Magen-Darm-Systems mit stofflicher, im Kopfbereich mit »geistiger Nahrung«: Wahrnehmungen werden immer bewusster »verdaut« und eigene Gedanken »aufgebaut«. Zwischen beiden Systemen, dem Nerven-Sinnes-System und dem Stoffwechsel-Gliedmaßen-System (siehe ab Seite 19) besteht eine lebendige Wechselwirkung: Wird das heranreifende Kind mit Sinneseindrücken überfordert, kann sich das negativ auf die Verdauungstätigkeit auswirken. Dann hat es keinen Appetit, einen unregelmäßigen Stuhlgang und eine gestörte Verdauung.

Umgekehrt wirkt die Verdauung unmittelbar auf die Vorgänge im Kopf zurück: Hat das Kind nicht gefrühstückt, sinkt sein Blutzucker ab und es hat Schwierigkeiten, sich in der Schule zu konzentrieren. Wie wichtig eine gesunde Ernährung und damit auch gesunde Verdauung für die Entwicklung unserer geistigen Anlagen ist, sieht man besonders daran, dass Unterernährung bei Säuglingen lebenslang die intellektuellen Fähigkeiten beeinträchtigen kann.

Innerhalb des Kopfes entdecken wir wieder die Dreigliederung des menschlichen Organismus (siehe Seite 19):

- Das zentrale Nervensystem in der Schädelhöhle zusammen mit den großen, paarig angelegten Sinnen Augen und Ohren auf der einen Seite,
- den beweglichen Unterkiefer, die Mundhöhle und den Kauapparat, die alle zum Stoffwechsel-Gliedmaßen-System gehören, auf der anderen Seite
- dazwischen (vermittelnd) die Atmung (Nase), die zum Rhythmischen System gehört.

Das Mittelgesicht mit seinen Kieferhöhlen bildet sich erst im Laufe der Kindheit aus. Es verleiht dem kindlichen Gesicht im weiteren Verlauf seinen individuellen Charakter, der auch durch die sich immer stärker ausformende Nase mitgeprägt wird (siehe auch Seite 81).

Die Atmung, vor allem die Ausatmung ist wichtig für die richtige Belüftung von Nasennebenhöhlen und Mittelohr. Werden diese nicht ausreichend belüftet, kann es zu chronischen Ergüssen im Bereich des Mittelohrs kommen und damit zu Mittelohrentzündungen. Bei einer chronischen Mittelohrentzündung ist das Kind in seiner Hörfähigkeit beeinträchtigt – es spricht folglich auch schlechter –, bei chronisch zugeschwollenen Atemwegen ist sein Geruchsinn eingeschränkt. In beiden Fällen sind die Sinneseindrücke beeinträchtigt, was sich dauerhaft negativ auf die seelisch-geistige Entwicklung auswirken kann. Schließlich sind unsere Sinne die Tore, durch die sich die Seele zur Außenwelt hin öffnen kann.

Der Durchbruch und Aufbau der Zähne ist wichtig, damit das Kind Werkzeuge hat, um die Nahrung zu zerkleinern und dadurch richtig aufnehmen und verdauen zu können. Im Bereich der Augen muss das Kind lernen, die beiden Sehachsen allmählich kontrolliert zusammenzuführen, um räumlich sehen zu können.

Eine ganzheitliche Förderung der kindlichen Entwicklung durch Elternhaus, Erzieher und den Kinderarzt zielt darauf ab, das Kind im Bereich aller Sinnesorgane gleichmäßig und harmonisch zu fördern. Dafür ist zum Beispiel für eine gute Geruchswahrnehmung eine freie Nasenatmung wichtig, etwa durch ein gutes Raumklima und ausreichende Durchwärmung der Extremitäten (keine kalten Füße!). Ebenso wichtig ist es, darauf zu achten, mit welchen Sinneseindrücken Augen und Ohren »genährt« werden, damit sie sich gut entwickeln.

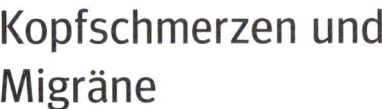

Kopfschmerzen und Migräne

Typische Symptone

- Kopfschmerzen an unterschiedlichen Stellen

Bei Migräne zusätzlich:
- Kopfschmerzattacken, meist einseitig
- Übelkeit
- Erbrechen
- Sehstörungen
- Taubheitsgefühl

Kopfschmerzen entstehen nicht nur bei Erkrankungen im oder am Kopf. Sie treten bei Kindern häufig als Begleitsymptom bei akuten oder chronischen Erkrankungen auf (siehe Leitsymptome, Seite 78). Auch bei Fehlhaltungen der Halswirbelsäule, bei Kopfverletzungen wie einer Schädelprellung oder Gehirnerschütterung kommt es zu Kopfschmerzen. Ebenso können Sehfehler, etwa Kurzsichtigkeit oder Schielen, die Ursache sein. Seelische Probleme wie Ängste, Sorgen oder Überforderung können bei Kindern vor allem im Schulalter zu Kopfschmerzen führen.

Kleinere Kinder klagen dagegen bei Problemen eher über Bauchschmerzen. Nicht selten schlagen solche »funktionellen« Bauchschmerzen um das neunte Lebensjahr herum in Kopfschmerzen um. Bei Kindern ist der **Spannungskopfschmerz** eine häufige Form von Kopfschmerzen. Er tritt charakteristischerweise bei oder nach geistigen Anstrengungen (Schule!) auf oder wird von äußeren Auslösern, etwa einem Wetterumschwung, ausgelöst. Demgegenüber treten **Migräneanfälle** periodisch auf und folgen dann stärker eigenen Gesetzmä-

ßigkeiten, also einem wiederkehrenden Ablaufmuster. Eine Sonderform von Kopfschmerzen stellt die **Migräne** dar, die im Kindesalter anthroposophisch-homöopathisch sehr gut behandelbar ist. Migräne kann Kinder jeden Alters betreffen. Sie verläuft mit anfallsartigen, ein- oder beidseitigen Kopfschmerzen und geht häufig mit Übelkeit und Lichtempfindlichkeit einher. Im Kindesalter kann sich eine Migräne zunächst auch in Form von Bauchschmerzattacken zeigen, die von Übelkeit, dem Bedürfnis nach Ruhe und oft ausgeprägter Blässe begleitet werden, und erst allmählich in die typische Migräne übergehen.

Migräne ist bei Kindern seltener als bei Erwachsenen, vor der Pubertät gibt es keine Geschlechtsunterschiede, danach sind häufiger Frauen betroffen. In vielen Fällen leidet bereits ein Elternteil oder naher Verwandter unter Migräne. Bei Migräne verändert sich die Durchblutung des Nervensystems. Dadurch werden die Sinne vorübergehend so überempfindlich, dass Licht oder Geräusche schlecht vertragen werden können.

Wann zum Arzt?

Bei wiederkehrenden oder länger andauernden Kopfschmerzen muss ein Arzt die Ursache abklären. Er wird sowohl organische wie psychische Ursachen in Betracht ziehen, bevor er eine Diagnose stellt und mögliche Therapien vorschlägt. Eine Migräne muss zunächst immer von einem Arzt diagnostiziert und behandelt werden.

Was macht der Arzt?

Der Arzt wird Ihr Kind ausführlich körperlich untersuchen und Verletzungen ausschließen. Bei Verdacht auf Sehstörungen erfolgt eine augenärztliche Untersuchung. Des weiteren erfolgen Blutuntersuchungen zum Ausschluss von Entzündungen oder Infektionen. Bei unklaren Kopfschmerzen wird der Arzt eine Liquorpunktion (Gehirnwasserentnahme), eine Computertomographie oder eine Kernspintomographie veranlassen. Bei Bedarf verschreibt er schmerzstillende Medikamente wie Paracetamol oder Ibuprofen.

ANTHROPOSOPHISCH-HOMÖOPATHISCHE THERAPIE

Nach Ausschluss der oben genannten Ursachen ist es bei chronisch wiederkehrenden Kopfschmerzen wichtig, auf den Eisenstoffwechsel des Kindes zu achten. Denn jeder Eisenmangel kann die Neigung zu Kopfschmerzen verstärken. Eisenmangel zeigt sich nicht nur an einer Schwäche des Abwehrsystems, sondern auch an zu niedrigem oder schwankendem Blutdruck sowie der Neigung zu kalten Händen und Füßen, also einer schwachen Durchblutung.

Damit wird unmittelbar verständlich, warum Eisenmangel zum Beispiel Migräne verstärkt: Migräne hat ihre Ursache selbst in einer labilen, schwankenden Durchblutung des Zentralnervensystems. Eisen muss der Organismus in der Verdauung »erobern«: Es gibt viele Kinder, die ausreichend Eisen über die Nahrung zu sich nehmen, deren Körper aber einfach zu wenig davon verwertet. Die Eisenaufnahme des Körpers – das ist in der Medizin allgemein bekannt – ist sehr vom Individuum abhängig.

Die Anthroposophische Medizin setzt bei kindlichen Kopfschmerzen therapeutische Maßnahmen ein, die die Kräfte im kindlichen Organismus stärken sowie die Eisenaufnahme und -verwertung, aber auch Blutdruck und Organdurchblutung regulieren.

Zwischen dem neunten und zwölften Lebensjahr ist der kindliche Organismus besonders störungsanfällig: In diesem Alter verändern sich Blutdruck, Blutzucker und Eisenspiegel – bei Mädchen und Jungen unterschiedlich – und müssen neu reguliert werden. Kinder in diesem Alter neigen leichter zu Schwindel, Ohnmacht und Blässe, was nur Ausdruck dieser Veränderungen ist. Viele der anthroposophischen Arzneimittel für Kopfschmerzen und Migräne enthalten stoffliche oder potenzierte Eisenverbindungen und fördern den Eisenstoffwechsel des Kindes. Sie wirken in diesem Alter besonders stabilisierend und lassen die Neigung zu Kopfschmerzen oft ganz verschwinden.

Hilfe bei Migräne:
Bewährt hat sich bei Kindern mit Migräne im Schulalter
- **Digitalis purpurea D 4–D 6 Dil. WELEDA**
  2-mal tägl. 5–7 Tropfen vor dem Frühstück und Abendessen. Dieses tief und nachhaltig durchblutungsstabilisierende pflanzliche Arzneimittel ist der homöopathisch potenzierte Pflanzenauszug des roten Fingerhuts, Digitalis purpurea.

Bei Kindern mit Migräne, die eher zu Unruhe und Hyperaktivität und eventuell zu Asthma bronchiale bei körperlicher Anstrengung neigen
- **Ferrum/Sulfur comp. Glob. WALA**
  2-mal tägl. 7 bis 10 Globuli

Hilfe bei Kopfschmerzen:
Allgemein bei Kopfschmerzen und Migräne mit Neigung zu Eisenmangel
- **Kephalodoron 5 % Tabl. WELEDA**
  1- bis 2-mal tägl. 1 Tablette morgens und mittags einnehmen

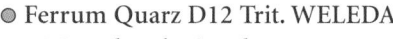

○ Ferrum Quarz D12 Trit. WELEDA
1 Msp. abends einnehmen.

Bei Eisenmangel ergänzt oder im Wechsel gegeben mit

○ Ferrum ustum comp. WELEDA
tägl. ¹/₂ TL Pulver morgens vor dem Essen im Mund zergehen lassen.

Bei Neigung zu Kopfschmerzen nach der Schule, Aufmerksamkeitsproblemen in der Schule und bei den Hausaufgaben

○ Neurodoron Tabl. WELEDA
morgens und mittags 1 Tablette vor dem Essen lutschen.

Für alle bisher genannten Arzneimittel sowohl bei Migräne als auch bei Kopfschmerzen gilt: Sie müssen, wenn eine positive Wirkung festgestellt wird, ausreichend lange, meist über ein halbes bis ganzes Jahr hinweg gegeben werden.

Bei Neigung zu Schulkopfschmerzen vor dem Hintergrund seelischer Ängste und Sorgen sowie bei Kindern, die sich nach einer Krankheit nicht richtig erholt haben und deshalb Kopfschmerzen entwickeln, und besonders bei Kindern, die Kummer verarbeiten müssen (Trennung der Eltern, Verlust der Freunde durch Umzug etc.)

○ Aurum/Apis regina comp. Glob. WALA
3-mal tägl. 5–7 Globuli vor dem Essen einnehmen. Das Mittel sollte in der Regel 6–12 Wochen lang verabreicht werden, die Wirkung kann bereits in der ersten Woche beurteilt werden.

Bei Kopfschmerzen im Rahmen von grippalen Infekten, die oft von mittelhohem Fieber und starker Müdigkeit begleitet werden

○ Gelsemium comp. Glob. WALA

5-mal tägl. 5 Globuli über 5 Tage hinweg einnehmen. Es ist wichtig, das Mittel so lange zu geben und das Kind in dieser Zeit zu schonen, wenn man nicht nach der meist rasch einsetzenden Besserung Rückfälle erleben will.

Bei Kopfschmerzen nach einer Schädelprellung oder Gehirnerschütterung

○ Kompressen mit Arnica Essenz WALA oder WELEDA
1:10 verdünnt in zimmerwarmem Wasser. Alternativ kann das praktische Arnicawundtuch von WALA aufgelegt und mit Kompressen feucht gehalten werden. Diese Kompressen sind unserer Erfahrung nach jeder innerlichen Gabe überlegen.

Innerlich ergänzt durch

○ Arnica D6–D12 Glob.
3- bis 5-mal tägl. 5 Globuli.

Bei akuten, oft pulsierenden Kopfschmerzen nach einer Reise oder einem längeren Aufenthalt in praller Sonne zum Beispiel im Gebirge

○ Belladonna D30 Glob.
akut 1-mal 5 Globuli, bis zu 3-mal tägl. wiederholen. Die Wirkung muss rasch eintreten – meist innerhalb 1 Std. bemerkbar.

Allgemein bei Neigung zu Kopfschmerzen

○ Solum Öl WALA (enthält Lavendelöl)
oder

○ Lavendel-Öl 10 %
Damit am besten am Abend oder auch nach dem Mittagessen vor einer Mittagsruhe Nacken- und Schultern einreiben.

Bei akuten Anfällen von Kopfschmerzen
Fußbad mit Zusatz von schwarzem Senfmehl, 1 Tasse pro Fußbad (10–12 Liter am besten in einem Eimer, siehe Seite 59).

Wie Sie als Eltern helfen können

Neigt Ihr Kind zu Kopfschmerzen oder Migräne, gibt es einige Möglichkeiten, diesen vorzubeugen:

- Ausreichend Schlaf und ein regelmäßiger Tag-Nacht-Rhythmus sind sehr wichtig.
- Lassen Sie Ihr Kind von einem Augenarzt untersuchen, um mögliche Sehfehler zu entdecken und auszugleichen.
- Achten Sie auch darauf, dass Ihr Kind regelmäßig isst und vor allem genug trinkt. Ein bis zwei Liter ungesüßte Getränke (am besten Wasser) sollten es über den Tag verteilt sein.
- Außerdem sollte es sich möglichst viel an der frischen Luft bewegen. Halten Sie seine Fernseh- und Computerzeiten so kurz wie möglich. Fernsehen und Computerspiele nach der Schule und unmittelbar nach dem Lernen löschen einen Teil des Lernerfolges und können die Neigung zu Kopfschmerzen verstärken. Körperliche Bewegung hingegen bewirkt das Gegenteil.
- Ältere Kinder können eine Entspannungstechnik erlernen, etwa autogenes Training.
- Oft hilft ein Kopfschmerzprotokoll, die genaueren Ursachen herauszufinden. Tragen Sie für jeden Tag Schlafenszeiten, Nahrungsmittel, sportliche Aktivitäten, Freizeitgestaltung, besondere Belastungen und Vorkommnisse etwa in der Schule nach den Uhrzeiten ein und dazu die Schwere der Kopfschmerzen. Nach einigen Wochen können Sie vielleicht schon ablesen, unter welchen Umständen die Kopfschmerzen auftauchen oder stärker werden. Bringen Sie das Protokoll in die ärztliche Sprechstunde mit.
- Versuchen Sie Ihrem Kind bei seelischer Belastung oder schulischer Überforderung zu helfen. Greifen Sie dabei auch auf professionelle Hilfe wie eine Schulberatung oder

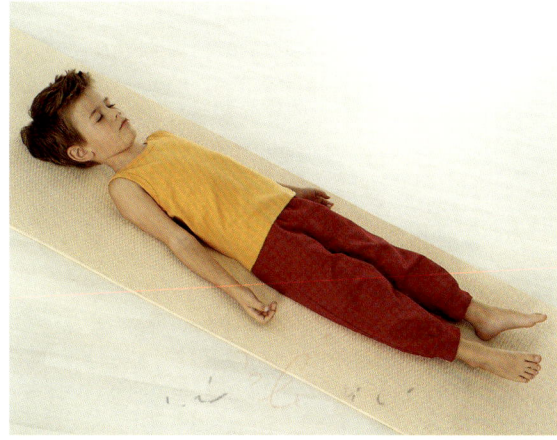

Auch Kinder können eine Entspannungstechnik, zum Beispiel autogenes Training, lernen – bei Kopfschmerzen ist das eine wertvolle Hilfe.

kinderärztliche Beratung zurück. Begrenzen Sie die Lernzeiten auf ein sinnvolles Maß. Vor dem Abendessen sollte Schluss sein, denn Ihr Kind hat genauso das Recht auf einen freien Feierabend wie Sie selbst! Lernen bis kurz vor dem Schlafengehen ist für Ihr Kind besonders schädlich – die Zeit nach dem Abendessen sollte für gemeinsame Spiele oder eine andere Form des Entspannens vorbehalten sein.

- Kopfschmerzen bessern sich oft, wenn Kakao, Schokolade, Haselnüsse und Koffein (Cola) weggelassen werden – das gilt insbesondere bei Migräne. Gekaufte Süßigkeiten, die oft künstliche Nahrungsmittelzusätze enthalten, können Kopfschmerzen verstärken. Sehr viel günstiger sind selbst zubereitete frische Nachspeisen und Kuchen.

Bindehautentzündung
Konjunktivitis

Typische Symptome
- gerötete und geschwollene Augen
- Brennen, Tränen und Jucken der Augen
- Augenbewegungen schmerzen
- lichtscheu
- zum Teil auch Eiterbildung, vor allem morgens verklebte Augen mit Krusten

Bei einer **Bindehautentzündung** erkranken die Schleimhäute an den Innenseiten der Augenlider. Diese röten sich und schwellen an. Die Augen tränen mehr als sonst und können bei stärkerer Entzündung empfindlich auf Licht und sogar Augenbewegungen reagieren. Akute Bindehautentzündungen im Kindesalter sind häufig Begleiterscheinungen einer Erkältung, eines Virusinfektes der oberen Atemwege in Verbund mit Schnupfen und Husten. Ihre Behandlung bietet wenig Schwierigkeiten. Als weitere Ursachen für eine in der Regel nicht eitrige Bindehautentzündung kommen Rauch, Staub, Wind und Fremdkörper in Betracht. Man spricht in diesem Fall von nicht infektiösen Bindehautentzündungen.

Bakterielle Bindehautentzündungen beginnen oft einseitig und können auch ohne weitere Erkältungssymptome auftreten; ein Beispiel ist die so genannte Schwimmbad-Konjunktivitis, die durch Chlamydien hervorgerufen wird. Verursachen Bakterien die Entzündung, tritt Eiter aus, der gemeinsam mit der Tränenflüssigkeit die Augen und Wimpern verklebt. Die Augenlider lassen sich dann vor allem morgens manchmal schwer öffnen. Die bakterielle Bindehautentzündung greift leicht von einem auf das andere Auge über und ist ansteckend. Grundsätzlich sollte ein Kind mit einer eitrigen

Bindehautentzündung weder Kindergarten noch Schule besuchen.

Bei Säuglingen kann es aufgrund verengter oder verstopfter Tränen-Nasen-Gänge zu »Schmieraugen« kommen, die auch über Monate bestehen können. Erst wenn sich zusätzlich Bakterien ansiedeln und Eiter entsteht oder das Auge stark gerötet ist, wird eine ärztliche Behandlung notwendig. Sonst werden die Augen vorsichtig von außen nach innen ausgewaschen oder gespült (siehe Seite 60).

Die Bindehautentzündung kann auch Begleitsymptom einer anderen Erkrankung sein, etwa bei Masern (siehe Seite 171).

Immer häufiger wird die allergische Bindehautentzündung. Am bekanntesten ist sie als ein Symptom des Heuschnupfens, da die Bindehäute dem Pollenflug besonders ausgesetzt sind. Das ist auch ein Grund, warum Radfahren für

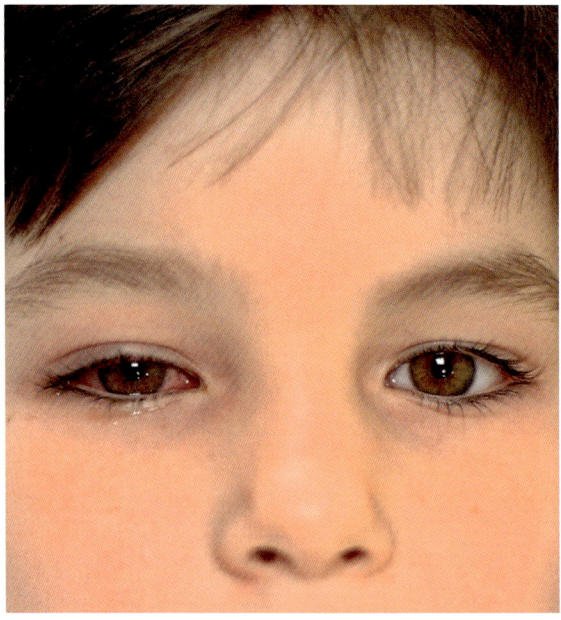

Eine zunächst einseitige Bindehautentzündung kann bakterielle Ursachen haben.

Heuschnupfen geplagte Kinder in der Pollensaison besonders ungünstig ist. Typisch für die allergische Bindehautentzündung ist, dass sie meist stark juckt und reizt, nicht eitrig verläuft und chronisch wiederkehrt, wenn das Kind dem Auslöser der Allergie begegnet. Neben den Pollen können alle anderen Allergieauslöser auch zur Bindehautentzündung führen (siehe Allergische Erkrankungen, Seite 253).

Eine Sonderform der Bindehautentzündung stellt die so genannte Keratokonjunktivis epidemica dar. Diese Virusinfektion von Binde- und Hornhaut der Augen tritt gehäuft im Frühjahr und Herbst auf und wird durch Adenoviren ausgelöst. Da die besonders empfindliche Hornhaut des Auges auch betroffen ist, zeigen sich sehr unangenehme Symptome, wie geschwollene Lider und deutliche Lichtscheu. Auch die Lymphknoten am Hals können geschwollen sein, und das Sehvermögen wird beeinträchtigt. Diese Sonderform der Binde- und Hornhautentzündung sollte vom Augenarzt diagnostiziert und behandelt werden.

Aus ganzheitlicher Sicht

Die Dreigliederung des menschlichen Organismus (siehe Seite 19.) findet sich auch innerhalb des Auges wieder: Tränendrüse und Bindehaut gehören zu den vitalen, stoffwechselaktiven Augenabschnitten, in denen ständig Flüssigkeit abgesondert und durch einen hauchdünnen feinen Fettfilm vor Verdunstung geschützt wird. Der Grund für das so genannte »trockene Auge«, das heute schon Jugendliche haben können, ist eine unzureichende Bildung dieses Fettfilms, der die Tränenflüssigkeit überzieht. Eine häufige Ursache ist zu langes Sitzen vor dem Computer, weil beim Blick auf den Bildschirm der Lidschlag herabgesetzt ist, wodurch zu wenig Tränenflüssigkeit und Fett für den schützenden Fettfilm gebildet werden. Das Auge verliert vor dem Bildschirm an Vitalität, und das macht sich zuerst im Bereich der Bindehaut bemerkbar. Tränendrüse und Bindehaut des Auges stehen in Verbindung mit dem Stoffwechselsystem, vor allem mit den Schleimhäuten des Organismus: Viele Schleimhautentzündungen von Nase, Rachen, aber auch von Magen, Darm und Unterleib können eine Bindehautentzündung zur Folge haben.

Im Gegensatz zu den vorderen Augenabschnitten steht die Netzhaut unmittelbar in Verbindung mit dem Zentralnervensystem. Dazwischen steht die Iris, die sich rhythmisch zusammenziehende und erweiternde Regenbogenhaut. Heute werden Bindehautentzündungen häufig durch Über-Reizungen des Nerven-Sinnes-Systems hervorgerufen, wie Schlaflosigkeit, nervliche Überanstrengung oder Erschöpfung und angestrengtes Arbeiten bei schlechtem künstlichem Licht. Die Computerarbeit ist ein typischer Ausdruck einer stark auf das Nervensystem reduzierten menschlichen Tätigkeit. Eine solch einseitige Beanspruchung kann Störungen am »Gegenpol«, hier: an den Bindehäuten, hervorrufen. Vor allem bei wiederkehrenden Bindehautentzündungen ist es wichtig, der Überanstrengung im Bereich des Nerven-Sinnes-Systems entgegenzuwirken, indem man zum Beispiel weniger am Computer sitzt. Gleichzeitig sollte die Vitalität des Organismus gestärkt, und es sollte für mehr Ausgleich im Leben des Kindes gesorgt werden, idealerweise durch Spielen im Freien und kreative Tätigkeiten.

Wann zum Arzt?

Gehen Sie zum Arzt, wenn die Augenbindehaut Ihres Kindes mehr als zwei Tage entzündet ist. Gehen Sie gleich zum Arzt, wenn Ihr Kind über

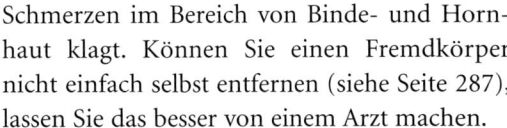

Schmerzen im Bereich von Binde- und Hornhaut klagt. Können Sie einen Fremdkörper nicht einfach selbst entfernen (siehe Seite 287), lassen Sie das besser von einem Arzt machen.

Was macht der Arzt?

Zunächst wird der Arzt Ihr Kind sorgfältig untersuchen und eine Diagnose stellen. Wichtig ist es, eine Entzündung der Hornhaut auszuschließen und gegebenenfalls einen Fremdkörper zu entdecken. Bei Verdacht auf eine bakteriell bedingte Augenentzündung kann der Arzt manchmal durch einen Augenabstrich herausfinden, welche Krankheitserreger sich an den Augenbindehäuten ausbreiten. Erhebt der Arzt den Verdacht auf eine allergische Ursache, kann er einen Allergietest vornehmen (siehe Seite 254).
Sind Bakterien die Ursache, wird der Arzt Ihrem Kind bei starker Ausprägung der Entzündung antibiotische Augentropfen oder -salben verschreiben. Bei einer allergischen Bindehautentzündung verordnet er in der Regel symptomunterdrückende Augentropfen – dafür gibt es auch kortisonfreie antiallergische Augentropfen (siehe Heuschnupfen, Seite 264).

ANTHROPOSOPHISCH-HOMÖOPATHISCHE THERAPIE

Augentropfen gehören zu den am weitesten verbreiteten und erfolgreichsten Arzneimitteln der Anthroposophischen Medizin überhaupt. Sie stellen für Arzt, Eltern und Patienten eine wertvolle Behandlungsmöglichkeit bei allen unkomplizierten Bindehautentzündungen dar. Wichtig für den Therapieerfolg ist, dass sie häufig genug gegeben werden. Das kann bei kleinen Kindern schwierig werden, da sie meist nicht stillhalten wollen. Wie Sie die Augentropfen am besten einträufeln, lesen Sie auf Seite 63. Wenn Sie bei

akuten Entzündungen der Bindehaut die Augentropfen anfangs oft genug verabreichen (siehe unsere Dosierungsempfehlungen), dann kann man vielfach auf antibiotische oder antiallergische Augentropfen verzichten.

Bei einer leichten bis mittelschweren entzündlichen Reizung der Bindehaut, sei es durch Wind, durch eine Virusinfektion oder sei es allergisch bedingt
- Euphrasia Augentropfen WALA oder WELEDA
  2- bis 5-mal tägl. 1 Tropfen
- Mercurialis Augentropfen WALA
  2- bis 5-mal tägl. 1 Tropfen (vor allem, wenn das Auge sehr trocken wird).

Bei wiederkehrenden unspezifischen Bindehautentzündungen sollte man zusätzlich die Stoffwechselaktivität des Kindes unterstützen. Dazu eignet sich die innerliche Gabe von
- Hepatodoron Tabl. WELEDA
  1–2 Tabletten vor dem Abendessen
- Chelidonium Ferro cultum Rh D3 Dil. WELEDA (alkoholfrei)
  morgens und mittags 5–7 Tropfen vor dem Essen einnehmen.

Als Schutz vor dem »trockenen Auge« bei langen Arbeitszeiten vor dem Computer und bei wiederkehrenden unspezifischen Bindehautentzündungen
- Chelidonium comp. Augentropfen WALA
  1- bis 2-mal tägl. 1 Tropfen in jedes Auge
- Mercurialis Augentropfen WALA
  2- bis 5-mal tägl. 1 Tropfen

Auch bei eitrigen Bindehautentzündungen können anthroposophische Augentropfen helfen. Am besten bewährt haben sich

●● *Die wichtigsten Heilpflanzen bei Augenleiden*

Der Augentrost, Euphrasia, vitalisiert die Funktion der Bindehaut und hilft damit bei allen nicht auf Infektionen beruhenden Irritationen der Bindehaut (zum Beispiel im Flugzeug). Mercurialis, das Bingelkraut, hilft bei allen Formen infektionsbedingter Bindehautentzündung. Es aktiviert die Abwehrfunktion im Bereich aller Schleimhäute, wirkt aktivierend auf die Absonderung der Tränenflüssigkeit und hilft somit auch beim »trockenen« Auge und als Begleitmedikament bei allergischer Bindehautentzündung, die mit dem Gefühl der Trockenheit einhergeht.

Eine besonders wertvolle Heilpflanze bei wiederkehrenden unspezifischen Bindehautentzündungen ist das Schöllkraut, Chelidonium. Einerseits regt es die Galle an, mit deren Hilfe der Organismus das Fett der Nahrung aufnehmen kann. Andererseits fördert es, wenn es als Augentropfen gegeben wird, die Bildung des feinen Fettfilmes, der die Tränenflüssigkeit vor der Verdunstung schützt.

● Calendula D4 Augentropfen WELEDA
und
● Mercurialis Augentropfen WALA
anfangs im stündl. Wechsel, innerlich unterstützt durch die Gabe von
● Silicea comp. Glob. WALA
3- bis 5-mal tägl. 3–7 Globuli (je nach Alter)

Alternativ bei eitrigen Bindehautentzündungen
● Echinacea Rh D3 Augentropfen WELEDA
oder

● Echinacea Augentropfen WALA
anfangs stündl. (!) mit Silicea comp. geben.

Allergische Bindehautentzündungen, vor allem im Rahmen eines Heuschnupfens, sprechen am stärksten an auf
● Gencydo Augentropfen WELEDA
3- bis 6-mal 1 Tropfen
Allerdings können diese brennen und reizen. Milder wirken Euphrasia-Augentropfen. Bewährt hat sich in der Praxis, Gencydo-Augentropfen im Wechsel mit Mercurialis- oder Euphrasia-Augentropfen zu geben, um damit auch der entzündlichen Reizung der Bindehaut zu begegnen. Sie müssen bei Ihrem Kind erst herausfinden, welche Augentropfen es am besten verträgt.

Wie Sie als Eltern helfen können

Sind Fremdkörper wie Sandkörner oder eine Fliege ins Auge geraten, können Sie versuchen, diese selbst zu entfernen, indem Sie das Lid leicht nach unten ziehen. Funktioniert das nicht, kann Ihr Kind in einem gefüllten Waschbecken oder einer Schüssel mit dem Gesicht unter Wasser tauchen und die Augen öffnen, indem es zum Beispiel nach einer Münze sucht. Durch das Wasser löst sich der Fremdkörper meist und fällt heraus.

Verklebte Augen können Sie mit feuchten, sauberen Baumwolltüchern aufweichen und das Klebrige anschließend nur außen am Auge vorsichtig ablösen. Kompressen verhindern auch, dass Ihr Kind am Auge reibt und es zusätzlich reizt, wenn es juckt. Verwenden Sie dazu keine Watte, da sie fusselt. Besser ist ein frisches Baumwolltuch für jedes Auge, damit Keime nicht übertragen werden. Manchmal hilft es auch, das entzündete Auge mit einem Klappenverband ruhig zu stellen.

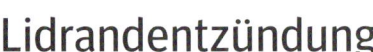

Lidrandentzündung
Blepharitis

Typische Symptome
- Brennen und Jucken der Augen
- gerötete und geschwollene Lidränder
- verklebte Augen

Zu einer **Lidrandentzündung** kommt es meist durch mechanische Reize wie Staub, Rauch und Fremdkörper. Sie ist auch Begleitsymptom einer Neurodermitis (siehe Seite 269), da die trockene, schuppende und juckende Haut sich auch an den Lidrändern entzünden kann. Ebenso entzünden sich die Lidränder oft im Rahmen eines grippalen Infekts (siehe Seite 95), da dann vermehrt Sekret fließt und die Bindehäute gereizt sind. Als Folgeerscheinung kann es zu einer Verstopfung der Talgdrüsen kommen. Bei geschwürigen Lidrandentzündungen sind Bakterien, oft Streptokokken oder Staphylokokken, die Ursache. In diesen Fällen sitzen punktförmige Entzündungen oder honiggelbe Krusten auf den Lidern.

Entzündete Lidränder werden hochrot, sie schmerzen und bilden Schuppen und Krusten, die so stark verkleben können, dass das Kind die Augenlider, insbesondere nach dem Schlafen, nicht mehr öffnen kann. Manchmal bildet sich zusätzlich ein Gerstenkorn (siehe Seite 289).

Wann zum Arzt?
Bessert sich eine Lidrandentzündung nicht innerhalb von zwei Tagen, suchen Sie den Arzt auf, da möglicherweise eine bakterielle Infektion vorliegt, die behandelt werden muss.

Was macht der Arzt?
Nur bei einer chronischen oder bakteriellen Lidrandentzündung verschreibt der Arzt antibiotische Augentropfen oder eine entsprechende Salbe. Bei einer Lidrandentzündung durch Erkältung (siehe Seite 95) und Neurodermitis (siehe Seite 269) müssen die Grunderkrankungen mitbehandelt werden. Manchmal ist die Lidrandentzündung auch Anzeichen für eine bis dahin nicht bemerkte Fehlsichtigkeit, die durch eine Brille behoben wird.

ANTHROPOSOPHISCH-HOMÖOPATHISCHE THERAPIE
Die Wirkung der unten angegebenen Augentropfen aus Bingelkraut (Mercurialis) und Ringelblume (Calendula) verstärkt vor allem die Vitalität und Abwehrfunktion der Bindehaut. Sie eigenen sich deshalb sehr universell bei den oben aufgezählten Auslösern einer Lidrandentzündung.

Ins Auge tropft man am besten im Wechsel
- **Mercurialis Augentropfen WALA**
  3-mal tägl. 1 Tropfen
- **Calendula D 4 Augentropfen WELEDA**
  3-mal tägl. 1 Tropfen

Sind Bakterien mit im Spiel, sollte begleitend innerlich
- **Silicea comp. Glob. WALA**
  3- bis 5-mal tägl. 3–7 Globuli (je nach Alter) gegeben werden.

Wie Sie als Eltern helfen können
Waschen Sie die Augen Ihres Kindes mehrmals täglich mit einem sauberen, für jedes Auge frischen Baumwolltuch aus, das Sie in lauwarmes Wasser getaucht haben. Wischen Sie dazu immer in Richtung Nasenwurzel. Verklebte Krusten an den Lidrändern können Sie vor dem Abwischen mit feuchten, lauwarmen Auflagen aufweichen. Versuchen Sie, zusätzliche Reizun-

gen etwa durch Wind, Staub oder Rauch zu vermeiden. Oft schützt eine Sonnenbrille vor diesen Auslösern sowie vor Fremdkörpern und grellem Licht.

●● Das Gerstenkorn

Ein Gerstenkorn (Hordeolum) ist ein kleines Eiterpünktchen, das sich innen oder außen am Lid als Folge einer Schweißdrüsen- oder Haarbalgentzündung bildet. Es ist bakteriell entzündet und schmerzt so lange, bis es sich geöffnet hat. Meist geschieht das nach wenigen Tagen von selbst. Drücken Sie ein Gerstenkorn aber nicht selbst aus, da sich die Entzündung sonst ausweiten kann und Folgeerkrankungen, zum Beispiel ein Tränendrüsenabszess, entstehen können. Dieser sollte immer von einem Arzt behandelt werden, da die Gefahr besteht, dass sich eine Infektion über die Blutbahn ausbreitet.

Um das Reifen des Gerstenkorns zu beschleunigen, können Sie warme Augenkompressen auflegen, entweder feuchte oder trockene. Eine Infrarotwärmebestrahlung (bei geschlossenen Augen, siehe Seite 60) unterstützt den Prozess ebenfalls.

Auch beim Gerstenkorn bewähren sich
○ Calendula D4 Augentropfen WELEDA
○ Mercurialis Augentropfen WALA
und innerlich
○ Silicea comp. Glob. WALA
in der bereits genannten Dosierung (siehe Seite 288).

Schielen

Typische Symptome
● Abweichen eines Auges, meist nach innen (manchmal nur bei Müdigkeit)
● manchmal wechselt das Auge, das »wegrutscht« (alternierendes Schielen)

Schielen ist bis zum Alter von drei Monaten normal, da ein Neugeborenes noch nicht in der Lage ist, etwas zu fixieren. Denn zum richtigen Sehen müssen die Sehachsen der Augen gemeinsam auf einen Punkt gerichtet werden. Gelingt dies nicht und weicht eines der Augen ab, kommt es zum Schielen. Die Ursachen können auf verschiedenen Ebenen liegen: Zum Beispiel kann eine nicht erkannte und korrigierte Fehlsichtigkeit (Kurz- oder Weitsichtigkeit) eines Auges der Grund sein, dass dieses Auge nicht zum Fixieren benutzt wird. Zum anderen können Störungen der Augenmuskulatur oder des Nervensystems – etwa bei extrem Frühgeborenen – zugrunde liegen. Beide Ursachen haben zur Folge, dass das Kind kein räumliches Sehen entwickelt. Durch die therapeutische Behandlung soll der Organismus des Kindes lernen, das schielende Auge wieder zu benutzen, damit es möglichst noch ein räumliches Sehen erreicht. Das kann nur durch eine konsequente Behandlung in den ersten Lebensjahren gelingen – leider nicht in jedem Fall. Das kosmetische Ergebnis ist ebenfalls wichtig, doch ist man hier weniger unter Zeitdruck, weil kosmetisch korrigierende Eingriffe noch später erfolgen können.

Aus ganzheitlicher Sicht
Der Säugling lernt im Laufe seiner weiteren Entwicklung seine Extremitäten, insbesondere die Arme, koordiniert zu bewegen. Für das Heranreifen des Kindes ist es ein besonderer

Moment, wenn erstmals die Hände aktiv und koordiniert zusammengeführt werden und beide Händchen einen Gegenstand festhalten können. Das Seelisch-Geistige des Kindes engagiert sich aktiv bei dieser Bewegung, und das Bewusstsein erhellt sich bei jedem Gegenstand, der neu mit beiden Händen ergriffen wird.

Was die Arme und Hände für den Gesamtorganismus sind, sind die Augenmuskeln für die Augen. Wenn die beiden Sehachsen aktiv zusammengeführt werden und sich an einem Punkt treffen können, »begreift« das Kind visuell die Gegenstände seiner Umgebung. Auch hier engagiert sich das Seelisch-Geistige des Kindes. Vor allem Schocks, leibliche und seelische Traumata und schwere Erkrankungen in frühester Kind-heit können die Verbindung der seelisch-geistigen Kräfte des Kindes mit der Augenorganisation stören. In dieser so sensiblen Phase der Organbildung können einseitige Kurz- oder Weitsichtigkeit, aber auch Störungen des Nervensystems und Schwäche einzelner Augenmuskeln die Folge sein. Neben physikalischen Maßnahmen wie Brillengläsern mit bestimmten Prismen, ist vor allem die Heileurythmie therapeutisch wichtig und wirksam (siehe Kasten).

Wann zum Arzt?

Gehen Sie bei Verdacht auf Schielen mit Ihrem Kind zum Arzt. Nutzen Sie auch die Vorsorgeuntersuchungen bei Ihrem Kinderarzt, um die Sehfähigkeit testen zu lassen.

Was macht der Arzt?

Ist eine Schwäche der Augenmuskeln die Ursache, wird das gesunde Auge stundenweise abgedeckt, um die Muskeln und die Sehkraft des anderen Auges zu stärken. Eine solche Okklusionstherapie muss so früh wie möglich erfolgen, da sie nach dem sechsten Lebensjahr nicht mehr Erfolg versprechend ist.

Bei einer zusätzlichen Sehschwäche hilft eine spezielle Brille mit Prismengläsern, die teilweise mit Folie abgedeckt werden.

Die Therapie muss konsequent durchgeführt werden. Hat sich das muskuläre Schielen bis zum Schuleintritt nicht gebessert, wird meist operiert, wobei die Augenmuskeln gestrafft oder umgesetzt werden.

Ist ein Kind weitsichtig und schielt deshalb beidseitig, kann dies meist durch eine Brille korrigiert werden Nur selten ist in diesem Fall eine Operation notwendig. In manchen Fällen kann im weiteren Verlauf sogar auf die Brille verzichtet werden.

●● Augen-Heileurythmie

Die Augen-Heileurythmie wurde vor rund 70 Jahren von der anthroposophischen Augenärztin Ilse Knauer entwickelt. Sie sollte nur von Therapeuten durchgeführt werden, die eine spezielle Ausbildung in Augen-Heileurythmie gemacht haben.

Hier erlernt das Kind, Arm- und Beinbewegungen so auszuführen, dass damit auch das »Ergreifen« (Erfassen und Fixieren) der Augenbewegung angeregt und verstärkt wird: Die Augen werden dabei als eigene »Seharme« im Raum erlebt. Es ist verblüffend, welche Erfolge mit dieser Therapie in den ersten Lebensjahren erreicht werden können! Nicht nur das Schielen, sondern auch Weit- und Kurzsichtigkeit können in diesem Alter beeinflusst werden.

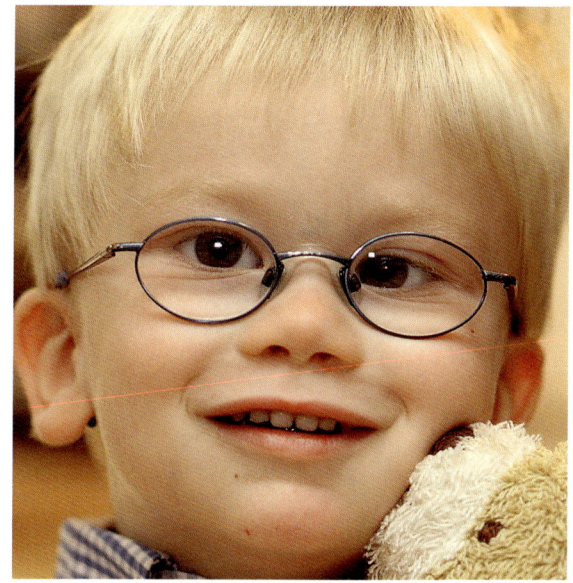

Eine Ursache des Schielens sind Sehfehler, die durch das Tragen einer Brille ausgeglichen werden können.

ANTHROPOSOPHISCH-HOMÖOPATHISCHE THERAPIE

Bei leichtem Schielen (Heterophorie)

- Chrysolith D12 Trit. WELEDA

  morgens und abends 1 Msp.
- Nervus opticus comp. WALA Augentropfen

  morgens und abends 1 Tropfen
- Iris bovis comp. Augentropfen WALA

  morgens und abends 1 Tropfen
- Heileurythmie

  bei Kindern, die bereits laufen können, wird der aufrechte Gang bewusst erarbeitet, dabei wird die Symmetrie zwischen hinten und vorne, rechts und links, oben und unten erlebt. Die Koordination von Auge, Fuß und Hand wird intensiv geschult.

Bei Innen-Schielen (Strabismus convergens)

- Chrysolith D20 Trit. WELEDA

  1-mal tägl. 1 Msp. sowie

- Chysolith D4 Salbe WELEDA

  morgens eine erbsengroße Menge auf die Schultern einmassieren.
- Heileurythmie

  mit Übungen, die vor allem die Koordination im Raum schulen (so genannte Schiel-I-Übung).

Bei Innen-Schielen, das vor allem durch Schockerlebnisse während der Schwangerschaft oder nach der Geburt ausgelöst wurde, hilft innerlich

- Argentum met. praep. D6 Trit. WELEDA

  2-mal tägl. 1 Msp.

und äußerlich

- Oxalis-10 %-Salbe WELEDA

  abends vor dem Schlafen den Unterbauch damit einreiben.

Wie Sie als Eltern helfen können

Achten Sie unbedingt darauf, dass Ihr Kind Augenklappe und Brille regelmäßig trägt, wenn diese verordnet wurden. Manchmal dauert die Therapie mehrere Jahre, was von Ihrem Kind – und von Ihnen – viel Durchhaltevermögen und Konsequenz erfordert. Aber nur so kann die Therapie erfolgreich sein, und Ihr Kind kann am Ende hoffentlich mit beiden Augen und räumlich sehen.

●● *Sehfehler*

Sehfehler wie eine Kurz- und Weitsichtigkeit sowie eine Hornhautverkrümmung (Astigmatismus) können heutzutage fast immer mit einer Brille oder Kontaktlinsen ausgeglichen werden. Nur die Farbfehlsichtigkeit lässt sich bis heute nicht beheben.

Mittelohrentzündung

Otitis media

Typische Symptome

Beim Säugling und Kleinkind:

- Schreiattacken, Unruhe
- Fieber, Trinkschwäche, eventuell Erbrechen

Bei allen Kindern:

- Schmerzen und Druckgefühl am Ohr
- meist seit einigen Tagen Schnupfen
- eventuell Schmerzen, die im Bauch empfunden werden
- Hörstörung auf der betroffenen Seite oder auf beiden Seiten
- in selteneren Fällen geruchloser oder übel riechender Ausfluss aus dem Ohr

Die **Mittelohrentzündung** ist eine der häufigsten, akut-entzündlichen Erkrankungen im Kindesalter. Die meisten Kinder haben in den ersten drei Lebensjahren mindestens eine Mittelohrentzündung, viele sogar bis zu drei. Am häufigsten tritt sie in der Zeit des Zahndurchbruchs – zwischen dem 6. und 30. Monat – auf.

Das Mittelohr wird erst nach der Geburt durch den Belüftungskanal, die Eustachische Röhre oder Ohrtrompete, allmählich mit Luft gefüllt. Dieser Kanal, der bei kleinen Kindern noch recht eng ist, verbindet das Mittelohr mit dem Rachenraum, er mündet in der Nähe der Rachenmandel. Die Rachenmandel, im Volksmund »Polypen« genannt, kann im Rahmen von Infekten anschwellen, so dass sie die Mündung des Belüftungskanals verlegt, manchmal sogar ganz verstopft.

Zusätzlich kann im Rahmen eines Atemwegsinfekts (siehe Seite 85) die Schleimhaut des Belüftungskanals anschwellen und so den Kanal zusätzlich verschließen. Fällt die Belüftung des Mittelohrs aus, wird die Luft von der Schleimhaut aufgenommen und das Mittelohr füllt sich mit Schleim. Dieses Sekret staut sich und es kommt zu einem Paukenerguss (Serotympanon), der zum Nährboden von Krankheitserregern, Bakterien oder Viren wird und sich entzünden kann.

Der Erguss vermindert die Trommelfellbeweglichkeit, so dass das Kind auf dem betroffenen Ohr schlechter hört. Schwillt der entzündliche Paukenerguss weiter an, nimmt der Druck auf das Trommelfell zu, es wölbt sich vor und kann schließlich durchbrechen. In diesem Fall fließen das angestaute Sekret und der Eiter nach außen.

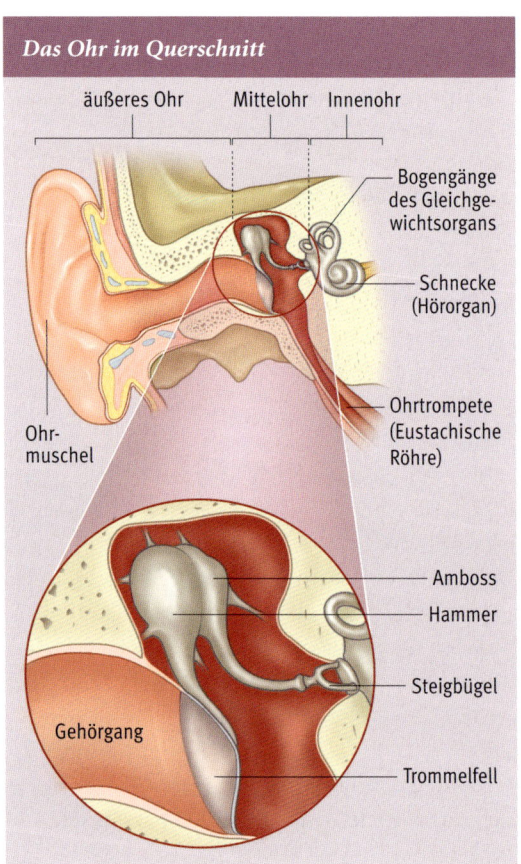

Das Ohr im Querschnitt

äußeres Ohr — Mittelohr — Innenohr

- Bogengänge des Gleichgewichtsorgans
- Schnecke (Hörorgan)
- Ohrtrompete (Eustachische Röhre)
- Amboss
- Hammer
- Steigbügel
- Trommelfell

Ohrmuschel

Gehörgang

Die Schmerzen lassen dann sofort nach, und der Riss im Trommelfell schließt sich nach einigen Tagen wieder von selbst.

Kleine Kinder haben bei einer Mittelohrentzündung meistens Fieber, bei älteren Kindern kann es jedoch fehlen. Wie stark die Ohrenschmerzen sind, ist von Fall zu Fall höchst verschieden – manche Kinder klagen selbst bei stark entzündetem Mittelohr kaum, bei anderen ist es umgekehrt. Die Schmerzen können darüber hinaus bei Kleinkindern auch anderswo, zum Beispiel im Bauch empfunden werden. Deshalb sollten bei jedem Baby und Kleinkind mit unklaren Schmerzen die Ohren untersucht werden.

Aus ganzheitlicher Sicht

Auch am anatomischen Aufbau und an der Entwicklung des Ohrs lässt sich eine Dreigliederung (siehe ab Seite 19) erkennen: Das Innenohr hat bereits zur Zeit der Geburt seine endgültige Größe und Form erreicht – als erstes Organ des Körpers überhaupt. Das Innenohr besteht aus feinsten Nerven- und Sinneszellen und entspricht innerhalb der Dreigliederung damit dem Nerven-Sinnespol.

Im Gegensatz dazu verändert sich das äußere Ohr, also die Ohrmuschel, noch im hohen Alter. Die Ohrmuschel gehört damit innerhalb der Dreigliederung zum Gliedmaßenpol – viele Tiere, zum Beispiel Pferde und Hasen, können die Ohrmuschel sogar aktiv wie eine Gliedmaße bewegen. Zwischen dem Innenohr und der Ohrmuschel liegt das Mittelohr, das vor der Geburt noch mit einer klaren, gelben Flüssigkeit ausgefüllt ist. Dieses gehört dem Rhythmischen System an.

Nach dem ersten Atemzug bei der Geburt werden das Mittelohr und sogar Anteile des dahinter liegenden Knochens (Mastoid) zunehmend belüftet, »pneumatisiert«. In der antiken griechischen Kultur wurden mit dem Ausdruck Pneuma sowohl Luft als auch Seele bezeichnet. Eine gestörte Nasenatmung und jeder längere Schnupfen gefährden die richtige Belüftung des Mittelohrs. Damit ist auch das Hören der menschlichen Sprache und der Töne bedroht, die für die Sprachentwicklung und die seelische Entwicklung des Kindes so wichtig sind.

Die anfängliche Belüftung des Mittelohrs nach der Geburt ist kein stabiler Zustand, sondern muss von jedem Säugling und Kleinkind fortwährend neu errungen werden. Spätestens mit der Pubertät sollte dieser Prozess abgeschlossen sein. Ein chronischer Erguss im Mittelohr entspricht einem Zurückfallen auf den früheren Entwicklungszustand, als sich noch Flüssigkeit im Mittelohr befand. Da das Mittelohr in einer solchen Phase nicht ausreichend pneumatisiert ist, kann sich fremdes Leben, zum Beispiel Bakterien oder Viren, ausbreiten. In der akuten Entzündung nimmt dies so überhand, dass das Seelisch-Geistige versucht, den Entwicklungsrückschritt zu überwinden, der auf körperlicher Ebene mit dem Paukenerguss stattfindet. Die erhöhte Eigenaktivität des Seelisch-Geistigen im Organismus zeigt sich daran, dass das Kind Fieber bekommt.

Die ganzheitliche Therapie zielt wie immer darauf ab, das Kind in seiner Eigenaktivität zu unterstützen. Nur für den Fall, dass diese nicht ausreicht, kann eine antibiotische Therapie notwendig werden. Ansonsten wird durch naturheilkundliche Medikamente der Prozess der Belüftung unterstützt. Ergänzt wird der ganzheitliche Ansatz durch eine gute Pflege des Wärmeorganismus des Kindes mit Zuwendung, gesunder Nahrung, angemessener Kleidung und einer verantwortungsvollen Fieberbegleitung (siehe Fieber ab Seite 68). Außerdem wird das Kind zum aktiven Sprechen, Singen und damit zum »beseelten Atmen« angeregt. Zu ausgiebiges Fernsehen, zu langes Spielen am Computer führen nachweislich zu einer schlechteren Durchblutung des Mittelgesichts und zu einer flacheren Atmung (siehe Seite 86). Es ist also nicht verwunderlich, dass chronische Mittelohrergüsse im Laufe der letzten Jahrzehnte immer häufiger geworden sind – und damit auch akute Mittelohrentzündungen, die sich aus den Ergüssen entwickeln können.

Wann zum Arzt?

Gehen Sie bei einer Mittelohrentzündung oder dem Verdacht darauf immer zum Arzt.

Was macht der Arzt?

Der Arzt kann mit Hilfe eines Ohrenspiegels erkennen, ob eine *Mittelohrentzündung* vorliegt. Je nach Stadium und Verlauf gibt es unterschiedliche Therapiemöglichkeiten.

Eine wichtige Maßnahme ist die Gabe von Nasentropfen. Sehr geeignet sind Kochsalz-Nasentropfen (physiologische Kochsalzlösung, Zubereitung siehe Seite 63). In ihrer abschwellenden Wirkung sind Nasentropfen, die eine Verengung der Blutgefäße bewirken, kurzzeitig sehr effektiv. Bei diesen muss aber berücksichtigt werden, dass es nach kurzer Zeit zu einer Reizung und Schädigung der Schleimhäute kommen kann. Außerdem schwellen die Schleimhäute bei nachlassender Wirkung schon nach wenigen Stunden häufig wieder übermäßig an.

Auch in neueren Studien der konventionellen Medizin wird geraten, in den ersten 24 bis 72 Stunden einer Mittelohrentzündung mit der Gabe von Antibiotika erst einmal abzuwarten. Stattdessen versucht der Arzt mit den unten aufgezeigten Mitteln die bessere Belüftung des Mittelohrs zu erreichen und ergreift Maßnahmen gegen die Schmerzen des Kindes. Bei einer solchen Therapie ohne Antibiotikum muss das Kind innerhalb von zwei Tagen erneut untersucht werden. Manchmal ist eine Antibiotika-Behandlung aber unausweichlich, vor allem, wenn die Gefahr besteht, dass sich der Knochen (Mastoid) entzündet, der das Mittelohr umgibt.

Die Therapie eines Paukenergusses ist eine langwierige Angelegenheit (siehe Seite 296). Manchmal muss das Kind operiert werden – vor allem, damit durch Hörschwierigkeiten keine verzögerte Sprachentwicklung eintritt. Bei der Operation wird, je nach Fall, manchmal die Rachenmandel entfernt (Polypen/Adenoide, siehe Seite 88). Im Normalfall aber macht der Arzt bei einem Erguss einen Schnitt ins Trommelfell, so dass dieser abfließen kann. Oft setzt er dabei ein Röhrchen ins Trommelfell ein, das dafür sorgt, dass die Belüftung des Mittelohrs weiter funktioniert. Dieses Röhrchen fällt meist nach einem halben bis einem Jahr spontan heraus oder sollte dann entfernt werden.

Neuere Forschungsergebnisse belegen, dass die Narben, die diese so genannten Paukenröhrchen hinterlassen, nach dem Zuheilen des Trommelfells das feine Schwingen und damit die Hörleistung beeinträchtigen können. Deshalb sollte man möglichst versuchen, das Legen dieser Röhrchen mit den unten beschriebenen Mitteln zu vermeiden, was zwar nicht immer, aber oftmals möglich ist.

ANTHROPOSOPHISCH-HOMÖOPATHISCHE THERAPIE

Zur Behandlung der akuten schmerzhaften Entzündung eignen sich
● Aconit Ohrentropfen WALA

körperwarm (das Fläschchen am besten in der Hosentasche tragen) 3- bis 6-mal tägl. 1–2 Tropfen ins Ohr träufeln.

Bei ausgeprägter Entzündung von Nase (geschwollene Schleimhaut, eitriger Schnupfen) und Bindehaut der Augen
- Pulsatilla D6 Glob.
  5-mal tägl. 5 Globuli (anfangs stündl. 5 Globuli) und
- Apis/Belladonna cum Mercurio Glob. WALA
  5-mal tägl. 5 Globuli (anfangs stündl. 5 Globuli)

Bei Neigung zu trockeneren Schleimhäuten, mit starken Schmerzen und ärztlich diagnostiziertem, hochrotem Trommelfell
- Apis/Levisticum II Glob. WALA
  5-mal tägl. 5 Globuli (anfangs halbstündl. 5 Globuli) und
- Silicea comp. Glob. WALA
  3- bis 5-mal tägl. 5–7 Globuli

Bei ängstlichen Kindern mit plötzlich hohem Fieber
- Aconitum e tub. D30 Glob. WALA
  1-mal 5 Globuli als Anfangsmittel

Die Akutbehandlung sollte ausreichend lange, in der Regel eine Woche lang durchgeführt werden. In vielen Fällen besteht danach noch ein Paukenerguss im Mittelohr, der entsprechend nachbehandelt werden muss:

Bei einem Paukenerguss versuchen Sie die Nase Ihres Kindes durch ein pflegendes Nasenspray freizuhalten, zum Beispiel
- Rhinodoron WELEDA (enthält Aloe vera)
  2- bis 3-mal tägl. 1 Sprühstoß und

- WALA Nasenbalsam für Kinder
  2- bis 3-mal tägl. Nasenflügel und Naseneingang zart einmassieren.

Innerlich geben Sie Ihrem Kind bei einem Paukenerguss am besten die folgenden Arzneimittel, gelöst in Wasser
- 10 Tropfen Sylvin D6 WELEDA
- 10 Tropfen Levisticum D10 WELEDA
- 10 Globuli Mercurius dulcis D12
- 10 Globuli Hydrastis D6

Lassen Sie Ihr Kind diese Lösung schluckweise über den Tag hinweg einnehmen, entweder vor oder zwischen den Mahlzeiten. Berechnen Sie die Wassermenge so, dass sie bis abends eingenommen werden kann, meist 30–50 ml. Alternativ, etwa auf Reisen, können Sie statt alles auf einmal in Wasser zu lösen 3-mal tägl. jeweils 3 Tropfen bzw. Globuli geben. Verabreichen Sie aber alle Mittel gemeinsam vor dem Essen, sie wirken als Komposition. Diese auf Dr. Stellmann zurückgehende Zusammenstellung hat sehr vielen Kindern geholfen, ihren Paukenerguss ohne operative Maßnahmen loszuwerden!

Wie Sie als Eltern helfen können

Wenn Sie bei Ihrem Baby oder Kleinkind unsicher sind, ob es Ohrenschmerzen hat, können Sie leicht auf den vorderen Ohrknorpel drücken oder die Ohrmuschel vorsichtig nach hinten ziehen. Reagiert Ihr Kind darauf mit Abwehr oder Schreien, handelt es sich wahrscheinlich um Schmerzen im Rahmen einer Ohrentzündung. Um diese zu lindern, können Sie Zwiebelumschläge (siehe Seite 58) oder Kamillensäckchen auf das Ohr legen. Vor allem der Zwiebelwickel hilft vielen, auch älteren Kindern mit akuter Mittelohrentzündung sehr gut über die erste Schmerzphase hinweg, bis der Arzt das Kind untersuchen kann.

Auch Wärme am Ohr tut den meisten Kindern gut. Dafür eignen sich eine mit warmem Wasser gefüllte Wärmflasche oder Rotlichtbestrahlungen (Seite 60).

Bei bestehendem Schnupfen sollten Sie diesen mitbehandeln (siehe Seite 83), damit der Schleim abfließt.

Sind die Rachenmandeln (Polypen) und Mandeln vergrößert, was bei Paukenergüssen häufig der Fall ist, und neigt Ihr Kind zu Schnupfen und Erkältungen, ist die Einreibung mit

● **Oleum Salviae 10 %** (eine Sonderanfertigung von WELEDA oder durch Ihre Apotheke) 3-mal wöchentl. morgens (!) eine nachhaltig wirksame Maßnahme.

Reiben Sie Ihr Kind vom Hals an abwärts ein, einschließlich Arme und Beine, und sparen Sie nur den Windel-/Unterhosenbereich aus. Führen Sie diese Maßnahme nach Möglichkeit über drei Monate hinweg durch. Diese von holländischen anthroposophischen Kinderärzten entwickelte Therapie hat sich auch bei uns in der Praxis ausgezeichnet bewährt. Sie regt den Organismus dazu an, die Schleimhaut der Atemwege und Mandeln, Polypen und Lymphknoten abschwellen zu lassen. Es ist eindrucksvoll, wie eine äußerliche Behandlung, die »außen und unten« durchgeführt wird, entzündliche Prozesse »oben und innen« beeinflussen kann!

Die Behandlung eines Paukenergusses benötigt Geduld, sie dauert oft Wochen, und das Kind hört in der Zeit häufig schlecht auf dem betroffenen Ohr. Zu einer ganzheitliche Behandlung beim Paukenerguss gehört vor allem ausreichend Wärme: Den meisten Kindern tut Wärme am Ohr gut. Dafür eignen sich ein angewärmtes Kirschkernkissen oder Rotlichtbestrahlungen (Seite 60), die die Auflösung des Ergusses fördern. Achten Sie auch darauf, dass Ihr Kind warme Füße und Beine hat: Die Schleimhautdurchblutung und -funktion der Nase wird durch kalte Füße und Beine empfindlich gestört. Neigt Ihr Kind in diesem Bereich zur Auskühlung, eignen sich abendliche Öleinreibungen mit

● **Malvenöl WALA**

damit den ganzen Körper außer Kopf und Unterhosenbereich einreiben.

Wichtig ist auch warme Kleidung, nach Möglichkeit bei kleinen Kindern wollene Unterwäsche und Strumpfhosen in der kalten Jahreszeit sowie Hausschuhe. Gleichzeitig sollten sich Kinder ausreichend aktiv bewegen.

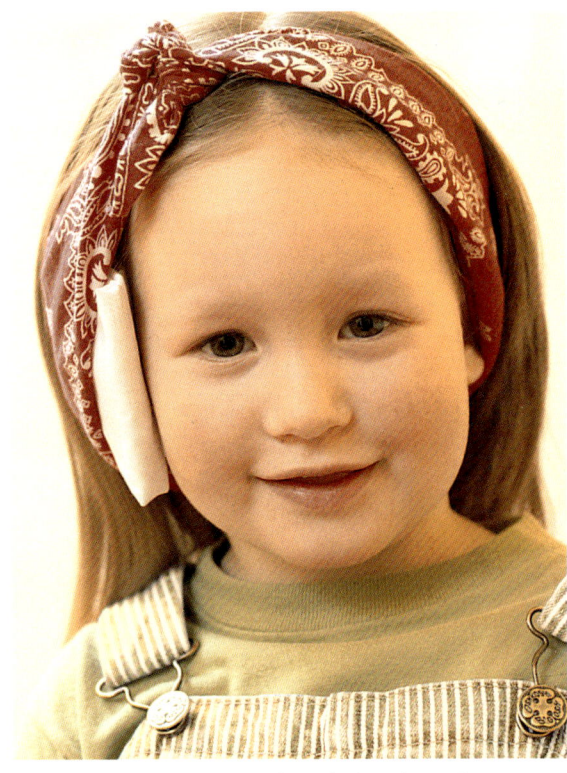

Der Zwiebelwickel lindert oft rasch die Ohrenschmerzen, noch ehe der Arzt das Ohr untersucht hat.

Gehörgangsentzündung

Otitis externa

Typische Symptome

- Ohrenschmerzen
- Juckreiz im Gehörgang
- rote Schwellung
- ekzemartige Veränderung des Gehörgangs
- manchmal auslaufendes Sekret
- manchmal schlechte Hörfähigkeit

Im Vergleich zur Mittelohrentzündung kommt eine **Entzündung des äußeren Gehörgangs** seltener vor und verläuft fast immer harmlos. Dabei dringen meist Bakterien durch kleinste Hautverletzungen ein und rufen Entzündungen hervor. Ist die Haut aufgeweicht, gelingt das den Keimen leichter. Deshalb kommen Gehörgangsentzündungen im Sommer, wenn Badesaison ist, häufiger vor. Man spricht auch vom »Swimmer's ear«. Unserer Erfahrung nach ist es meist das Wasser im (öffentlichen) Schwimmbad, das solche Entzündungen begünstigt, vielleicht durch die gleichzeitige Anwesenheit chemischer Desinfektionsmittel. Denn Baden im Meer führt praktisch nie zu einer Gehörgangsentzündung.

Die Entzündung im äußeren Gehörgang beginnt meist mit plötzlichen Ohrenschmerzen oder Jucken im Ohr. Die Haut des Gehörgangs sieht verändert aus: Sie ist entzündet, schuppt und es kann Sekret aus dem Ohr laufen. Außerdem hört das Kind oft auf dem betroffenen Ohr vorübergehend schlechter.

Wann zum Arzt?

Gehen Sie zum Arzt, wenn ein Ohr Ihres Kindes andauernd juckt, es über Ohrenschmerzen klagt, Sekret aus seinem Ohr läuft oder die Haut des Gehörgangs rot entzündet ist.

Was macht der Arzt?

Mit einem Ohrenspiegel kann der Arzt schnell erkennen, ob der äußere Gehörgang geschwollen ist und eine Entzündung vorliegt oder ob die Entzündung zum Beispiel von einem Trommelfelldurchbruch ausgeht (siehe Mittelohrentzündung, Seite 292). Der Arzt säubert den Gehörgang und entfernt bei Bedarf Fremdkörper. Je nach Ursache für die Entzündung entscheidet er, ob und welche Therapie nötig ist. Manchmal verordnet er eine antibiotische und entzündungshemmende Ohrensalbe.

ANTHROPOSOPHISCH-HOMÖOPATHISCHE THERAPIE

Bei leichter Ausprägung der Entzündung
- Apis/Belladonna cum Mercurio Glob. WALA
  5-mal tägl. 5 Globuli

Bei einer stärkeren Entzündung
- Lachesis comp. Glob. WALA
  5-mal tägl., anfangs stündl. 5 Globuli und
- Echinacea/Argentum Glob. WALA
  3-mal tägl. 5 Globuli

Wie Sie als Eltern helfen können

Die Gehörgangsentzündung ist bei Benutzung von Hotelswimmingpools in südlichen Urlaubsländern auffallend häufig, so dass Ihr Kind vorbeugend mit Ohrstöpseln schwimmen sollte.
Lassen Sie Ihr Kind bei einer Gehörgangsentzündung nicht eher schwimmen gehen, bis diese vollständig abgeheilt ist. Nur so können Sie sicher sein, dass keine zusätzlichen Bakterien eindringen. Gegen die Schmerzen bei einer Gehörgangsentzündung helfen Zwiebelumschläge (siehe Seite 58).
Tropfen Sie kein Öl in die Gehörgänge und stecken Sie keine Watte hinein, damit Luft an die entzündeten Stellen kommt.

Hörstörungen: Ursachen und Vorsorge

Da Hörstörungen bei Kindern den Kontakt zur Umwelt und die Entwicklung der Sprache behindern, ist es wichtig, diese so früh wie möglich zu erkennen und vom Facharzt (Hals-Nasen-Ohrenarzt) behandeln zu lassen.

Unterschiedliche Ursachen

Am seltensten sind angeborene Hörstörungen. Diese können nur ein Ohr, aber auch beide betreffen. Leidet Ihr Kind darunter, muss es so früh wie möglich ein Hörgerät für das jeweilige Ohr bekommen, damit seine Sprachentwicklung weitgehend normal verläuft. Außerdem braucht es eine Frühförderung durch besonders ausgebildete Sprachtherapeuten. Spezielle Untersuchungen ermöglichen bereits bei Neugeborenen eine Früherkennung angeborener Hörstörungen.

Ursachen für Hörstörungen können im Bereich des Innenohrs, des Mittelohrs oder des äußeren Gehörgangs liegen. Ziemlich häufig verhindert Ohrenschmalz, dass Kinder gut hören können. Benutzen Sie niemals Wattestäbchen in der Umgebung des Ohres, denn sie stören den sensiblen Selbstreinigungsmechanismus des Gehörgangs. Auch wenn Sie »nur ganz außen« damit arbeiten, ist es für den erfahrenen Kinderarzt ein typischer Anblick, im Gehörgang Ohrenschmalz als Pfropfen zu entdecken.

Auch Fremdkörper im äußeren Gehörgang können Ursache einer Hörstörung sein. Sobald der HNO-Arzt sie entfernt hat, ist die Schwerhörigkeit behoben.
Versuchen Sie aber niemals, selbst etwas aus dem Ohr zu entfernen. Dabei könnten Verletzungen, auch am Trommelfell, entstehen, die wiederum eine Schwerhörigkeit zur Folge haben.

Am häufigsten entsteht eine Schwerhörigkeit durch einen Paukenerguss, der nach einer Mittelohrentzündung zurückbleibt (siehe Seite 292). Er kann nicht von selbst abfließen und dickt ein. Dadurch behindert der Erguss die Übertragung des Gehörten vom Mittel- zum Innenohr, wodurch das Kind auf dem betroffenen Ohr nur noch schwach oder gar nichts mehr hört. Paukenergüsse werden immer häufiger; die antibiotische Behandlung einer Mittelohrentzündung verhindert nicht, dass ein Paukenerguss zurückbleibt. Auch Allergien können einen Paukenerguss begünstigen, weil es dabei zu einem Anschwellen der Schleimhäute kommen kann.

Hörstörungen frühzeitig erkennen

Die Vorsorgeuntersuchungen bei Ihrem Kinderarzt dienen auch dazu, die Hörfähigkeit Ihres Kindes routinemäßig zu testen. Mittlerweile werden bereits in vielen Geburtskliniken bei den Neugeborenen Hörtests durchgeführt, meist erfolgen sie jedoch zum ersten Mal im Rahmen der U2 (siehe Seite 37).
Berichten Sie dem Arzt aber auch von kleinen Verdachtsmomenten, etwa falls Ihr Baby nicht reagiert, wenn Sie ins Zimmer kommen. Je früher eine Hörstörung erkannt wird, umso besser sind die Therapiemöglichkeiten. Bei einem Säugling können Sie das folgendermaßen testen: Er sollte im ersten Lebensmonat mit den Augen blinzeln, wenn Sie in die Hände klatschen. Im dritten Lebensmonat sollte er auf Raschelgeräusche reagieren, und im sechsten den Kopf zu einem Raschelgeräusch hinwenden.

Zahnungsschmerzen

Typische Symptome

- Quengeln oder Schreien
- geschwollene, gerötete Zahnleiste
- manchmal rote Backen
- verstärkter Speichelfluss
- veränderter Stuhlgang

Wann die ersten **Zähne** durchbrechen, ist von Säugling zu Säugling verschieden. Auch die Reihenfolge ist nicht immer gleich, meist brechen die mittleren Schneidezähne unten zuerst durch, dann folgen die oberen. Anschließend kommen die oberen seitlichen Schneidezähne durch, dann folgen die unteren. Beim einen kommen die ersten Zähnchen schon nach ein paar Monaten, beim anderen erst nach über einem Jahr. Normal ist alles zwischen dem 5. und 14. Monat – leider sind auch die Begleiterscheinungen wie unruhige Nächte, Schmerzen und Gequengel nichts Ungewöhnliches. Meist schwillt die Zahnleiste während des Zahndurchbruchs an und wird rot, bis der Zahn endlich durchgebrochen ist. Als Selbsthilfemaßnahme steckt das Kind seine Finger und andere Gegenstände in den Mund und beißt darauf herum. Dabei lassen die Schmerzen nach oder werden zumindest erträglicher.

Aus ganzheitlicher Sicht

Im Hinblick auf die Dreigliederung des menschlichen Organismus (siehe ab Seite 19) gehören die Zähne zum Stoffwechsel-Gliedmaßen-System. Das Verdauungssystem reift erst allmählich heran. Ernährungswissenschaftler sind sich darin einig, dass der Säugling etwa vier bis sechs Monate voll gestillt werden sollte. Denn Muttermilch ist die lebendigste Nahrung, die der Säugling bekommen kann. Interessanter-weise kommt es meist genau nach dieser Zeit zum Durchbruch der ersten eigenen Zähne. Die Muttermilch war bisher aufgrund ihrer Lebendigkeit und Verwandtschaft zum mütterlichen Organismus für den Säugling nichts wirklich Fremdes. In seiner weiteren Entwicklung muss das Kind jedoch lernen, auch feste Nahrungsmittel aufzunehmen. Diese muss es zerkleinern, um sie sich anzueignen und so in eigene Körpersubstanz verwandeln zu können. Diese Aneignung der Außenwelt findet auch im übertragenen Sinne statt: Mit den Zähnen kann das Kind erstmals Nahrung beißen, aber auch sonst zubeißen und sich durchbeißen. Und nicht zuletzt kann es »Zähne zeigen«.

In diesem Sinne ist das Durchbrechen der Zähne mit der Stoßrichtung von innen nach außen eine radikale Willensäußerung, ein Akt der Vitalität und Aggression, zu dem die Schmerzen und das Schreien dazugehören. Da die Haut ein Spiegel der Seele ist, verwundert es nicht, dass es im Rahmen des Zahndurchbruchs auch auf der Haut zu Veränderungen kommen kann (Hautausschläge), ebenso an den Schleimhäuten des Magen-Darm-Trakts (veränderter Stuhlgang). Es ist auch verständlich, dass dabei

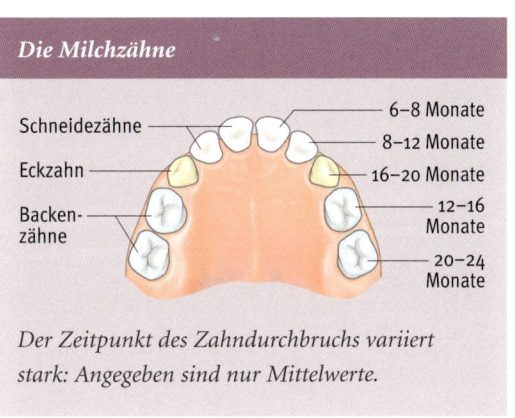

Die Milchzähne

Schneidezähne — 6–8 Monate
— 8–12 Monate
Eckzahn — 16–20 Monate
Backenzähne — 12–16 Monate
— 20–24 Monate

Der Zeitpunkt des Zahndurchbruchs variiert stark: Angegeben sind nur Mittelwerte.

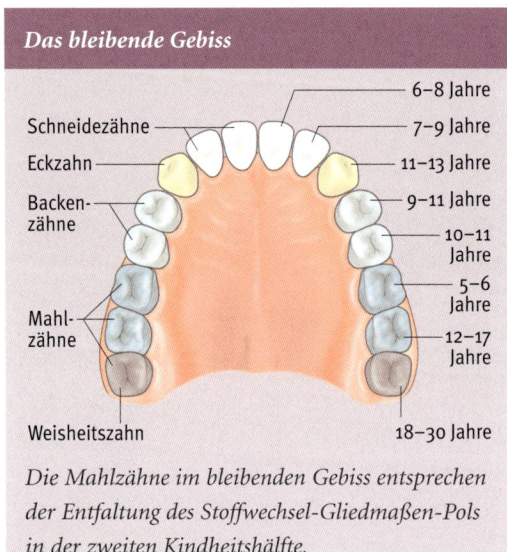

Das bleibende Gebiss

Schneidezähne — 6–8 Jahre
7–9 Jahre
Eckzahn — 11–13 Jahre
Backen-
zähne — 9–11 Jahre
10–11 Jahre
5–6 Jahre
Mahl-
zähne — 12–17 Jahre
Weisheitszahn — 18–30 Jahre

Die Mahlzähne im bleibenden Gebiss entsprechen der Entfaltung des Stoffwechsel-Gliedmaßen-Pols in der zweiten Kindheitshälfte.

Fieber entstehen kann – ein Zeichen dafür, dass sich das Seelisch-Geistige beim Zahndurchbruch aktiv im Körper betätigt.

Wann zum Arzt?

Hat Ihr Kind neben den Zahnungsschmerzen auch Fieber, sollten Sie einen Arzt aufsuchen, um abzuklären, ob ein Infekt dahinter steckt.

Was macht der Arzt?

Zahnungsschmerzen müssen normalerweise nicht besonders therapiert werden. Sie können Ihr Baby mit den im Folgenden beschriebenen Mitteln und Maßnahmen jedoch sehr wirksam unterstützen.

ANTHROPOSOPHISCH-HOMÖOPATHISCHE THERAPIE

Bei Zahnungsschmerzen allgemein hilft
● **WALA Mundbalsam**
damit mehrmals tägl. (nach Bedarf) die Zahnleiste einmassieren.

● **Chamomilla e rad. D6 Glob. WALA**
bei Bedarf bis zu stündl. 3 Globuli

Bei kräftigen, heftig brüllenden Säuglingen, die kolikartige Schmerzanfälle zeigen, wirkt noch stärker
● **Belladonna/Chamomilla Glob. WALA**
jeweils 1-mal abends bis 3-mal tägl. 3 Globuli; wenn das Kind heftig schreit und sich durchstreckt, können Sie bis zu stündl. 3 Globuli geben; bei Bedarf auch nachts.

Bei reinen Zahnschmerzen wirken als Zäpfchen
● **Viburcol Zäpfchen Heel**
alle 4–6 Std. 1 Zäpfchen geben (wirkt sehr gut schmerzlindernd).

Bei Fieber und entzündeter Zahnleiste
● **Fieber- und Zahnungszäpfchen WELEDA**
1- bis 2-mal tägl., vor allem abends

Wie Sie als Eltern helfen können

Vielen Babys hilft das Beißen auf einer Veilchenwurzel (bekommt man in der Apotheke). Beim Kauen werden entzündungshemmende Stoffe freigesetzt, die die Schmerzen etwas abklingen lassen.
Auch das Kauen auf Brotkanten und Karotten sowie auf einem Apfelschnitzchen oder einem Stück rohem Fenchel lindert die Schmerzen.

Karies vorbeugen

Trotz bester gesundheitlicher Aufklärung und verschiedenster Aktionen in Kindergärten und Schulen – Zahnkaries ist nach wie vor unter Kindern weit verbreitet. Dabei sind die Ursachen schnell gefunden: zu viel Zucker und zu seltenes Zähneputzen. Dagegen können Sie als Eltern von Anfang an etwas tun.

○ Machen Sie das Zähneputzen bereits im Säuglingsalter zur Gewohnheit, indem Sie nach dem Trinken die Zähnchen immer mit einem Wattestäbchen säubern.

○ Wenn Ihr Kind Süßigkeiten isst, werden anschließend die Zähne geputzt, ebenso nach jeder Hauptmahlzeit.

○ Lassen Sie Ihr Baby oder Kleinkind nicht aus Lust, zum Trost oder zum Einschlafen ständig aus der Milch- oder Trinkflasche nuckeln.

○ Verzichten Sie von Anfang an auf Säfte und gesüßte Tees. Gewöhnen Sie Ihr Kind an Wasser oder ungesüßten Tee als Durstlöscher.

Vorsorge durch Fluorprophylaxe?

Heute bekommen praktisch alle Eltern im Rahmen der zweiten Vorsorgeuntersuchung (U 2, siehe Seite 37) für ihr Kind Tabletten verordnet, die neben Vitamin D auch Fluor enthalten, das der Kariesvorbeugung dienen soll. Da das relativ hoch dosierte Fluor aber nicht nur den Zahnschmelz härtet, sondern sich auch auf den übrigen Organismus auswirkt, ist diese Prophylaxe umstritten. So werden durch zu viel Fluor die Knochen früher spröde. Sie altern schneller und das gesamte Skelett wird steifer.

Hinzu kommt, dass nicht jedes Kind eine Kariesprophylaxe braucht. Diese ist nach unserer Erfahrung am ehesten sinnvoll für Kinder,

○ deren Eltern ausgeprägte Karies aufweisen,

○ die zu früh bzw. unreif geboren sind,

○ die innerlich unruhig und eher ängstlich sind.

Kariesgefährdeten Kindern geben wir alternativ zu den Fluor-Tabletten

○ **Apatit D6 Trit. WELEDA**
  2-mal tägl. 1 Msp.

Es kommen individuell auch Alternativen in Betracht. Sprechen Sie darüber mit Ihrem Kinderarzt.

Keine Angst vorm Zahnarzt

Der erste Zahnarztbesuch sollte schon mit etwa drei Jahren erfolgen. So gewöhnt sich Ihr Kind früh daran und verliert die Scheu. Zahnärzte, vor allem speziell ausgebildete Kinderzahnärzte, gehen heute vorsichtig mit ihren kleinen Patienten um. Meist geht die Angst vor dem Zahnarzt von den Eltern aus, wenn diese die Behandlungen fürchten.

Nutzen Sie auch für Ihr Kind regelmäßige zahnärztliche Kontrollen. Normal ist, zweimal pro Jahr die Praxis aufzusuchen, damit mögliche Zahnschäden und Zahnfehlstellungen so früh wie möglich erkannt werden. Fast alle Kassen übernehmen heute auch eine Kariesprophylaxe für Kinder, also eine gründliche Zahnreinigung, die zweimal jährlich erfolgen sollte. Sind bei Ihrem Schulkind die bleibenden Backenzähne durchgebrochen, können Sie diese vom Zahnarzt mit einem speziellen Kunststoff versiegeln lassen. Diese Maßnahme ist vor allem bei familiär hoher Kariesneigung zu erwägen. Nachweislich entsteht dadurch weniger Karies gerade an den schwer zu putzenden Backenzähnen. Bei einem Kind, das zu Allergien neigt und ohnehin wenig Süßes isst, ist diese Maßnahme jedoch nicht sinnvoll.

Ein besonderes Problem kann die Zahnpflege bei Kindern mit Behinderung darstellen. Hier ist es besonders wichtig vorzubeugen und dabei alle Möglichkeiten der Kariesprophylaxe zu nutzen.

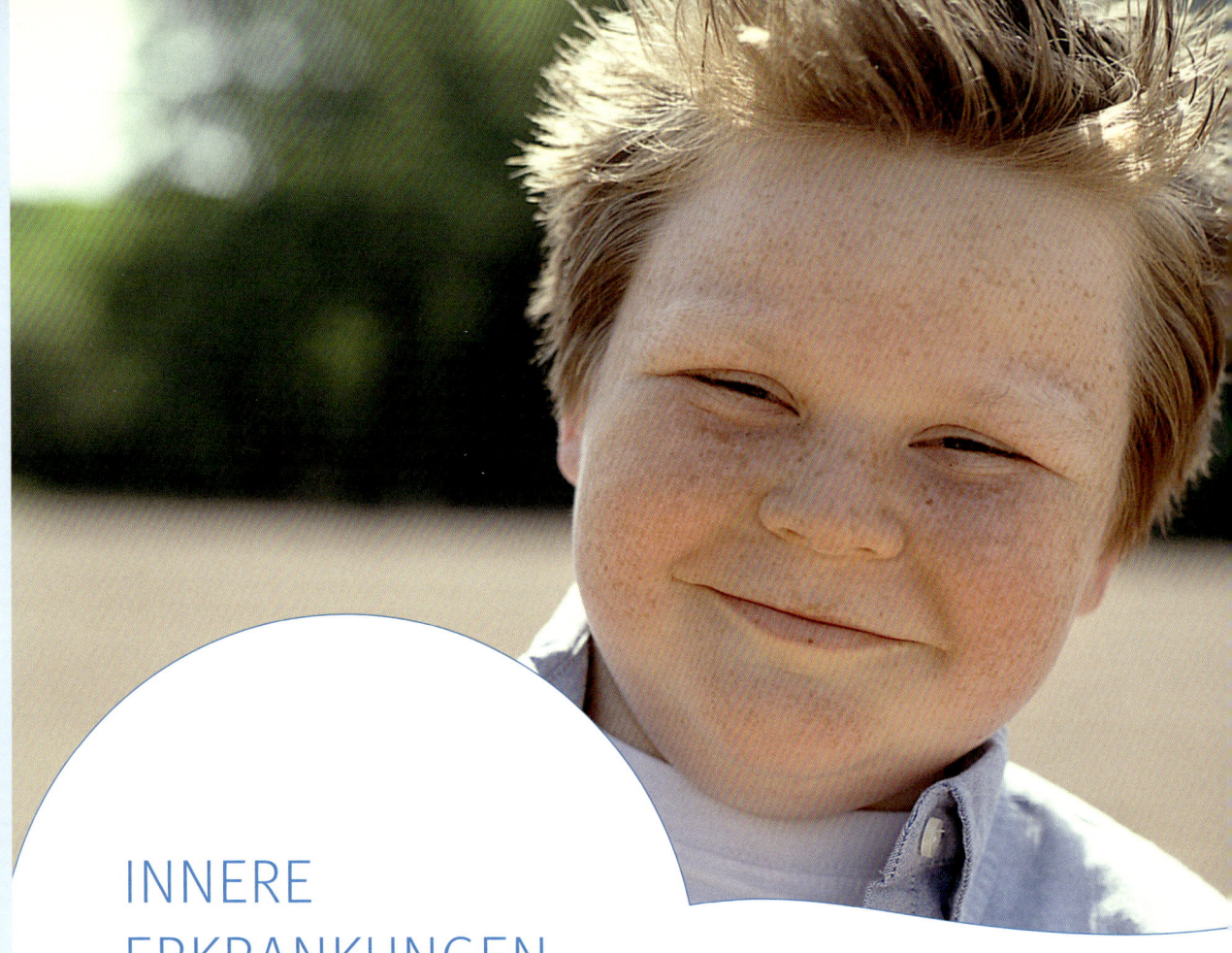

INNERE ERKRANKUNGEN

Das Herz-Kreislauf-System

Herz, Gefäße und Blut bilden unser Herz-Kreislauf-System. Dieses zentrale Organ erfüllt lebensnotwendige Funktionen:

- Das Blut nimmt in der Lunge Sauerstoff auf und versorgt damit die Organe, es nimmt in den Organen Kohlensäure auf und gibt sie in der Lunge ab, wo sie ausgeatmet wird.
- Das Blut nimmt, vor allem in der Leber, wertvolle Substanzen für den Aufbau der Organe auf und versorgt damit alle Körperzellen. Es nimmt andererseits »Abfallprodukte« aus dem Stoffwechsel der Organe auf und trägt sie zu den Ausscheidungsorganen, vor allem den Nieren.
- Das Blut nimmt zahlreiche Hormone auf, zum Beispiel aus der Schilddrüse, die den Stoffwechsel lenken und dabei intensiv mit seelischen Vorgängen in Beziehung stehen: Erwachen, Stress, Kummer, Erregung drücken sich immer auch in hormonellen Veränderungen aus. In den Hormonen spiegelt sich damit das ständige Ineinanderspielen von Leib und Seele.
- Das Blut ist der zentrale Träger der Körperwärme. Das Herz-Kreislauf-System ist wesentlich an deren Regulation beteiligt. Wenn wir frieren, verengen sich die kleinsten Blutgefäße in der Haut. Wird uns zu heiß, werden sie dagegen weit gestellt. Die Haut erscheint dadurch rot, die Wärme kann abgestrahlt werden und wir fühlen uns wieder wohler.

Das Herz steht im Zentrum: Zu ihm strömt das Blut und von ihm aus macht es sich wieder auf den Weg in die Peripherie. Streng genommen gibt es vom Herzen aus betrachtet zwei verschiedene Kreislaufsysteme: Beim großen Kreislauf strömt sauerstoffreiches Blut von der linken Herzkammer durch die arteriellen Blutgefäße bis zu den dünnsten Haargefäßen, den Kapillaren. Dort wird der Sauerstoff an die Gewebezellen abgegeben. Das nun sauerstoffarme Blut nimmt das beim Zellstoffwechsel entstehende Kohlendioxid auf und transportiert es nun in den Körpervenen fließend zum rechten Vorhof des Herzens zurück. Von hier fließt es in die rechte Herzkammer, wo der kleine Körperkreislauf beginnt. Von der rechten Herzkammer aus fließt das mit Kohlendioxid angereicherte Blut in die Lunge. Dort wird das Kohlendioxid über die Lungenbläschen abgeatmet und gelangt dadurch aus dem Körper. Beim Einatmen kommt wieder Sauerstoff in die Lunge. Er wird über die Wand der Lungenbläschen ins Blut weitergeleitet, wo er sich an die roten Blutkörperchen heftet. Das Blut wird dadurch hellrot und fließt zum Herzen zurück. Das Herz trennt und vermittelt zwischen Körperkreislauf und Lungenkreislauf und somit auch zwischen Innenwelt und Außenwelt.

Erweiterte Gesichtspunkte

Bereits in der vierten Schwangerschaftswoche beginnt das Herz des Embryos zu schlagen. Ab diesem Zeitpunkt pumpt es ständig Blut durch den Körper und versorgt alle Organe mit Sauerstoff und lebenswichtigen Nährstoffen. Wir möchten an dieser Stelle darauf hinweisen, dass das Herz nicht einseitig nur als eine Pumpe angesehen werden darf, sondern dass es ein sehr sensibles Sinnesorgan ist, das auf die verschiedensten Änderungen sowohl im Körper als auch im Bereich des Seelischen äußerst feinfühlig reagiert.

Nur der Blutstrom vom Herzen weg hängt unmittelbar vom Herzmuskel ab. Die Strömung zum Herzen hin ist stark von anderen Kräften abhängig wie etwa unserer Atmung und Bewegung. Deshalb kann sich bei einer Herzschwäche (Herzinsuffizienz, siehe Seite 306) das Blut vor dem Herzen stauen. Das wäre nie der Fall, wenn der ganze Kreislauf von der »Herzpumpe« angetrieben würde, denn dann würde einfach weniger Blut durch den Körper strömen. Es ist jedoch so, dass das Herz immer »mit dem Blut fertig werden muss«, das ihm vom Körper zuströmt. Der Herzschlag ist Ausdruck dafür, welche Kräfte auf das Herz einwirken: Er wird schneller, wenn zum Beispiel bei einem Langstreckenlauf sehr viel Blut aus den Muskeln zum Herzen hinströmt. Ebenso wenn wir sehr aufgeregt sind und deshalb entsprechende Hormone ins Blut absondern. Letzteres kann das Herz sehr sensibel wahrnehmen.

Das Herz nimmt auch sehr genau wahr, ob wir zu viel Salz aufgenommen haben. Denn Salz steigert durch seine wasserbindende Eigenschaft das Blutvolumen und damit den Blutdruck. Das Herz sondert in diesem Fall selbst Hormone ab, die das Übermaß an Salz ausscheiden sollen. Dadurch sinkt der Blutdruck wieder etwas ab. Das ist wiederum ein Beispiel dafür, wie das Herz selbst im Zentrum der Organe wahrnehmend und ausgleichend tätig wird.
Das Herz ist ein Sinnesorgan, mit dem das Zentrum die äußeren Körperbereiche wahrnimmt: Mit jeder einzelnen Pulswelle, die bis in

Das Herz-Kreislauf-System

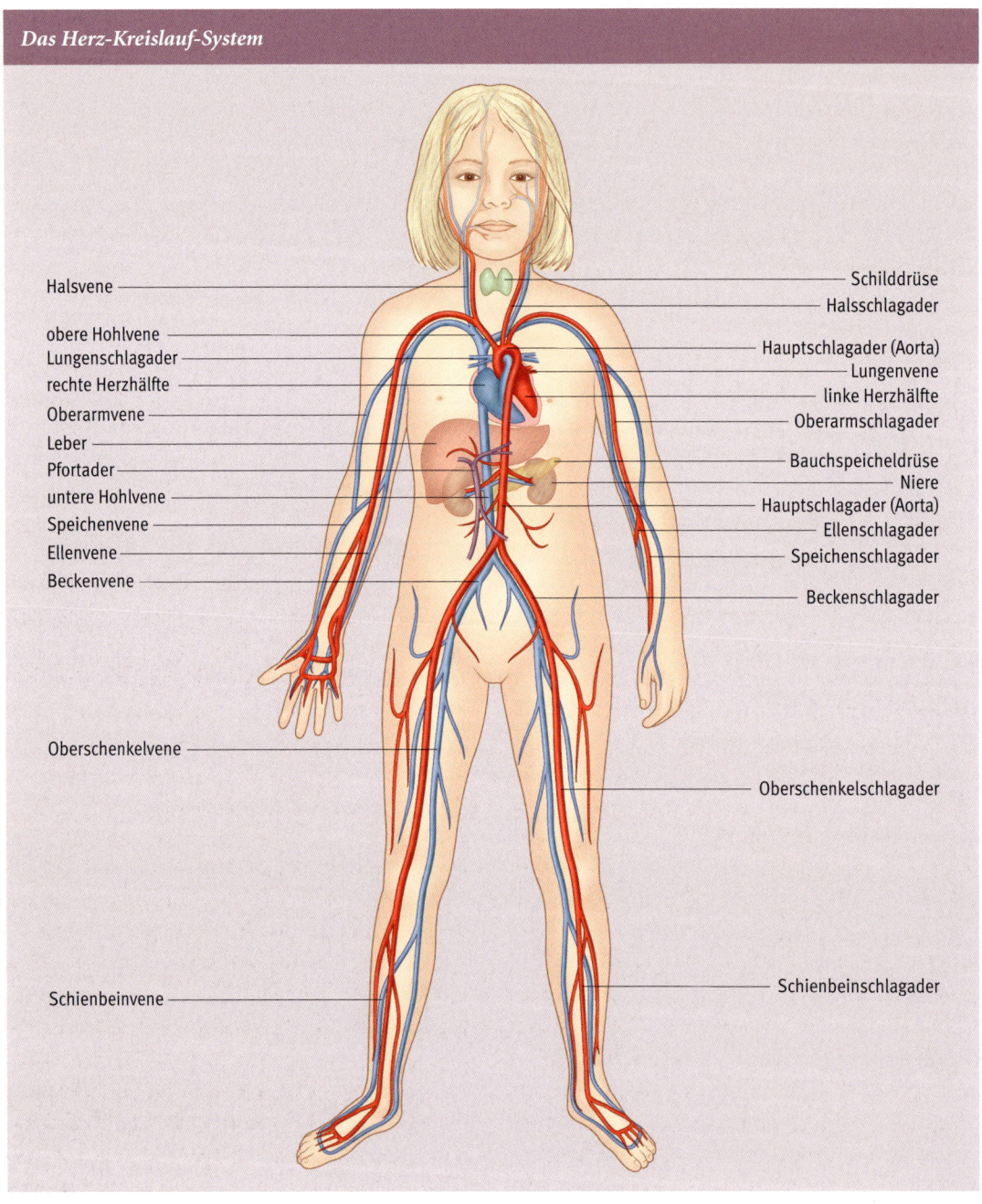

Halsvene

obere Hohlvene
Lungenschlagader
rechte Herzhälfte
Oberarmvene
Leber
Pfortader
untere Hohlvene
Speichenvene
Ellenvene
Beckenvene

Oberschenkelvene

Schienbeinvene

Schilddrüse
Halsschlagader

Hauptschlagader (Aorta)
Lungenvene
linke Herzhälfte
Oberarmschlagader

Bauchspeicheldrüse
Niere
Hauptschlagader (Aorta)
Ellenschlagader
Speichenschlagader

Beckenschlagader

Oberschenkelschlagader

Schienbeinschlagader

die Zehen- und Fingerspitzen geht, kehrt wie bei einem Echolot eine Antwort aus der Peripherie zurück, nämlich in Form von Druckwellen. Dabei wird für das Herz unmittelbar die Spannung der Gefäßwände der Arterien »fühlbar«, die wiederum stark von unserer seelischen Wachheit und Erregung und den entsprechenden hormonellen Veränderungen des Blutes abhängt. Das heißt, das Herz registriert, ob die Arterien verengt sind oder entspannt.

Wie kein anderes Organsystem reagiert das Herz-Kreislauf-System auf seelische Einflüsse. Im Altertum galt das Herz als Sitz der Seele, aber auch heute noch sprechen wir von »Herzlosigkeit«, wenn jemand nicht einfühlsam die Bedürfnisse seiner Umgebung wahrnimmt. Im positiven Sinne sprechen wir von einer »beherzten Tat«, wenn man mit »Leib und Seele« engagiert ist. Der Einfluss des Seelischen zeigt sich am Herzen wie an den Blutgefäßen: Anhaltender Stress, durch den Dauerlärm einer nahen Autobahn oder durch Psychodruck ausgelöst, wirkt sich nachweislich auf den Druck an den Blutgefäßen aus (Blutdruck). Zwar müssen bei einem Bluthochdruck natürlich zuerst alle organischen Ursachen abgeklärt werden, etwa Nieren- oder Schilddrüsenerkrankungen. Gleichzeitig gilt es aber, auf die »Verkrampfungen« des Seelischen zu schauen, die im Bereich des Blutgefäßsystems wieder gelöst werden können.

Für die Knochen- und Muskelbildung stellt Bewegungsfreude die beste Vorsorge dar (siehe Seite 344). Für das Herz-Kreislauf-System ist es, neben einer gesunden Ernährung und viel Bewegung, die Lebensfreude in der Kindheit, die vor möglichen Gefäß- und Herzerkrankungen in der zweiten Lebenshälfte schützen kann.

Herzfehler

Typische Symptome

- schlechte Gewichtszunahme
- Schwäche, Schwitzen und rasche Ermüdung bei körperlichen Belastungen
- Trinkstörungen und Atemnot beim Füttern (für Säuglinge stellt das die größte körperliche Belastung dar)
- Blaufärbung der Haut, Lippen, Hände und Füße

Etwa 0,8 Prozent der Neugeborenen kommen mit einem angeborenen **Herzfehler** auf die Welt. Diese werden immer häufiger bereits vor der Geburt im Rahmen einer Ultraschalluntersuchung erkannt. Nach der Geburt können die oben genannten Symptome sowie ein Herzgeräusch beim Abhören durch den Arzt oder Unregelmäßigkeiten beim Tasten des Pulses einen Hinweis geben. Aber nicht jedes auffällige Herzgeräusch ist Beweis für einen Herzfehler: Kinder weisen oft Strömungsgeräusche des Herzens auf, die sich im Laufe des Wachstums verlieren. Viele Herzfehler entstehen sehr früh, während der äußerst komplizierten Bildung des Herzens. Gehäuft treten bestimmte Herzfehler zum Beispiel bei der Trisomie 21 (»Down-Syndrom«) auf. Bei einigen Herzfehlern besteht ein leicht erhöhtes Wiederholungsrisiko für Geschwisterkinder – das gilt vor allem für ganz harmlose Herzfehler wie den Vorhofseptumdefekt (siehe 306).

Die Herzchirurgie ist heute hoch entwickelt und kann viele Herzfehler erfolgreich korrigieren. Doch nicht alle Herzfehler müssen operiert werden. So wachsen kleine Löcher in den Scheidewänden oft zu, müssen aber ärztlich beobachtet werden.

Die häufigsten angeborenen Herzfehler sind
- **Ventrikelseptumdefekt:** Löcher in der Scheidewand zwischen den Herzkammern.
- **Vorhofseptumdefekt:** Löcher in der Scheidewand zwischen den beiden Herzvorhöfen.
- **Persistierender Ductus arteriosus:** Das kurze Blutgefäß zwischen der Lungen- und der Herzschlagader, das für den Embryo notwendig ist, verschließt sich nicht wie bei gesunden Kindern von selbst.
- **Aortenstenose:** Die Körperschlagader, Aorta, ist an ihrer Ursprungsstelle direkt am Herzen verengt, weshalb die linke Herzkammer unter Druck gerät und der Körper zum Beispiel bei körperlichen Anstrengungen zu wenig Blut erhält.

●● *Herzschwäche (Herzinsuffizienz)*

Bei einer Herzinsuffizienz kann der Herzmuskel den Körper nicht mit genügend Blut versorgen, seine Pumpkraft ist im Verhältnis zum anströmenden Blut und den Bedürfnissen des Organismus zu gering. Das Herz gerät unter ständigen Druck und Stress und verliert seine Wahrnehmungs- und Regulationsfähigkeit immer mehr. Bei den betroffenen Kindern zeigt sich dies an Schwäche (zum Beispiel beim Treppensteigen), Unruhe, Atemnot, vermehrtem Schwitzen, Schlafstörungen und Ängsten.

Eine Herzschwäche kann akut auftreten oder jahrelang chronisch verlaufen. Sie kann die Folge eines Herzfehlers sein, einer Herzmuskelentzündung oder von Herzrhythmusstörungen (siehe Seite 308), und gehört unbedingt in ärztliche Behandlung.

Wann zum Arzt?

Gehen Sie zum Arzt, wenn Ihr Säugling beim Trinken bei jeder Mahlzeit erschöpft wirkt, womöglich sogar die Haut bläulich wird oder er anhaltend angestrengt atmet. Dasselbe gilt, wenn Ihr Kind bei Anstrengung blaue Lippen, Fingerspitzen (Nägel) und Zehen bekommt, ebenso wenn es beim Spielen oder Sport häufig eine Pause einlegen muss.

Lassen Sie einen bekannten Herzfehler regelmäßig kontrollieren.

Was macht der Arzt?

Der Arzt erkennt Herzfehler durch Abhören, durch ein Echokardiogramm (Ultraschall des Herzens), ein Elektrokardiogramm (EKG) und eine Röntgenuntersuchung des Brustkorbs. Ein Herzfehler gehört immer in die Hände von Spezialisten. Nur ein Kinderkardiologe kann und soll entscheiden, wie engmaschig Ihr Kind ärztlich untersucht werden muss, also wie oft EKG und Herzultraschall durchgeführt werden sollten. Außerdem bestimmt er, welche Medikamente eingenommen werden müssen, um das Herz zu entlasten oder zu unterstützen. Der Kinderkardiologe bespricht mit Ihnen auch, ob und wann eine Operation notwendig ist.

ANTHROPOSOPHISCH-HOMÖOPATHISCHE THERAPIE

Die therapeutischen Möglichkeiten der Anthroposophischen Medizin und Homöopathie bereichern und ergänzen die großen Fortschritte der Kinderkardiologie; sie sollten nur von einem darin erfahrenen Arzt verordnet werden.

Bei Kindern mit angeborenem Herzfehler, der die Herzfunktion belastet oder sogar zu einer Herzschwäche (Herzinsuffizienz) führt
- **Crataegus Tr. WELEDA**

Weißdorn-Präparate

Eine universell geeignete Heilpflanze ist der Weißdorn, Crataegus. Die Wirksamkeit von Weißdornauszügen bei Belastungen des Herzmuskels und bei Herzinsuffizienz ist auch durch klinische Studien belegt. Jeder Arzneimittelhersteller muss heute für die Anwendung seines Produkts bei Kindern unter zwölf Jahren detaillierte Wirksamkeitsbelege vorweisen. Deshalb enthalten auch so bewährte und nebenwirkungsfreie Arzneimittel wie das oben empfohlene den Hinweis »nicht unter 12 Jahren anwenden«. Das hat jedoch nur rein formale Gründe, denn die Hersteller können den geforderten Aufwand erst im Laufe vieler Jahre leisten. Jeder Arzt darf diese Arzneimittel auch Kindern unter zwölf Jahren auf eigene Verantwortung verschreiben und jeder darf sie kaufen – aufgrund der völligen Ungiftigkeit existiert keine Verschreibungspflicht!

2- bis 3-mal tägl. je nach Alter 2 Tropfen plus 1 Tropfen pro weiteres Lebensjahr.
Das WELEDA-Präparat enthält Auszüge aus Blättern **und** Früchten, was es besonders wirksam macht.
Alternativ eignen sich bei Säuglingen und Kindern unter drei Jahren
- **Crataegus e fol. et fruct. D2 Glob. WALA**
  3-mal tägl. 3–5 Globuli (siehe Kasten)

Zur Stärkung des Herzmuskels (verstärken die Wirkung des Weißdorns)
- **Levico comp. Glob. WALA**
  3-mal tägl. 3–7 Globuli

ergänzt durch
- **Hypericum Rh D3 Dil. WELEDA**
  3-mal tägl. 5 Tropfen oder
- **Hypericum ex herba D3 WALA**
  3-mal tägl. 5 Globuli
  Diese Präparate enthalten potenziertes Johanniskraut, das angstlösend wirkt, was bei herzkranken Kindern wichtig ist.
- **Schlehdornsaft**
  3-mal tägl. 1 TL

Eine große Hilfe, vor allem bei Kindern vor dem Schulalter, bieten darüber hinaus die anthroposophischen Organpräparate, in erster Linie
- **Cor/Aurum I Amp. WALA**
  1-mal tägl. ca. 0,3–5 ml in den Mund tropfen (den Rest der Ampulle in einer Spritze aufheben und an den Folgetagen verabreichen).

Kinder mit schweren Herzfehlern und Ängsten hilft eine zarte Einreibung von Brustbein und linkem Brustkorb mit
- **Aurum /Lavandula comp. Salbe WELEDA**
  1-bis 2-mal tägl.

Zur langfristigen Stabilisierung der Herzfunktionen bei kindlichen Herzfehlern
- **Aurum /Cardiodoron Dil. WELEDA**
  2-mal tägl. 3 (bei Säuglingen und Kleinkindern)–15 Tropfen (bei Jugendlichen mit operativ nicht vollständig korrigierbaren Herzfehlern und entsprechender Belastung des Herzmuskels). Wir haben in der Praxis mit diesem – auch für Säuglinge zugelassenen – anthroposophischen Arzneimittel eindrucksvolle Erfahrungen gemacht.

Manchmal können auch Nahrungsergänzungen sinnvoll sein, um einem Kind in erhöhtem Maße Stoffe zukommen zu lassen, die es für seine Herzfunktion benötigt. Positive Erfahrungen haben wir vor allem mit dem Coenzym Q 10 gemacht. Davon gibt man 10–30 mg pro Tag.

> ## W I C H T I G
>
> Lassen Sie Herzfehler **regelmäßig kontrollieren** und halten Sie sich an die Empfehlungen des behandelnden Spezialisten. Weisen Sie alle Ärzte, die Sie mit Ihrem Kind aufsuchen, immer auf den Herzfehler Ihres Kindes hin.

Darüber hinaus muss unbedingt ein Selenmangel ausgeschlossen werden, der leider in nördlichen Ländern nicht selten ist. Lassen Sie bei schweren Herzerkrankungen Ihr Kind auf jeden Fall vom Arzt daraufhin untersuchen und sich gegebenenfalls ein geeignetes Präparat verschreiben.
Es ist wichtig, dass Sie hier als Eltern mitdenken und nachfragen. Es gibt auch fertige Vitaminkombinationen (zum Beispiel Vivivit Q 10, Orthomol Cor), doch sollten Sie Vitamine und Spurenelemente nie längere Zeit ohne Rücksprache mit dem Arzt geben.

Wie Sie als Eltern helfen können

Sehr wichtig – und manchmal auch sehr schwierig – ist die Ernährung eines Kindes mit angeborenem Herzfehler, wenn der Herzfehler zu einer Dauerbelastung des Herzmuskels führt. Dann ist Ihr Kind sozusagen dauernd auf Bergtour!

Herzrhythmusstörungen

Typische Symptome

- unregelmäßiger Herzschlag
- Herzklopfen
- Herzstolpern (Extraschläge)
- zu langsamer Herzschlag (mit Schwäche, Schwindel, Übelkeit)
- Herzjagen, Herzrasen (mit Unruhe, Brustschmerzen, kaltem Schweiß)

Der **Puls** Ihres Kindes kann sehr unterschiedlich sein – schon jeder Atemzug ruft beim Einatmen eine Beschleunigung oder beim Ausatmen eine Verlangsamung hervor, was ab dem Jugendalter zu bemerken ist. Wenn aber der Puls des Kindes rasend schnell, andauernd zu langsam oder sehr unregelmäßig ist und die oben genannten Zeichen auftreten, liegt sehr wahrscheinlich eine Herzrhythmusstörung vor, die vom Arzt diagnostiziert werden muss.

Herzrhythmusstörungen können verschiedene Ursachen haben. Sie können Folge von Herzfehlern sein, von Herzmuskelentzündungen, nach Herzoperationen auftreten oder andere

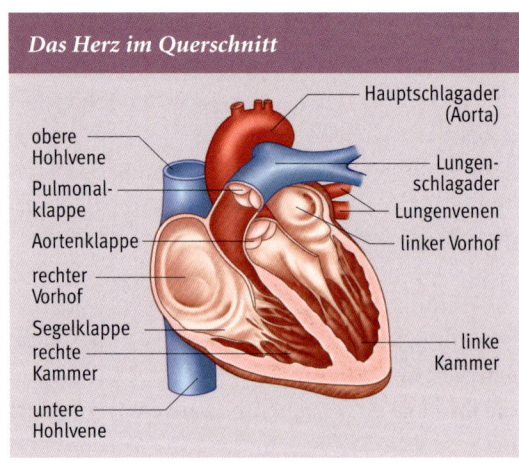

Das Herz im Querschnitt

obere Hohlvene
Pulmonalklappe
Aortenklappe
rechter Vorhof
Segelklappe rechte Kammer
untere Hohlvene

Hauptschlagader (Aorta)
Lungenschlagader
Lungenvenen
linker Vorhof
linke Kammer

organische Ursachen haben wie etwa eine Funktionsstörung der Schilddrüse.

Eine Herzrhythmusstörung, insbesondere Herzrasen, kann auch ein Hinweis auf eine Herzschwäche sein (siehe Kasten Seite 306).

Wann zum Arzt?

Bemerkt Ihr Kind Herzrasen oder ein Stolpern, sollten Sie diesen Verdacht auf Herzrhythmusstörungen auf jeden Fall von einem Arzt abklären lassen.

Was macht der Arzt?

Der Arzt wird Ihr Kind abhören, ein Elektrokardiogramm (EKG) und Langzeit-EKG, einen Ultraschall des Herzens (Echokardiographie) und eventuell Blutuntersuchungen durchführen, um sicherzustellen, ob es sich um normale Unregelmäßigkeiten oder um echte Störungen des Herzrhythmus handelt.

In letzterem Fall wird er nach der Ursache suchen und eine entsprechende Behandlung einleiten.

ANTHROPOSOPHISCH-HOMÖOPATHISCHE THERAPIE

Ein zentrales Arzneimittel der anthroposophischen Medizin stellt Cardiodoron dar: Es stabilisiert bei längerer Anwendung den Herzrhythmus, was auch in klinischen Studien festgestellt wurde. Dieselbe Wirkung kann oft auch bei behandlungsbedürftigen Herzrhythmusstörungen beobachtet werden. Das Mittel eignet sich daher begleitend zur kinderkardiologischen Behandlung. Das Hauptanwendungsgebiet aber stellen die zahlreichen harmlosen kindlichen Herzrhythmusstörungen und Blutdruckschwankungen dar (siehe auch hoher Blutdruck, Seite 313), die im Zuge des Wachstums auftreten, vor allem im Schulalter.

●● *Der Rhythmus des Herzens*

Je jünger das Kind ist, desto häufiger schlägt sein Herz. Bei Anstrengung schlägt das Herz genau wie beim Erwachsenen schneller als im Ruhezustand. Beim kindlichen Herzen ist es deutlich wahrnehmbar, dass es beim Einatmen häufiger schlägt als beim Ausatmen. Die normalen Schwankungen bei Ein- und Ausatmung, Aufregung und Ruhe sind kein Hinweis auf eine Rhythmusstörung, sondern Zeichen der gesunden, ausgleichenden Funktion des Herzens im Organismus.

Bei gelegentlich auftretenden Herzrhythmusstörungen und Blutdruckschwankungen ohne organische Ursache sowie in der Rekonvaleszenz nach schwereren Erkrankungen gibt man im ersten Lebensjahr

● Cardiodoron mite Tr. WELEDA
  3-mal tägl. 3 Tropfen
● oder alkoholfrei Co(!)rdiodoron Tabl. WELEDA
  1- bis 2-mal tägl. $1/4$– $1/2$ Tablette

Ab dem zweiten Lebensjahr steigert man die Dosis individuell.

Im Schulalter eignen sich am besten
● Cardiodoron Tr. WELEDA
  2- bis 3-mal tägl. 5–15 Tropfen

Cardiodoron muss jeweils ausreichend lange (mindestens 6 Wochen) gegeben werden. Die richtige Dosis wird ganz individuell bestimmt. Deshalb sollte man mit einer niedrigen Startdosis beginnen und stufenweise steigern. Cardiodoron Tropfen und Tabletten sind verschreibungspflichtig.

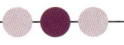

Bei Störungen des Befindens, die mit Unruhe und Bewegungsdrang einhergehen, eignet sich im Vorschul- und Schulalter

● **Aurum/Stibium/Hyoscyamus Glob. WALA**
  2- bis 3-mal tägl. 5–10 Globuli

Eine sehr wirksame Hilfe bei allen Erkrankungen des Herzens bietet die Heileurythmie (siehe Seite 33).

Wie Sie als Eltern helfen können

Bei organisch bedingten, schwerwiegenderen Herzrhythmusstörungen wird Sie Ihr Kinderkardiologe und Kinderarzt darauf hinweisen, was Sie bei Ihrem Kind zum Beispiel bei körperlichen Anstrengungen und Fieber beachten müssen. Allgemein ist bei Kindern mit Herzrhythmusstörungen ein rhythmisch geregelter Tagesablauf mit klaren Ruhephasen wichtig.

Körperliche Bewegung ist für das Herz eher hilfreich, aber nur, wenn Sie kindgemäß erfolgt. Vorsicht geboten ist vor solchen Sportvereinen, in denen ehrgeizige Erwachsene Kinder zu Höchstleistungen treiben, die dem zarten, noch wachsenden Körper in keiner Weise angemessen sind und das Herz entsprechend belasten. Für Kinder mit Herzfehlern und Herzrhythmusstörungen eignen sich zum Beispiel Rhythmik-Gruppen, Volkstanz, aktives Musizieren und Sport ohne Leistungsdruck wie Federballspielen mit Eltern, Geschwistern und Freunden. Das Kind muss sich dabei immer spüren und seine Aktivität seinem Leistungsvermögen anpassen können.

Blutarmut

Anämie

Typische Symptome

○ Blässe
○ oft keine Beschwerden
○ manchmal Müdigkeit, Appetitlosigkeit
○ rissige Mundwinkel
○ vermehrte Infektneigung
○ bei Säuglingen teilweise Trinkschwäche oder anhaltend erhöhte Herzfrequenz

Bei der so genannten Blutarmut ist die Anzahl roter Blutkörperchen (Erythrozyten) vermindert. Ursache ist häufig ein Mangel an Eisen (Eisenmangel-Anämie). Das Eisen bildet Hämoglobin, den roten Farbstoff im Blut. Die roten Blutkörperchen transportieren mit Hilfe des Hämoglobins den lebensnotwendigen Sauerstoff von der Lunge durch den ganzen Körper. Deshalb ist bei der Blutarmut die Leistungsfähigkeit des Organismus vermindert.

Eisen ist aber in Spuren auch für das Immunsystem unentbehrlich, und entsprechend kann das Kind bei Eisenmangel anfälliger für Infektionen werden. Auch die Körpergrenzen beginnen zu leiden, vor allem die empfindlichen Übergänge von Schleimhaut und Haut an Mundwinkeln, After und Scheide.

Häufigste Ursache der Anämie ist zu wenig Eisen in der Nahrung. Weitere Möglichkeiten sind chronische Infektionen wie Wurm-Erkrankungen (siehe Seite 148) und Darmerkrankungen wie die Zöliakie (siehe Seite 159). Auch ein Mangel an Vitamin B12 kann zur Eisenmangel-Anämie führen, da dieses Vitamin unentbehrlich für den Aufbau der roten Blutkörperchen ist.

WICHTIG

Streng lebende **Vegetarierinnen**, die ihren Säugling stillen, sollten auf jeden Fall ihren Vitamin-B-12-Spiegel kontrollieren lassen und dieses Vitamin gegebenenfalls als Tablette einnehmen oder sich spritzen lassen. Wird ein solcher Vitaminmangel nicht ausgeglichen, kann das Blut des Kindes geschädigt werden. Besonders gefährdet ist darüber hinaus das Nervensystem – es kann beim Säugling sogar irreparablen Schaden nehmen. Soll das Kind vegetarisch aufwachsen, sind ebenfalls regelmäßige Kontrollen von Eisen und Vitamin B12 notwendig, da Fleisch die wichtigste Quelle für beide Stoffe ist. Grundsätzlich stellt für Kinder eine rein vegetarische Ernährung eher ein Risiko dar als für Erwachsene.

Aus ganzheitlicher Sicht

Eisen symbolisiert in der Mythologie Kraft, Energie, Willen und Entschlossenheit. Pflanzen bauen mit Hilfe des Sonnenlichts Kohlehydrate auf; wir Menschen können mit Hilfe des Eisens Sauerstoff binden und transportieren, um Kohlehydrate abzubauen, zu »verbrennen«, und so das darin enthaltene Licht als eigene Energie gewinnen. Kinder mit einer Eisenmangel-Anämie strahlen aus, dass sie gerade nicht mehr »strahlen«: Es fehlt ihnen oft bis in den seelischen Bereich hinein an Energie und Willenskraft.

Deshalb sollte das Kind nicht nur mehr Eisen zu sich nehmen, sondern sollten auch seine Fähigkeit gestärkt werden, mit der Kraft des Eisens besser umgehen zu können. Das kann durch potenzierte Medikamente erreicht werden, durch verschiedene Pflanzen, die einen besonderen Bezug zum Eisen haben, aber auch durch verschiedene Heileurythmie-Übungen (zur Therapie siehe Seite 312).

Wann zum Arzt?

Gehen Sie mit Ihrem Kind zum Arzt, wenn es auffallend blass und darüber hinaus noch häufig müde und schlapp ist.

Was macht der Arzt?

Nur über ein Blutbild kann der Arzt feststellen, ob tatsächlich eine Blutarmut besteht. Dazu nimmt er Ihrem Kind Blut ab und lässt es in einem Labor untersuchen.

Bei jeder Form der Blutarmut (außer bei Frühgeborenen, die praktisch immer einen Eisenmangel mitbringen) stellt der Arzt zunächst fest, ob die Nahrung des Kindes ausreichend Eisen enthält. Dazu eignet sich am besten ein Nahrungsprotokoll, das über drei bis fünf Tage geführt wird und alle Speisen und Getränke einschließlich Mengenangabe enthält. Die erste Therapie bei Eisenmangel ist eine ausreichende Eisenzufuhr über die Nahrung: Denn Eisen, das zum Beispiel in Fleisch enthalten ist, wird vom Körper meist besser aufgenommen als Eisenpräparate aus der Apotheke. Diese müssen deshalb deutlich höher dosiert werden.

Liegt jedoch ein starker Eisenmangel vor, verordnet der Arzt ein entsprechendes Präparat. Es ist ratsam, mit einer niedrigen Dosierung zu beginnen und innerhalb von ein bis zwei Wochen die angestrebte Tagesdosis zu erreichen, um festzustellen, ob das Kind mit einer Verstopfung reagiert. Das ist leider eine häufige Folge, wenn ein Kind Eisentropfen oder -tabletten nehmen muss. In diesem Fall muss der Arzt die Dosis an das verträgliche Maß anpassen.

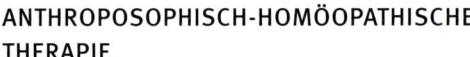

ANTHROPOSOPHISCH-HOMÖOPATHISCHE THERAPIE

Bei leichteren Fällen von Eisenmangel und besonders bei den Kindern, die deutliche Symptome des beschriebenen »seelischen Eisenmangels« (siehe Seite 311) aufweisen

- **Ferrum hydroxydatum 5 % WELEDA**
  $^1/_4$–$^1/_2$ gestrichenen TL Pulver morgens und mittags vor dem Essen geben.

Bei Schulkindern noch wirksamer

- **Ferrum hydroxydatum 50 % Verreibung** (eine Sonderanfertigung von WELEDA)
  $^1/_4$–$^1/_2$ gestrichenen TL Pulver morgens und mittags vor dem Essen geben.

  Im Unterschied zu konventionellen Eisenpräparaten zeigen sich bei diesem Mittel weniger Nebenwirkungen und zugleich eine stärkere Wirksamkeit auf das Befinden und die Infektabwehr des Kindes – wohl bedingt durch den aufwendigen pharmazeutischen Prozess, mit dem dieses Präparat hergestellt wird. In vielen Fällen leichteren Eisenmangels kann damit auf ein konventionelles Eisenpräparat verzichtet werden.

Zur Anregung der Eisenverwertung des Organismus und zur allgemeinen Regulation des Eisenstoffwechsels

- **Anaemodoron Rh D2 Dil. WELEDA**
  3-mal tägl. 10 Tropfen

Bei Eisenresorptionsstörungen durch chronische Darmerkrankungen im Vorschul- und Schulalter

- **Ferrum ustum comp. Trit. WELEDA**
  2-mal tägl. 1 Dosierlöffel voll Pulver

Bei Eisenmangel in der Pubertät, der von Kreislaufstörungen mit zu niedrigem Blutdruck begleitet wird, und bei »seelischem Eisenmangel«

- **Urtica dioica Ferro culta D2 Dil. WELEDA**
  3-mal tägl. 10 Tropfen

Bei anhaltenden Erschöpfungszuständen

- **Levico comp. Glob. WALA**
  3-mal tägl. 5–7 Globuli

Bei Schulkindern mit Tendenz zu Eisenmangel und Atemwegserkrankungen, vor allem Bronchitis und Asthma bronchiale

- **Prunuseisen Glob. WALA**
  3-mal tägl. 5–10 Globuli

Wie Sie als Eltern helfen können

Geben Sie Ihrem Kind bei Eisenmangel-Anämie eisenhaltige Nahrungsmittel, vor allem dunkles Fleisch, Geflügel, Fisch, Eigelb, Nüsse, Vollkornprodukte, Hülsenfrüchte und dunkelgrüne Blattgemüse. Da Vitamin C die Aufnahme von Eisen fördert, sollte Ihr Kind gleichzeitig viel frisches Obst und Gemüse zu sich nehmen – am besten stellen Sie zu jeder Mittagsmahlzeit ein Glas frisch gepressten Orangensaft dazu oder geben etwas Zitronensaft zu Fleisch und Fisch. Häufig beobachten wir die Tendenz, dass Kinder, die für ihr Bedürfnis zu wenig Fleisch und zu wenig vollwertige Nahrungsmittel erhalten, »auf Süßes ausweichen«. Das verstärkt einen Teufelskreis, der auch zum Eisenmangel führen kann!

Gerade in der Pubertät der Kinder ist es für Mütter wichtig, sich zu überwinden und ihren Teenagern in diesen Fällen deutlich mehr Fleisch vorzusetzen, als sie selbst vielleicht essen möchten. Insbesondere Jungen brauchen ab der Pubertät mehr Fleisch, um verstärkt Muskelmasse aufzubauen. Im Übrigen ist ein gut zubereitetes hochwertiges Fleisch sehr viel wertvoller als fette Wurstwaren, die vor allem das Cholesterin nach oben treiben und den Gürtelumfang steigern.

Hoher Blutdruck

Hypertonie

Typische Symptome

Im Kindes- und Jugendalter meist nur bei schweren Formen Beschwerden, etwa

- Kopfweh
- Schwindel
- Sehstörungen

Hoher Blutdruck ist bei Kindern im Gegensatz zum Erwachsenen ein seltenes Problem. Der Blutdruck wird entscheidend von Niere und Nebenniere reguliert, was im einleitenden Text zu den Nierenerkrankungen ausführlicher erklärt und dargestellt wird (siehe Seite 329). Da der hohe Blutdruck nur selten mit Beschwerden einhergeht, wird er meist zufällig bei einer Blutdruckmessung durch den Arzt erkannt. Für jedes Lebensalter, auch die Kindheit und Jugendzeit, gibt es Normwerte, was ein zu hoher und was ein zu niedriger Blutdruck ist.

Bei Jugendlichen findet man heute immer häufiger einen erhöhten Blutdruck, und die Ursachen sind meist dieselben wie bei Erwachsenen: Übergewicht, Bewegungsmangel, erhöhter Salzkonsum – und nur selten eine organische Störung. Erhöhter Blutdruck schädigt zunächst die empfindliche Innenwand der Arterien. Im gesunden Zustand sondert die Innenwand ein Gas ins Blut ab, das die Gefäße weitet, so dass das Blut ungehindert strömen kann. Diese natürliche Blutdruck senkende Maßnahme lässt bei einer geschädigten Innenwand nach. Darüber hinaus kommt es zu Entzündungsreaktionen der Gefäßwand, die wiederum dazu führen, dass sich Fette aus dem Blut an der Gefäßwand ablagern können. Diese Ablagerungen verengen das Gefäß noch mehr. Allgemein wird das Problem als Arterienverkalkung bezeichnet. Kalkablagerungen kommen jedoch erst nach der Verfettung und damit zeigt die Arteriosklerose eine gewisse Endstufe an, in der die Gefäße »zu Stein« geworden sind.

Schon seit den 50er-Jahren des vergangenen Jahrhunderts weiß man, dass die so genannte Arterienverkalkung in westlichen Ländern im Schulalter beginnt. In diesem Lebensabschnitt werden die Weichen für ein gesundes oder eben nachhaltig gestörtes Herz-Kreislauf-System gestellt! Die Folgen des Bluthochdrucks wie Herzinfarkt, Schlaganfall, Nierenschäden und Herzschwäche sind allgemein bekannt – deshalb muss ein erhöhter Bluthochdruck behandelt werden.

Aus ganzheitlicher Sicht

Säuglinge und Kinder haben im Vergleich zu Jugendlichen und Erwachsenen eine eher hohe Herzfrequenz und einen relativ niedrigen Blutdruck. Mit zunehmendem Alter nimmt die Herzfrequenz ab, dafür steigt der Blutdruck allmählich an. Wie im einleitenden Text zu diesem Kapitel dargestellt (siehe Seite 305) reagiert nicht nur das Herz, sondern auch das Gefäßsystem feinfühlig auf seelische Einflüsse. Je älter das Kind wird, umso intensiver ergreift das Seelisch-Geistige des Kindes den Körper, was sich unter anderem am steigenden Blutdruck in der Pubertät und im Erwachsenenalter zeigt. Kommt es jedoch zu »Verkrampfungen« des Seelisch-Geistigen, wirkt sich das auch auf das Lebendig-Leibliche des Gefäßsystems aus. So können anhaltender Stress, äußerer Druck durch Schule oder Elternhaus, aber auch innerer Druck, den sich beispielsweise ehrgeizige Kinder machen, das Gefäßsystem schädigen. Eine weitere Ursache der Tendenz zu hohem Blutdruck ist der Bewegungsmangel, vor allem der Mangel an entspannter spielerischer Bewe-

313

gung: Bereits das verbissene Training im Tennis- oder Fußballklub wirkt sich anders aus als ein Tischtennisspiel oder das Kicken unter Freunden. Das weitaus Schädlichste aber ist die bei uns bereits weit verbreitete Mischung aus Fernsehen, Computerspielen, Versagen in der Schule, Sprachlosigkeit beim gemeinsamen Abendessen und generellem Bewegungsmangel. In einer Langzeitstudie aus Neuseeland konnte bei 26-jährigen Erwachsenen eine exakte Beziehung zwischen der Dauer ihres Fernsehkonsums im Kindesalter und ihrer Herz-Kreislauf-Gesundheit hergestellt werden: Ihr Blutdruck, Blutzucker, Übergewicht waren umso höher, je mehr die Untersuchten als Kinder vor der Glotze saßen. Der Ausdruck »Glotze« macht sehr gut deutlich, wie untätig die gesamte Körpermuskulatur, einschließlich der Muskulatur der Augen, vor dem Fernseher ist.

Wann zum Arzt?

Lassen Sie einen Verdacht auf Bluthochdruck – insbesondere, wenn in Ihrer Familie jemand daran leidet – von einem Arzt überprüfen. Nehmen Sie die Vorsorgeuntersuchung J1 im Alter von 12 bis 14 Jahren wahr (siehe Seite 40), die auch eine Blutuntersuchung beinhaltet.

Was macht der Arzt?

Stellt der Arzt beim Blutdruckmessen einen erhöhten Druck fest, untersucht er das Blut und den Urin Ihres Kindes. Außerdem wird er ein Elektrokardiogramm (EKG) machen, gegebenenfalls einen Ultraschall des Herzens und der Nieren, eine Langzeit-Blutdruckmessung sowie eventuell eine Röntgenuntersuchung des Brustkorbs veranlassen.

Findet der Arzt heraus, dass eine Organerkrankung zum Beispiel der Nieren die Ursache ist, wird er eine entsprechende weitere Diagnostik und Behandlung veranlassen und den Blutdruck durch Medikamente senken. Stellt er keine organische Ursache fest, wird er Sie mit einem Ernährungsprotokoll beauftragen. Dafür sollten Sie drei bis fünf Tage lang alles, was Ihr Kind isst und trinkt einschließlich Mengenangaben aufzeichnen. Anschließend wird der Arzt Sie und Ihr Kind beraten, wie Sie seine Ernährung verändern können. Entscheidend ist in diesen Fällen meist eine Veränderung des gesamten Lebensstils. Eine solche Korrektur hat sich auch in großen Studien jeder medikamentösen Blutdruckeinstellung als gleichwertig oder überlegen erwiesen. Unterstützt werden kann dieser Weg in begrenztem Umfang auch durch die im Folgenden dargestellten Arzneimittel, die die Eigenregulation des Organismus anregen.

ANTHROPOSOPHISCH-HOMÖOPATHISCHE THERAPIE

Bei gestressten Jugendlichen mit Neigung zu erhöhtem Blutdruck
- Homviotensin Tabl.
  morgens tägl. 1 Tablette

Bei nervösen, leistungsbetonten Kindern und Jugendlichen mit dominanten, leistungsorientierten Eltern
- Aurum/Belladonna comp. Glob. WALA
  3-mal tägl. 5 Globuli

Bei Kindern als Begleittherapie bei Bluthochdruck im Zusammenhang mit Nierenerkrankungen
- Equisetum/Viscum Glob. WALA
  3-mal tägl. 5 Globuli

Bei allen Formen des Blutdrucks ist eine Unterstützung sinnvoll durch

● Heileurythmie

Zum einen bewegt sich das Kind bei dieser Therapie aktiv, vor allem aber kommt es zu einem besseren Zusammenspiel von seelischen und körperlichen Prozessen, durch die die Anspannung im Bereich der Blutgefäße nachlassen kann.

Wie Sie als Eltern helfen können

Besonders für den Beginn der Therapie ist es hilfreich, wenn der Blutdruck selbst gemessen werden kann. Ein Gerät zur Messung des Blutdrucks wird Ihnen vom Arzt verschrieben. Führen Sie ein Blutdruckprotokoll, in das Sie die regelmäßig gemessenen Werte eintragen und kontrollieren können. Ist ein stabiles Niveau erreicht, können Sie messfreie Zeiten mit dem Arzt vereinbaren.

Besteht bei Ihrem Kind ein erhöhter Blutdruck, ist es wichtig, dass Sie salzarm kochen. Achten Sie vor allem bei bestehendem Übergewicht darauf, dass sich Ihr Kind so gesund wie möglich ernährt, also auch wenig Fett und Zucker zu sich nimmt.

Das wichtigste sind regelmäßige, selbst frisch zubereitete Mahlzeiten und zwischendurch nicht mehr als ein Stück Obst. Vermeiden Sie bei Gewichtsproblemen vor allem die Kalorien, die in Säften, Limonade und Cola stecken – und im Alkohol, was bei Jugendlichen ein Thema ist. Versuchen Sie hier, wie auch beim Essen, beim Fernsehkonsum und bei der Bewegung, Ihrem Kind ein positives Vorbild zu sein.

Auch Entspannungsübungen wie autogenes Training wirken sich günstig auf den Bluthochdruck aus. Erkundigen Sie sich nach Kursen und Angeboten für Kinder bzw. Jugendliche in Ihrer Nähe.

Niedriger Blutdruck
Hypotonie

Typische Symptome
● Müdigkeit
● Leistungsminderung
● Anlaufschwierigkeiten am Morgen
● kalte Hände und Füße
● Neigung zum Frieren
● manchmal Schwindel, Schwäche und Ohnmacht (Orthostase-Syndrom)

Ein **niedriger und schwankender (labiler) Blutdruck** ist vor allem in der Vorpubertät ab dem zehnten Lebensjahr typisch und verschwindet im Laufe der Pubertät meist spontan. Große, (sehr) schlanke Mädchen sind am häufigsten betroffen. Bei ihnen tritt auch das **Orthostase-Syndrom** eher auf als bei Jungen. Dabei kommt es bei niedrigem Blutdruck zu Schwindel und Schwäche bis hin zu einer kurzen Ohnmacht vor allem nach dem Aufstehen oder bei längerem Stehen.

Im Gegensatz zum hohen ist der niedrige Blutdruck ungefährlich, aber für die Betroffenen recht unangenehm.

Manchmal sind Herzfehler, Herzrhythmusstörungen oder eine Herzschwäche (siehe ab Seite 305) die Ursache für einen niedrigen Blutdruck. Häufiger steckt eine Blutarmut (siehe Seite 310) dahinter.

Vorübergehend kann auch Blutverlust aufgrund einer Verletzung oder im Rahmen einer starken Periode sowie ein Flüssigkeitsverlust zum Beispiel wegen einer Durchfallerkrankung einen niedrigen Blutdruck zur Folge haben.

Aus ganzheitlicher Sicht

Im Herz-Kreislauf-System kommt es zu einer engen Durchdringung des Seelisch-Geistigen und des Lebendig-Leiblichen. In den ersten Lebensjahren sind diese Verhältnisse relativ stabil, aber nach dem neunten Lebensjahr ändert sich das: Bei Jungen und Mädchen unterschiedlich greift das Seelische tiefer in den wachsenden Organismus ein – nicht nur im Bereich der Geschlechtsorgane. Die Gestalt des Körpers verändert sich, sie wird allmählich geschlechtstypisch, seelisch ausdrucksvoller und individueller. Parallel dazu ändert sich der Hormonhaushalt und auch der Blutdruck steigt an. Diese Durchdringung von seelischer und körperlicher Entwicklung kann zu »heftig« und »krankhaft intensiv« sein, was sich an einem erhöhten Blutdruck zeigt. Sie kann aber auch zu schwach sein, so dass der Blutdruck zu niedrig wird und dem Bedarf des wachsenden Körpers nicht mehr genügt.

Jungen und Männer verbinden sich generell etwas intensiver mit dem Lebendig-Leiblichen. Das lässt sich an verschiedenen Phänomenen aufzeigen wie etwa dem Aufbau größerer Körpermasse, Vertiefung der Stimme ab der Pubertät und größeres körpergebundenes Schmerzempfinden.
Bei Mädchen und Frauen ist die Verbindung des Seelisch-Geistigen mit dem Lebendig-Leiblichen generell etwas weniger intensiv. Das sollte nun auf keinen Fall so verstanden werden, dass Mädchen seelisch weniger selbstständig sind als Jungen – das ist natürlich nicht der Fall. Es geht hier vielmehr um die Verbindung des Seelischen mit dem Körperlichen, die bei Jungen vor allem in der Pubertät intensiver, bei Mädchen dagegen etwas »lockerer« ist, was sich bis in die größere Labilität beim Blutkreislauf zeigt. Interessanterweise sind nämlich gerade Mädchen bzw. junge Frauen in der Pubertät davon betroffen, dass der Blutdruck »wegsackt«, vor allem, wenn es darum geht »aufzustehen«.

Sind die verschiedenen organischen Ursachen abgeklärt worden, kann man besonders Mädchen in dieser wichtigen Phase, in der es darum geht, selbstständig zu werden, helfen. Man sollte dabei auf die inneren Entwicklungsschritte achten und sie ganzheitlich unterstützen.

Wann zum Arzt?
Wiederholten Schwindel, der auch bei alltäglichen Belastungen wie Fahrradfahren oder Treppensteigen auftritt, sollten Sie von einem Arzt abklären lassen. Wenn Ihr Kind nicht nur morgens Anlaufschwierigkeiten hat, sondern sich den ganzen Tag über schlapp und müde fühlt, sollten Sie ebenfalls zum Arzt gehen.

Was macht der Arzt?
Der Arzt wird den Blutdruck messen und testen, ob Ihr Kind an einem Orthostase-Syndrom leidet, einer typischen Regulationsstörung des Blutdrucks beim Übergang vom Liegen oder Sitzen zum Stehen. Weiterhin wird er vor allem einen Eisenmangel durch eine Blutentnahme ausschließen. Gegebenenfalls kann er zur weiteren Abklärung ein EKG und eine Ultraschalluntersuchung des Herzens durchführen. Er wird mit Ihnen besprechen, wie Ihr Kind seinen Kreislauf ankurbeln kann und wie Sie ihm dabei helfen können, dass sich diese alterstypische und an sich harmlose, aber doch belastende Störung bessert.

Die Schulmedizin verfügt über keine wirklich befriedigenden Medikamente zur Blutdrucksteigerung im Kindesalter. Mit Anthroposophischer Medizin ist in vielen Fällen eine Besserung des niedrigen Blutdrucks möglich. Eine kleine Auswahl an Medikamenten finden Sie im Folgenden. Ansonsten wird der Arzt eine individuelle Therapie wählen.

ANTHROPOSOPHISCH-HOMÖOPATHISCHE THERAPIE

Bei Kreislaufschwäche und Ohnmachten
- Veratrum e radice D6 Glob. WALA
  im akuten Zustand alle 15 Min. 10 Globuli, dann 3-mal tägl. 5 Globuli

Vor allem bei Neigung zum Frieren, zur Ohnmacht und in Phasen von starkem Wachstum
- Skorodit Kreislauf Glob. WALA
  3-mal tägl. 5–10 Globuli

Bei schwankendem Blutdruck, Neigung zu Herzklopfen, nervösem Schwitzen, Störungen im Schlaf-Wach-Rhythmus
- Cardiodoron WELEDA
  3-mal tägl. 5–15 Tropfen sowie äußerlich
- Rosmarinus, Oleum aethereum 10 % WALA / WELEDA
  damit morgens den ganzen Körper vom Kopf abwärts einreiben.

Wie Sie als Eltern helfen können

Sackt Ihr Kind in sich zusammen oder verliert es das Bewusstsein, legen Sie es am besten auf den Boden und heben die Beine in einem Winkel von etwa 45 Grad an. So fließt Blut in seinen Kopf, und es kommt normalerweise wieder rasch zu Bewusstsein. Ist dies nicht der Fall, handelt es sich nicht um ein Orthostase-Syndrom und Sie müssen Erste-Hilfe-Maßnahmen einleiten (siehe Seite 383).
Gegen Schwindel hilft Lavendeltee oder Lavendelöl zum Riechen. Regen Sie Ihr Kind zu Ausdauersport, Rosmarinbädern, Wechselduschen und Wassertreten (nach Kneipp) an – damit lässt sich der Kreislauf wirkungsvoll ankurbeln.

Zuckerkrankheit
Diabetes mellitus

Typische Symptome
- vermehrter Durst
- häufiges Wasserlassen
- Müdigkeit und Schlappheit
- Übelkeit und Erbrechen
- Gewichtsverlust (Typ 1), Übergewicht (Typ 2)

Diabetes mellitus bedeutet übersetzt soviel wie »honigsüßer Durchfluss«. Der Zuckergehalt im Blut ist beim unbehandelten Diabetes mellitus so hoch, dass der Zucker schließlich auch im Urin erscheint und diesen süß schmecken lässt (als es die moderne Labormedizin noch nicht gab, musste der Nachweis so erbracht werden). Je mehr Zucker im Blut und dadurch auch im Urin ist, umso mehr Wasser wird von den Nieren ausgeschieden, so dass das Kind immer häufiger auf die Toilette muss und schließlich die Gefahr der Austrocknung besteht. Als erstes Symptom beim Diabetes mellitus Typ 1 tritt dementsprechend extremer Durst über mehrere Tage hinweg auf.
Man unterscheidet bei der Zuckerkrankheit zwei Typen:
- Diabetes mellitus Typ 1: Diese Form ist typisch für das Kindesalter. Dabei zerstört das Immunsystem die Insulin produzierenden Zellen der Bauchspeicheldrüse (Autoimmunerkrankung). So kommt es zu einem lebenslangen Mangel an diesem lebenswichtigen Hormon. Insulin ermöglicht, den Zucker aus dem Blut in die Körperzellen zu schleusen. Zu Beginn eines Diabetes mellitus Typ 1 kann sich aufgrund des Insulinmangels innerhalb von Wochen ein schwerer, lebensbedrohlicher Zustand des Kindes entwickeln (siehe Kasten Seite 318). Deshalb ist es wichtig, bei ver-

WICHTIG

Der bei Diabetes auftretende Flüssigkeitsverlust und die Überzuckerung des Blutes können schwere Folgen haben. Da sich der Zucker beim kranken Kind im Blut staut anstatt in die Körperzellen zu fließen, verbrennen die Zellen anstelle von Zucker Fette und Eiweiß. Auf diese Weise schwindet das kindliche Fett- und Muskelgewebe. Dadurch kommt es zu einer Übersäuerung von Blut und Gewebe (zur so genannten Ketoazidose). Die Gehirnfunktion kann dadurch zunehmend beeinträchtigt werden, wodurch das Kind immer teilnahmsloser wird – bis hin zur Bewusstlosigkeit. Im schlimmsten Fall kann es zum lebensbedrohlichen **diabetischen Koma** kommen. Dann muss Ihr Kind sofort in die Notaufnahme.

Auch bei einer **Unterzuckerung** (Hypoglykämie) kann Ihr Kind bewusstlos werden. Diese tritt meist dann auf, wenn Ihr Kind mit Diabetes mellitus zu wenig gegessen und dabei zu viel Sport getrieben hat. Wenn Ihr Kind zu wenig Nahrung aufgenommen hat, ist zu wenig Zucker im Blut. Beim Sport wird die geringe Menge, die an Zucker vorhanden ist, in der Muskulatur verbraucht und dem Gehirn steht damit so wenig Zucker zur Verfügung, dass das Kind dadurch bewusstlos werden kann.

Ein anderer Grund für eine Bewusstlosigkeit kann sein, dass zu viel Insulin gespritzt wurde. Insulin hilft dabei, den Zucker vom Blut in die Körperzellen zu schleusen, außerdem den Zucker so zu verwandeln, dass daraus eine Speicherform des Zuckers wird (Glykogen). Wenn das Kind aus Versehen zu viel Insulin gespritzt hat, verschwindet der Zucker aus dem Blut und steht dem Gehirn nicht mehr zur Verfügung.

Um eine Ohnmacht zu verhindern, braucht Ihr Kind dringend etwas Zuckerhaltiges zu trinken, beispielsweise Obstsaft, oder eine Notfallspritze mit dem Hormon Glukagon, die schnell das Bewusstsein wieder herstellt. Diabetiker müssen ein solches Notfallset immer bei sich tragen.

dächtigen Symptomen gleich zum Arzt zu gehen. Immer häufiger sind Kinder unter vier Jahren betroffen. Ihr Anteil macht deutschlandweit bereits rund 20 Prozent aller Fälle im Kindes- und Jugendalter aus. Am häufigsten tritt der Diabetes mellitus Typ 1 jedoch in der Pubertät auf. Ihr Anteil beträgt rund 50 Prozent der Fälle im Kindesalter. Dabei spielt die Vererbung zwar eine Rolle, die dramatische Zunahme der Erkrankung beruht aber fast ausschließlich auf noch weitgehend unbekannten Umweltfaktoren. Das lässt sich inzwischen auch durch Studien belegen. Damit kann man den Diabetes Typ 1 den schwerwiegenden Reifungsstörungen des kindlichen Immunsystems zuordnen (siehe auch allergische Erkrankungen, ab Seite 251, die in gleichem Maße zugenommen haben).

● Diabetes mellitus Typ 2: Bei dieser Form ist zwar eigentlich genügend Insulin da, aber es wird zunehmend weniger wirksam (»Insulinresistenz«), so dass auch in diesem Fall der Blutzuckerspiegel ansteigt. Dabei spielen erbliche Anlagen und das Übergewicht der

Patienten die entscheidende Rolle: Der Typ-2-Diabetes nimmt unter Jugendlichen in demselben Maße zu wie das Übergewicht selbst. Die Krankheit beginnt schleichender und die Krankheitssymptome sind weniger dramatisch als beim Typ 1.

Aus ganzheitlicher Sicht

Beim Typ-1-Diabetes liegt eine Autoimmunerkrankung vor, deren Zunahme nachgewiesenermaßen mit dem »westlichen Lebensstil« zusammenhängt. Die Zellen, die das Insulin und damit eines der wichtigsten Körper aufbauenden Hormone bilden, werden dabei als etwas Fremdes »verkannt« und durch Antikörper zerstört. Vermehrt beginnt die Erkrankung in den Wintermonaten, in denen die Verbundenheit des Seelisch-Geistigen mit dem Lebendig-Leiblichen weniger intensiv ist als in den Sommermonaten. Blickt man auf die traditionellen Tätigkeiten der Bauern und vieler Handwerksberufe, so kann deutlich werden, was hier gemeint ist: Im Sommer wurde von früh bis spät körperlich gearbeitet, das Körperliche also vom Seelisch-Geistigen intensiver ergriffen. Im Winter kam es dagegen eher zu körperlicher Ruhe. Das ist heute nicht viel anders. Es gibt für Kinder im Sommer einfach wesentlich mehr Möglichkeiten sich auszutoben als im Winter.

Nordische Länder sind deutlich stärker von Diabetes mellitus Typ 1 betroffen als Länder in Südeuropa. Zwar wird auch diskutiert, dass einige nach winterlichen Virusinfektionen gebildete Antikörper nicht nur gegen die Viren, sondern auch gegen die Bauchspeicheldrüse gerichtet sind. Das beschreibt aber nur das Problem der gestörten Körperwahrnehmung von einer anderen Seite her. Alles, was das Seelisch-Geistige vom Lebendig-Leiblichen trennt, trägt zu dieser Störung bei. Von ihrer Konstitution, ihrer Veranlagung her sind die betroffenen Kinder oft »kopfbegabt« und ehrgeizig. Dabei empfinden sie ihren Körper als etwas, das man zu einem bestimmten Zweck »benutzt« und weniger als eine Quelle der Lebensfreude. So ein einseitig leistungsbetonter Lebensstil kennzeichnet besonders die westlichen Industriegesellschaften. Weiter können tiefer Kummer und Verluste die Seele des Kindes dem eigenen Körper gegenüber entfremden. Kinder nehmen Trennungsschocks in der unmittelbaren oder weiteren Familie, auch Todesfälle viel subtiler wahr, als wir Erwachsenen das meinen. Aber auch ständige Ablenkung von der eigenen Körperwahrnehmung durch moderne Medien oder mögliche Irritationen des Immunsystems können dazu beitragen.

Beim Diabetes mellitus Typ 2 ist zwar Insulin vorhanden, aber die Körperzellen reagieren nicht mehr richtig darauf, weil die »Speicherkammern« schon voll bzw. übervoll sind: Schließlich haben die meisten Kinder mit einem Typ-2-Diabetes Übergewicht. Fett ist ein wichtiger Wärme- und Energiespeicher. Das Wort »Energie« leitet sich aus dem griechischen ab und bedeutet soviel wie »wirkende Kraft«. Leider liegt aber bei immer mehr Kindern die Energie nur noch in »geronnener Form« als Körperfett vor und nicht als umgesetzte Tatkraft. Zu wenig Bewegung, einseitige Ernährung, zu viel Fernsehen, aber auch mangelnde Motivation, in der Welt tätig zu werden, etwas tatkräftig anzupacken, sind gleichzeitig Folgen wie Ursachen davon.

Wann zum Arzt?

Hat Ihr Kind mehrere Tage hintereinander auffallend großen Durst, muss es auch nachts trinken und häufig Wasser lassen, fühlt es sich dabei müde und schlapp, sollten Sie umgehend den Arzt aufsuchen.

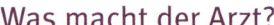
Was macht der Arzt?

Nach Erhebung der Vorgeschichte und sorgfältiger Untersuchung bestimmt der Arzt den
Blutzuckerspiegel und untersucht eine Urinprobe. Erhebt er dabei den Verdacht auf einen
Diabetes mellitus Typ 1, wird Ihr Kind zunächst
im Krankenhaus behandelt, um eine genaue
Diagnostik durchzuführen und den Stoffwechsel mit Insulin und Infusionen wieder ins Lot zu
bringen. Danach erhalten Sie und Ihr Kind eine
Schulung, wie man möglichst selbstständig und
sicher mit dem Diabetes umgeht, den Blutzuckerspiegel überwacht und Insulin spritzt. So ist
den betroffenen Kindern heute im Alltag ein
weitgehend normales Leben möglich.

Beim Diabetes mellitus Typ 2 ist ein stationärer
Krankenhausaufenthalt in vielen Fällen nicht
nötig. Auch hier geht es in der Behandlung zunächst um die Einstellung des Blutzuckerspie-
gels und es kann eine Insulintherapie erforderlich sein. Am wichtigsten ist es, Ernährung und
Lebensstil zu ändern, also weniger und gesünder
zu essen und sich mehr zu bewegen. Das umzusetzen ist natürlich nicht einfach. Die Betroffenen tun sich oft sehr schwer, dabei ausreichend
Eigenaktivität und Veränderungswillen zu entwickeln. Hilfreich ist die Teilnahme an Schulun-
gen in Patientengruppen. Die anthroposophische Kunsttherapie, vor allem die Arbeit mit
Ton, Holz und Stein, kann den notwendigen Willen wecken, die eigenen überschüssigen Energie-
reserven abzubauen und Tatkraft zu entwickeln.

GANZHEITLICHE GESICHTSPUNKTE ZUR THERAPIE

- Je besser Eltern und Kind geschult sind, umso
  normaler kann der Alltag sein – inklusive Kin-
  dergeburtstage oder Schwimmbadbesuche.
- Gut geschult, sollte das Thema »Diabetes« im
  Alltag nur so viel wie nötig und so wenig wie

WICHTIG

Ein Diabetes mellitus Typ 1 **muss mit Insulin behandelt** werden! Jeglicher Versuch, diese Erkrankung mit rein naturheilkundlichen Medikamenten zu be-
handeln, ist nicht zu verantworten.

möglich in den Köpfen sein. Die für die Erkrankung typische Entfremdung vom Stoffwechsel-Gliedmaßen-System und Betonung
des Nerven-Sinnes-Systems wird noch ausgeprägter, wenn man Brot nur noch »in Brot-
einheiten« denkt, statt es genussvoll zu essen.
- Neben den Insulinspritzen (oder Insulin-
  pumpen) sind vor allem Maßnahmen wichtig, die die Seele des Kindes mit seinem Körper verbinden. Ein besseres Körpergefühl
  kann es durch Sport erreichen, bei dem nicht
  der ehrgeizige Trainer, sondern die Freude an
  der Bewegung und am gemeinsamen Spiel im
  Vordergrund stehen.
- Die innere Entwicklung eines positiven Kör-
  pergefühls kann die Heileurythmie (siehe
  Seite 33) fördern. In der Kunsttherapie kann
  beim Plastizieren oder bei der Sprachgestaltung vieles für die seelische Verarbeitung der
  Krankheit erreicht werden. Das Kind kann
  dabei ein neues Selbstbewusstsein entwickeln
  und wird unabhängiger von äußeren Erfolgen
  und Erwartungen.
- Beim Typ-1-Diabetes können individuell gegebene, potenzierte Heilmittel dem Kind helfen, mehr Ausgeglichenheit und damit auch
  Gefühl für den eigenen Körper zu entwickeln.
  Bei Ängsten und ständig empfundenem Leis-
  tungszwang kann bei Schulkindern und Jugendlichen potenziertes Meteoreisen hilfreich

sein, und zwar in Form von **Ferrum sidereum D6–D20 WELEDA**. Dann tägl. morgens $1/2$ TL (D6) bzw. 1 Tablette (D20) einnehmen.

- Stabilisierend für die Blutzuckerverhältnisse vor allem während der Nacht kann sich die Gabe von **Hepatodoron Tabl. WELEDA** auswirken. Davon abends 2 Tabletten einnehmen. Das Mittel wird aus Weinblättern hergestellt, also aus einer Pflanze, die in der Natur dadurch auffällt, dass sie Wärme und Licht in Form pflanzlichen Zuckers speichern kann.
- Beim Typ-2-Diabetes kann die Anwendung von Rosmarin als Öldispersionsbad **Rosmarinus 10 % Oleum** (Bezugsadresse siehe Anhang, Seite 407) und die innerliche Anwendung von **Rosmarin D3** in Kombination mit **Acidum phosphoricum D6** helfen, 2-mal tägl. 10 Tropfen der 1:1 gemischten Mittel einnehmen. Diese Mittel helfen, die innere Trägheit zu überwinden und wieder in Bewegung zu kommen. Darüber hinaus kann Rosmarin sich unmittelbar positiv auf den Blutzuckerspiegel auswirken. Das ätherische Rosmarinöl wirkt wach machend und aktivierend – ein zentrales Ziel beim Diabetes mellitus Typ 2. Denn das Körpergewicht kann nicht von außen, durch Diätvorschriften oder Medikamente reduziert werden. Wir können unser Gewicht nur aus eigenem Willen heraus auf Dauer verändern und neu stabilisieren.

Wie Sie als Eltern helfen können

In der Diabetesschulung lernen Sie und Ihr Kind, die aktuellen Blutzuckerwerte selbst zu bestimmen und die notwendigen Insulingaben so zu berechnen, dass der Blutzuckerspiegel sich im Normalbereich bewegt.

Neben den Schulungsangeboten sind auch Selbsthilfegruppen eine wichtige Anlaufstelle für Diabetiker und ihre Familien.

Schilddrüsen-unterfunktion

Hypothyreose

Typische Symptome

- treten erst bei länger bestehender Unterfunktion auf, die heute sehr selten geworden ist.

Im frühen Kindesalter können Zeichen sein:
- Verlangsamung der seelischen und motorischen Entwicklung
- Verschleimung der Atemwege, raue Stimme
- trockene Haut
- Muskelschwäche
- Neigung zur Untertemperatur
- verlangsamter Pulsschlag

Die **Schilddrüse** bildet jodhaltige Hormone, die für die gesunde körperliche und geistige Entwicklung des Kindes notwendig sind. Störungen dieser kleinen Drüse unterhalb des Kehlkopfes (»Adamsapfel«) wirken sich deshalb unmittelbar auf seine körperliche und geistige Reifung aus. Eine Schilddrüsenunterfunktion kommt unter etwa 4.000 Neugeborenen einmal vor und ist damit die häufigste angeborene Drüsenstörung. Aus diesem Grund wird in Deutschland bei jedem Neugeborenen ein Neugeborenen-Screening (siehe Kasten Seite 323) durchgeführt. Wird dabei ein Hormonmangel festgestellt, ersetzt man die fehlenden Hormone mit Tabletten – und das Kind kann sich normal entwickeln. Unbehandelt kann es dagegen zu schweren körperlichen und geistigen Entwicklungsstörungen kommen. Kinder mit Morbus Down (Trisomie 21, »Downsyndrom«) neigen häufig zu einer meist leichten Form der Schilddrüsenunterfunktion. Deshalb muss bei ihnen die Schilddrüse kontinuierlich überwacht werden.

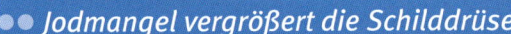
Jodmangel vergrößert die Schilddrüse

Wenn zu wenig Jod über das Wasser und die Nahrung aufgenommen wird, vergrößert sich die Schilddrüse so, dass man sie deutlich tasten oder sehen kann. Diese Vergrößerung wird Kropf oder Struma genannt. Indem sie sich vergrößert, kann die Schilddrüse eine Zeitlang einen normalen Hormonspiegel aufrechterhalten – aber eben nicht auf Dauer.

Besonders empfindlich auf Jodmangel reagieren Kinder im Neugeborenenalter und in der Pubertät. Knapp ein Drittel der Jugendlichen in so genannten Jodmangelgebieten hat während der Pubertät einen Kropf. Bei Frauen besteht während der Schwangerschaft ein erhöhter Jodbedarf.

Im deutschsprachigen Raum gibt es viele Jodmangelgebiete, das heißt, das Grundwasser enthält in diesen Regionen zu wenig Jod. Als grober Anhaltspunkt gilt, dass der Jodmangel mit der Entfernung von der Meeresküste zunimmt. Leben Sie in einem solchen Gebiet, ist es sinnvoll, jodiertes Speisesalz zu benutzen. Meersalz eignet sich besonders gut, weil es noch weitere wertvolle Spurenelemente aus dem Meer enthält. Heute enthalten auch sehr viele Lebensmittel jodiertes Speisesalz.

Zu viel Jod kann die kindliche Schilddrüse jedoch genauso in Gefahr bringen wie zu wenig. Denn die so genannten Autoimmunkrankheiten, bei denen Schilddrüsengewebe vom körpereigenen Immunsystem angegriffen wird, nehmen mit steigender Jodzufuhr zu. Überschreiten Sie also das notwendige Maß an Jodzufuhr nicht nach dem Motto »Mehr hilft mehr«, sondern orientieren Sie sich daran, dass die Schilddrüse eine gesunde Gestalt behält. Um einen Jodmangel vorzubeugen ist es auch sinnvoll, dass der Arzt in der Pubertät im Rahmen der Vorsorgeuntersuchung J1 (siehe Seite 40) die Form und Funktion der Schilddrüse untersucht.

Aus ganzheitlicher Sicht

Schilddrüsenhormone steigern die Wärmeproduktion und den Energieumsatz, sie fördern die Lungenausreifung, das Knochenwachstum und die Gehirnentwicklung.

Die Schilddrüse ist eine zentrale Drüse, über die auf hormoneller Ebene das Seelisch-Geistige des Kindes den Körper durchdringt und ergreift. Die Schilddrüse wirkt sich sogar auf den Klang der Stimme aus: Die von der Schilddrüse angeregte Ausbildung des Kehlkopfes und der Lunge ermöglicht die Sprache, andererseits wird die Schilddrüse selbst von jedem gesprochenen Wort durchtönt.

Bei einer Schilddrüsenunterfunktion treten alle Symptome auf, die anzeigen, dass das Seelisch-Geistige den Körper zu wenig durchdringt: Müdigkeit, Trägheit, Zurückbleiben in der körperlichen und geistigen Entwicklung sowie dumpfer Klang der Stimme.

Wann zum Arzt?

Vermuten Sie aufgrund einer Schwellung der Schilddrüse oder der anderen oben genannten Symptome bei Ihrem Kind eine Schilddrüsenunterfunktion, lassen Sie Ihr Kind vom Arzt untersuchen.

Was macht der Arzt?

Der Hormonspiegel wird mit Hilfe einer Blutentnahme kontrolliert. Manchmal untersucht der Arzt die Schilddrüse zusätzlich per Ultraschall.

Ist Jodmangel die Ursache werden Jodtabletten verschrieben, und die Behandlung muss ärztlich kontrolliert werden, bis die vergrößerte Schilddrüse sich zurückgebildet hat und wieder normal arbeitet.

Bei einer Unterfunktion aus anderen Ursachen muss Ihr Kind über Tabletten die fehlenden Schilddrüsenhormone einnehmen. Die Dosierung hängt von der Entwicklung Ihres Kindes ab, die ständig ärztlich kontrolliert werden muss. Nur so kann der Arzt die Hormonmenge richtig einstellen und immer wieder anpassen.

Zu Beginn der Behandlung erfolgen die Kontrollen sehr engmaschig: alle zwei bis drei Wochen. Später wird in Abständen von drei bis sechs Monaten kontrolliert.

ANTHROPOSOPHISCH-HOMÖOPATHISCHE THERAPIE

Bei frühkindlicher Unterfunktion der Schilddrüse, vor allem bei Kindern mit Morbus Down, werden neben der Hormonersatzbehandlung Wachstum und Funktion der Schilddrüse angeregt durch

● **Glandula thyreoidea Gl D6 Amp. WALA**
anfangs jeden, nach 4 Wochen jeden zweiten Tag $1/2$–1 Ampulle mindestens 9 Monate lang gegeben. Bei Kindern kann dieses Mittel über den Mund gegeben und muss nicht gespritzt werden. Mit diesem potenzierten Organpräparat haben wir in der Praxis sehr gute Erfahrungen gemacht.

Bei Kindern im Schulalter, die zu leichter Schilddrüsenunterfunktion neigen

●● Vorsorge

Zur Vorsorge wird bei Neugeborenen ein so genanntes Neugeborenen-Screening durchgeführt. Dabei wird zwischen der 36. und 72. Lebensstunde Blut aus seiner Ferse entnommen und unter anderem auf das schilddrüsenstimulierende Hormon TSH hin untersucht. Nach einer ambulanten oder einer Hausgeburt müssen Sie diesen Test bei Ihrem Kinderarzt oder durch die Hebamme durchführen lassen (siehe auch Seite 37).

● **Thyreoidea/Ferrum Glob. WALA**
morgens tägl. 7 Globuli 9–12 Monate lang geben.

Sinnvoll ergänzt wird dieses Mittel durch
● **Levico comp. WALA**
mittags und abends tägl. 5 Globuli. Die Kinder werden dadurch wacher, selbstbewusster und wirken weniger müde und angestrengt.

Als Begleitbehandlung bei einem Kropf eignet sich neben ausreichender Jodzufuhr
● **Spongia comp. Glob. WALA**
3-mal tägl. 5 Globuli in Verbindung mit
● **Colchicum comp. Salbe WALA**
Etwas Salbe auf ein Läppchen auftragen und dieses auf die Kehlkopfregion legen und mit einem Baumwolltuch fixieren oder die Salbe direkt im Kehlkopfbereich auftragen (vor dem Zubettgehen).

323

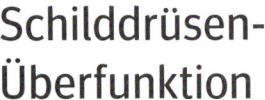
Schilddrüsen-Überfunktion

Hyperthyreose

Typische Symptome

- Unruhe, Verwirrtheit
- Schlaflosigkeit
- zitternde Hände, Muskelschwäche
- Schwitzen
- Gewichtsverlust
- Durchfall
- beschleunigter Puls
- vergrößert wirkende Augen
- vergrößerte Schilddrüse

Die akut einsetzende **Schilddrüsenüberfunktion** ist im Kindesalter ein sehr seltenes Ereignis. Meist tritt eine Hyperthyreose erst ab der Pubertät auf. Bei Mädchen kommt sie häufiger vor als bei Jungen. Häufigste Ursache ist eine Basedow-Krankheit, eine Autoimmunerkrankung. Neben der vergrößerten Schilddrüse sind zahlreiche Organe von dem Hormonüberschuss in ihrer Funktion beeinträchtigt. Die Jugendlichen verlieren trotz Heißhunger an Gewicht, schwitzen verstärkt und sind unruhig und zappelig. Manchmal zittern auch die Finger, die Augen wirken vergrößert, da sie weit geöffnet sind, und der Puls ist deutlich beschleunigt. Die Betroffenen neigen zu Schlafstörungen und Durchfällen und wirken seelisch eher verschlossen und in sich gekehrt.

Aus ganzheitlicher Sicht

In der Hyperthyreose verbrennt die Schilddrüse den eigenen Leib: Der Sauerstoffverbrauch ist übersteigert, der Puls beschleunigt, der Stoffwechsel droht »durchzudrehen«. Dahinter steht bei der Basedowschen Erkrankung ausnahms-

los eine seelische Überforderungssituation, bei der die folgenden Charakteristika auffallen:

- Es sind fast nur Mädchen betroffen.
- Die Mutterbindung ist sehr eng.
- Das Kind stellt seine natürlichen eigenen Bedürfnisse zurück und übernimmt in der Familie zu früh Verantwortung wie eine erwachsene Person.

Schockerlebnisse können als Auslöser der Erkrankung wirken, etwa eine akute Erkrankung der Mutter, ein Unfall oder der plötzliche Verlust von Geborgenheit.

Therapeutisch kommt es darauf an, diesen Hintergrund allen Beteiligten in angemessener Weise bewusst zu machen. Es gilt, das Kind von Leistungsanforderungen und seelischen Erwartungen der Familie zu entlasten und seine gesunde, eigenständige seelische Entwicklung zu fördern. Dabei kann nach unseren Erfahrungen die anthroposophische Kunsttherapie (siehe Seite 30), insbesondere das therapeutische Malen eine zentrale Rolle spielen.

Wann zum Arzt?

Gehen Sie zum Arzt, wenn Sie bei Ihrem Kind eine vergrößerte Schilddrüse bemerken und wenn Sie die oben geschilderten Symptome an ihm wahrnehmen.

Was macht der Arzt?

Nach Erhebung der Vorgeschichte wird der Arzt Ihr Kind sorgfältig untersuchen, Blutdruck und Puls messen, eine Untersuchung des Blutes durchführen und eine Ultraschalluntersuchung der Schilddrüse veranlassen. In seltenen Fällen ist es notwendig, mit einer feinen Nadel eine Gewebeprobe zu entnehmen. Bestätigt sich der Verdacht auf eine akute Überfunktion der Schilddrüse, wird der Arzt eine Behandlung einleiten und Ihrem Kind entsprechende Medikamente verschreiben, so zum Beispiel Thyreostatika (»Schilddrüsenblocker«) bei einer Basedowschen Krankheit. Die Wirksamkeit der Behandlung muss anfangs engmaschig kontrolliert werden; zu Hause können in Ruhe die Pulsschläge pro Minute sowie das Gewicht gemessen und so das Ansprechen der Behandlung mit überwacht werden. Es bestehen gute Aussichten, dass sich die Überfunktion der Schilddrüse unter Behandlung ganz zurückbildet. In jedem Fall ist eine längerfristige ärztliche Kontrolle notwendig, Rückfälle oder der Übergang in eine chronische Autoimmunerkrankung der Schilddrüse sind möglich.

ANTHROPOSOPHISCH-HOMÖOPATHISCHE THERAPIE

Die akute Überfunktion der Schilddrüse erfordert einen ganzheitlichen Therapieansatz. Auf Seite 324 wurde bereits dargestellt, wie entscheidend dabei das therapeutische Arbeiten auch auf der seelischen Ebene ist und welchen Beitrag gerade die künstlerischen Therapien dabei leisten können. Auch eine Psychotherapie, die die ganze Familie einbezieht, kann hilfreich sein.

Medikamentös haben wir die Erfahrung gemacht, dass der Angriff des körpereigenen Immunsystems auf die Schilddrüse gemildert werden kann durch

● Glandula thyreoidea D30 Amp. WALA
2-mal wöchentl. 1 Ampulle morgens zu trinken gegeben. Diese Therapie sollte 1–2 Jahre lang durchgeführt werden.

Darüber hinaus kann das individuell passende homöopathische Konstitutionsmittel, das der entsprechend geschulte Arzt bestimmen muss, einen wertvollen Beitrag zur Beruhigung der Situation leisten.

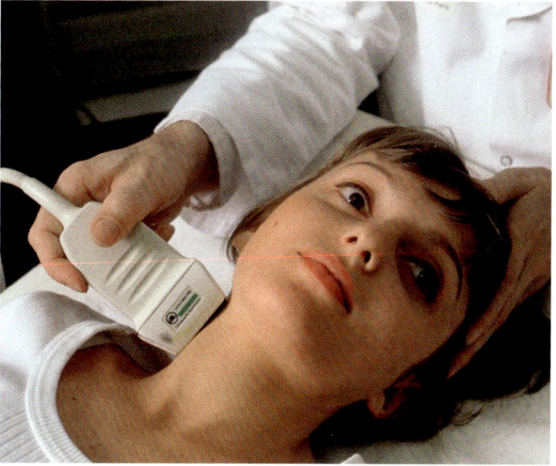

Beim Arzt wird die Schilddrüse in regelmäßigen Abständen per Ultraschall untersucht.

Wie Sie als Eltern helfen können

Patienten mit Morbus Basedow dürfen keinerlei jodierte Speisen essen! Das erfordert von Ihnen als Eltern viel Aufmerksamkeit, da heute immer mehr Nahrungsmittel mit Jod versetzt sind. Darüber hinaus können Sie Ihrem betroffenen Kind am besten helfen, indem Sie nicht zulassen, dass es in der Familie eine »Hilfselternrolle« übernimmt. Ein geschulter Familientherapeut kann Ihnen dabei helfen, die Beziehungen zwischen Ihnen und Ihrem Kind so zu ordnen, dass es genügend Rückhalt für seine eigene Entwicklung spürt.

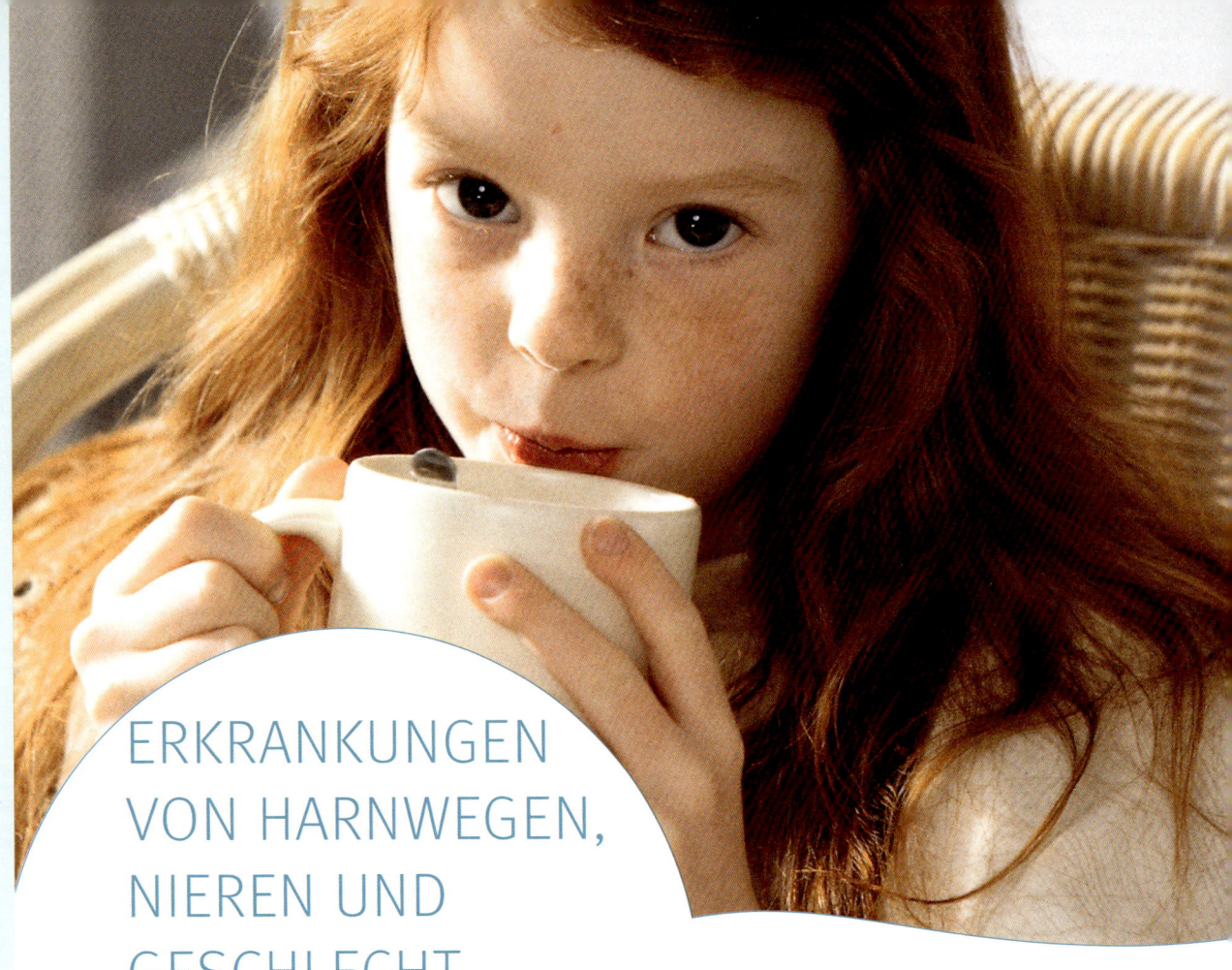

ERKRANKUNGEN VON HARNWEGEN, NIEREN UND GESCHLECHT

Anatomischer Aufbau

Auf Höhe der Taille liegen rechts und links von der Wirbelsäule die beiden bohnenförmigen Nieren. Jede Niere besteht aus Nierenrinde und Nierenbecken, das in die Harnleiter übergeht. Der Urin fließt aus den Nierenbecken über die Harnleiter in die Harnblase. Dort wird er gespeichert und schließlich über die Harnröhre entleert. Je nach Alter sind es etwa 0,3 bis 1,5 l pro Tag.

Bis etwa zum dritten Geburtstag wird der Urin nur kurze Zeit in der Harnblase gespeichert und dann unwillkürlich entleert. Rund um dieses Alter – mit großen individuellen Unterschieden – lernen die Kinder, den Urin längere Zeit zu sammeln und die Blase kontrolliert zu entleeren. Ohne die Nieren ist kein Leben möglich. In den Millionen von feinsten kleinen Gefäßknäueln der Nierenrinde, den so genannten Glomeruli, wird ein großer Teil der im Blut enthaltenen Flüssigkeiten »herausgepresst« und dabei gefiltert. In dieser gefilterten Flüssigkeit – dem so genannten Primärharn – sind gelöste Abfallstoffe des Stoffwechsels, aber auch viele Salze des Blutes enthalten. Das Wasser und viele der im Primärharn gelösten Substanzen werden vom Körper wieder dringend benötigt. Auf ihrem Weg zum Nierenbecken, durch ein System feiner und mehrere Kilometer langer Kanälchen, werden sie aus dem Primärharn zurück ins Blut aufgenommen. Wertvolle Bestandteile, die so in den Blutkreislauf zurückgeholt oder resorbiert werden sind Zucker, Aminosäuren und Elektrolyte. Noch nicht abgegebene, unbrauchbare Stoffe und Gifte gelangen mit dem Urin in kleine Sammelrohre, die wieder abwärts zum Nierenmark ziehen und in den Nierenkelchen des Nierenbeckens münden. Über die Harnleiter, die Harnblase und die Harnröhre verlässt der Urin dann den Körper.

Das Genitalsystem hat anatomisch und funktionell eine enge Beziehung zum Nierensystem. Beim Mädchen mündet die Harnröhre im Scheidenvorhof. Beim Jungen mündet der Samenleiter unterhalb der Harnblase in die Harnröhre, so dass mit einsetzender Geschlechtsreife die Harnröhre sowohl zum Ableiten des Urins als auch der männlichen Samenflüssigkeit (Ejakulat) benutzt wird.

Die Nieren reinigen und entgiften nicht nur das Blut, sie sondern auch Hormone in das Blut ab. So zum Beispiel das Hormon Renin, das den Blutdruck erhöhen kann, oder das Hormon Erythropoetin, das für die Bildung roter Blutkörperchen wichtig ist. Vitamin D, das für die Kalziumaufnahme und den Knochenstoffwechsel eine wichtige Rolle spielt, wird von den Nieren umgewandelt. Durch die Fähigkeit, Salze auszuscheiden und gezielt aus dem Primärharn zurückzuholen, regulieren die Nieren eine gleichmäßige Salzkonzentration im Blut. Diese ist die Voraussetzung für die Funktion aller Zellen und des Nervensystems. Dabei steht im Zentrum das Natriumchlorid, das die gleiche Zusammensetzung wie unser Kochsalz hat. Um dieses Salz ausreichend im menschlichen Körper konzentrieren zu können, sind die Nieren auf ein Hormon (Aldosteron) der Nebennieren angewiesen. Die Nebennieren befinden sich jeweils auf den oberen Polen der Nieren, sie sind so genannte Hormondrüsen. Dort bildet der Körper sein eigenes Kortison und Adrenalin –

beide Hormone sind für den Organismus wichtig, um sich Stresssituationen anzupassen, und sie ermöglichen uns, richtig wach zu werden. Die Nieren sind also keineswegs nur eine »Reinigungskraft« des Organismus, sondern Nieren und Nebennieren prägen unser Blut hormonell und ermöglichen damit erst unser waches Bewusstsein und situationsangepasstes Handeln.

Erweiterte Gesichtspunkte

Unseren Nieren verdanken wir in großem Maße, dass wir ein selbstständiges Leben an Land führen können. Die im Meer lebenden Einzeller tauschen ihre Stoffe einfach über die Zellwand mit dem sie umgebenden Meerwasser aus, das sie auch mit ausreichend Salzen versorgt: Die Salzkonzentration innerhalb und außerhalb dieser Organismen ist zunächst dieselbe. Im Zuge der Evolution entwickelten die höheren Tiere ein »inneres Mileu«, grenzten ihre Körperflüssigkeiten von der Meeresumgebung ab, sonderten Abbauprodukte des Stoffwechsels und überflüssige Salze ab und lernten, andere lebenswichtige Salze im Inneren zu konzentrieren. Somit ermöglichen die Nieren dem Menschen die Eigenregulation seiner Flüssigkeitsorganisation und den Aufbau einer konstanten Konzentration der im Blut gelösten Salze. Dies ist eine unentbehrliche Grundlage für die Funktion unseres Nervensystems. Eine weitere Aufgabe der Nieren besteht darin, das Blut fortlaufend von den Abbauprodukten des Stoffwechsels zu reinigen. Das Blut erfährt dadurch eine unglaubliche Verlebendigung. Es wird durch die Nieren- und Nebennierentätigkeit, wie die Reinigung und Konzentrierung von Elektrolyten und Hormonen erst geeignet, das Nerven-Sinnes-System mit allem zu versorgen, was für die Tätigkeit des wachen Bewusstseins nötig ist.

Bedeutung der Nieren für seelische Vorgänge

Erst mit Hilfe der Nieren kann das Seelische also in den Blutkreislauf, und damit in die Lebensprozesse des Organismus eingreifen. Ein Phänomen, in dem sich dieses Eingreifen besonders deutlich ausdrückt, ist der Blutdruck: Er wird zentral über die Nieren und Nebennieren reguliert. Dabei spielen die Natriumchlorid-(Kochsalz)-Konzentration und die oben genannten Hormone eine zentrale Rolle. Jeder weiß, dass der Blutdruck bei seelischer Erregung steigt. Entsprechend ist der Blutdruck beim Ungeborenen noch sehr niedrig; er steigt aber deutlich mit der Geburt, wenn das Seelische in den kindlichen Organismus eingreift. Bis zum Erwachsenenalter steigt der Blutdruck kontinuierlich an und kann in der Pubertät kurzzeitig sogar höher als beim Erwachsenen liegen, weil das Seelische während der Pubertät im Körper besonders tätig ist. Das zeigt sich zum Beispiel an den großen Veränderungen im Hormonhaushalt oder am Körperbau.

Die Nieren gehören zu den Organen, die am stärksten durchblutet sind. Bis zu 1500 Liter Blut fließen am Tag durch die Nierenkörperchen, davon werden bis zu 150 Liter abgefiltert und bilden den Primärharn, aber nur ein bis zwei Liter werden bei Erwachsenen als Urin ausgeschieden. Das Ausscheiden und wieder Zurücknehmen ist eine Art Sinnesprozess: Was als Abfallprodukt erscheint, bleibt draußen in den Nieren-Kanälchen und verlässt über Nierenbecken, Harnleiter, Blase und Harnröhre den Körper. Die Flüssigkeit aber, die als rein erscheint, wird wieder in den Organismus aufgenommen. Durch diese aktive Wiederaufnahme des Harns werden die Körperflüssigkeiten in den Nieren ständig bewegt und vitalisiert.

So verdanken wir den Nieren einen selbstständigen Flüssigkeitsorganismus, der ständig gereinigt, vitalisiert und auf seine Funktion hin geordnet wird. Die zentrale Bedeutung der Nierentätigkeit für das Seelische des Menschen kann uns noch ersichtlicher werden, wenn wir die Bedeutung der Nierenfunktion für die menschliche Atmung betrachten, die wiederum auf ihre Weise Grundlage für seelische Prozesse ist. In der Embryonalphase entwickeln sich die Lungen nur, wenn genügend Urin vom Embryo

Niere, Blase und Geschlecht des Jungen

- Leber
- Nebenniere
- Niere
- Harnleiter
- Blase
- Harnröhre (Samenröhre)

in die Fruchtblase ausgeschieden wird, also ausreichend Fruchtwasser vorhanden ist. Nach der Geburt müssen die bis dahin flüssigkeitsgefüllten Lungen »trockengelegt« werden, damit das Kind atmen kann. Dabei spielen die Nieren eine wichtige Rolle, da sie die Flüssigkeiten ausscheiden. Wie eng die seelischen Prozesse mit den lebendig-leiblichen Prozessen des Nierensystems verwoben sind, zeigt sich auch an Redewendungen wie »das geht mir an die Nieren«. Auch der Harnverhalt bei Schreck und Schock oder das unwillkürliche Wasserlassen bei starker Angst sowie bei seelischer Labilität (nächtliches Bettnässen) zeigen diesen Zusammenhang. Und schließlich ist auch der Bluthochdruck meist Ausdruck für seelische Einflüsse auf die Nieren.

Nieren und Bluthochdruck

Im Kindesalter ist Bluthochdruck ein sehr seltenes Phänomen, deren Ursache häufig eine gravierende Erkrankung von Nieren oder Nebennieren ist. Demgegenüber wird hoher Blutdruck bei Jugendlichen und Erwachsenen immer häufiger festgestellt, wobei rund 90 Prozent laut schulmedizinischer Diagnose »nichts an den Nieren haben«. Dieser konventionell medizinischen Diagnose kann die Anthroposophische Medizin nicht beipflichten. Die so genannte »essentielle Hypertonie«, die häufigste Form des Bluthochdrucks bei Erwachsenen, ist ein Nierenproblem, aber eben ein funktionelles. Das heißt, die Nieren erfüllen nicht alle Aufgaben, die oben aufgelistet worden sind.

Das Seelische beginnt bei der essentiellen Hypertonie, den Organismus einseitig »in den Klauen« zu halten. Dies wird deutlich, wenn man den Übergang eines tagsüber erhöhten Blutdrucks in eine behandlungsbedürftige Bluthochdruckerkrankung betrachtet: Diese zeichnet sich vor allem dadurch aus, dass der Blutdruck nachts nicht mehr auf Normalwerte absinkt. Genau das entspricht der seelischen Situation vieler Bluthochdruckpatienten, die vor lauter fehlender innerer Ruhe und seelischer Unzufriedenheit nicht mehr ein- und durchschlafen, also innerlich nicht mehr loslassen können.

Zum Bluthochdruck führt aber nicht nur seelischer Stress. Hinzu kommt die Überlastung der Nieren durch hohen Kochsalzverzehr – eine Tendenz, die heute oft in der Kindheit beginnt. Bei Urwaldbewohnern, die keinen Zugang zu Salz als Lebensmittel haben, ist der Bluthochdruck vollständig unbekannt. Und schließlich wird den Nieren auch immer mehr »Reinigungsarbeit« zugemutet, zum Beispiel durch zu hohen Fleischkonsum, vor allem von Schweine- und qualitativ schlechtem Fleisch, das sehr viele »nierenpflichtige« Abbaustoffe erzeugt.

Da die Tendenz zum Bluthochdruck bereits beim Eintritt ins Erwachsenenalter stark vorgezeichnet ist, kommt Ihnen als Eltern eine wichtige Rolle in der Vorbeugung zu. Die Nieren sind ein besonders wärmeempfindliches Organ. Kühlen sie häufig aus, führt dies zu einer unnötigen Belastung des Nierensystems. Sorgen Sie deshalb dafür, dass ihre Söhne und Töchter wenigstens so lange warme Nieren haben, bis sie ihre Mode selbst bestimmen. Ausreichend Trinken ist für die Nierenfunktion unerlässlich – das ist besonders für Schüler, die ja Kopfarbeit leisen müssen, wichtig. Manchmal hilft ein Glas Wasser am besten, um Konzentration und Wachheit zu steigern (gilt auch für Erwachsene). Schließlich können »seelische Unterkühlung« und permanente Leistungsanforderungen dieses wunderbare und so sensible Organsystem nachhaltig irritieren.

Harnwegsinfekte

Typische Symptome
○ häufiger Harndrang
○ schmerzhafter Harndrang
○ Schmerzen beim Wasserlassen
○ schlecht riechender Urin
○ manchmal Bauch- oder Rückenschmerzen
○ manchmal Fieber

Bei Nierenbeckenentzündung:
○ manchmal Übelkeit
○ (scheinbar) leichte Nackensteife (infolge von Rückenschmerzen)

Wenn Bakterien oder Viren über die Harnröhre in die Blase gelangen, können **Harnwegsinfekte** entstehen. Dies geschieht zum Beispiel, wenn das Kind zu lange in kaltem Wasser gebadet hat oder längere Zeit nasskalte Kleidung trägt oder wenn sich Mädchen nach dem Toilettengang nicht von vorne nach hinten abwischen, sondern stattdessen Keime aus dem Anusbereich in die Scheide schmieren. Von dort können die Bakterien aufsteigen, weshalb man auch von »aufsteigenden Harnwegsinfekten« spricht. Wegen der wesentlich kürzeren Harnröhre leiden Mädchen häufiger an einem Harnwegsinfekt als Jungen. Brennt es stark beim Wasserlassen, versuchen die Kinder oft, den Urin zurückzuhalten. Auch wenn das Brennen bereits verschwunden ist, kann die Blasenentzündung noch immer bestehen.

Manchmal begünstigt eine Fehlbildung im Bereich der Harnwege die Infekte, vor allem eine fehlerhafte Einmündung der Harnleiter in die Blase. Dadurch fließen beim Wasserlassen Urinreste zu den Nieren zurück (Reflux), was eine chronische Blasen- und Nierenbeckenentzündung verursachen kann.

Eine **Nierenbeckenentzündung** ist eine ernst zu nehmende Erkrankung. Die Ursache ist in den meisten Fällen ein Aufsteigen der Keime über die Harnleiter bis zu den Nierenbecken. Wird die Nierenbeckenentzündung nicht ausreichend und rechtzeitig behandelt, können sich die Bakterien im Blut ausbreiten (Blutvergiftung, Sepsis), auch kann es zu bleibenden Vernarbungen in den Nieren kommen.

Aus ganzheitlicher Sicht
Kaum ein Organsystem ist so wärmeempfindlich wie das Nierensystem samt den ableitenden Harnwegen. Kinder mit Harnwegsinfekten neigen zu kalten Händen und Füßen und nehmen oft selbst gar nicht wahr, wenn sie unterkühlt sind. Typischerweise neigen sie zu Erkältungen und Nasennebenhöhlenentzündungen, Hals- und Rachenmandeln können vergrößert sein. Wie bei den Atemwegsinfekten ist es auch bei Infekten in der unteren Körperregion wichtig, die Wärmeorganisation anzuregen. Dazu zählen eine angemessene Kleidung, eine vollwertige Ernährung, da sie die eigene Wärmebildung anregt, genügend körperliche Bewegung und ein moderater Konsum von modernen Medien. Gerade vor dem PC bewegen sich Kinder kaum, obwohl sie das Gefühl haben, «aktiv zu spielen». In Folge des echten Bewegungsmangels haben sie häufig kalte Füße.

Wann zum Arzt?
Eine Harnwegsentzündung muss immer von einem Arzt behandelt und begleitet werden, da die Gefahr besteht, dass es zu einer Nieren-(becken)entzündung kommt, die chronisch werden kann. Muss Ihr Kind häufig Wasserlassen, klagt es dabei über Schmerzen bzw. Brennen oder hat es Fieber ohne zusätzliche Symptome, sollten Sie zum Arzt.

Was macht der Arzt?

Besteht der Verdacht auf einen Infekt der Harnwege, untersucht der Arzt zunächst den Urin, indem er einen Teststreifen in den Harn hält. Bestätigt sich der Verdacht, wird eine Urinkultur angelegt, um die Erreger ausfindig zu machen und die entsprechende Therapie einzuleiten.

Der Urin wird bei kleinen Kindern mit speziellen Urinbeuteln aufgefangen, die um den Genitalbereich aufgeklebt werden.

Bei älteren Kindern wird der Urin wie bei Erwachsenen in einem Becher während des Wasserlassens aufgefangen.

Mit Hilfe von Ultraschall- und Röntgenuntersuchungen können mögliche Fehlbildungen im Bereich der Harnwege erkannt werden. Diese lassen sich heutzutage operativ korrigieren. Bei Nachweis einer bakteriellen Infektion wird der Harnwegsinfekt antibiotisch behandelt. Besteht der Verdacht auf eine Nierenbeckenentzündung, so erfolgt die Einweisung in die Klinik, wo die Antibiotika dem Kind intravenös gegeben werden.

ANTHROPOSOPHISCH-HOMÖOPATHISCHE THERAPIE

Die Behandlung der meist bakteriell bedingten Harnwegsinfekte ist heute eine Domäne der antibiotischen Therapie. Nur der erfahrene Arzt kann im Einzelfall eine Therapie ohne Antibiotika und bei strenger Überwachung verantworten. Anthroposophische Arzneimittel können in jedem Fall begleitend helfen, die Beschwerden Ihres Kindes zu mildern. Im Einzelfall können diese Mittel bei beginnenden Harnwegsinfekten, wenn sie rasch und konsequent angewendet werden, auch zur Ausheilung führen. Deshalb sollten sie im Bedarfsfall sofort griffbereit sein, etwa, wenn man im Winter auf einer Berghütte übernachten will.

Bei ausgeprägtem Brennen im Bereich der Harnblase oder der Harnröhre
- Cantharis Blasen Glob. WALA
ergänzt durch die Gabe von
- Berberis/Apis comp. Glob. WALA
  jeweils 3- bis 5-mal tägl. 5 Globuli (anfangs 5 Globuli stündl.)

Bei einer unkomplizierten Entzündung
- Thuja comp. N Trit. WELEDA
  3- bis 5-mal tägl. 1 Msp.

Bei Unterkühlung oder Durchnässung als Ursache einer unkomplizierten Entzündung werden die bisher genannten Medikamente ergänzt durch
- Dulcamara D6 Glob.
  3-mal tägl. 5–10 Globuli

Bei älteren Kindern und Jugendlichen kann die Behandlung einer unkomplizierten, beginnenden Blasenentzündung verstärkt werden durch
- Angocin Tabl.
  3-mal tägl. 3 Tabletten nach (!) dem Essen (nüchtern eingenommen reizen sie den Magen).

Bei Harnwegsinfekt nach stark schockierenden Ereignissen oder bei Schreck
- Aconitum D12 Glob.
  3-mal tägl. 5 Globuli, ergänzt durch
- Oxalis-10 %-Salbe WELEDA
  mit einer erbsengroßen Menge die Nieren 2- bis 3-mal tägl. einreiben.

Bei Neigung zu wiederkehrenden Harnwegsinfekten als vorbeugende Maßnahme
- Argentum nitricum comp. Glob. WALA
  2- bis 3-mal tägl. 5–10 Globuli
eventuell ergänzt durch

● **Sanukehl Coli Dil. D6**

3-mal tägl. 3–5 Tropfen. Dieses Mittel ist eine potenzierte Zubereitung aus Coli-Bakterien, den häufigsten Harnwegsinfekterregern.

Neben der Untersuchung der Harnwege sollte bei wiederkehrenden Harnwegsinfekten immer auch ein Eisenmangel ausgeschlossen oder gegebenenfalls behandelt werden, da er die Infektionsneigung bedeutend verstärkt.

Wie Sie als Eltern helfen können

Die wichtigste Maßnahme ist, Ihrem Kind viel zu trinken zu geben, am besten warmen, ungesüßten (!) Ackerschachtelhalm-Tee sowie Wasser. Ihr Kind soll und darf in dieser Zeit nur wenig Zucker essen, da Zucker ein Milieu fördert, in dem Bakterien besonders gut leben können, und er außerdem die Abwehrkraft schwächt. Das Teetrinken hilft dabei, Bakterien aus der Blase und den Harnwegen zu spülen.
Hat Ihr Kind gleichzeitig Fieber, sollte es das Bett hüten. Achten Sie darauf, dass Ihr Kind immer warme Füße und einen warmen Unterleib hat. Am besten eignen sich Wollsocken und warme Unterwäsche, auch zu Hause.
Als äußere Anwendung hat sich das Öl des Eukalyptusbaumes als besonders kräftigend für die Harnblase bewährt. Insbesondere Kinder, die wiederkehrend zu Blaseninfektionen und »Blasenschwäche« neigen, profitieren von einer längere Zeit durchgeführten Behandlung.

● **Eucalyptus Ol. aeth. 10 % WALA**

Reiben Sie mit warmen Händen langsam ein wenig Eukalyptusöl im Blasenbereich ein. Legen Sie anschließend eine möglichst warme, flache Wärmflasche auf den Bauch. Das kann 2- bis 3-mal tägl. erfolgen. Sehr wirkungsvoll ist es vor dem Schlafengehen.

●● Harnwegsinfekten vorbeugen

Warme Kleidung und ausreichend trinken (etwa ein bis zwei Liter Wasser und ungesüßte Tees am Tag) beugen einer Entzündung der Harnwege vor. Ganz wichtig: Nach dem Schwimmen sollte Ihr Kind nasse Badekleidung wechseln und nicht auf einem kalten Boden sitzen.
Mädchen sollten schon früh lernen, sich nach dem Toilettengang richtig abzuwischen: immer von vorne (der Scheide) nach hinten (zum After) – und keinesfalls mehr zurück. Achten Sie auch beim Windelwechsel darauf, so gelangen keine Darmkeime in die Scheide. Regen Sie die innere Wärmebildung auch durch eine entsprechende Ernährung an, bei der sich das Kind engagieren muss. Richtiges Kauen und eine Vollwertkost, die sämtliche Verdauungsenzyme anregt, führen zu einer guten »Stoffwechsel-Wärme«. Und sorgen Sie dafür, dass sich Ihr Kind ausreichend körperlich, möglichst beim Spielen mit anderen Kindern, bewegt. Bei Spielen vor dem Computer ist zwar das Kind »aktiv dabei«, der Bewegungsmangel und die flache Atmung führen aber oft zu einer Abkühlung der Füße, das isolierte Spielen mit einer Maschine bewirkt häufig auch eine Abkühlung sozialer Bindungen.

● Alternativ können Sie eine feucht-warme Kompresse, die mit dem Eukalyptusöl beträufelt ist, über Nacht auf die Harnblase auflegen und mit einem Wollschal umwickeln.
● Bei kühlen Füßen abends empfiehlt sich ein ansteigendes Fußbad (siehe Seite 59).

Nierenentzündung
Glomerulonephritis

Typische Symptome
- deutlich beeinträchtigter Allgemeinzustand
- leicht blutiger oder brauner Urin
- geringe Urinmenge
- Ödeme (Wassereinlagerungen) im Gesicht
- manchmal erhöhter Blutdruck

Nierenentzündungen gehen von den Nierenkörperchen (Glomeruli) aus. Sind diese geschädigt, gelangen vermehrt Eiweiße und Blut in den Urin, die Urinproduktion sinkt, und die Nieren können ihrer Aufgabe, das Blut zu reinigen und zu entgiften nicht mehr genügend nachkommen. In seltenen Fällen können die Nieren sogar ganz versagen (siehe Seite 334).
Nierenentzündungen nach einer vorangegangenen Streptokokkeninfektion (siehe Scharlach, Seite 175) sind heute sehr selten und heilen fast immer vollständig aus. Anders ist es bei den Nierenentzündungen, die ohne eine vorangegangene Streptokokkeninfektion auf eine Autoimmunerkrankung zurückzuführen sind.

Aus ganzheitlicher Sicht
Nierenentzündungen können entweder durch verschiedene Bakterien entstehen oder weil der kindliche Organismus selbst Antikörper gegen die eigenen Nieren bildet. Das kann zum Beispiel im Rahmen einer Streptokokkeninfektion passieren, wenn das Kind für die Heilungsphase (Rekonvaleszenz) nicht genug Ruhe hatte und deshalb das Immunsystem zwischenzeitlich überfordert und »irritiert« ist.
Nierenentzündungen können außerdem im Rahmen einer generellen Autoimmunerkrankung vorkommen, auf die weiter unten noch eingegangen wird.

Bei Nierenentzündungen nach Streptokokkeninfektionen bekämpft das Immunsystem nicht nur die Streptokokken, sondern auch bestimmte Zellen und Strukturen der Nieren, die eine große Ähnlichkeit mit den Streptokokken haben. Diese Fehlleistung des Immunsystems ist eine zwischenzeitliche Aufmerksamkeitsstörung dem eigenen Körper gegenüber. Das geschieht vor allem dann, wenn das Kind im Rahmen der Streptokokkeninfektion nicht genügend Zeit und Ruhe hatte, sich mit der Erkrankung auseinander zu setzen, bzw. dann, wenn in einer Situation von Überforderung und mangelnder Ruhe das Kind nicht antibiotisch behandelt worden ist.
Doch Vorsicht: Auch mit Antibiotika kann es vereinzelt zu einer Nierenentzündung kommen, wenn Sie bei Streptokokken-Angina und vor allem bei Scharlach dem Kind keine ausreichend lange Erholungszeit zugestehen, ehe es wieder normal belastet wird!

WICHTIG

Eine Nierenentzündung muss immer von einem **Arzt behandelt** und begleitet werden.

Bei den Nierenentzündungen im Rahmen von Autoimmunerkrankungen liegt eine tief greifende Wahrnehmungsstörung dem eigenen Körper gegenüber vor. Alle Ereignisse in der Embryonalzeit, frühen Kindheit oder Jugend wie Schocks, längere oder intensive Angstzustände, stören kurzzeitig die Verbindung zwischen dem Seelischen des Kindes und den lebendig-leiblichen Prozessen (siehe Einleitung, Seite 12). Das Nierenorgan wird in solchen

● ● Nierenversagen

In seltenen Fällen können die Nieren ihre Aufgaben gar nicht mehr erfüllen, es kommt zum Nierenversagen. Ein akutes Nierenversagen kann nicht nur durch eine schwere Nierenentzündung, sondern zum Beispiel auch durch eine schwere Austrocknung (siehe Durchfall, Seite 128) oder bei hohem Blutverlust ausgelöst werden. Eine Sonderform ist das so genannte Hämolytisch-urämische Syndrom (HUS), das vor allem bei Kleinkindern auftritt. Die Ursache ist hier eine Darminfektion mit giftbildenden Bakterien, die ein Nierenversagen auslösen können. Bei Nierenversagen kann vorübergehend eine künstliche Blutwäsche (Dialyse) notwendig sein; bei rechtzeitiger Diagnose und Behandlung erholen sich die Nieren in der Mehrzahl der Fälle nach einigen Wochen wieder.

Bei chronischem Nierenversagen dagegen schwindet die Funktionsfähigkeit der Nieren immer weiter und die Nierentätigkeit kann nicht wiederhergestellt werden. Die Patienten sind früher oder später auf eine Dialyse angewiesen – und letztlich auf eine Nierentransplantation. Die seltenen chronischen Fälle von Nierenversagen im Kindesalter werden durch Fehlbildungen verursacht oder entstehen in Folge akuter oder chronischer Nierenentzündungen.

Momenten zu wenig »innerlich durchwärmt«. Es wird dadurch dem Seelischen des Kindes etwas fremder, so dass der Organismus anfängt, gegen das Nierengewebe Antikörper zu bilden.

Wann zum Arzt?

Wenn der Urin Ihres Kindes ungewöhnlich dunkel oder gar mit Blut versetzt ist und sein Allgemeinzustand deutlich beeinträchtigt ist, sollten Sie sofort den Arzt aufsuchen.

Was macht der Arzt?

Bei Verdacht auf eine Nierenentzündung misst der Arzt den Blutdruck, der erhöht sein kann. Mit einer Urinprobe bestätigt sich der Verdacht auf eine Nierenentzündung, wenn zu viel Eiweiß und rote Blutkörperchen festgestellt werden. Es erfolgen weitere Untersuchungen wie Halsabstrich auf Streptokokken, Ultraschall der Nieren und umfangreiche Laborkontrolle des Blutes. Je nach Allgemeinzustand des Kindes wird es in eine Klinik eingewiesen. Bei Verdacht auf chronische Nierenentzündung kann es notwendig sein, Nierengewebe zu entnehmen (Nierenbiopsie). Trifft diese Diagnose zu, muss je nach Befunden und Biopsieergebnis über die weitere Behandlung entschieden werden. Bei jeder Nienentzündung kann die medikamentöse Behandlung eines Bluthochdrucks, die Gabe von Eiweißkonzentraten oder harntreibenden Mitteln gegen Ödeme notwendig sein.

ANTHROPOSOPHISCH-HOMÖOPATHISCHE THERAPIE

Die Behandlung einer Nierenentzündung gehört in die Hand eines damit erfahrenen Arztes! Unabdingbar ist eine konsequente Bettruhe, bei der darauf geachtet wird, dass sich das Kind auch wirklich erholen kann.

Um die Ausscheidungsfunktion der Nieren anzuregen
● **Equisetum cum sulfure tostum D6 Trit. WELEDA**
3-mal tägl. $^1/_2$ gestrichener TL. Dieses Schach-

334

telhalmpräparat wird bei der Herstellung im Schwefeldampf geröstet und wirkt besonders ausscheidungsanregend.

Um das seelisch-leibliche Wechselspiel in diesem so empfindlichen Organbereich zu harmonisieren helfen äußerlich

- Equisetum ex herba W 5% Oleum WALA (Ackerschachtelhalmkraut)
  tagsüber das Öl auf ein Tuch geben und damit einen Nierenwickel machen (siehe Seite 58), 2–3 Stunden belassen.
- Cuprum met. 0,4% Salbe WELEDA
  abends die Nierengegend damit einreiben.

Für den behandelnden Arzt bieten Homöopathie und Anthroposophische Medizin wichtige arzneiliche Therapiemöglichkeiten bei Nierenentzündung (Glomerulonephritis). Hervorgehoben sei die Gabe von Apis ex animale Gl D30 (WALA) sowie Renes Gl D30 (WALA), die der Arzt subkutan in der Nierenregion spritzt.
Gleiches gilt zum Beispiel für die Gabe von potenziertem Phosphor (D12 oder LM6) bei Post-Streptokokken-Nephritis oder von Hochpotenzen von Phosphor oder Thuja bei Hämolytisch-urämischem Syndrom.

Wie Sie als Eltern helfen können

Bei einer Nierenentzündung muss Ihr Kind zwei bis drei Wochen Bettruhe einhalten und sollte sich anschließend noch zu Hause schonen. Insbesondere sportliche Aktivitäten und körperliche Anstrengung sind in dieser Zeit nicht erlaubt.

Scheidenentzündung

Typische Symptome

- Scheide und Schamlippen hochrot und geschwollen
- Juckreiz
- Ausfluss

Bei einer **Scheidenentzündung** sind nicht nur die Schamlippen und die Scheide hochrot und geschwollen, auch der umliegende Genitalbereich ist gerötet. Manchmal nässen die entzündeten Bereiche auch oder sie bilden kleine Blasen. Die Kratzspuren sind auf den Juckreiz zurückzuführen. Beim Wasserlassen empfindet das Mädchen brennende Schmerzen an der entzündeten Haut und Schleimhaut.
Ursache einer Entzündung im Scheiden- und Schamlippenbereich sind – vor der Pubertät – häufig Bakterien, die in die Scheide gelangen. Außerdem kommen Fremdkörper, die sich das Mädchen beim Spielen in die Scheide gesteckt hat, oder mechanische Reibungen, etwa durch Sand beim Spielen, in Betracht. Pilzinfektionen im Genitalbereich sind oft Folgeerscheinung einer Antibiotika-Therapie. Hat ein Mädchen ohne ersichtliche Ursache häufig Entzündungen im Scheidenbereich, muss auch an einen sexuellen Missbrauch gedacht werden.
Bei einem Wurmbefall (siehe Seite 148) sind die kleinen Madenwürmer manchmal am Scheideneingang zu sehen. Bei Babys verursachen häufig Hefepilze wie Soor (siehe Seite 144) oder eine sich ausbreitende Windeldermatitis (siehe Seite 219) die Entzündung. Eine weitere Ursache kann – je nach Ausprägung – eine Verklebung der kleinen Schamlippen sein (Labiensynechien). Kommt es dabei zu einem beinahe kompletten Verschluss, kann der Urin nicht richtig abfließen.

335

Wann zum Arzt?

Da der Auslöser für die Scheidenentzündung für Laien nur schwer feststellbar ist, sollten Sie mit Ihrer Tochter bei einer Scheidenentzündung auf jeden Fall zum Arzt gehen.

Was macht der Arzt?

Der Arzt untersucht vorsichtig in Ihrer Gegenwart Ihr Kind und entfernt mögliche Fremdkörper. Vermutet er eine bakterielle Entzündung, wird er einen Scheidenabstrich machen, um die Art der Bakterien zu bestimmen. Um einen Harnwegsinfekt ausschließen zu können, kann eine Urinuntersuchung notwendig werden. Gegen die Entzündung wird Ihnen der Arzt eine weiche Zinkpaste verschreiben, die Sie dünn auftragen. (Zur Therapie bei Würmern siehe Seite 150, bei Soor und Windeldermatitis siehe Seite 146 und 220.) Bei Verklebung der kleinen Schamlippen wird er eine östrogenhaltige Salbe verschreiben, in seltenen Fällen ist die Lösung der Schamlippen mit einer kleinen stumpfen Sonde notwendig.

ANTHROPOSOPHISCH-HOMÖOPATHISCHE THERAPIE

In unkomplizierten Fällen ist ein Sitzbad mit Thymiantee (siehe Seite 337) bereits eine ausreichende Therapie.

Bei geschwächter Abwehrkraft wirkt eine Behandlung mit
- **Echinacea/Argentum Glob. WALA**
  3-mal tägl. 5 Globuli

Lokal eignet sich
- **Heilsalbe WELEDA**
  vorsichtig im Bereich des Scheidenvorhofs anwenden.

Bei Verklebung der Schamlippen eignet sich
- **Polygonatum 5 % Salbe WELEDA**
  1-mal tägl. aufgetragen.
  Nach 3–4 Wochen vorsichtig nach dem Baden versuchen, die Schamlippen zu lösen. In den meisten Fällen kann auf eine Behandlung mit östrogenhaltigen Salben verzichtet werden.

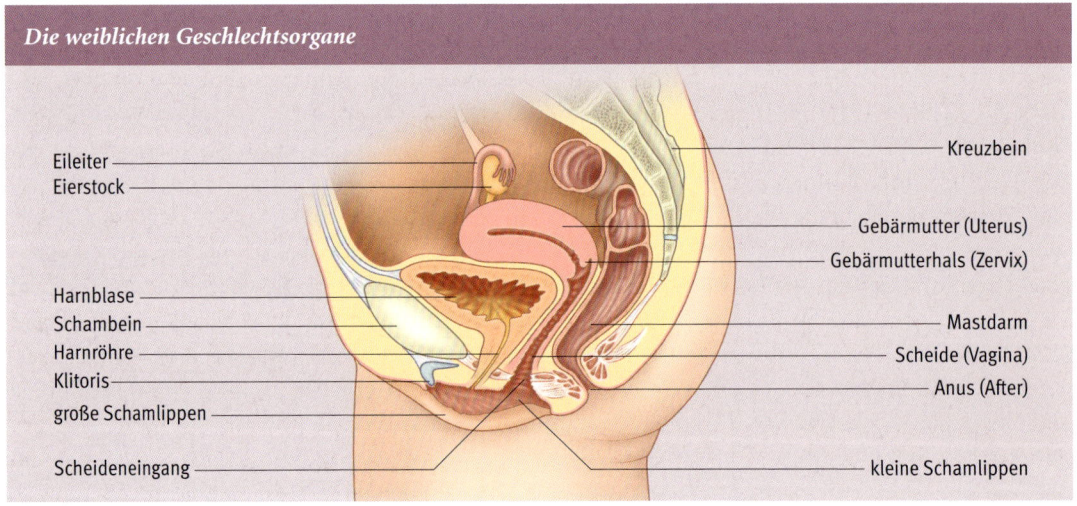

Die weiblichen Geschlechtsorgane

Eileiter
Eierstock
Harnblase
Schambein
Harnröhre
Klitoris
große Schamlippen
Scheideneingang

Kreuzbein
Gebärmutter (Uterus)
Gebärmutterhals (Zervix)
Mastdarm
Scheide (Vagina)
Anus (After)
kleine Schamlippen

Vorbeugende Maßnahmen

Damit es nicht zu einer Scheidenentzündung durch Bakterien kommt, ist die richtige Wischtechnik beim Wickeln und nach dem Toilettengang besonders wichtig: Immer von der Scheide nach hinten zum After wischen.

Außerdem wird das Scheidenmilieu negativ beeinflusst und anfälliger für Entzündungen, wenn eine übertriebene Hygiene durch zu viel Waschen mit Seife oder später mit Intimsprays stattfindet. Vermeiden Sie auch zu enge Kleidung und Unterhosen aus synthetischen Stoffen. Am besten eignen sich locker sitzende Baumwollunterhosen.

Wie Sie als Eltern helfen können

Die wichtigste Maßnahme bei einer Scheidenentzündung sind Thymiantee-Sitzbäder, die nahezu alle möglichen Erreger einer Scheidenentzündung in ihre Schranken weisen können. Sie geben dazu am besten 1 Liter kräftigen, 5 Minuten gezogenen Thymiantee in das Sitzbad und lassen Ihr Kind 7 bis 10 Minuten darin baden. Wichtig ist, dass es im Bad dabei angenehm warm ist und Ihr Kind keinesfalls am Rücken und Oberkörper auskühlt.

Trägt Ihre Tochter noch Windeln, wechseln Sie diese häufig, um den Scheidenbereich möglichst trocken zu halten.
Lassen Sie viel Luft an die entzündeten Stellen und wechseln Sie täglich Waschlappen und Handtuch Ihres Kindes.

Erkrankungen der Hoden

Typische Symptome
- Hoden nicht im Hodensack zu tasten
- geschwollene Hoden
- manchmal Schmerzen und Fieber
- manchmal Blaufärbung des Hodens

Normalerweise wandern die **Hoden** des männlichen Säuglings kurz vor der Geburt durch den Leistenkanal in den Hodensack, wo sie bis zur Pubertät ruhen. Erst dann, mit den einsetzenden Hormonveränderungen, kommt es zur Bildung von Samen (Sperma). Um diese produzieren zu können, muss die Temperatur der Hoden niedriger als die Körpertemperatur von 37 °C sein. Deshalb lagern die Hoden außerhalb des Bauchraums im Hodensack. Dort sind sie normalerweise auch schon beim Neugeborenen tastbar und liegen meist links etwas tiefer, rechts etwas höher im Hodensack.
Anders bei einem **Hodenhochstand**: Die Hoden wandern nicht in den Hodensack, dieser ist – oft nur auf einer Seite – leer. Das kann langfristig dazu führen, dass in den betreffenden Hoden keine fortpflanzungsfähigen Samen produziert werden können. Am häufigsten sind Frühgeborene davon betroffen. Beim Hodenhochstand wird noch einmal unterschieden in
- **Pendelhoden:** Der hoch stehende Hoden ist am oder im Leistenkanal tastbar und lässt sich leicht in den Hodensack verschieben. Bei Kälte liegt er in der Leiste, bei Wärme, etwa beim Baden oder im warmen Bett, ist der Hoden im Hodensack tastbar: Der Hoden »pendelt« hin und her.
- **Gleithoden:** Der Hoden ist in der Leiste tastbar, kann heruntergeführt werden, gleitet dann aber (wie an einem Gummizug) wieder zurück nach oben.

● **Leistenhoden:** Die Hoden können in der Leiste getastet, aber nicht in den Hodensack verschoben werden.
● **Bauchhoden:** Sie sind nicht tastbar, sondern nur durch Ultraschall im Bauchraum auszumachen.

Sammelt sich Gewebsflüssigkeit im Hodensack, spricht man von einem **Hodenwasserbruch** (Hydrozele). Ähnlich wie bei einem Leistenbruch (siehe Seite 163), der gleichzeitig auftreten kann, wird der Bruch bei Babys und Kleinkindern oft durch kräftiges Schreien ausgelöst. Dann tritt Flüssigkeit aus dem Bauchraum in den Hodensack, der daraufhin anschwillt, aber nur selten schmerzt. Meist verschwindet der Hodenwasserbruch von selbst wieder.

Eine **Hodenentzündung** tritt am ehesten als Folgeerkrankung bei Mumps (siehe Seite 182), Pfeifferschem Drüsenfieber (siehe Seite 199) oder Windpocken (siehe Seite 189) auf. Die Hoden sind geschwollen und gerötet und tun weh. Meist hat der Junge auch Fieber.

Aus ganzheitlicher Sicht

Während die Nieren eine wichtige Funktion für die Erhaltung des Organismus haben, sind die Geschlechtsdrüsen, also Eierstöcke und Hoden, wichtig für die »Erhaltung der Art«, weil mit ihnen Nachkommen erzeugt werden können. Der weibliche Organismus braucht dazu Wärme – beim Eisprung steigt die Körpertemperatur der Frau –, der männliche Organismus benötigt eher Kälte: Die Hoden müssen die warme Bauchhöhle verlassen und nach draußen »ins Kalte« absteigen. Dieser Reifungsprozess kann unterstützt werden durch homöopathisch-anthroposophische Medikamente, die wichtige übergeordnete Hormondrüsen im Kopfbereich in ihren Bildekräften anregen, so zum Beispiel die Hypophyse (Hirnanhangsdrüse) und die Epiphyse (Zirbeldrüse). Die Hypophyse reguliert über weitere Hormondrüsen direkt die Geschlechtsorgane, die Epiphyse indirekt, da sie einen starken Bezug zu den äußeren Lichtverhältnissen hat. Licht fördert allgemein die Sexualisierung, während Dunkelheit sie bremst. Durch Stärkung der Epiphysenfunktion wird

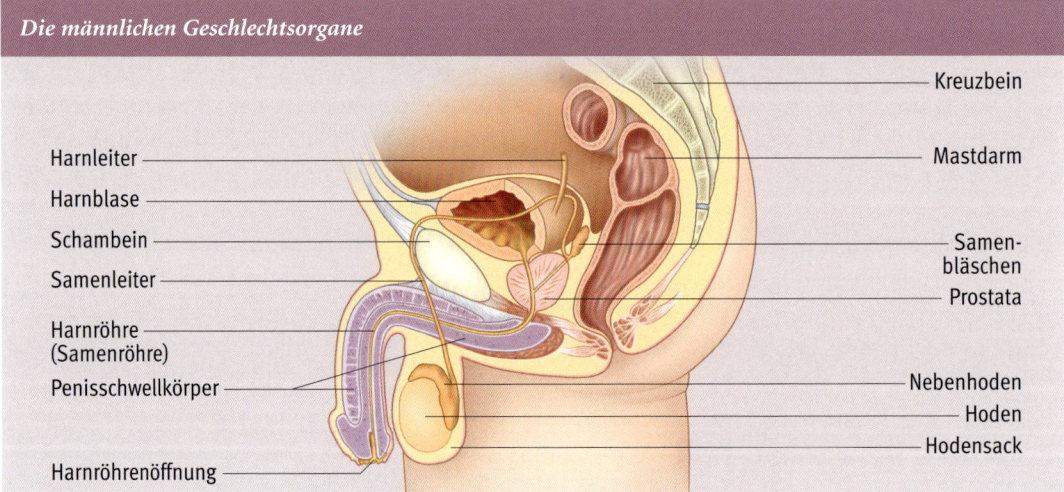

Die männlichen Geschlechtsorgane

Harnleiter, Harnblase, Schambein, Samenleiter, Harnröhre (Samenröhre), Penisschwellkörper, Harnröhrenöffnung, Kreuzbein, Mastdarm, Samenbläschen, Prostata, Nebenhoden, Hoden, Hodensack

WICHTIG

Eine **Hodendrehung** (Hodentorsion) stellt im Gegensatz zum Hodenwasserbruch einen akuten Notfall dar. Bei der Hodentorsion dreht sich der Hoden zusammen mit den Samensträngen um die eigene Achse. Dabei wird die Blutzufuhr abgeschnürt und der Hoden kann absterben. Bei einer Hodentorsion kommt es zu plötzlich auftretenden Schmerzen, zu einer Schwellung oder auch zu einer Rötung. Leider können bis auf die Schmerzen auch alle Symptome fehlen, so dass Sie bei unklaren Schmerzen im Bereich der Hoden Ihr Kind sofort untersuchen lassen sollten!

das Kind gestärkt, mit den Lichtkräften so umzugehen, dass sie für die eigene Reifung bis in die Geschlechtlichkeit hinein nützlich sind.

Wann zum Arzt?

Gehen Sie bei Erkrankungen der Hoden, insbesondere wenn sie mit Schmerzen und Fieber verbunden sind, mit Ihrem Kind immer zum Arzt. Nur er kann eine Hodendrehung rechtzeitig erkennen. Sie ist extrem schmerzhaft und muss sofort operiert werden, um die Blutzufuhr wiederherzustellen und die Zeugungsfähigkeit des Jungen zu erhalten. Die Untersuchung der Hoden ist Teil der Vorsorgeuntersuchungen (U1–U6). Ein Hodenhochstand wird dabei erkannt, weiterhin kontrolliert und therapiert.

Was macht der Arzt?

Zusätzlich zur körperlichen Untersuchung wird je nach Befund ein Ultraschall durchgeführt.

Eine Kernspintomographie hat leider bei einer fehlenden Tastbarkeit des Hodens für die Entdeckung von Hodengewebe im Bauchraum keine hundertprozentige Zuverlässigkeit. Bei Unsicherheit wird Sie der Arzt an einen Spezialisten verweisen. Dann schaut der operierende Arzt mit einem Laparoskop, einem Stab, an dem vorne ein Objektiv befestigt ist, nach Hodenanlagen in der Bauchhöhle.

Ein Pendelhoden benötigt keine Therapie. Die Unterscheidung zwischen Pendel- und Gleithoden gelingt jedoch nicht immer bei der ersten Untersuchung. In diesem Fall wird der Arzt etwas abwarten und die Untersuchung zu einem späteren Zeitpunkt wiederholen.

Stellt der Arzt einen Hodenhochstand fest, gibt es zwei schulmedizinische therapeutische Möglichkeiten: Entweder wird er zunächst eine Therapie mit Hormonen versuchen (vor allem bei Gleithoden oder Leistenhoden), um das Wachstum der Samenstränge und damit das Abwandern der Hoden zu erreichen (dazu raten die Kinder-Endokrinologen). Oder es wird eine Operation schon ab dem sechsten Monat durchgeführt (dazu raten vor allem die Kinderchirurgen).

Letzte Sicherheit, was das bessere Vorgehen ist, gibt es noch nicht, da beide Therapien Vor- und Nachteile haben. Auf jeden Fall kann durch eine von beiden Therapien Ihrem Kind geholfen werden – gar nichts zu machen hat schließlich auf Dauer die meisten Nachteile.

ANTHROPOSOPHISCH-HOMÖOPATHISCHE THERAPIE

Bauch- oder Leistenhoden können nur konventionell therapiert werden. Demgegenüber kann man bei Hodenhochstand in Form eines Gleit- oder Pendelhodens die nachfolgende Behandlung frühzeitig beginnen, unabhängig davon, welche der beiden anderen Therapien noch notwendig werden sollte. Sie kann als Therapieversuch zum Beispiel vor einer Hormonbehandlung eingesetzt werden oder als begleitende Behandlung, um nicht nur von außen zu korrigieren.

Um die inneren Wachstumskräfte anzuregen

● **Epiphysis/Plumbum Glob. WALA**
  3-mal tägl. 5 Globuli jeweils 3 Wochen lang, dann

● **Hypophysis/Stannum Glob. WALA**
  3-mal tägl. 5 Globuli 3 Wochen lang (diese Therapie wird im 3-wöchigen Wechsel mehrere Wochen fortgeführt). Dazu

● **Skorodit D8 Dil. WELEDA**
  morgens 5 Tropfen und

● **Olivenit D8 Dil. WELEDA**
  abends 5 Tropfen

Zur weiteren Stabilisierung – aber auch nach einer Hodenoperation oder begleitend zur Hormonbehandlung – eignet sich das wertvolle Präparat

● **Testes/Argentum Glob. WALA**
  2-mal tägl. 5 Globuli etwa 3 Monate lang geben.

Wie Sie als Eltern helfen können

Bei einer Hodenentzündung hilft es, die Hoden zu kühlen. Dafür eignet sich am besten eine Kompresse, die Sie mit Retterspitz-Flüssigkeit (1:10 mit Wasser verdünnt) tränken. Verwenden sie kein Eis!

Außerdem hilft es, den Hodensack hoch zu lagern. Dazu können Sie ein so genanntes Suspensorium in der Apotheke kaufen, mit dem der Hoden wie in einem Stoffkörbchen hochgelagert werden kann. Leidet Ihr Sohn an einer Hodenentzündung, sollte er das Bett hüten.

Vorhauterkrankungen

Typische Symptome

● Vorhaut lässt sich nicht von der Eichel lösen (ist in den ersten drei Lebensjahren normal!)
● Schmerzen beim Wasserlassen

Die **Vorhaut** umgibt die Eichel des Penis. Beim Säugling und Kleinkind ist die Vorhaut mit der Eichel noch verklebt (**Vorhautverklebung**), so dass sich die Vorhaut nicht zurückschieben lässt. Ist im Kindergartenalter und später die Vorhaut besonders eng, obwohl sich die Verklebung gelöst hat, können daraus Beschwerden entstehen. So kann bei einer **echten Vorhautverengung** (Phimose) diese nicht über die Eichel des Penis zurückgezogen werden, und beim Wasserlassen füllt sich zuerst die Vorhaut ballonartig mit Urin, bevor dieser in einem schwachen Strahl abgeht. In einem solchen Fall entzündet sich eine verengte Vorhaut eher, da stets etwas Urin unter der Vorhaut bleibt, die durch Bakterien infiziert werden kann.

Eine **Vorhautentzündung** ist sehr schmerzhaft. Die erkrankte Vorhaut ist hoch rot entzündet und stark geschwollen. Die Schwellungen ziehen sich als Ödeme am Penis entlang. Aus der Vorhautöffnung kann gelblicher oder (leicht) blutiger Eiter herauskommen. Die Ursache sind Bakterien (Streptokokken oder Staphylokokken), die durch schmutzige Hände beim Wasserlassen oder beim Spielen an der Vorhaut dorthin gelangen. Vor allem beim und nach dem Wasserlassen tut es weh. Deshalb versuchen besonders Kleinkinder, das Wasserlassen zu vermeiden (Harnverhalt).

Wann zum Arzt?

Gehen Sie bei einer Entzündung der Vorhaut zum Arzt. Haben Sie den Verdacht, dass bei

Ihrem Sohn die Vorhaut verengt ist, gehen Sie mit ihm zum Kinderarzt. Versuchen Sie nicht, die zu enge Vorhaut zu dehnen, das tut weh und könnte zudem zu einer ungewollten Verletzung führen, die eine Phimose erst hervorruft.

Was macht der Arzt?

Nur eine echte Phimose muss chirurgisch entfernt werden. Sie ist allerdings selten. In der Mehrzahl der Fälle löst sich die Verengung bis zur Pubertät von selbst. Wenn der Junge häufiger an Vorhautentzündungen leidet, aufgrund der Enge der Vorhaut narbige Veränderungen drohen oder der Harnfluss behindert ist, wird der Arzt zu einer teilweisen bzw. vollständigen Entfernung der Vorhaut raten und Sie an einen Spezialisten (Kinderchirurgen) verweisen. Die Operation erfolgt meist ambulant.

Bei einer einfachen Entzündung der Vorhaut helfen Sitzbäder mit Kamille (siehe rechts).

ANTHROPOSOPHISCH-HOMÖOPATHISCHE THERAPIE

In der anthroposophischen Arztpraxis hat sich in den letzten Jahren eine Behandlung der Vorhautverengung sehr bewährt, die mit einer Salbe aus der Heilpflanze Salomonssiegel, Polygonatum off., erfolgt. Ursprünglich wurde diese Salbe erfunden, um harte Narben weicher zu machen (zum Beispiel Keloide, also verdickte und verhärtete Narbenwucherungen nach Verbrennungen). Doch besonders bewährt hat sie sich an der Vorhaut, die durch regelmäßige Anwendung weicher und elastischer wird.

Bei leichten bis mittelschweren Phimosen und Vorhautverklebung
● **Polygonatum 5 % Salbe WELEDA**
3-mal wöchentl. bis 1-mal tägl. (je nach Schwere) 6–12 Wochen lang abends regel-

mäßig außen und mit einem Wattetupfer soweit zugänglich an die Innenseite der Vorhaut auftragen. Diese Behandlung kann bei Bedarf wiederholt werden.

Wie Sie als Eltern helfen können

Die Eichel sollte von Jungen erst gereinigt werden, wenn durch genügend Geschlechtshormone die Vorhaut soweit gelockert ist, dass sie problemlos zurückgeschoben werden kann (meistens zu Beginn der Pubertät).

Achten Sie darauf, dass Ihr Sohn bei einer Vorhautentzündung ausreichend trinkt und Wasser lässt. Sie können ihm das Wasserlassen erleichtern, wenn er ein warmes Bad oder Sitzbad macht. Die wichtigste Hilfe bei einer Vorhautentzündung sind Kamillensitzbäder, oder Ihr Sohn badet nur den Penis in einem Becher mit verdünnten Kamillenauszügen (zum Beispiel Kamillosan).

W I C H T I G

Bis zum dritten Lebensjahr ist es normal, dass sich die Vorhaut nicht dehnen lässt, da bis zu diesem Alter die Vorhaut mit der Eichel verklebt ist. Diese **Vorhautverklebung** löst sich bis zur Pubertät von alleine. Versuchen Sie keinesfalls, die Vorhaut gewaltsam zurückzuschieben, sie kann sonst einreißen und bluten. Beim Abheilen entstehen dann Narben, durch die die Elastizität der Vorhaut verloren geht, und es kann sich dadurch eine Phimose bilden (Narben-Phimose), die chirurgisch behandelt werden muss.

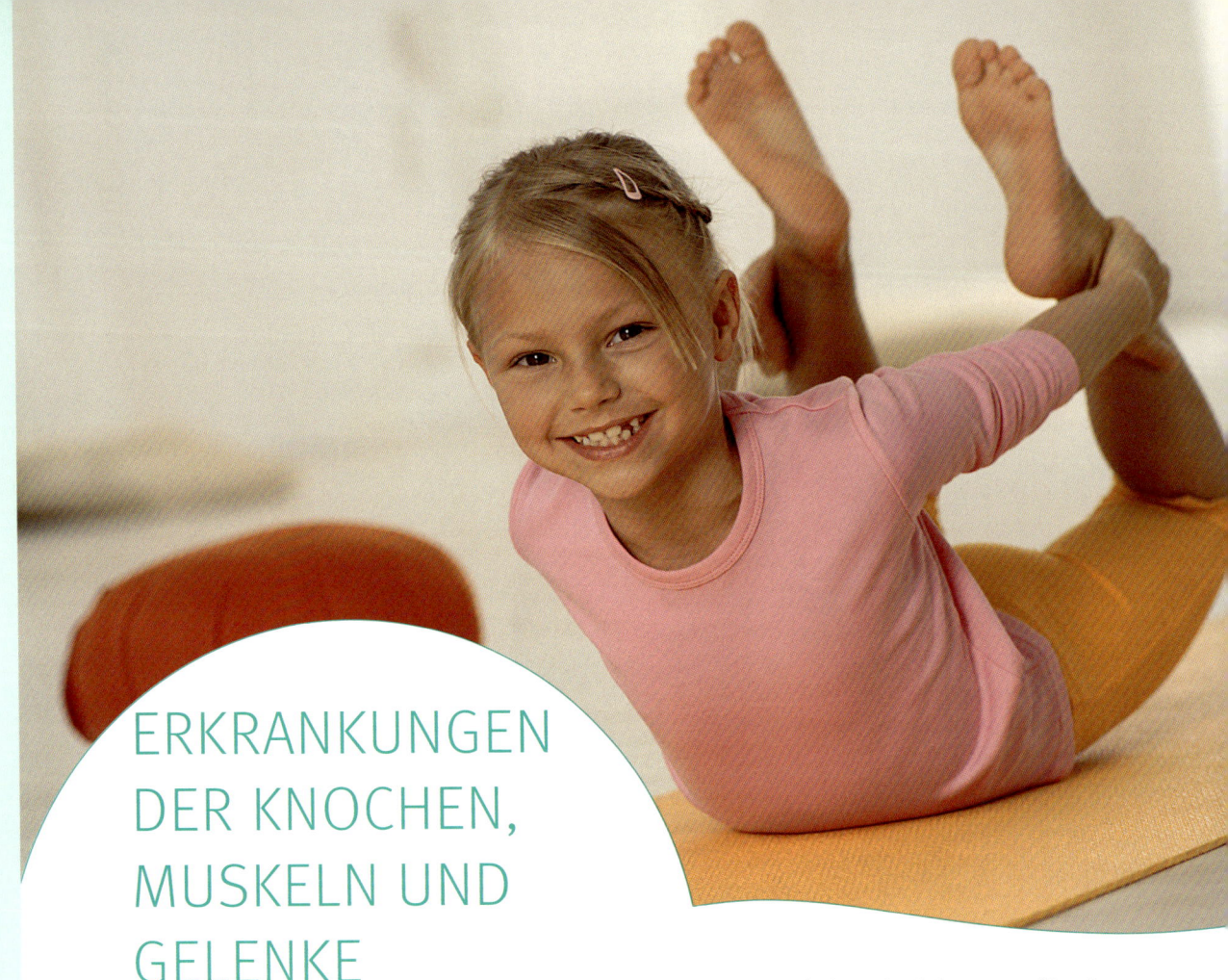

ERKRANKUNGEN DER KNOCHEN, MUSKELN UND GELENKE

Der Bewegungsapparat

Um uns aufzurichten, müssen wir die Schwerkraft der Erde überwinden: Nie wird das so anschaulich wie bei den unermüdlichen Bemühungen eines Kleinkindes, das sich an Möbeln hochzieht und schließlich die ersten freien Schritte wagt! Die gesamte Muskulatur arbeitet mit, um das Gleichgewicht zwischen »Himmel und Erde« zu halten. Unentbehrlich sind dabei die Stützorgane Knochen und Bänder und ihre beweglichen Verbindungen, die Gelenke. Im Zentrum dieses Gleichgewichts stehen Rückenmuskulatur und Wirbelsäule. Die Wirbelsäule umschließt das Rückenmark, das Informationen

(Nervenimpulse) weiterleitet, um die eigenen Bewegungen und unsere Körperhaltung wahrnehmen und regulieren zu können.

Der Mensch hat mehrere hundert verschiedene Knochen. Zum einen haben sie die Aufgabe, unsere inneren Organe und unser Gehirn zu schützen, und zum anderen ermöglichen sie uns, dass wir stehen und uns bewegen können. Im Bereich des Kopfes sind die Knochen vor allem flächig und platt. Sie verwachsen mit fortschreitendem Alter vor allem im Bereich der Schädeldachknochen zunehmend fest miteinander. Im Bereich der Extremitäten, also an den Armen und Beinen, haben wir Röhrenknochen, die lang und gestreckt sind.
Diese sind durch – im gesunden Zustand beweglich bleibende – Gelenke miteinander verbunden. Im Inneren der Knochen befinden sich

zarte Knochenbälkchen, die sich abhängig von der einwirkenden Belastung so anordnen können, dass sie dem Knochen die nötige Stabilität verleihen. Die meisten Knochen, vor allem die Röhrenknochen, haben innen eine Höhle, in der sich das Knochenmark befindet und in der unsere Blutzellen gebildet werden.

Die äußere Knochenschicht ist bei allen Knochen massiv und fest und wird deshalb Knochenrinde genannt. Die Knochen sind von einer Knochenhaut überzogen (Periost), die sehr schmerzempfindlich ist, was wir bei Knochenverletzungen spüren. Beim kindlich wachsenden Knochen ist diese Haut, die sich wie ein Schlauch um die Röhrenknochen legt, sehr kräftig und vital und trägt zum Wachstum der Knochenrinde bei. Dadurch heilen auch Knochenbrüche bei Kindern schneller als bei Erwachsenen. Es gibt bei Kindern Knochenbrüche, bei denen dieser »Knochenhautschlauch« intakt bleibt, so genannte Grünholzfrakturen. Dieser Begriff leitet sich aus der Natur ab, wo er das Phänomen bei jungen Ästen beschreibt, die brechen, wobei ihre vitale, schlauchförmige Rinde intakt bleibt. Solche Knochenbrüche heilen bei entsprechender Ruhigstellung besonders rasch.

Andererseits ist der kindliche Knochen an einer Stelle besonders empfindlich: an seinen Wachstumsfugen, den so genannten Epiphysenfugen. Sie sind noch knorpelig und befinden sich an den verdickten Knochenenden nahe den Gelenken; von ihnen geht das Längenwachstum der Knochen aus. Brüche, die diese Wachstumszonen verletzen, können für das weitere Knochenwachstum Probleme bereiten: So kann zum Beispiel der Knochen in diesem Bereich ungleich weiterwachsen. Im Verlauf der Pubertät verknöchern die Epiphysenfugen und das

Wachstum ist unwiderruflich beendet. Dagegen bleibt die Beweglichkeit in den Gelenken im gesunden Zustand ein Leben lang bestehen.

Durch die Gelenkflüssigkeit zwischen den beiden knorpeligen Gelenkflächen verbessert sich diese Beweglichkeit. Eine Gelenkkapsel umhüllt das Gelenk, um es zu schützen und die Flüssigkeit im Gelenk zu halten. Durch verschiedene Bänder bekommt das Gelenk zusätzlich von außen Halt. Die aktive Bewegung der Knochen im Bereich der Gelenke geschieht durch unsere Skelettmuskeln. Diese sind über Sehnen an den Knochen befestigt.

Erweiterte Gesichtspunkte

Dreigliederung des Skelettsystems

Am Skelettsystem lassen sich wiederum sehr klar die Elemente der Dreigliederung des menschlichen Organismus (siehe Seite 19) darstellen: Im Bereich des Kopfes (Nerven-Sinnes-System) dominiert die Kugelform. Die Knochen sind platt und flächig und mit fortschreitendem Alter fest miteinander verwachsen. Im Bereich der Extremitäten (Stoffwechsel-Gliedmaßen-System) sind die Knochen gestreckt (Röhrenknochen), zur Peripherie hin immer feiner gegliedert und durch viele Gelenke frei beweglich miteinander verbunden. Bei Fingern und Zehen spricht der Arzt jeweils vom ersten bis fünften »Strahl«: Die Extremitätenknochen haben eine strahlenförmige Form. Zwischen Kopf und Extremitäten liegen Wirbelsäule und Brustkorb (Rhythmisches System). Hier sind die Knochen sowohl kompakt als auch etwas flächig, sowohl gestreckt als auch gebogen: Die

343

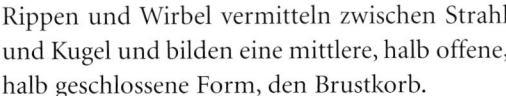
Rippen und Wirbel vermitteln zwischen Strahl und Kugel und bilden eine mittlere, halb offene, halb geschlossene Form, den Brustkorb.

Wenn Hänschen wie Papa Hans läuft

Im Hinblick auf die Fähigkeit, stehen und gehen zu können, stößt man unweigerlich auf ein Problem: Wer hält eigentlich wen? Halten die Knochen die Muskeln? Oder halten die Muskeln die Knochen? Eins steht fest: Die Muskeln brauchen die Knochen, um an ihnen befestigt zu sein, aber auch die Knochen brauchen die Muskeln, um gehalten werden zu können. Beide halten sich gegenseitig, aber wie kommt es dazu, dass ein Kind steht, geschweige denn rennt oder springt?

Die Aufrichtekraft des Kindes ist weder aus der Substanz seiner Knochen, noch aus der seiner Muskeln erklärbar. Sie entwickelt sich schlicht und einfach aus den Kräften seiner seelisch-geistigen Individualität, die »nach oben«, in die aufrechte Körperhaltung strebt und diejenigen Menschen nachahmen will, die sie liebt, mit denen sie seelisch verbunden ist. Natürlich ist es wichtig, dass Knochen, Muskeln und Nervensystem richtig ausgebildet sind und unbeschadet die Geburt überstehen. Doch die wichtigste Voraussetzung für die aufrechte Körperhaltung ist die Gegenwart aufrecht stehender bzw. gehender Menschen.

Im Mittelalter wurden grausame Versuche gemacht: Man ließ Kinder gänzlich isoliert aufwachsen, um zu untersuchen, ob sie sich von allein aufrichten. Dabei hat sich gezeigt, dass sich Kinder nicht instinktiv, sondern nur durch nachahmendes Lernen aufrichten. Die Seele, das Seelisch-Geistige des Kindes, ergreift also seinen Bewegungsapparat abhängig von dem,

was es in seiner Umgebung wahrnimmt. In abgeschwächter Weise kann man dieses Phänomen am Bewegungsmuster von Kindern beobachten, wenn man die dazugehörigen Eltern kennt. Das jeweilige elterliche Vorbild zeigt sich beim Kind in der Mimik und in der Art zu gehen und sich generell zu bewegen, vor allem bis zum Schulalter. Ein gesundes Kind nimmt Bewegungen anderer Menschen so wahr, dass bei ihm selbst genau die Nervenzellen aktiviert werden, die für die Ausführung der jeweiligen Bewegungen notwendig wären. So bewegt es sich immer mit demjenigen innerlich mit, auf den seine Wahrnehmung gerichtet ist.

Das Seelisch-Geistige des Kindes nimmt jedoch nicht nur wahr, wie sich seine Bezugspersonen äußerlich bewegen, sondern vor allem, was sie seelisch bewegt: Es nimmt direkt wahr, wie die Bewegung anderer Menschen ihre innere seelische Verfassung ausdrückt. Vor einem kleinen Kind bleibt nichts verborgen! Gerade in der Zuwendung seiner Eltern nimmt das Kind alle Feinheiten ihrer äußeren und inneren Bewegungen wahr: Muss die Mutter oder der Vater beim Umarmen erst negative Gefühle wie Überforderung, innere Wut oder Trauer überwinden? Oder nehmen die Eltern das Kind wirklich offen und liebevoll in die Arme?

Bewegungsfreude als Altersvorsorge

Kinder sind von Natur aus bewegungsfreudig. Sie blühen dabei seelisch auf und formen durch ihre Bewegungen ihren Körper. Wenn ein Kind sich viel bewegt, wirkt sich das also sowohl auf seine seelisch-geistige Entwicklung positiv aus als auch ganz konkret auf die physische Qualität seiner Knochen. Vor allem in den ersten 21 Lebensjahren können die Knochen von Kindern und Jugendlichen Knochensubstanz ansetzen,

344

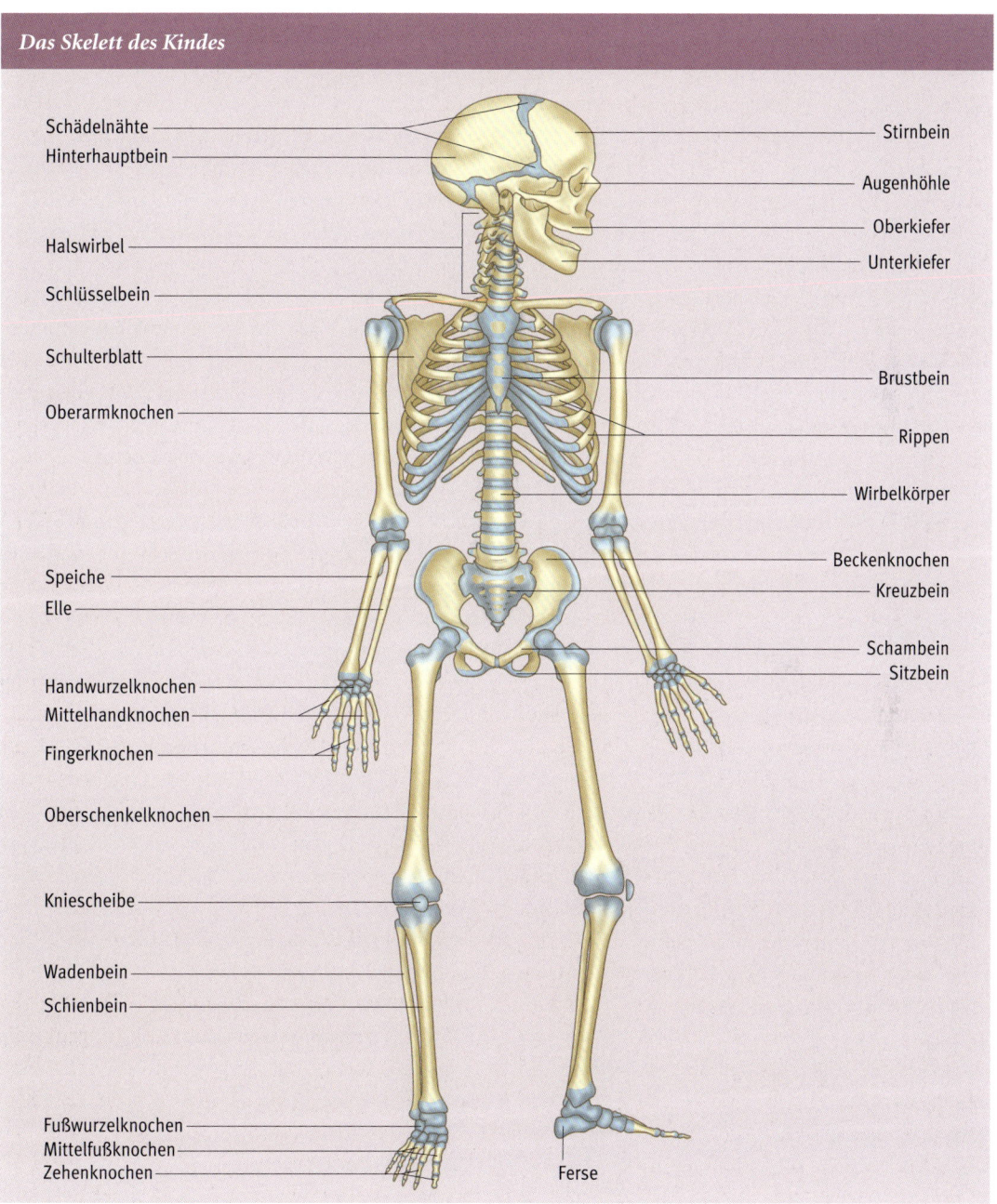

Das Skelett des Kindes

Schädelnähte

Hinterhauptbein

Halswirbel

Schlüsselbein

Schulterblatt

Oberarmknochen

Speiche

Elle

Handwurzelknochen

Mittelhandknochen

Fingerknochen

Oberschenkelknochen

Kniescheibe

Wadenbein

Schienbein

Fußwurzelknochen

Mittelfußknochen

Zehenknochen

Stirnbein

Augenhöhle

Oberkiefer

Unterkiefer

Brustbein

Rippen

Wirbelkörper

Beckenknochen

Kreuzbein

Schambein

Sitzbein

Ferse

jedoch nur, wenn die Knochen durch häufige Bewegungen belastet werden. Denn in die Zonen, in denen sich die Kraft entfaltet und der Knochen belastet wird, lagern sich Salze, vor allem Verbindungen aus Kalzium und Phosphat, ein. Für einen gesunden Knochenaufbau brauchen Kinder deshalb eine ausgewogene, vollwertige Ernährung, vor allem aber ausreichend Bewegung, am besten draußen, da Sonnenlicht die Haut anregt, Vitamin D zu bilden, was wiederum die Knochen aufbaut. Geschieht das in der Kindheit und Jugend zu wenig, wird sich frühzeitig eine Osteoporose bemerkbar machen.

Moderne wissenschaftliche Studien zeigen, dass in der Kindheit und Jugend auch im Bereich des Skelettsystems eine Vorsorge getroffen werden kann: Je gesünder sich der Mensch in der ersten Lebenshälfte ernährt und je mehr er sich am Sonnenlicht bewegt, umso mehr solide Knochensubstanz hat er für die zweite Lebenshälfte (Ruhephase) zur Verfügung.

Gesunde Ernährung heißt im Übrigen nicht nur reich an Kalzium, sondern auch arm an »Knochenräubern«. So weisen Kinder und Jugendliche mit reichlich Cola-Konsum ein Mehrfaches an Knochenbrüchen auf! Käufliche süße Getränke und Süßigkeiten stellen eine Belastung des »Knochenkontos« dar. Vollwertige, frisch zubereitete Lebensmittel, die auch eine selbst gemachte süße Nachspeise und selbstgebackenen Kuchen an Wochenenden und Feiertagen einschließen, füllen das Konto dagegen wieder auf.

Hüftreifestörung
Hüftdysplasie

Typische Symptome
○ wenig abspreizbare Beine
○ unterschiedliche Po-Oberschenkelfalten
(beides sind jedoch keine sicheren Zeichen)

Bei einer **Hüftreifestörung** ist die Hüftgelenkpfanne zu flach, so dass der kugelförmige Oberschenkelkopf in der Pfanne keinen Halt findet. Es besteht die Gefahr, dass der Oberschenkelkopf ganz aus der Hüftpfanne herausrutscht (Hüftluxation). Dies wird beim Säugling häufig nicht bemerkt, da die Hüftluxation im Rahmen einer Hüftreifestörung in der Regel nicht schmerzhaft ist.

Bei einer einseitigen Hüftreifestörung fallen Schwierigkeiten beim Abspreizen eines Beins sowie unterschiedliche Pofalten auf. Bei einer beidseitigen Hüftreifestörung lassen sich die Beine beim Wickeln nur wenig spreizen.

Die Hüftdysplasie kommt bei Mädchen deutlich häufiger vor als bei Jungen. Gefährdet sind generell Kinder mit familiärer Vorbelastung, das heißt Mutter oder Vater oder ältere Geschwister hatten ebenfalls eine Hüftdysplasie. Außerdem kommt sie häufig bei Kindern vor, die aus Beckenendlage geboren wurden sowie bei Mehrlingen. Wird die Hüftreifungsstörung frühzeitig erkannt, heilt sie gut aus. Unbehandelt dagegen führt sie zu einer Beinverkürzung und zu vorzeitigem, schmerzhaftem Verschleiß des Oberschenkelkopfes (Arthrose).

Wann zum Arzt?
Schon beim geringsten Verdacht auf eine Hüftstörung sollten Sie Ihren Säugling dem Arzt vorstellen und eine Ultraschalluntersuchung machen lassen.

Was macht der Arzt?

Heute wird jedes Neugeborene im Rahmen der dritten Vorsorgeuntersuchung (U3, siehe Seite 38) vom Kinderarzt per Ultraschall auf eine Hüftreifestörung untersucht. Dieses so genannte Hüftscreening ist sehr wichtig, denn es ermöglicht eine frühe und genaue Diagnose der Hüfte und eventueller Reifestörungen.

Stellt der Arzt eine leicht abgeflachte Hüftpfanne fest, die auch bei einer späteren Kontrolle noch besteht, wird er Ihnen zunächst raten, Ihr Baby breit zu wickeln (siehe rechts). Genügt dies nicht, bekommt Ihr Kind eine Spreizhose, die es etwa acht Wochen lang Tag und Nacht tragen muss. Das ist für das Baby zwar anfangs ungewohnt und unangenehm, aber nicht schmerzhaft. Die Plastikschalen der Spreizhose halten den Oberschenkelkopf so in der Hüftpfanne, dass sich diese richtig entwickeln kann.

Auch schwere Formen der Hüftdysplasie, die mit einer Hüftluxation einhergehen, können mit Hilfe von speziellen Schienen oder Gipsverbänden erfolgreich behandelt werden. Schienen und Gips müssen dann mehrere Monate lang getragen werden.

ANTHROPOSOPHISCH-HOMÖOPATHISCHE THERAPIE

Mit Hilfe der folgenden Behandlung kann die orthopädische Behandlung unterstützt – jedoch nicht ersetzt – werden:

- **Stannum met. 0,4 % Salbe WELEDA** morgens und
- **Cuprum met. 0,4 % Salbe WELEDA** abends, jeweils eine erbsengroße Menge in der Hüftregion einmassieren.
- **Articulatio coxae D6 Amp. WALA** 3-mal wöchentl. $^1/_2$ Ampulle (0,5 ml) in den Mund tropfen – am besten auf einem Plastiklöffel. Wir haben wiederholt auch bei schweren Hüftreifungsstörungen einen günstigen Einfluss dieses Präparats feststellen können.

Wie Sie als Eltern helfen können

Um Ihr Baby breit zu wickeln, falten Sie eine Mullwindel etwa 15 cm breit und legen sie auf die Windel zwischen die Beine, bevor Sie Ihrem Kind den Strampelanzug anziehen.

Wenn Ihr Kind eine Spreizhose bekommt, müssen Sie diese konsequent und lange genug anlegen. Machen Sie sich keine Sorgen, Ihr Baby gewöhnt sich schnell daran und hat dabei keine Schmerzen.

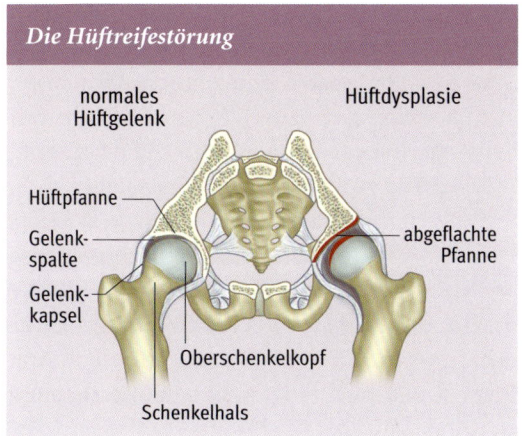

Die Hüftreifestörung

normales Hüftgelenk
Hüftdysplasie
Hüftpfanne
Gelenkspalte
abgeflachte Pfanne
Gelenkkapsel
Oberschenkelkopf
Schenkelhals

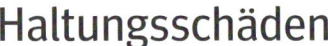

Haltungsschäden

Typische Symptome

- Schultern verschieden hoch (trotz unauffäl-liger Wirbelsäule)
- asymmetrische Haltung (meistens durch Wirbelsäulenverkrümmungen bedingt)
- »krummer« Rücken
- ausgeprägtes Hohlkreuz
- Brustkorbhälften ungleich hoch, wenn man das Kind vornüber gebeugt von hinten be-trachtet
- manchmal Rückenschmerzen

Die **Wirbelsäule** entwickelt ihre typische, S-för-mig geschwungene Form erst im Laufe der Kindheit. Die Wirbelsäule des Neugeborenen ist noch fast gerade; mit der einsetzenden Drehung und Aufrichtung des Kindes beginnt sie immer mehr, die S-förmig geschwungene Form zu be-kommen. Im Kleinkindalter sind oft zunächst ein »Hohlkreuz« und ein (scheinbar) »dicker Bauch« typisch. Erst allmählich reift bei einer gesunden Entwicklung die Kraft, die Wirbel-säule in einer Doppel-S-förmig geschwungenen aufrechten Form zu halten.

Die Wirbelsäule ist im gesunden Zustand von vorne und hinten betrachtet gerade. Von der Seite betrachtet hat sie die Form eines doppel-ten geschwungenen S. Dabei bezeichnet man generell eine Biegung nach hinten als **Kyphose**. Diese Biegung taucht als Normalform im Brust-korb- und im Steißbeinbereich auf. Eine Bie-gung nach vorne bezeichnet man als **Lordose**, sie tritt als Normalform im Bereich der Hals- und Lendenwirbelsäule auf. Eine verstärkte Biegung nach hinten im Brustkorbbereich be-zeichnet man als Rundrücken. Eine zu starke Krümmung nach vorne im Bereich der Lenden-wirbelsäule als Hohlkreuz (siehe Abbildung).

Krümmungen zur Seite, die immer krankhaft sind, werden als **Skoliose** bezeichnet (siehe Abbildung). Von einer *skoliotischen Fehlhaltung* spricht man, wenn die Skoliose schwach aus-geprägt ist und das Kind die Wirbelsäule mit Anstrengung der Muskeln noch ganz gerade halten kann. Unterschiedliche Beinlängen, aber auch eine Fehlstellung der Hüfte können zu einer solchen Fehlhaltung führen. Bei starker Ausprägung der Skoliose besteht jedoch eine *echte Fehlstellung*, die sich zu einem bleibenden Haltungsschaden entwickeln kann. Häufig ist die Wirbelsäule dazu noch in der Längsachse in sich verdreht. Eine Skoliose kommt bei Mäd-chen dreimal häufiger vor als bei Jungen. Sko-liosen entstehen in jedem Alter, am häufigsten werden sie aber in der Pubertät entdeckt.

Die häufigste Veränderung der Wirbelsäule ist der so genannte **Morbus Scheuermann**, der frü-her auch »Lehrlingsbuckel« genannt wurde. Dabei hat das Kind eine überstarke Kyphose, das heißt, seine Wirbelsäule ist verstärkt, über das normale Maß hinaus nach hinten gebogen: Meistens am Brustkorb, zum Teil aber im ge-samten Rückenbereich bis zur Lendenwirbel-säule. Ursache ist eine Wachstumsstörung der empfindlichen, noch knorpeligen Wachstums-zonen und Deckplatten der Wirbelkörper. Die Wirbelkörper können an den durch die Schwer-kraft besonders belasteten Stellen an Höhe ver-lieren und sogar an manchen Stellen zusam-menbrechen (wie ein Karton, den man an einer Stelle zu sehr belastet hat). Zum Teil dringt Bandscheibenmaterial in die eingebrochenen Stellen vor. Während der pubertären Wachs-tumsphase wächst die Wirbelsäule besonders stark und die Wirbelkörper sollten deshalb ent-lastet werden. Es hilft, wenn sich der Jugend-liche eine kräftige Bauch- und Rückenmuskulatur antrainiert und keine schweren Lasten trägt. Eine **Fehlhaltung der Wirbelsäule** kann bei Kindern und Jugendlichen noch korrigiert werden. Sie kann sich aber, vor allem in der Pubertät, zu einem bleibenden Haltungsschaden entwickeln.

Aus ganzheitlicher Sicht

Sowohl die Skoliose, die vor allem bei Mädchen auftaucht, als auch der Morbus Scheuermann, der in der Praxis überwiegend bei Jungen Beschwerden macht, erscheinen vor allem während der Pubertät. In den ersten sieben Jahren bis zum Zahnwechsel ist das Skelettsystem bei Mädchen und Jungen noch relativ ähnlich, in den folgenden sieben Jahren, vor allem in der Pubertät, verändert es sich sehr grundlegend. Das Typische des Weiblichen und das des Männlichen tritt jetzt betont in Erscheinung. Charakteristisch für das Seelische ist, dass es in Polaritäten lebt: Leid und Freude, Männliches und Weibliches, Liebe und Hass, Sympathie und Antipathie, Trieb und Vernunft liegen beieinander. Die gegensätzlichen Kräfte müssen auf der »Baustelle«, die die Seele des Kindes in dieser Phase darstellt, in ein neues Gleichgewicht gebracht werden. Die Pubertät ist nicht nur für das Kind eine anstrengende Zeit des Umbruchs, sondern verlangt auch den Eltern einiges ab, bis ihr Teenager wieder ein Gleichgewicht erreicht hat.

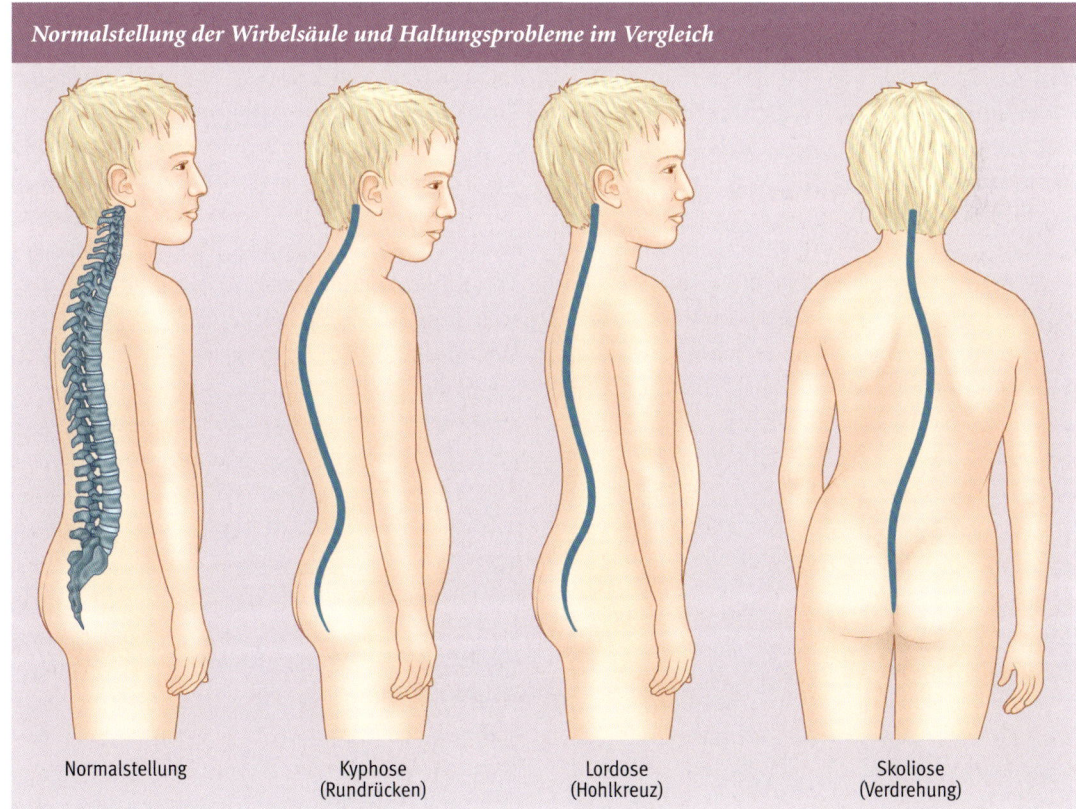

Normalstellung der Wirbelsäule und Haltungsprobleme im Vergleich

Normalstellung

Kyphose (Rundrücken)

Lordose (Hohlkreuz)

Skoliose (Verdrehung)

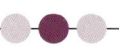

Die Wirbelsäule bildet mit Herz und Lunge gemeinsam das »Rhythmische System«, und damit die ausgleichende Mitte des Menschen. Kaum verwunderlich, dass es in der Pubertät zu Veränderungen an der Wirbelsäule kommt, in denen sich die Schwierigkeiten und Extreme dieses Alters spiegeln: krankhafte Kyphose bei Jungen, krankhafte Skoliose bei Mädchen.

Im Bereich einer Lordose (Hals- und Lendenbereich) ist die Wirbelsäule besonders beweglich, im Bereich einer Kyphose (Brustbereich, aber auch Region des Kreuzbeins) vergleichsweise dazu eher stabiler und fest. Bei Mädchen mit einer Skoliose tritt häufig ein verfrühter und beschleunigter Wachstumsschub auf. Das Bewegliche der Lordose-Abschnitte (wie zum Beispiel des Lendenbereichs) erscheint nun weiter oben an falscher Stelle, nämlich im Bereich der Brustwirbelsäule, und in der falschen Richtung, nämlich als seitliche Verbiegung statt als Schwingung zwischen vorne und hinten.
Im Gegensatz dazu manifestiert sich beim Morbus Scheuermann eine krankhafte Verfestigung der Wirbelsäule, und zwar auch in den Abschnitten, die eigentlich sehr beweglich bleiben sollen, wie im Lendenbereich. Gleichzeitig wird die Ausbuchtung der Brustwirbelsäule nach hinten übertrieben zum »Lehrlingsbuckel«. Vor allem bei Jugendlichen, die unter dem Eindruck sehr dominierender Eltern eine unterwürfige Haltung zeigen, deren Persönlichkeit eher schwach ausgeprägt ist und die nicht zu widersprechen wagen, kommt es durch diesen inneren Druck zur krankhaften Verhärtung und Kyphose, zu der typischen Buckelbildung eines Morbus Scheuermann. Es kann aber auch bei frühzeitigem Leistungssport ein Druck von Außen auf die Wirbelsäule entstehen, der zu dieser Verformung führt.

Wann zum Arzt?

Gehen Sie bei Verdacht auf eine Haltungsschwäche mit Ihrem Kind zum Arzt, der Sie bei Bedarf an einen Orthopäden überweisen wird.

Was macht der Arzt?

Zunächst wird der Arzt Ihr Kind sorgfältig untersuchen und die Vorgeschichte (Anamnese) erheben. Bei einer krankhaften Fehlstellung der Wirbelkörper wird zu Beginn der Behandlung das Ausmaß der Fehlhaltung mit einem Röntgenbild ermittelt.
Ein Orthopäde wird Ihr Kind regelmäßig untersuchen und den Verlauf der Erkrankung kontrollieren. Eine physiotherapeutische Behandlung ist die wichtigste therapeutische Maßnahme.
Bei einer deutlichen Fehlstellung kann es vor allem bei der Skoliose notwendig sein, dass Ihr Kind ein Stützkorsett bekommt. Dieses Korsett muss es über mehrere Jahre bis zur Ausreifung der Wirbelsäule fast den ganzen Tag lang tragen. In einem solchen Fall ist es wichtig, dass Sie als Eltern gemeinsam mit dem Arzt Ihren Teenager davon überzeugen, dass das notwendig ist, weil er dadurch zum Beispiel um schwerwiegende Operationen herum kommt. Außerdem müssen Sie darauf achten, dass Ihr Kind die Kontrolltermine einhält, damit das Korsett immer wieder vom Orthopäden in Zusammenarbeit mit dem Physiotherapeuten optimal angepasst werden kann. Nur so kann man sicherstellen, dass das Kind tief genug atmen kann und dadurch das Korsett akzeptabel ist.

ANTHROPOSOPHISCH-HOMÖOPATHISCHE THERAPIE

Haltungsschwächen werden in erster Linie mit manuellen Therapien behandelt wie Osteopathie und Rhythmische Massage. Gerade mit

Hilfe der Weichteilosteopathie ist es möglich, Verspannungen, die sich über die Muskelfaszien (die weiße Bindegewebsschicht, die die Muskeln umhüllt) über den ganzen Körper ausgebreitet haben, wieder zu lösen und zu beseitigen. Dadurch schafft man die Voraussetzungen für die therapeutische Hauptaufgabe: die eigene Bewegung, die eigene aufrechte Körperhaltung neu zu aktivieren. Das Kind muss dabei in der Regel lernen, seinen Rücken überhaupt wahrzunehmen. Es muss sich seelisch stärker damit verbinden und neue Bewegungen erlernen, bei denen es innerlich aufmerksam »dabei« ist. So lernt es, selbst ein neues Gleichgewicht im Bereich der Wirbelsäule zu erreichen.

Die dabei langfristig erfolgreichste Therapie ist die Heileurythmie, vor allem, wenn sie sinnvoll mit Krankengymnastik kombiniert wird. Letztere bedeutet keinen Gegensatz zur Heileurythmie, kann sie aber auch nicht ersetzen. Sowohl für die Heileurythmie als auch für die Krankengymnastik ist es entscheidend, dass der Patient zuhause regelmäßig wiederholt, was er in der Therapiestunde erlernt: Physiotherapie und Heileurythmie ohne tägliches Üben zuhause sind sinnlos. Hier ist das pädagogische Geschick der Eltern gefragt, um ihr Kind zu motivieren.

Bei Haltungsschwäche als Basismittel eignen sich
- **Bambusa e nodo D6 Glob. WALA**
  1- bis 2-mal tägl. 5 Globuli, im Wechsel mit
- **Equisetum/Stannum Glob. WALA**
  jeweils 1- bis 2-mal tägl. 5 Globuli
  Diese Mittel müssen, wie alle Arzneimittel bei Wirbelsäulenbeschwerden, ausreichend lange, im Allgemeinen mindestens 6–12 Wochen gegeben werden, um ihre Wirksamkeit beurteilen zu können.

●● Bambus trägt und richtet auf

Die Anthroposophische Medizin hat den Bambus als Basisheilmittel für Wirbelsäulenbeschwerden in den Arzneimittelschatz der Komplementärmedizin eingeführt. Die Bambuspflanze stellt ein Wunder der Aufrichtekraft im Pflanzenreich dar. In warmen Ländern kann man durch Bambuswälder gehen, die wunderbar harmonisch im Wind schwingen, und muss sich erst bewusst machen, dass der Bambus ein Gras ist! In vielen Ländern Asiens stützt man auch moderne Betonbauten nicht mit Stahl, sondern mit Bambus, der dem Beton Elastizität und Festigkeit vergleichbar unserem Stahlbeton verleiht. Bambus als tragendes Material zeigt auch eine besondere Widerstandskraft in erdbebengefährdeten Zonen. Als Heilmittel unterstützt Bambus die Bildung der Wirbelsäule und die innere Aufrichtekraft; das bestätigen auch moderne homöopathische Arzneimittelprüfungen.

Neben dem Bambus ist eine weitere zentrale Heilpflanze bei Wirbelsäulenbeschwerden die Tabakspflanze, Nicotiana Tabacum. Aus ihr wird zum Beispiel die folgende sehr wirkungsvolle Salbe zubereitet:

Äußerlich hilft bei Haltungsschäden
- **Tabacum 1 % Salbe WELEDA**
  1-mal tägl. jeweils eine erbsengroße Menge in die betroffenen Wirbelsäulenabschnitte einreiben
im Wechsel mit
- **Stannum 0,4 % Salbe WELEDA**

Innerlich hilft bei Haltungsschäden, die mit Schmerzen einhergehen (die durch die Anwendung dieses Kompositionsmittels deutlich zurückgehen)

◉ Disci comp. c. Nicotiana Glob. WALA
3-mal tägl. 10 Globuli
Diese Arzneimittelkomposition wurde speziell für Jugendliche geschaffen; sie enthält neben der potenzierten Tabakpflanze auch Potenzen von Bambus, Equisetum und Stannum und ermöglicht eine wirksame Unterstützung bei jugendlichen Haltungsschäden wie dem Morbus Scheuermann und Skoliosen. Doch ersetzt diese Arzneitherapie nie die aktive Übungsbehandlung aus Heileurythmie und Krankengymnastik.

Bei einer schmerzhaften Störung der Halswirbelsäulenbeweglichkeit, die durch einen Unfall (Sturz beim Ski- oder Schlittenfahren, mit dem Fahrrad, von der Schaukel etc.) eingetreten ist

◉ Disci comp. c. Argento Glob. WALA
2- bis 3-mal tägl. 5–10 Globuli
◉ Tulipa e planta tota D6 Amp. WALA
tägl. morgens 1 Ampulle in den Mund tropfen über 5–10 Tage hinweg
ergänzt durch die äußere Anwendung von
◉ Arnika-Salbe 30 % WELEDA
2- bis 3-mal tägl. auf die betreffende Wirbelsäulen-Region auftragen.

Bei Schmerzen im Bereich der Brustwirbelsäule bei Morbus Scheuermann, vor allem im Rahmen einer depressiv getönten Stimmungslage (zum Beispiel bei sehr dominantem Vater)

◉ Disci comp. c. Auro Glob. WALA
1- bis 2-mal tägl. 7 Globuli

Bei akuten schmerzhaften Verspannungen der Rückenmuskulatur

◉ Magnesium phos. D6 Tabl. DHU
bis zu 10 Tabletten gelöst in warmem Wasser schluckweise pro Tag: Wir haben schon schwere Schmerzzustände Jugendlicher unter diesem Mittel »dahinschmelzen« sehen, die auch schulmedizinischen Schmerzmitteln zähen Widerstand geleistet hatten!

Bei akuten Schmerzen bei Morbus Scheuermann, vor allem im Lendenbereich, können vom Arzt mit feiner, fast schmerzloser Kanüle Injektionen anthroposophischer Arzneimittel eine sehr wirksame Hilfe bieten, vor allem von Disci/Rhus tox. comp. Amp. WALA und Magnesium phos. comp. Amp. WALA innerlich unterstützt durch die Gabe von Disci comp. c. Stanno Glob. WALA 2-mal tägl. 10 Globuli.

Wie Sie als Eltern helfen können

Ihr Kind hat zwar keine Beschwerden, muss aber trotzdem seine krankengymnastischen Übungen machen. Da braucht es motivierende Eltern und vor allem einen guten Freundeskreis. Womöglich können Sie Freunde Ihres Kindes gewinnen, in regelmäßigen Abständen Übungen mitzumachen. Als Belohnung gibt es dann eine finanzielle Unterstützung für gemeinsame Eintrittskarten zu einem Sport- oder Musikereignis. So wird geteiltes Leid (Krankengymnastik) zu halbem Leid und geteilte Freude zu doppelter Freude.
Wenn Ihr Kind ein Korsett tragen muss, ist es generell besser das Ganze in der Schule, vor allem aber im Freundeskreis offen zu thematisieren. Es fällt Ihrem Teenager wahrscheinlich leichter, das lästige Korsett auch seelisch besser zu akzeptieren, wenn er es nicht ständig verheimlichen muss. Körperliche Bewegung bleibt auch mit Korsett wichtig, um die Muskeln zu stärken und die Haltung auf Dauer zu verbessern.

Achten Sie darauf, dass Ihr Kind nicht zu schwer trägt und auch keine Sportarten ausübt, die den Rücken belasten, etwa Ringen oder Gewichtheben.

Auch Leichtathletik bei Mädchen als Leistungssport, bzw. jede Form eines übertriebenen Ehrgeizes beim Sport wirkt sich ungünstig aus.

●● *Haltungsschwäche vorbeugen*

Immer mehr Kinder zeigen heute Haltungsschwächen, was vor allem auf mangelnde Bewegung und zu häufiges Sitzen vor dem Computer und Fernseher zurückzuführen ist. Aber auch seelischer Druck und Kummer spiegeln sich in einer gebeugten Haltung wider. Hohlkreuz und Rundrücken sind die bekanntesten Ausprägungen, aber auch allgemein hängende Schultern und schlaffe Muskeln erfordern mehr Bewegung. Spielen im Freien und Sport in der Freizeit sind hier die besten Vorsorgemaßnahmen. Achten Sie zudem auch auf Ihre eigene Körperhaltung – der Rücken Ihres Kindes ist oft der Spiegel des eigenen. Ihre ganze Familie profitiert davon, wenn Sie sich selbst wieder in Schwung bringen und mehr bewegen.

Bein- und Fußfehlstellungen

Typische Symptome
○ Füße sind nach innen oder außen gekehrt
○ O- oder X-Beine

In den ersten Lebensjahren entspricht die **Stellung der Beine und Füße** ganz und gar nicht der Erwachsenennorm: Ein gesunder Säugling kommt mit O-Beinen und Plattfüßen zur Welt. Und in der Phase des Laufenlernens, also etwa ab dem ersten Geburtstag, werden aus den O-Beinen allmählich X-Beine – aber auch nur vorübergehend. Erst durch viel Bewegung und die Stärkung der Muskelkraft werden die Beine immer gerader, und es bildet sich ein gesundes Fußgewölbe aus, das von einer Gruppe verschiedener Muskeln gehalten wird, die in ihrer Anordnung eine Art »Zügel« bilden. Bis zur Pubertät ist diese Entwicklung abgeschlossen. Bei Kindern, die sich wenig bewegen und vielleicht auch noch übergewichtig sind, kann diese gesunde Entwicklung jedoch beeinträchtigt werden. Dann kommt es schon in jungen Jahren zu Fehlstellungen der Beine und zu schmerzhaften Verschleißerscheinungen an Knien, Knöcheln und Fußknochen.

Beim **Einwärtsgang** sind die Füße »einwärts« gedreht, vor allem beim Kleinkind dadurch bedingt, dass die Oberschenkel etwas nach innen gedreht sind. Wenn keine echte Fehlbildung der Hüfte vorliegt und die Fußknöchel voll beweglich sind, ist keine Behandlung erforderlich, der Einwärtsgang verliert sich dann meistens bis zum Zahnwechsel. Ähnlich verhält es sich beim **Auswärtsgang**, bei dem die Oberschenkel etwas nach außen gedreht sind. Eine orthopädische

Behandlung wird auch hier erst notwendig, wenn der »Auswärtsgang« noch nach dem Zahnwechsel besteht. Der »Zehenspitzengang« tritt häufig bei kleinen Kindern auf, die kurz zuvor gehen gelernt haben. Ist das Fußgelenk frei beweglich und können die Kinder auf der Ferse stehen, verliert sich der Zehenspitzengang von alleine. Nur wenn eine echte Muskelerkrankung oder eine neurologisch bedingte Spastik vorliegt, ist eine Behandlung erforderlich.

Beim **Klumpfuß**, der relativ selten ist, sind die Sohle samt Ferse und der Vorfuß nach innen gedreht, der Fuß ist nur schlecht zu bewegen. Meist ist ein Klumpfuß angeboren, er kommt bei Jungen doppelt so oft vor wie bei Mädchen.

Wann zum Arzt?
Die Beinstellung Ihres Kindes wird im Rahmen jeder Vorsorgeuntersuchung vom Arzt geprüft. Gehen Sie zum Arzt, wenn Ihr Kind nach dem zweiten Lebensjahr noch deutliche O-Beine hat oder im Schulalter eine, eventuell seitenungleiche, Zunahme einer X-Bein-Stellung zeigt.
Läuft Ihr Kind seine Schuhe innen ab, sollten Sie von einem Arzt kontrollieren lassen, ob es Plattfüße hat.

Was macht der Arzt?
Eine Fehlstellung der Beine und Füße muss immer von einem Arzt kontrolliert werden. In vielen Fällen reicht es aus, den Verlauf sorgfältig zu beobachten und ausreichend für Bewegung zu sorgen – am besten auf »lebendigem Untergrund«, wie Waldboden oder Wiesen. Bergwanderungen und barfuß laufen im Sand tragen ebenfalls dazu bei, die Fuß- und Beinmuskeln zu kräftigen. Viel zu wenig genutzt wird die Chance, durch Krankengymnastik zum Beispiel die Entwicklung des Fußgewölbes beim Platt-

fuß zu fördern. Durch einfache, regelmäßig ausgeführte Fußgymnastik lässt sich viel erreichen! Stattdessen werden allzu oft nur Einlagen verschrieben. Fragen Sie Ihren Arzt, mit welchen Möglichkeiten Ihr Kind die Reifung seiner Fuß- und Beinstellung unterstützen kann. Eingreifende kinderorthopädische Maßnahmen wie Operationen sind bei Fehlstellungen der Beine und Füße nur selten notwendig.
Eine ganz andere Situation liegt beim Klumpfuß vor: Dieser wird in den ersten Tagen nach der Geburt orthopädisch verbunden, eingegipst oder geschient, um ihn richtig auszurichten. Manchmal ist es nötig, die Achillessehne operativ zu verlängern, um den Fuß so beweglich zu machen, dass das Kind laufen lernen kann.

ANTHROPOSOPHISCH-HOMÖOPATHISCHE THERAPIE
Wichtigste Therapie bei allen Fußfehlstellungen ist neben den genannten Maßnahmen die Heileurythmie. Bei dieser Therapieform führt das Kind Bewegungen aus, durch die sich Seele und Körper besonders gut miteinander verbinden können. Die richtige Wahrnehmung von Schwerkraft und aufrechter Haltung sind für ein gesundes Skelettsystem wichtig. Das Kind lernt in der Heileurythmie mithilfe der durchgeführten Bewegungen die richtige Mitte zu finden zwischen den Einflüssen der Schwerkraft (Gravitas) und dem Bestreben, sich gegen die Schwerkraft aufzurichten.

Wie Sie als Eltern helfen können
Achten sie darauf, dass sich Ihr Kind viel bewegt und dabei nur mit rutschfesten Socken herumläuft. Noch besser wäre es, wenn es barfuß gehen könnte, allerdings muss es dann warm genug sein, damit es dabei nicht auskühlt. Beim Laufen ohne Schuhe wird seine Muskulatur gekräf-

tigt und das Skelett kann sich gesund entwickeln. Ihr Kind sollte sich außerdem nicht ständig mit dem Fahrrad fortbewegen: Sein Fuß reift nur, wenn er mit dem Körpergewicht belastet wird. Leider führt der Weg unserer Kinder heute vom Laufrad über den Roller zum Fahrrad immer häufiger »an der Erde vorbei«. Die Reifung des Fußes ist aber auf Gehen und Laufen angewiesen, möglichst nicht nur auf Pflaster, sondern in der Natur.

Schließlich noch ein Wort zu den Schuhen: Untersuchungen haben ergeben, dass bis zu 90 Prozent der Kinder zu kleine Schuhe tragen! Stellen Sie Ihr Kind vor dem Schuhkauf auf ein Stück Pappe und fahren Sie die Konturen seines Fußes nach. Lassen Sie dabei vor allem vorne mindestens 1 cm Platz, damit der Fuß später im Schuh beim Fußheben und Abrollen ausreichend freien Spielraum und außerdem Platz für das Wachstum hat. Schneiden Sie die Schablone aus und prüfen Sie im Laden, ob diese im Schuh Platz hat.

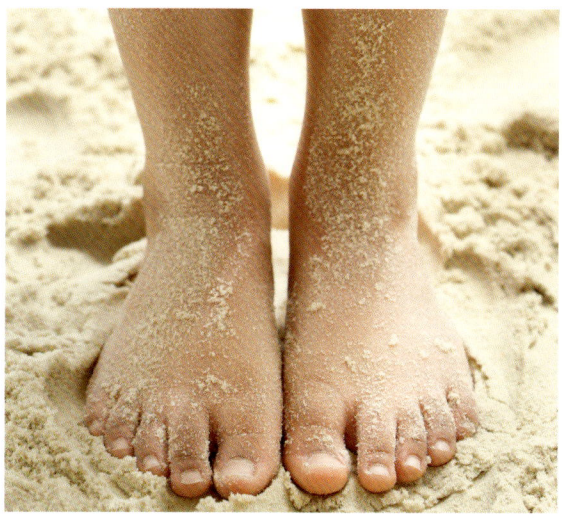

Barfuß laufen im Sommer ist für die gesunde Entwicklung der Füße eine unverzichtbare »Medizin«!

Knieschmerzen und »Wachstumsschmerzen«

Typische Symptome

- Schmerzen im Bereich der Knie und Unterschenkel, vor allem gegen Abend

Kinder und Jugendliche leiden oft an **Knie- und Unterschenkelschmerzen**. Diese Gegend ist beim Kind besonders wachstumsaktiv und macht bis ins Jugendalter immer wieder einen »Umbau« durch, der entsprechend wehtun kann.

Kindliche Gliederschmerzen können durch Wachstumsschmerzen bedingt sein. Sie treten vor allem ab dem Nachmittag in den Unterschenkeln auf. Sie können Kinder zwischen 4 und 16 Jahren betreffen, am häufigsten nach Tagen mit besonderer körperlicher Anstrengung. Die Schmerzen sind zwar harmlos und nicht krankhaft, aber belasten die betroffenen Kinder manchmal erheblich, vor allem wenn sie häufig und stark auftreten.

Ein häufiges Problem vor allem bei sportlich aktiven Jugendlichen sind Schmerzen hinter der Kniescheibe, die mit dem Wachstum in diesem Bereich zusammenhängen. Dadurch ist der Knorpel vorübergehend rauer und bei entsprechenden Bewegungen kommt es statt zu einem reibungslosen Gleiten zu einem schmerzhaften Reiben. Diesen Zustand bezeichnet man als **Retropatellares Schmerzsyndrom** (Patella = die Kniescheibe). Typischerweise verschlimmert sich der Schmerz in der Kniehocke und beim Treppensteigen. Diese Schmerzen können zum Beispiel das weitere Fußball- oder Basketballspielen unmöglich machen.

Vom eben bespochenen Retropatellaren Schmerzsyndrom zu unterscheiden ist eine Verknöcherungsstörung des Schienbeinkopfes, der so genannte **Morbus Osgood-Schlatter** (»Schlattersche Krankheit«). Hier ist wachstumsbedingt der Ansatz der starken Sehne des Oberschenkelmuskels im Schienbeinkopf betroffen. Das kann bei sportlich aktiven oder aber übergewichtigen Jungen vorkommen. Typisch ist die bei Druck schmerzhafte Schwellung des vorderen Schienbeinkopfes.

Wann zum Arzt?

Gehen Sie immer zum Arzt, wenn Ihr Kind über wiederkehrende Schmerzen im Bereich der Knie und der angrenzenden Ober- und Unterschenkel klagt.

Was macht der Arzt?

Der Arzt wird zunächst sorgfältig die Vorgeschichte erheben und Ihr Kind untersuchen. Er achtet darauf, ob er Zeichen einer Gelenkentzündung findet wie Überwärmung, Schwellung oder eine schmerzhafte Bewegungseinschränkung. Er überprüft, ob die Schmerzen einseitig sind (dann ist immer besondere Vorsicht geboten, siehe unten), fragt nach, wann die Schmerzen auftreten – Wachstumsschmerzen zum Beispiel haben typische Verschlimmerungszeiten – und untersucht vor allem, wo die Schmerzen auftreten.

Eine Vielzahl seltener, aber schwerwiegender Diagnosen sind dabei vom Arzt auszuschließen. So kann eine einseitige Kniegelenkentzündung sowohl auf eine zeckenbissbedingte Borreliose (siehe Seite 205) als auch auf eine rheumatische Erkrankung hindeuten. Nächtliche Knochenschmerzen im Kniebereich können in seltenen Fällen Zeichen einer Knochenmarkserkrankung wie Leukämie sein. Und einseitige knienahe

Knochenschmerzen können ein Hinweis auf eine schwerwiegende Knochenerkrankung sein. Je nach Vorgeschichte und Befund wird Sie der Arzt in den meisten Fällen beruhigen und nach Hause entlassen, bei begründetem Verdacht jedoch eine Blut- oder Röntgenuntersuchung anordnen.

Glücklicherweise sind schwerwiegende Erkrankungen in diesem Bereich selten, aber ehe man zu bewährten Mitteln für häufige und harmlose Störungen wie Wachstumsschmerzen greift, sollte gesichert sein, dass nichts anderes dahintersteckt. In der Praxis erleben wir, dass gerade Jugendliche die Abklärung solcher Schmerzen gerne lange hinauszuzögern. Eine gute Diagnose ist aber weitaus beruhigender, als aus Angst vor einer schlimmen Diagnose die Schmerzen zu verdrängen.

ANTHROPOSOPHISCH-HOMÖOPATHISCHE THERAPIE

Eine wirksame Hilfe bei Wachstumsschmerzen leistet Magnesium. Dieser Mineralstoff ist für die Kalziumeinlagerung in den Knochen, aber auch für die Funktion und Entspannung der Muskulatur unentbehrlich. Man kann Magnesium stofflich dosiert als Tablette oder lösliches Granulat geben.

Am wirksamsten ist bei kindlichen Gliederschmerzen nach unserer Erfahrung
- **Magnesium phosphoricum D3–D6 Tabl. DHU**
  2–4 Tabletten pro Tag in warmem Wasser lösen und schluckweise über den Tag verteilt verabreichen. Die Therapiedauer richtet sich nach dem Bedarf.

Äußerlich helfen auch
- **Massagen der Beine mit Solum Öl WALA** von unten nach oben durchführen.

Bei Knieschmerzen (Retropatellares Schmerz-syndrom) hat sich in der Praxis außerordentlich bewährt
- Cartilago comp. Glob. WALA
  2-mal tägl. 10 Globuli 6–12 Wochen lang vor dem Essen geben.

Dieses Mittel wird am besten kombiniert mit
- einer Kniemanschette
  die der Kniescheibe eine bessere Führung gibt.

Zu Anfang der Behandlung muss der Jugendliche den Sport unterbrechen, damit sich das Knie erholen kann. Das Kompositionsmittel kombiniert mit anfänglicher, ausreichender Schonung (rund 4 Wochen) ließ bei unseren jugendlichen Patienten in der Praxis die Schmerzen fast immer zuverlässig verschwinden. Das Mittel sollte, nachdem die Schmerzen weg sind, noch weitere 4–6 Wochen eingenommen werden. Falls die Schmerzen wieder auftauchen, sollte der Jugendliche sofort wieder mit der Einnahme beginnen. Es ist dann in der Regel keine längere Schonung mehr erforderlich.

Bei der Schlatterschen Krankheit hilft
- Schonung des Beins und Anlegen einer Kniegelenkbandage
  meist über einen längeren Zeitraum hinweg als beim Retropatellaren Schmerzsyndrom. Das Hauptproblem dieser an sich gut ausheilenden Störung sind die Schmerzen.

Hilfreich ist außerdem die Behandlung mit
- Apatit/Stannum WELEDA
  morgens 1/2 TL Pulver vor dem Frühstück im Mund zergehen lassen.
- Hypophysis/Stannum Glob. WALA
  abends 5 Globuli

Äußerlich hilft
- Stannum met. 0,4 % Salbe WELEDA

tägl. morgens eine erbsengroße Menge auf den vorderen Schienbeinkopf einreiben.

Gegen die Schmerzen hilft
- Cartilago comp. Glob. WALA
  2-mal tägl. 10 Globuli

Wie Sie als Eltern helfen können

Generell empfiehlt sich, wenn Sie mit Ihren Kindern wandern gehen, dass sie bis zum Ende der Pubertät Stöcke benutzen, vor allem bergabwärts. Damit können die Knie sehr entlastet werden. Außerdem sollten Sie auf eine gesunde Ernährung achten. Mineralstoffreich sind zum Beispiel Hirse und Hafer.

Vor allem im Jugendalter ist es wichtig, nach ärztlicher Abklärung der Knieschmerzen und ärztlicher Anordnung, Ihr Kind zu motivieren, das Kniegelenk zu schonen.

Da in diesem Alter das Selbstwertgefühl häufig über sportliche Leistungen gestärkt wird, ist es umso wichtiger, dass der Jugendliche auch aus anderen Quellen seine Anerkennung bekommt und nicht trotz seiner Knieschmerzen am Fußballturnier teilnimmt. Entweder wird die Zeit bis zur Heilung mit einer knieschonenden Sportart überbrückt oder der Jugendliche entdeckt sein altes Musikinstrument wieder oder eine andere, vielleicht auch künstlerische Tätigkeit, die seinem Selbstwertgefühl auch ohne Sport guttut.

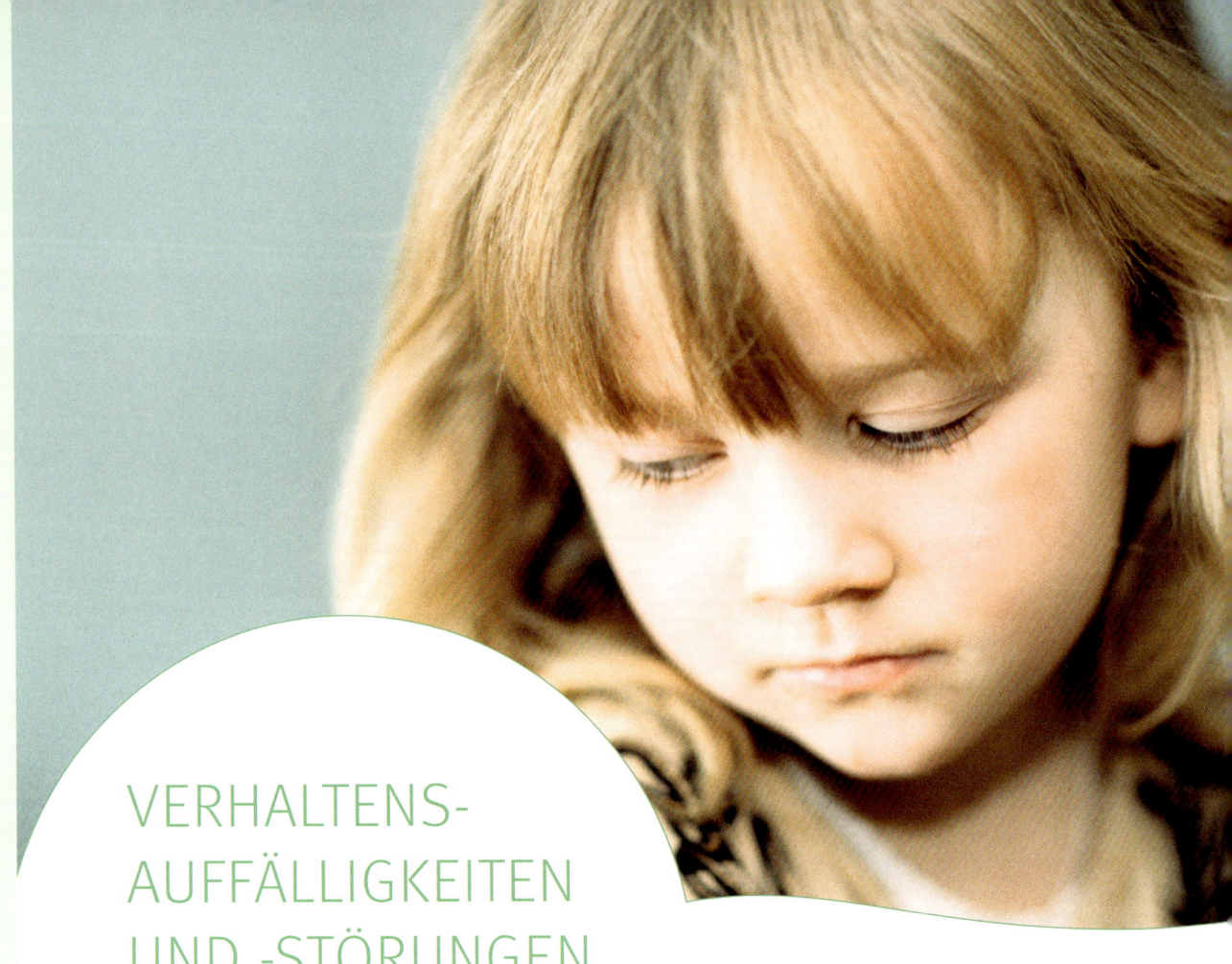

VERHALTENS-AUFFÄLLIGKEITEN UND -STÖRUNGEN

Psychosomatische Störungen

Es gibt zwar kaum eine Krankheit, an der das Seelische keinen Anteil hätte, aber in keinem Bereich herrscht darüber so viel Einigkeit wie bei den in diesem Kapitel zusammengefassten Verhaltensauffälligkeiten. Auch daran, dass diese in den westlichen Ländern immer häufiger werden, zweifelt praktisch niemand. Die Ursachen dafür sind vielfältig: In der Regel sind sie auf gesellschaftlicher, familiärer und individueller Ebene zugleich zu suchen. In jedem Fall greift es zu kurz, allein den Eltern die Schuld zu geben, wenn ihr Kind zum Beispiel eine Ess-Störung oder ein Aufmerksamkeitsdefizit entwickelt. Andererseits können Eltern auch in diesem Bereich großen Einfluss auf ihre Kinder nehmen und viel zur Vorbeugung, zur Prävention beitragen. So können sie etwa von Anfang an eine familiäre Esskultur entwickeln, bei der Essen Genuss und Wohlgefühl bedeutet, oder indem sie im Hinblick auf die »visuelle Nahrung« ihr Kind nicht vor dem Fernseher »parken«, sondern freies Spielen und Bewegung fördern. Aber selbst bei guten familiären Voraussetzungen können Kinder Verhaltensauffälligkeiten und -störungen entwickeln, die behandelt werden müssen. Bewusst haben wir auf Ausführungen zu Depressionen und Suchterkrankungen (außer Ess-Störungen) verzichtet, da diese – noch mehr als die übrigen Auffälligkeiten in diesem Kapitel – einer individuellen Therapie bedürfen.

Schlafstörungen

Typische Symptome

- Einschlafschwierigkeiten, einschlafen meist nur mit aufwändiger Hilfe der Eltern möglich
- Durchschlafschwierigkeiten
- längere Wachphasen nachts
- Übermüdungszeichen tagsüber

Eine **Schlafstörung** liegt vor, wenn ein Kind schlecht ein- oder durchschlafen kann bzw. wenn es nachts längere Wachphasen hat, in denen es aktiv ist und seine Umgebung wach hält. Außerdem sind schlafgestörte Kinder unausgeschlafen – genau wie ihre Eltern. Schlafstörungen werden von Eltern sehr subjektiv empfunden. Manche empfinden das Schlafverhalten ihres Babys als normal, obwohl es sie nachts mehrere Stunden wach hält. Für andere dagegen ist der Schlaf ihres Kindes gestört, weil es nachts einmal aufwacht und trinken will.

Es ist tatsächlich nicht einfach, objektive Kriterien für Schlafstörungen aufzustellen, zumal schon der Schlafbedarf von Kindern sehr unterschiedlich ist. So genügen dem einen Säugling im Extremfall 10 Stunden Schlaf pro Tag, während ein Gleichaltriger 20 Stunden braucht, um »ausgeschlafen« zu sein.

Wie lässt sich nun erkennen, ob Ihr Kind genug Schlaf bekommt? Ein ausgeschlafenes Kind zeigt sich in seinen Wachphasen frisch und munter sowie aktiv und aufnahmebereit. Ein Kind, das zu wenig schläft, ist dagegen quengelig und wirkt die meiste Zeit schläfrig.

Vielen Eltern ist nicht bewusst, dass Kinder das Schlafen erst lernen müssen. Deshalb können Säuglinge noch gar nicht schlafgestört sein – sie können höchstens den Schlaf ihrer Eltern stören. So muss ein Baby erst lernen einzuschlafen, indem es sich selbst beruhigt. Oft hilft ihm dabei ein Kuscheltier oder der Daumen, wenn beides nichts hilft auch ein Schnuller.

Hat es endlich in den Schlaf gefunden, durchläuft es nachts mehrere Tiefschlafphasen. In den Übergangsphasen dazwischen kommt es zu halbwachen Zuständen, in denen das Kind unruhiger wird. Dabei besteht die Gefahr, dass es ganz aufwacht, solange es sich nicht selbst beruhigen kann. Nehmen die besorgten Eltern ihr Baby nun auf den Arm, statt ihm zum Beispiel kurz die beruhigende Hand zu reichen, wird es erst richtig wach. Am besten lernen Kinder durchzuschlafen, wenn Eltern gar nicht oder nur zurückhaltend und ruhig auf die unruhigen Phasen reagieren.

Manchmal hindern auch Unsicherheit, Schuldgefühle oder Konflikte zwischen den Eltern ein Kind am Einschlafen. Ihm fehlen dann die Sicherheit und das Vertrauen, damit es loslassen kann. Denn um sich fallen zu lassen, brauchen Kinder genauso wie Erwachsene einen geschützten Raum.

Aus ganzheitlicher Sicht

Schlafen und Wachen finden im rhythmischen Wechsel statt, zu dem auch die Zwischenphasen gehören, in denen wir träumen oder nur halb wach sind, bevor wir wieder in eine Tiefschlafphase kommen. Während wir schlafen, erholen sich Körper und Seele. Im Schlaf löst sich das Seelisch-Geistige eines jeden Menschen etwas vom Körper. Ein physischer Ausdruck davon ist die Wärmeverteilung, die nachts anders ist als tagsüber. Nachts ist die Körperwärme eher im Außenbereich des Körpers, so dass wir uns zudecken müssen, um nicht auszukühlen. Tagsüber verbindet sich das Seelisch-Geistige wieder intensiver mit dem Körper und die Wärme ist zentralisierter. Nachts bleibt der Körper etwas mehr »sich selbst überlassen«, die aufbauenden

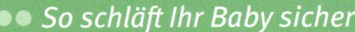

So schläft Ihr Baby sicher

Um das Risiko für den plötzlichen Säuglingstod (SIDS) so gering wie möglich zu halten, sollten Sie einige Sicherheitsmaßnahmen beachten:

○ Legen Sie Ihr Baby im ersten halben Jahr nur auf dem Rücken ins Bett.

○ Benutzen Sie einen Schlafsack statt einer Decke. Er hält Ihr Baby nachts warm, ohne es zu überhitzen. Für den Winter gibt es dickere, für den Sommer leichtere Schlafsäcke.

○ Verzichten Sie auf ein Kopfkissen, ein Schaffell und eine Daunendecke.

○ Stillen Sie am besten sechs Monate lang ausschließlich (siehe Seite 123).

○ Verzichten Sie konsequent auf das Rauchen in Gegenwart Ihres Kindes.

○ Lassen Sie Ihr Kind während des gesamten ersten Jahres im elterlichen Schlafzimmer schlafen, am besten im Kinderbettchen oder Stubenwagen neben dem Bett der Mutter.

○ Wurde Ihr Baby zu früh geboren, sollten Sie mit Ihrem Arzt über mögliche weitere Vorkehrungen sprechen.

Weitere Empfehlungen für einen wohligen Schlaf finden Sie auf Seite 121.

Regenerations- sowie Wachstumsprozesse finden ohne die Einwirkungen des Seelisch-Geistigen statt. Tagsüber ist das Seelisch-Geistige wieder stärker im Körper anwesend, wir werden in unserem Bewusstsein, unserer Bewegung und unserer Verdauung aktiv. Diese Prozesse bewirken, dass wir von Stunde zu Stunde müder werden. Der Körper wird mit jeder wachen Stunde, mit jeder vollzogenen Tat etwas abgebaut und muss deshalb nachts aufs Neue aufgebaut und regeneriert werden. Wachen und Schlafen sind wie ein Ein- und Ausatmen des Seelisch-Geistigen. Bei Säuglingen ist die Verbindung zwischen dem Seelisch-Geistigen und dem Lebendig-Leiblichen weniger intensiv, der Übergang zwischen Wachen und Schlafen geschieht deshalb häufiger und schneller.

Für das Wechselverhältnis zwischen Wachen und Schlafen ist es wichtig anzuerkennen, dass alle Sinneseindrücke, die wir am Tag aufnehmen genauso »Nahrung für die Seele« darstellen, wie etwa Brot, Butter und Käse Nahrung für den Körper sind. In beiden Fällen ist es wichtig, dass die Verdauung zum richtigen Zeitpunkt erfolgt. Wenn wir zu viel, zu fett und zu spät am Abend essen, verschiebt sich die Verdauung in die Nacht und stört unseren Schlaf. Genauso ist es mit den Sinneseindrücken: Nehmen wir zu viele und ohne Zusammenhang wechselnde Sinneseindrücke auf und erfolgen diese auch noch spät am Abend, müssen wir auch hier die »seelische Verdauungsarbeit« in der Nacht leisten. In beiden Fällen sind Bewegungsunruhe, Schwitzen und ein oberflächlicher Schlaf die Folge – etwas, was wir Erwachsenen ebenfalls kennen.

Schlafstörungen, bei denen bestimmte Verhaltensmuster in Form einer Episode im Schlaf auftauchen und diesen zum Teil erheblich stören können, werden Parasomnien genannt. Darunter fallen nächtliche Angstattacken, Albträume, Sprechen im Schlaf und Zähneknirschen (Bruxismus). Auch hier zeigt sich, dass das gesunde »Eintauchen« des Seelisch-Geistigen in das Lebendig-Leibliche am Tag und das »Sich-wieder-Lösen-Können« in der Nacht nicht harmonisch verläuft. In Phasen, in denen sich Ihr Kind rasch entwickelt und viel Neues in der Welt kennenlernt, sind diese Erscheinungen bis zu einem gewissen Grad normal. Doch sollten Sie darauf achten, Ihr Kind am Abend weder mit einer vollen Mahlzeit noch mit zu vielen neuen, ungewohnten Geschichten und Aktivitäten zu belasten.

Doch nicht nur die Veränderungen im Seelischen beeinflussen den Schlaf, sondern auch die Verfassung des Körpers. So spielt die normale Atmung bei vielen Schlafstörungen im Kindes- und Jugendalter eine große Rolle. Wenn die Atemwege nicht ganz frei sind (Obstruktionen), kommt es zum so genannten Obstruktiven Schlaf-Apnoe-Syndrom (OSAS). Die Erwachsenen kennen ähnliche Probleme vom nächtlichen Schnarchen. Im Kapitel über die Atemwegserkrankungen (siehe Seite 80) wurde dargelegt, was für eine wichtige Rolle die Atmung für die rhythmische Verbindung des Seelisch-Geistigen mit dem Lebendig-Leiblichen spielt. Eine gestörte Atmung nachts wirkt sich auf die seelisch-geistige Präsenz tagsüber aus, bis hin zu Schulnoten und erhöhter Tagesmüdigkeit. Erwachsene mit solchen Problemen verursachen zum Beispiel mehr Verkehrsunfälle!

Wann zum Arzt?

Sprechen Sie mit Ihrem Arzt, wenn Sie unter dem Schlafverhalten Ihres Kindes leiden und es trotz aller Bemühungen nicht schlafen lernt. Finden Sie etwas an seinem Schlafverhalten auffällig, besprechen Sie das ebenfalls mit Ihrem Arzt.

Was macht der Arzt?

Sie können mit Ihrem Arzt über geeignete Möglichkeiten sprechen, wie Ihr Baby schlafen ler-

nen kann. Um sich einen Eindruck über das Schlafverhalten Ihres Kindes zu verschaffen, bittet er Sie vielleicht, ein Schlafprotokoll zu führen. Darin tragen Sie für jeden Tag die Schlaf-, Wach- und Fütterzeiten ein. Die Summe aller Schlafzeiten in 24 Stunden ergibt die Anzahl der Stunden, die Ihr Kind schläft – nicht nur die nächtliche Schlafenszeit.

Bei Hinweisen auf eine organische Störung kann Ihr Kind in einem Schlaflabor untersucht werden. Dort werden die Sauerstoffsättigung, die Atmung, die Herzfrequenz, in manchen Fällen auch die Hirnströme (EEG) und die Bewegungen verschiedener Muskeln während des Schlafes gemessen (Polygraphie). Auf diese Weise können auch seltene Ursachen herausgefunden oder es kann bei stark schnarchenden Kindern entschieden werden, ob eine Operation der Mandeln und Polypen (Adenoide) notwendig ist oder nicht.

ANTHROPOSOPHISCH-HOMÖOPATHISCHE THERAPIE

Vielen erschöpften Müttern helfen
- **Neurodoron® Tabl. WELEDA**
  morgens 2 Tabletten, nachmittags 1 Tablette für 4 Wochen und länger.

Bei Ein- und Durchschlafstörungen
- **Valeriana comp. Glob. WALA**
  abends 5–10 Globuli (mindestens 2–3 Wochen lang geben) in Kombination mit
- **Argentit D6 Trit. WELEDA**
  abends 1 Msp.

Steht nervöse Unruhe im Vordergrund
- **Passiflora comp. Glob. WALA**
  abends 5–10 Globuli oder alternativ
- **Avena sativa comp. Glob. WELEDA**
  abends 5–10 Globuli

Treten die Schlafstörungen nach einem Schock, zum Beispiel einem Unfall auf
- Aconitum e tub. D20 Glob. WALA
  5 Globuli abends

Bei Kindern, die leicht zu Erregung und Ängsten, zum Schwitzen an Händen und Füßen und auch zum Bettnässen neigen
- Bryophyllum Argento cultum Rh D3 Dil. WELEDA
  abends 5–10 Tropfen

Bei Kindern, die ständig Probleme mit ihrer »Rotznase«, mit »Polypen«, verstopfter Nase und großen Mandeln haben und die beim Einschlafen oft am Kopf schwitzen
- Conchae D6 Trit. WELEDA
  abends eine große Msp. Pulver

Bei Kindern, die 1–2 Stunden nach dem Einschlafen heftig aufschrecken und dabei am Kopf schwitzen und schwer zu beruhigen sind
- Belladonna D12 Glob.
  5–7 Globuli abends vor dem Einschlafen

Bei klugen, schlanken, ängstlichen Kindern, die nach Mitternacht zu den Eltern schleichen und in deren Bett ruhig weiterschlafen
- Arsenicum album D12 Glob.
  abends 5 Globuli. Das Mittel hilft diesen Kindern, leichter durchzuschlafen und ihre Angst, alleine zu sein, abzubauen.

Bei Kindern, die abends lange wach liegen und ein reiches Fantasieleben entwickeln, die viel träumen und morgens nur sehr schwer wach werden
- Phosphorus D24/Malva Dil. WELEDA
  abends 5–7 Tropfen. Das Mittel hilft, besser und tiefer in den Schlaf zu finden.

Wie Sie als Eltern helfen können

Ist der Schlaf Ihres Kindes gestört, brauchen zunächst Sie als Mutter (oder als Vater, wenn Sie das Baby hauptsächlich betreuen) Hilfe, bevor Ihr Kind das Schlafen lernen kann. Denn ohne ausreichend Schlaf können Sie die anstrengenden ersten Jahre mit Ihrem Kind nicht durchstehen. Deshalb brauchen Sie dringend Entlastung, in erster Linie durch Ihren Partner, aber auch die Großeltern, Freundinnen oder ein Netzwerk mit anderen Müttern sind eine Option. Wenn Sie sehr erschöpft sind, versuchen Sie unbedingt, ein paar Tage ohne Familie zu verbringen, um sich mal richtig auszuschlafen und zu erholen. Danach können Sie für Ihr Kind wieder mit neuer Kraft da sein.

So lernt Ihr Kind, selbst ein- und durchzuschlafen:
- Sorgen Sie für einen festen Tagesrhythmus, bei dem sich Ernährung, Pflege und Spielen oder Beschäftigung mit Ihrem Kind abwechseln. Halten Sie dabei feste Essens- und Schlafenszeiten ein.
- Reduzieren Sie ab 18 Uhr alle Aktivitäten, auch die Beleuchtung, um eine ruhige Atmosphäre herzustellen, in der Sie sich Ihrem Kind innerlich zuwenden und ihm zuhören.
- Auch Ihr Kind sollte jetzt körperlich nicht mehr zu aktiv sein – selbst wenn der Papa heimkommt und bisher Toben angesagt war.
- Führen Sie ein täglich wiederkehrendes Abendritual ein, in dem Abendessen, Abendtoilette und abschließendes Vorlesen oder Singen eines Gute-Nacht-Liedes immer gleich ablaufen, damit Ihr Kind sich vertrauensvoll der Nacht hingeben kann. Das unterstützt auch ein abendliches Gebet.
- Legen Sie Ihr Kind dann in sein Bettchen und geben Sie ihm sein Schmusetuch oder Schlaftier in den Arm. Verzichten Sie auf Hör- oder

Musikkassetten und Nuckelflaschen. Trauen Sie Ihrem Kind zu, sich selbst zu beruhigen!

○ Achten Sie darauf, dass Ihr Kind es warm hat. Zu Recht wird im Säuglingsalter vor einer Überhitzung beim Schlafen gewarnt, da sie ein Risikofaktor für den plötzlichen Säuglingstod ist. Andererseits ist auch eine Unterkühlung für den Säugling gefährlich – und außerdem kann niemand gut schlafen, dem es zu kalt ist. Denn auch wohlige äußere Wärme gehört dazu, wenn sich ein Kind vertrauensvoll der Nacht hingeben soll. Da der Körper während des Schlafens vor allem in den Gliedmaßen auskühlt, können Sie anhand von Füßen und Beinen überprüfen, ob dem Kind warm genug ist. Unterstützen Sie die Körperwärme beim Säugling durch ein leichtes Baumwollmützchen, umhüllende Wäsche wie einen Schlafsack oder einen Pucksack, in den das Baby gewickelt wird (Bezugsadressen im Anhang auf Seite 407). Auch abendliche Öleinreibungen des Rückens und der Gliedmaßen mit Malvenöl oder Lavendelöl können bei Kindern, die zum Auskühlen neigen, eine wohlige Wärmebildung in der Nacht unterstützen.

○ Achten Sie vor dem Schulalter darauf, dass Sie mit Ihrem Kind auf einer Etage schlafen. Wir haben vielfach die Erfahrung gemacht, dass Kinder schlechter schlafen, wenn das Schlafzimmer ihrer Eltern in einem anderen Stockwerk liegt.

Weitere wichtige Informationen und Tipps zum Thema Schlafen bei Kindern finden Sie in den auf Seite 404 empfohlenen Elternratgebern.

Ess-Störungen

Typische Symptome

Bei Magersucht:

○ gezielte, übermäßige Gewichtsabnahme
○ trotz Untergewicht starke Angst vor der Gewichtszunahme
○ Essen kleinster Mengen, meist nicht in Gemeinschaft
○ gestörte Körperwahrnehmung in Bezug auf Gewicht, Größe und Form
○ oft sehr ehrgeizig (Schule, Sport)
○ bei Mädchen: meist Ausbleiben der Monatsblutung

Bei Bulimie:

○ normales oder reduziertes Gewicht
○ Heißhungerattacken
○ Maßnahmen zur Gewichtsabnahme wie absichtliches Auslösen von Erbrechen oder Einnahme von Abführmitteln
○ Selbstvorwürfe, depressive Verstimmung

Zu den Ess-Störungen gehören die **Magersucht** (Anorexia nervosa) und die **Ess-Brech-Sucht (Bulimie)**. Seltener und schwieriger zu behandeln sind Mischformen (Bulimarexie). Ess-Störungen entwickeln sich meist kurz vor oder in der Pubertät (vor allem Magersucht), manchmal auch erst im Erwachsenenalter (Bulimie). Dass überwiegend Mädchen und Frauen davon betroffen sind, hängt einerseits mit den Schönheitsidealen in unserer Gesellschaft zusammen, hat aber auch viele andere Gründe. Meist stecken komplexe psychische Ursachen hinter einer Ess-Störung oder ein Umfeld, das Dünnsein verlangt wie etwa die Ballettschule oder der Sportverein, wenn das Mädchen Leistungssport betreibt. Die Magersucht entwickelt sich am häufigsten in der Zeit des Übergangs vom

Mädchen zur Frau. Die Veränderungen der körperlichen Gestalt, die damit einhergehen, betonen die Rundungen des Körpers. Die Magersucht »dreht das Rad zurück«, die Monatsblutung bleibt aus, der Brustumfang reduziert sich, die Hüften bleiben schmal. Das Thema von »dick« und »dünn« bewegt nahezu alle Mädchen in der Pubertät.

Frühzeichen einer Ess-Störung zeigen bereits etwa ein Drittel der über zwölfjährigen Mädchen. Von Magersucht sind schätzungsweise 2 Prozent der Mädchen und jungen Frauen betroffen, von Bulimie etwa doppelt so viele. Die Zahl der Betroffenen steigt weiter, auch die der essgestörten Jungen.

Meist beginnt eine **Magersucht** mit Diäten, um das Gewicht zu reduzieren. Das Mädchen wird dabei den Eindruck nie los, dass es »zu fett« ist, selbst wenn es nur noch aus Haut und Knochen besteht und sein Zustand schon kritisch oder sogar lebensbedrohlich wird. Immerhin sterben bis zu 5 Prozent der Magersüchtigen an ihrer Krankheit, die sie selbst aber nicht als solche empfinden.

Weniger auffällig, aber ebenso krankhaft ist die **Bulimie**. Sie ist von meist heimlichen Heißhungeranfällen gekennzeichnet, bei denen die Betroffenen oft Unmengen an Nahrung in sich hineinstopfen. Ihr schlechtes Gewissen bringt sie dazu, das Essen gleich wieder loswerden zu wollten, um nicht zuzunehmen. Also gehen Sie anschließend auf die Toilette und versuchen zu erbrechen, indem sie sich einen Finger in den Hals stecken. Zwischen den Essattacken halten die Betroffenen in der Regel strenge Diät, oft unterstützt durch Abführmittel oder harntreibende Medikamente.

Patientinnen mit Bulimie leiden meist sehr an ihrer Krankheit unter anderem durch Schmer-

WICHTIG

Achten Sie als Eltern auf die folgenden **Warnzeichen**. Sie können ein Hinweis auf eine Ess-Störung sein:
- Ihr Kind wird zunehmend dünner.
- Es thematisiert und praktiziert häufig Diäten.
- Es findet sich »zu dick«, obwohl es normal- oder sogar untergewichtig ist.
- Der Kühlschrank ist häufiger leer geräumt.
- Es hält sich nach dem Essen auffällig lange auf der Toilette auf.
- Sie finden Abführmittel oder harntreibende Medikamente.
- Ihr Kind treibt plötzlich wie verbissen Sport, um abzunehmen.
- Ihr Kind bekocht gern andere, isst aber selbst nicht mit.

zen in der Speiseröhre, schlechten Geschmack im Mund, vor allem aber durch das Verheimlichen und das Verstecken spielen müssen.

Aus ganzheitlicher Sicht

Magersucht und Bulimie sind Suchterkrankungen. Wird man zum ersten Mal damit konfrontiert, unterschätzt man meist den echten Suchtcharakter. »Wenn ich ihr einmal richtig erkläre, wie unvernünftig das ist, wird sie es doch einsehen« – das ist oft die erste Reaktion, doch schnell wird man eines Besseren belehrt. Erklärungen helfen wenig. Nicht, weil die Betroffenen diese nicht verstehen würden. Meist handelt es sich ja um hochintelligente weibliche Jugendliche, besonders bei der Magersucht. Die

Erklärungen auf geistiger Ebene sind fruchtlos, weil der eigene Körper den Patientinnen fremd geworden ist. Er wird nicht mehr richtig wahrgenommen und trotz Untergewicht als zu dick empfunden – die Fachleute sprechen deshalb von einer »Körperschemastörung«. Das Seelisch-Geistige ist bei einer Ess-Störung nicht mehr richtig im eigenen Körper zuhause, was sich daran zeigt, dass das Mädchen auffallend blass ist, viel friert und ihm zunehmend Energie fehlt. Dieser Zustand setzt den Körper so unter Stress, sogar Dauerstress, dass er die Kortisonwerte erhöht, mit allen fatalen Folgen. So kann es zum Beispiel zu verfrühter Osteoporose kommen, bei der die Knochen brüchig werden, oder im schlimmsten Fall zu Schrumpfungserscheinungen der Gehirnmasse.

Der seelisch zunehmend »unbewohnte« Körper gewöhnt sich immer stärker an die krankhaften Verhaltensweisen wie zu wenig Essen durch zwanghaftes Wiegen, Kalorienzählen und Zerpflücken der Nahrung auf dem Teller. Ein erster wichtiger therapeutischer Schritt besteht also darin, sich die krankhaften Gewohnheiten allmählich in ganz kleinen Schritten abzugewöhnen. Das geht nicht über die Vernunft der Betroffenen, die den eigenen Körper ja nicht mehr erreicht, sondern nur durch stetiges Üben in einer liebevollen Umgebung, die gleichzeitig strukturiert und den krankhaften Gewohnheiten gegenüber kompromisslos ist. Das kann das eigene Elternhaus sein oder durch Unterstützung von außen werden. Oft ist aber die Hilfe durch eine therapeutische Einrichtung notwendig und erfolgversprechender.

Die Ursachen für eine Ess-Störung können sehr vielfältig sein und es wäre falsch, vorschnell zu verurteilen. Vor allem Mütter werden leider oft zu unrecht als Auslöser gebrandmarkt. Eine der zahlreichen Ursachen kann zu wenig Selbstvertrauen gekoppelt mit starker Leistungsorientiertheit sein und dem Wunsch nach mehr Selbstbestimmung – und wenn es nur dem eigenen Körper gegenüber ist. Aber genauso gut kommt ein tiefer Kummer über den Verlust eines nahe stehenden Menschen in Betracht – das kann ein Todesfall, aber auch eine anstehende oder vollzogene Trennung der Eltern sein. Nicht zu vergessen die ehrgeizigen und krankhaften Schönheitsideale, die uns in den Medien suggeriert werden, das so genannte »Barbiepuppen-Ideal«. Aber auch eine subtile Anklage gegen den Materialismus unserer Wohlstands-Gesellschaft kann sich dahinter verbergen. Es gibt wohl kaum eine größere Provokation, als in einer Wohlstandsgesellschaft vor vollen Tellern öffentlich zu verhungern.

Gleich welche Ursache vorliegt, der Lösungsversuch der Essgestörten, immer weniger zu essen oder nach Fressanfällen alles zu erbrechen, ist immer der falsche. Denn die krankhaften Gewohnheiten bekommen eine Eigendynamik und der eigentliche Wunsch nach mehr Selbstständigkeit und Selbstbestimmung wird gerade dadurch nicht erfüllt.

Je nach körperlicher, aber auch seelischer Konstitution beginnt die Sucht – in dem Wort Sucht steckt der Begriff »Suche« – entweder mehr als Mager- oder als Fress-Sucht:
Jugendliche mit Magersucht sind häufig perfektionistisch und neigen zum Messen und Wiegen. Dagegen wirken Betroffene mit Bulimie eher impulsiv, neigen zum Maßlosen und Extremen. Während Magersüchtige ihre Erkrankung eher verleugnen, kommt es bei der Bulimie eher zu Verheimlichungen. Die Bewegungen

von Magersüchtigen sind zum Teil »hölzern«, überformt, also sehr stark kontrolliert und beherrscht und wirken dadurch manchmal sogar steif. Patientinnen mit Bulimie dagegen bewegen sich unbeherrscht, form- oder grenzenlos, das heißt impulsiv und eher unkontrolliert. Im Sozialen kommt es bei der Magersucht eher zur Selbstaufgabe, bei der Bulimie zu egoistischen Zügen.

Aufgrund der Unterschiede der beiden Ess-Störungen hat die ganzheitliche Therapie auch verschiedene Schwerpunkte.

Wann zum Arzt?

Gehen Sie bei Verdacht auf eine Ess-Störung immer zum Arzt, auch wenn Ihr Kind sich gar nicht krank fühlt.

Was macht der Arzt?

Der Verdacht auf eine Magersucht ergibt sich oft schon in der ersten Begegnung mit den Patienten, durch ihr Gewicht im Verhältnis zur Größe, vor allem, wenn das Gewicht »abgestürzt« ist und eine schon bestehende Regelblutung wieder ausgeblieben ist. Zu unterscheiden von einer Magersucht sind Jugendliche, die sich langsam, aber stetig entwickeln und bei denen meist ein Elternteil den gleichen langsamen Wachstumsverlauf hatte, die Mutter meist eine spät einsetzende Periode. Der Arzt wird zunächst andere Krankheiten ausschließen und er wird durch ein Gespräch mit Patient und Eltern nach den typischen seelischen Erscheinungen einer Magersucht forschen, wie sie auf Seite 365 beschrieben sind. Dabei muss er auch die Unterscheidung von anderen psychischen Störungen vornehmen, die oft von Ess-Störungen begleitet werden, wie etwa eine Depression.

Da eine Ess-Störung eine ernste Erkrankung ist, wird ab einem bestimmten Untergewicht (Ano-

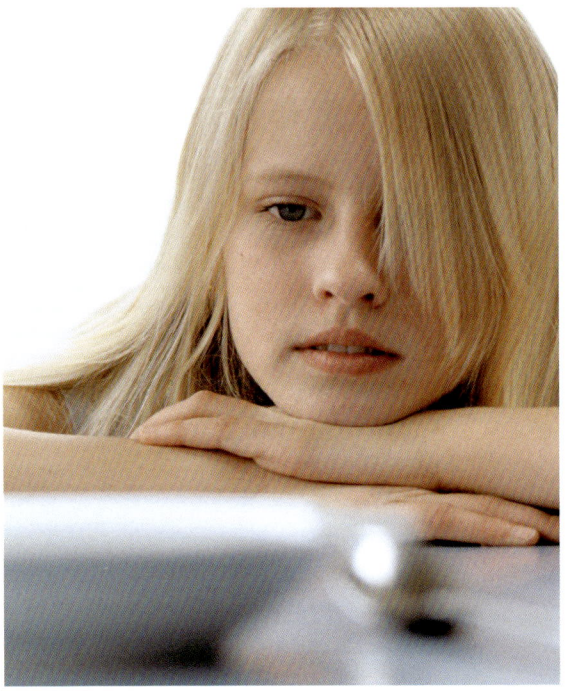

Einseitig verzerrte Wahrnehmungen und Zwangsgedanken beherrschen das Bewusstsein von Magersüchtigen.

rexie) bzw. bei steigendem Leidensdruck unter den Fressanfällen immer die Einweisung in ein Krankenhaus mit einer speziellen Abteilung notwendig. Eine Psychotherapie ist unerlässlich, um die seelischen Ursachen zu klären und ein neues Essverhalten einzuüben. In vielen Fällen kann die Kunsttherapie (siehe Seite 30) – stationär wie ambulant – die Seele der betroffenen Jugendlichen am wirkungsvollsten erreichen. Hier hängt sehr viel vom Können des Therapeuten und der Erfahrung des therapeutischen Teams ab. Je nach Ausprägung der Abmagerung kann anfänglich eine Ernährung über eine Magensonde notwendig werden. Ebenso müssen ausgeprägte Depressivität oder Selbstmordgedanken oder Selbstmordabsichten entsprechend behandelt werden.

ANTHROPOSOPHISCH-HOMÖOPATHISCHE THERAPIE

Neben äußeren Anwendungen, Kunsttherapien und zusätzlichen Maßnahmen haben sich folgende Medikamente bewährt:

Bei depressiven Verstimmungen und tiefem, auch lange zurückliegendem Kummer
- Hypericum Auro cultum Rh D3 Dil. WELEDA
  3-mal tägl.10 Tropfen
- Natrium muriaticum LM 6 Dil.
  morgens 5 Tropfen

Zur Anregung der Lebenskräfte und Verbesserung des eigenen Körperempfindens (»Körperschemastörung«)
- Argentum met. praep. D6 Trit. WELEDA
  3-mal tägl. 1 Msp. geben. Das potenzierte Silber hilft, das Seelische mit dem Leib zu verbinden, also seelische Kräfte in der Entwicklung des Körpers wirksam werden zu lassen (ein zentrales Geschehen in der Pubertät).

Zur besseren Verankerung des Seelisch-Geistigen vor allem in der Verdauungstätigkeit
- Chelidonium Ferro cultum D2 Dil. WELEDA
  morgens und mittags je 5–10 Tropfen
- Gentiana Magen Globuli WALA
  2–5 Globuli vor jeder Mahlzeit

Zur Unterstützung des Kreislaufsystems
- Cordiodoron Tabl. WELEDA
  3-mal tägl. 1 Tablette

Zur Anregung der Periode eignen sich unterstützend
- Ovaria comp. Glob. WALA
  2-mal tägl. 10 Globuli sowie

- Bryophyllum comp. Glob. WALA
  1-mal tägl. 10 Globuli tägl.

Allgemein helfen als äußere Anwendungen
- Oxalis, Folium 20 % Tinktur zum äußeren Gebrauch WELEDA
  mittags als Bauchwickel (siehe Seite 58)
- 10 %-iges Lavendelöl
  2-mal wöchentl. damit Ganzkörpereinreibungen machen.

Bei Patientinnen mit Magersucht helfen
- Heileurythmie (siehe Seite 33)
- Maltherapie (siehe Seite 32)
- Musiktherapie (siehe Seite 32)

Bei Patientinnen mit Bulimie helfen
- Bothmer-Gymnastik
  eine auf Rudolf Steiner zurückgehende Bewegungstherapie, die jedoch im Gegensatz zur Eurythmie muskelbetonter ist und Elemente der klassischen Gymnastik aufgreift. (Näheres dazu erfahren Sie unter den im Anhang ab Seite 406 aufgeführten Adressen).
- Sprachgestaltung (siehe Seite 33)
- Therapeutisches Plastizieren (siehe Seite 31)

Eine der wichtigsten Säulen der Therapie bei Ess-Störungen ist die Systemische Familientherapie. Sie soll dabei helfen, die sozialen Beziehungen der betroffenen Jugendlichen zu stärken. Denn die Heilung einer Ess-Störung hängt stark von einem stabilen vertrauensvollen Verhältnis zu nahe stehenden Menschen ab.

Wie Sie als Eltern helfen können

Seien Sie besonders aufmerksam, wenn Ihr Kind modelt oder bestimmte Sportarten plötzlich übertrieben ausübt, etwa Turnen, Eislaufen oder Ballett. Auch wenn es zunehmend häufiger auf die Waage steigt, nach den Kalorien fragt, das Essen auf dem Teller »zerpflückt« oder nach dem Essen »mal auf die Toilette geht«.

Fühlen Sie sich nicht persönlich angegriffen, wenn sich Ihr Kind gerade Ihnen gegenüber nicht persönlich im Gespräch öffnen möchte. Machen Sie das Essen oder Körpergewicht nicht unentwegt zum Gesprächsthema.

Die Mahlzeiten sollten in gemütlicher Atmosphäre eingenommen werden, ohne dabei das Essen zu kommentieren. Vor allem Ihr Vorbild beim Essen ist gefragt, damit Ihre Tochter nicht vom ständigen Zwang zum Diäthalten angesteckt wird. Erkennen Sie an, dass eine Sucht-Erkrankung vorliegt, bei der mit Reden allein und womöglich mit Vorwürfen nichts erreicht werden kann.

Dagegen hilft eine Umgebung, in der Zuverlässigkeit herrscht, sowohl in der inneren Zuwendung zu dem suchenden Kind, als auch in der kompromisslosen Ablehnung seiner krankhafter Gewohnheiten.

Zögern Sie nicht, früh genug fachliche Hilfe in Anspruch zu nehmen!

●● Übergewicht: eine wachsende Gefahr für die Gesundheit

Auch Übergewicht ist eine Form der Ess-Störung, deren Langzeitfolgen verheerend sind: Die Gefahr von Diabetes, Bluthochdruck und anderen Erkrankungen des Herz-Kreislauf-Systems wächst rapide. Nicht zu vergessen die orthopädischen Schäden, die starkes Übergewicht besonders an den Knie- und Hüftgelenken nach sich zieht.

Bereits jedes fünfte Kind ist bei Schuleintritt übergewichtig, in der Pubertät sind es schon über ein Viertel aller Kinder. Es greift zu kurz, nur falsches Essen und zu wenig Bewegung anzuprangern, die beim Übergewicht eine zentrale Rolle spielen. Tatsache ist, dass bei fast allen übergewichtigen Kindern mindestens ein Elternteil selbst ein Gewichtsproblem hat. Eine Therapie des Übergewichts, die nur am Kind ansetzt, wird deshalb immer scheitern. Erfolgreich sind dagegen kompetent angeleitete Gruppentherapien für Kinder mit begleitender Elternschulung.

Dicke Kinder sind oft Außenseiter, sie werden gehänselt und können wegen ihres Gewichts mit vielen Gleichaltrigen bei körperlichen Be-tätigungen nicht mithalten. Niemand weiß dies besser als die Übergewichtigen selbst. Doch dieses Wissen, genauso wie das schlechte Gewissen alleine motivieren nicht zu erfolgreichen Veränderungen. Motivation und Anerkennung müssen hinzukommen. Dafür sind Gruppentherapien besser geeignet als Einzelberatungen.

Die Gegenmaßnahmen sind schließlich nicht so ohne weiteres umzusetzen, denn sie verlangen von der ganzen Familie meist eine komplette Umstellung ihrer Lebensgewohnheiten: Weniger Süßes, weniger Fett, mehr Obst, Gemüse und Vollkornprodukte, vor allem aber natürliche, selbst zubereitete Nahrungsmittel, nicht Fertigprodukte, müssen auf den Speiseplan.

Darüber hinaus heißt es, Computer und Fernseher ausgeschaltet lassen und stattdessen Gespräche in der Familie führen, zusammen spielen, wenn es geht im Freien, mit den Kindern wandern (statt Fahrrad fahren) oder in den Sportverein gehen.

Einnässen

Enuresis

Typische Symptome

- unwillkürliches Einnässen mehrmals die Woche
- mangelhafte Blasenkontrolle bei Kindern ab fünf Jahren
- gestörter Ablauf beim Wasserlassen tagsüber, wie Einnässen trotz des Versuchs, den Urin zurückzuhalten oder starkes Pressen am Anfang und dann »stotterndes« Wasserlassen

Viele Kinder, Jungen häufiger als Mädchen, nässen bis zum sechsten Lebensjahr gelegentlich noch ein, obwohl sie eigentlich bereits »sauber« sind. Das passiert, weil sie tagsüber den Urinabgang nicht bewusst wahrnehmen (Enuresis diurna), zum Beispiel beim Spielen abgelenkt sind, oder weil sie nachts den Blasendruck nicht spüren (Enuresis nocturna). Erst wenn ein Kind älter als fünf Jahre ist und mehrmals einnässt, liegt eine **Enuresis** vor: mindestens zweimal im Monat bei Kindern unter sieben Jahren oder einmal im Monat bei Kindern über sieben Jahren. In der Regel steckt eine Reifeverzögerung dahinter, auch hormonelle oder genetische Faktoren spielen eine Rolle. Manchmal begünstigt auch eine zu frühe und rigide Sauberkeitserziehung das Einnässen.

Nässt ein Kind erneut ein, obwohl es bereits über ein halbes Jahr »sauber« war, ist das meist eine psychische Reaktion auf Ereignisse in seinem Umfeld. Möglicherweise ist ein Geschwisterkind zur Welt gekommen, oder das Kind hat Probleme im Kindergarten oder in der Schule. Manchmal reagiert es damit auch auf Konflikte zwischen den Eltern. Aber auch das Einnässen selbst verursacht seelische Belastungen, etwa weil sich das Kind dafür schämt oder geschimpft wird.

Aus ganzheitlicher Sicht

So wie beim Stuhlgang, lernt das Kind auch beim Urinabsetzen erst im Laufe der ersten Lebensjahre die Ausscheidung bewusst und willkürlich zu steuern. Voraussetzung dafür ist die Fähigkeit, etwas bewusst und willkürlich bei sich behalten zu können. Die Fähigkeit des »Behalten-Könnens« reift sowohl auf leiblicher Ebene als auch im Seelischen – nicht umsonst beginnt die Schule in der Regel erst im Alter von sechs bis sieben Jahren. Ab diesem Zeitpunkt kann das Kind etwas bewusst zurückhalten bzw. nach Ansprache und Aufforderung willentlich wieder von sich geben. Die zunehmende Reifung und Bewusstwerdung vollzieht sich also sowohl im seelischen Bereich als auch auf körperlicher Ebene.

Dabei spielt der Tag-Nacht-Rhythmus eine wichtige Rolle: Tagsüber ergreift das Seelisch-Geistige des Kindes den Körper intensiver. Es kommt zum Wachbewusstsein, zu willkürlichen Bewegungen und zu Ausscheidungsvorgängen. Wie stark das Aktivwerden des Seelischen im Körperlichen allein mit dem Harndrang verbunden ist, weiß jeder, der bei Aufregung, Angst oder Zeitdruck schon einmal gespürt hat, wie dringend er plötzlich »mal muss«.

Nachts löst sich das Seelisch-Geistige wieder etwas vom Körper, dieser gerät wieder mehr unter den alleinigen Einfluss der Schwerkraft, die willkürlichen Bewegungen bleiben aus und die Ausscheidungsprozesse lassen im gesunden Zustand nach.

Beim nächtlichen Einnässen nach der Einschulung liegt oft ein latent gestörter Tag-Nacht-Rhythmus vor – dass was am Tag geschehen sollte, geschieht zeitversetzt in der Nacht. Der gestörte Rhythmus lässt sich auch auf hormoneller Ebene nachweisen: Das Anti-Diuretische-

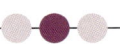

Hormon (ADH), das den Wasserhaushalt reguliert, wird nachts zu wenig gebildet. Wie bei den Schlafstörungen ausgeführt, ist es wichtig, Sinneseindrücke tagsüber seelisch richtig zu verdauen. Gelingt dies nicht, schläft das Kind zwar fest und kann oft kaum geweckt werden, die Nachwirkungen des seelisch Unverdauten zeigen sich aber an der nächtlichen Urinausscheidung, die nicht bewusst wahrgenommen wird.

Mit Blick auf den Tag-Nacht-Rhythmus ist noch ein anderer Zusammenhang wichtig. Interessant ist nämlich die Beobachtung, dass viele Kinder, die nachts einnässen, dazu neigen, tagsüber schlechter Luft zu bekommen. Sie haben meist geschwollene Atemwege, »Polypen« oder Nasennebenhöhlen-Verschleimungen. Der Fachmann spricht von verzögerter »Pneumatisation«, was soviel heißt wie verzögerte »Durchlüftung«. Solche Kinder haben es schwerer, tagsüber richtig wach und präsent zu sein. Im Kapitel über die Atemwege wurde auf den Zusammenhang hingewiesen, dass im alten Griechenland der Ausdruck »Pneuma« sowohl für die »Luft« als auch für »Seele« verwendet wurde. Somit ist es nicht nur ein Wortspiel, wenn aus ganzheitlicher Sicht auf den Zusammenhang von »Nase und Blase« geschaut wird. Eine ganzheitliche Therapie zielt deshalb vorrangig darauf ab, das Kind tagsüber seelisch-geistig im eigenen Körper so präsent werden zu lassen, dass die Ausscheidungsprozesse zum richtigen Zeitpunkt geschehen.

Wann zum Arzt?

Bei zusätzlichen Beschwerden wie Schmerzen beim Wasserlassen tagsüber sollten Sie umgehend zum Arzt gehen. Sprechen Sie in nächster Zeit mit Ihrem Kinderarzt darüber, wenn Ihr Kind regelmäßig einnässt.

Was macht der Arzt?

Das Einnässen beruht zwar nur bei 10 Prozent der Betroffenen auf einer organischen Ursache. Trotzdem muss dies vom Arzt ausgeschlossen werden, bevor er nach möglichen psychischen Gründen sucht. Denn auch ein Diabetes mellitus (siehe Seite 317), ein Harnwegsinfekt, neurologische Störungen oder Fehlbildungen der Harnwege (siehe Seite 330) können Bettnässen verursachen. Der Arzt wird zur weiteren Abklärung Urin- und Ultraschalluntersuchungen durchführen. Nur in seltenen Fällen sind weiterführende Untersuchungen notwendig.

Liegen keine organischen Störungen vor, wird er Ihnen ein Blasentraining empfehlen. Das hilft allerdings nur, wenn das Kind es selbst möchte und dafür reif genug ist. Sonst könnte es frustriert und beschämt werden. Beim Einnässen tagsüber kann es helfen, wenn das Kind lernt, bewusst den Urin länger zurückzuhalten und damit größere Mengen an Urin zu entleeren – dafür kann man Punkte und eine Belohnung geben, um die Motivation zu erhöhen.

Der Arzt kann auch eine Klingelmatratze oder Klingelhose verschreiben. Mit beiden kann die nächtliche Urinausscheidung bewusster gemacht werden, da sie immer klingeln, wenn Urin abgeht. Diese Methode ist bei Kindern ab sechs Jahren sehr erfolgreich, wenn die Kinder selbst trocken werden wollen. Es ist wichtig, diesen Moment abzuwarten – dann stellt sich der Erfolg oft in wenigen Wochen ein und hält nach dem Weglassen der Klingelhose auch an.

Wahrscheinlich empfiehlt Ihnen der Arzt auch, ein so genanntes Miktionsprotokoll zu führen. Dabei schreiben Sie mehrere Tage lang genau auf, was und wie viel Ihr Kind um welche Uhrzeit getrunken hat. Auch Suppen zählen zur Flüssigkeitsmenge. Hinzu kommen die Zeiten, wann das Kind Wasser lässt und wann es einnässt. Mit Hilfe des Protokolls kann der Arzt die Situation genauer einschätzen: Entleert das Kind am Tag zu früh kleine Urinmengen? Nimmt es abends zu viel Flüssigkeit zu sich und wird dadurch nachts die Blase überlastet?

Mit Hilfe von Hormonen kann man in einen gestörten Tag-Nacht-Rhythmus eingreifen. Dazu kann Ihnen der Arzt das Hormon ADH in leicht abgewandelter Form verschreiben. Kinder können damit nachweislich den Urin nachts besser zurückhalten, aber nur so lange, wie sie das Hormon abends bekommen. Setzen Sie es ab, hat Ihr Kind wieder die gleichen Probleme wie zuvor. Da der Eingriff in das feine Zusammenspiel der Hormone eher zurückhaltend erfolgen sollte, empfiehlt sich dieses Mittel nur für solche Fälle, wo man das Kind vor Spott etwa bei der Klassenfahrt bewahren möchte.

ANTHROPOSOPHISCH-HOMÖOPATHISCHE THERAPIE

Eine der wirkungsvollsten Maßnahmen, um das Seelisch-Geistige des Kindes tagsüber im Körper besser wirksam werden zu lassen, ist die Heileurythmie. Außerdem helfen die folgenden Medikamente und äußeren Anwendungen:

Beim Einnässen tagsüber
- **Digitalis purpurea D6 Dil. WELEDA**
  3-mal tägl. 5 Tropfen 2–6 Monate (!) lang geben. Der rote Fingerhut regt als Heilpflanze das Kind von seinem »Rhythmischen System« her an, den Urin länger in der Blase zu stauen und bewusster auszuscheiden.

Zur Regulierung des Tag-Nacht-Rhythmus
- **Equisetum arvense Silicea cultum Rh D3 Dil. WELEDA**
  abends 10 Tropfen und

- **Equisetum cum Sulfure tostum D6 Trit. WELEDA**
  morgens 1 Msp.

Um die Lebensorganisation des Kindes tagsüber zu kräftigen, so dass seelische Impulse besser aufgenommen und entsprechend verarbeitet werden können
- **Sulfur D6 Trit. WELEDA**
  3-mal tägl. 1 Msp.

Bei Hinweisen auf seelischen Kummer
- **Berberis/Hypericum comp. Glob. WALA**
  abends 5–10 Globuli

Bei Erregung und Ängsten
- **Bryophyllum Argento cultum Rh D3 Dil. WELEDA**
  abends 10 Tropfen

Äußere Anwendungen, die die Wärmeorganisation anregen
- **Eucalyptus Oleum 10 % WALA**
  damit angewärmte Kompressen tränken und über Nacht auf der Blase einwirken lassen (siehe Seite 59).
- **Cuprum met. 0,4 % Salbe WELEDA**
  damit abends die Waden und Fußsohlen einreiben.
- **kurzes, kühles Abwaschen oder Duschen des Unterleibs**
  Aber nur, wenn das Kind es mag, auf keinen Fall seelisch verletzend oder gar als Strafe für das Einnässen!

Wie Sie als Eltern helfen können

Einnässen erfordert von den Eltern einen besonders sensiblen Umgang. Auch wenn es lästig ist: Machen Sie so wenig Aufhebens wie möglich darum. Erheben Sie keine Vorwürfe, denn

Ihr Kind nässt nicht mit Absicht ein. Vielmehr ist es noch zu unreif, um seine Blase kontrollieren zu können, oder es sendet einen Hilferuf an Sie (siehe Seite 369). Besteht die Ursache eines nächtlichen Einnässens einfach in einer Entwicklungsverzögerung (fast immer weist ein Elternteil eine ähnliche Vorgeschichte auf), ist vor allem Geduld wichtig, bis das Kind selbst zum Beispiel die Klingelhose anwenden will.

In den anderen Fällen versuchen Sie gemeinsam mit dem Arzt, den Auslöser für das Einnässen zu finden, um gezielte Maßnahmen zu ergreifen. Im seelischen Bereich kommen etwa Eifersucht auf ein Geschwisterkind oder eine anstehende Trennung der Eltern in Betracht. Geben Sie Ihrem Kind besonderen Schutz und Geborgenheit, etwas, was ihm schon als Baby besonders guttat – etwa wiegen im Arm oder ähnliches. Wichtig sind wärmende Maßnahmen, und zwar innerlich wärmend durch Zuwendung und äußerlich durch Anwendungen (siehe Seite 371) sowie eine entsprechende Kleidung.

Manchmal hilft es, Ihr Kind noch einmal auf die Toilette zu setzen, bevor Sie selbst ins Bett gehen, damit es die Nacht besser durchhält. Verzichten Sie möglichst auf Windeln, wenn Ihr Kind bereits trocken war. Dadurch signalisieren Sie ihm, dass Sie ihm den Erfolg zutrauen. Geeigneter ist eine Gummiunterlage auf der Matratze und griffbereite Ersatzwäsche.

Sind die obigen Maßnahmen nicht erfolgreich oder finden Sie keine Ursache, sollten Sie eine psychotherapeutische Behandlung, vielleicht eine Familientherapie, in Erwägung ziehen, um Ihrem Kind zu helfen. Sie bringt in den meisten Fällen gute Erfolge.

ADS: Aufmerksamkeits-Defizit-Syndrom und ADHS: ADS mit Hyperaktivität

Typische Symptome

Ein Kind mit ADS ist
- schnell unaufmerksam
- leicht ablenkbar
- impulsiv

Ein Kind mit ADHS hat zusätzlich
- einen erhöhten Bewegungsdrang (motorische Hyperaktivität)

Bemerkbar wird ADHS
- *Im Säuglingsalter:*
  - lang dauernde Schreiphasen, motorische Unruhe, leichte Irritierbarkeit
  - Störungen im Aufbau einer für die Eltern befriedigenden seelischen Beziehung (Bindung) zum Kind

- *Im Kleinkindalter:*
  - häufig regelverletzendes, »hereinplatzendes« kindliches Verhalten
  - Störung familiärer und freundschaftlicher Bindungen
  - auffallende Verspätung einzelner »Teilleistungen« (zum Beispiel der Geschicklichkeit, des Sprachverständnisses, des Gleichgewichtssinnes, der Schreibbewegung), eventuell kombiniert mit Verfrühung anderer Fähigkeiten
  - gehäuftes Vergessen, Unaufmerksamkeit vor allem im Zuhören
  - getriebenes Bewegungsbedürfnis, gehäufte Unfälle

Im Schulalter:
- leichte Ablenkbarkeit, Vergesslichkeit, kurze Aufmerksamkeitsspanne
- fehlende Übersicht zum Beispiel über die eigenen Hausaufgaben
- schlecht lesbare Schrift
- impulsives, regelverletzendes und die Gruppe störendes Verhalten (bei ADHS) oder:
- stilles »Wegträumen« (bei ADS)
- geringes Selbstwertgefühl, soziale Außenseiterstellung

In der Pubertät:
- vorzeitige/wiederholte Schulabbrüche
- soziale Isolation, »falsche Freunde«
- Suche nach riskanten Sportarten, »riskanter Lebensstil«
- stetes Bedürfnis nach Ablenkung, innere Ruhelosigkeit

Die Definition **Aufmerksamkeits-Defizit-Syndrom** und ihre Einordnung als psychische Störung sagt über das Kind wie über seine Umgebung etwas aus. Im Unterschied zu einer Lungenentzündung oder auch einer Schizophrenie sind ADS und ADHS keine Krankheiten, sondern vor allem ein Anpassungsproblem des Kindes an soziale Forderungen seiner Umwelt. Dabei steht die Schule ganz oben an, und am häufigsten wird heute ADS und ADHS im Grundschulalter diagnostiziert und behandelt. Man spricht von der heute häufigsten psychischen Störung im Kindes- und Jugendalter, mit steigender Tendenz. Während vieles darauf hindeutet, dass Mädchen und Jungen gleichermaßen von Aufmerksamkeitsstörungen (ADS) betroffen sind (»Träumerle«), fallen Jungen bis zu neunmal häufiger durch Hyperaktivität auf als Mädchen (ADHS). Vor allem die Impulsivität und Hyperaktivität betroffener Kinder führt zu Spannungen in der Familie, im Kindergarten, in der Schule, im Freundeskreis und später in der Ausbildung und im Berufsleben. Impulsives, überaktives, manchmal unvorhersehbar aggressives Verhalten irritiert Erwachsene ebenso wie gleichaltrige Kinder.

Die Ursachen für AD(H)S sind vielfältig, auch wenn sie von manchen gern auf eine Funktionsstörung im Gehirn reduziert werden. Doch schon der auffallende Geschlechtsunterschied kann nicht mit einem reinen »Gehirnproblem« erklärt werden. Erbliche Faktoren spielen oft eine erhebliche Rolle: In der Mehrzahl der Fälle ist das hyperaktive Kind in der Familie nicht der einzig Betroffene. Es hilft den Kindern sehr, wenn sich die Erwachsenen ehrlich an ihre eigene Kindheit erinnern. Dann bringen die Eltern oft mehr Geduld und Verständnis auf, und das Kind fühlt sich weniger allein. Auch bei den reinen Aufmerksamkeitsstörungen spielen die genetischen Faktoren eine wichtige Rolle – aber längst nicht die einzige. Gerade in der vom westlichen Lebensstil geprägten Umgebung sind viele weitere Einflüsse zu finden, die AD(H)S begünstigen (siehe Kasten Seite 374).
Außerdem gibt es eine Reihe von frühen Risikofaktoren. Dazu gehören eine zu frühe Geburt, Alkohol und Nikotin in der Schwangerschaft sowie psychische und soziale Probleme in der Familie.

Das Problem ist nicht neu, das zeigen viele historische Beispiele. Außer dem »Zappelphilipp« aus dem Struwwelpeter ist auch »Michel aus Lönneberga« von Astrid Lindgren mit typischen ADHS-Merkmalen ausgestattet. Aber auch vielen Größen der Geschichte wird eine AD(H)S-Störung nachgesagt – auch wenn diese damals noch nicht so hieß: Winston Churchill,

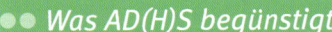

Was AD(H)S begünstigt

- Mangelnde Bewegung in Form von freiem Spiel in der Natur
- Häufiges Sitzen vor Bildschirmen
- Reizüberflutung durch Musik, Fernseher, Computer etc.
- Fehlen klarer zeitlicher Rhythmen im Alltag
- Schulische Überforderung, aber auch Unterforderung
- Unklare Grenzen zwischen Kindern und Erwachsenen
- Beziehungsstörung der Eltern
- Fehlen des Vaters oder eines anderen männlichen Erwachsenen im Erziehungsalltag: Dieser Tatsache kommt besonderes Gewicht zu! Väter, die dann heimkommen, wenn die Kinder im Bett sind (sein sollten), die unter der Woche in einer anderen Stadt arbeiten, die innerlich ständig abgezogen sind durch ihren Beruf, die von der Mutter als Erzieher nicht akzeptiert und vor dem Kind abgewertet werden, die das Kind alle 14 Tage am Wochenende sieht – solche Väter bedeuten für alle Kinder und besonders für hyperaktive Jungen eine pädagogische Unterernährung!

Albert Einstein, Thomas A. Edison und Wolfgang Amadeus Mozart. Ihre mit AD(H)S in Zusammenhang stehenden positiven Eigenschaften machten ihre besonderen Fähigkeiten aus: hohe Intelligenz, schnelle, vor allem visuelle Auffassungsgabe, vielseitige, oft künstlerische Begabungen, Bewegungsgeschick etc. AD(H)S ist also nicht nur eine Ansammlung anstrengen-

der, unbequemer und unangepasster Eigenschaften. Dahinter verbergen sich auch besondere Begabungen und ungewöhnliche Fähigkeiten. Trotz aller Herausforderungen, die diese Kinder zweifellos für ihre Eltern und ihre Umgebung darstellen, sollten diese Seiten nicht übersehen werden.

Aus ganzheitlicher Sicht

Der Hintergrund von AD(H)S ist vielschichtig und es ist bei jedem betroffenen Kind notwendig, individuell zu entdecken, wo »der Schuh drückt« und durch welche Maßnahmen ihm am besten geholfen werden kann.

Eine erste Ebene betrifft die Beziehung von Kopf und Körper: Das Kind kann mit seinem Gehirn seine Umgebung nur dann wach »spiegeln« und die eigenen Bewegungen kontrollieren, wenn das Zusammenspiel von Kopf und Körper ungestört ist. Das bedeutet, dass der Kopf vom Kreislaufsystem her gut versorgt ist und das Kind eine gute Wahrnehmung seines Körpers entwickelt.

Bei einer sorgfältigen Diagnostik wird manchmal entdeckt, dass der Übergang zwischen Kopf und Körper in der Halswirbelsäule gestört ist. Das kann zum Beispiel die Folge einer so genannte Sturzgeburt, eines Notkaiserschnitts oder eines Unfalls sein. In diesem Fall verbessern zum Beispiel eine osteopathische Behandlung und Rhythmische Massagen schlagartig das Verhalten des Kindes. Solche Störungen können oft schon im Säuglingsalter festgestellt und behandelt werden.

Eine zweite Ebene betrifft die Beziehung von Kind und Umwelt. Ein gesundes Kind konzentriert sich zunächst nur auf die Vorgänge und Gegenstände in der Umgebung, die es interessieren – und lernt, sich auf andere Dinge dann zu konzentrieren, wenn es sie durch einen Menschen kennenlernt, den es liebt und achtet. Wenn das Kind zum Beispiel Streit und Frustration bei den Eltern auslöst, wenn die Eltern sich untereinander impulsiv und grenzüberschreitend verhalten, kann sich dies tiefgreifend auf das Verhalten und die Konzentrationsfähigkeit des Kindes auswirken. In diesem Fall besteht die wirksamste Behandlung darin, dass die Eltern ihr Verhalten ändern. Ebenso wichtig ist es, dass das Kind eine positive Beziehung zu Erziehern und Lehrern aufbauen kann und nicht rasch als »Störer« verurteilt wird.

Vor allem aber muss man AD(H)S sorgfältig von der Reaktion eines Kindes auf elterliche

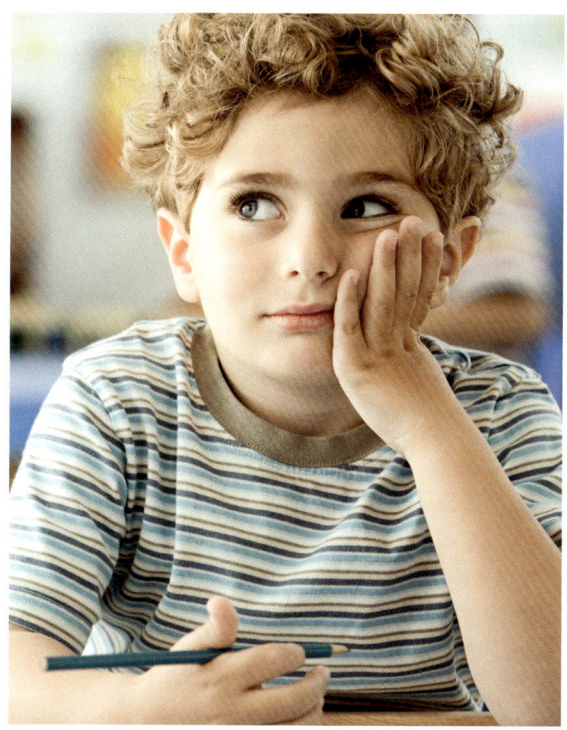

Ein Aufmerksamkeitsdefizit-Syndrom (ADS) kann auch ohne Hyperaktivität bestehen (»Träumerle«).

Konflikte unterscheiden oder von kindlichen Depressionen und Belastungsstörungen, die nach einem Trauma, also einem nachhaltig verletzenden Ereignis, auftreten können. In diesem Fall bringt die übliche »ADHS-Kur« wenig. Auch Stimulanzien (siehe Seite 377) können bei diesen Kindern völlig versagen oder die Probleme sogar verschlimmern. Die Behandlung von Depressionen, reaktiven und traumabedingten Verhaltensstörungen muss andere Wege gehen. Am wichtigsten aber ist es, das Kind und seine individuelle Problematik wahrzunehmen und Verständnis zu zeigen. Schon dies kann Berge versetzen.

Eine dritte Ebene betrifft die Ernährung und Verdauung des Kindes. Viele betroffene Eltern stellen fest, dass ihr kleiner Zappelphilipp nach Kindergeburtstagen und dem alljährlichen Besuch des Osterhasen außer Rand und Band ist und sehr viel ruhiger wurde, als einmal eine Durchfallerkrankung eine Diät erfordert hat. Tatsächlich reagieren viele AD(H)S-Kinder auf bestimmte Nahrungsmittel mit vermehrter Unruhe, und ihre Konzentrationsfähigkeit verschlechtert sich. Zucker und Fertignahrungsmittel stehen in der Negativliste obenan, darüber hinaus können aber bei jedem Kind andere Nahrungs- und Genussmittel die Hyperaktivität verstärken. Die Empfindlichkeit ist sehr unterschiedlich, allgemein gilt jedoch, dass Süßspeisen und Kuchen, die in der Familie selbst zubereitet werden, weit weniger schaden, als alle gekauften (und haltbaren) Süßigkeiten. Bereits erwähnt wurde der Einfluss von Giften wie zum Beispiel Nikotin und Alkohol während der Schwangerschaft. Nimmt ein Kind bestimmte Arzneimittel, wie zum Beispiel Antiepileptika, können diese ebenfalls seine Aufmerksamkeit und Impulskontrolle stören.

375

Schließlich ist die Veranlagung von Kindern sehr unterschiedlich. Manche Kinder können lange stillsitzen und sich konzentrieren, landen aber beim Hundertmeterlauf grundsätzlich auf den hinteren Plätzen und beim Fußballspiel schießen sie nur selten ein Tor. Andere Kinder bewegen sich unglaublich gerne und können darin sehr leistungsfähig sein. – Es ist wichtig, den Kindern in ihren unterschiedlichen Begabungen entgegenzukommen: Bei hyperaktiven Jungen kann es schon helfen, sie zu Fuß oder mit dem Rad in die Schule zu schicken, statt sie zu fahren. Es kommt ihnen auch entgegen, wenn der Unterricht durch Bewegung aufgelockert wird. In der Waldorfschule zum Beispiel ist es möglich, den »Zappelphilipp« nach der ersten Pause 20 Minuten lang Heileurythmie machen zu lassen. Das gefällt den betroffenen Kindern ausgesprochen gut und danach halten sie noch erfolgreich bis zur sechsten Stunde durch.

Zusammenfassend lässt sich sagen: ADS und ADHS entpuppen sich ganzheitlich betrachtet als ein Beziehungsproblem: ein Problem der Beziehung von Kopf und Körper, von Kind und Eltern, Kind und Lehrer, von Verdauungsorganen und Nahrungsmitteln, Gehirn und Sinneseindrücken, von kindlichen Bedürfnissen und dem Rahmen, den die Erwachsenen ihm bieten. Das wichtigste Prinzip in der Behandlung ist es deshalb, die Beziehung aller beteiligten Erwachsenen so gut wie möglich zu gestalten:

● Die Eltern sollten sich regelmäßig darüber austauschen, wie sie ihr Kind erleben und was ihm geholfen hat.
● Sie sollten außerdem Gespräche mit Lehrern und Erziehern, Ärzten und Therapeuten zum selben Thema suchen.

In der Praxis haben wir erlebt, dass auf diese Weise für jedes Kind ein gangbarer Weg gefun-

den werden kann. Nur wenn die Erwachsenen gegenüber diesen Kindern wach und aufmerksam werden, können sie ihnen helfen, selbst wach und aufmerksam zu werden.

Wann zum Arzt?

Sprechen Sie mit dem Kinderarzt, wenn Ihr Kind die oben genannten typischen Symptome von Aufmerksamkeitsdefizit und Hyperaktivität zeigt.

Was macht der Arzt?

Der Arzt führt eine gründliche körperliche Untersuchung durch, um organische Störungen auszuschließen.

Da es keinen beweisenden Laborwert oder Test gibt, um die Diagnose »ADS« stellen zu können, muss sich der Arzt viel Zeit nehmen, um in einem ausführlichen Gespräch mit dem Kind und seinen Eltern das Verhalten des Kindes zu erfassen. Dabei helfen auch standardisierte Fragebögen nur teilweise weiter. Wichtig sind sicher die Erfahrung und die Geduld des Arztes.

Sehr hilfreich, nicht nur für den Arzt, sondern auch für Sie als Eltern, ist ein formloser, handgeschriebener Brief an den Arzt, in den Sie alles schreiben, was Ihnen zur Vorgeschichte (Schwangerschafts- und Geburtsverlauf, besondere Erkrankungen), aus Beobachtungen und den familiären Lebensumständen Ihres Kindes wichtig erscheint. Auch Beobachtungen anderer Menschen und deren Aussagen über Ihr Kind sollten Sie mit hineinschreiben.

Gespräche mit den übrigen Betreuungspersonen wie Erzieherinnen und Lehrern können bei der Diagnose und Behandlung helfen.

Therapeutisch gibt es unterschiedliche nichtmedikamentöse Möglichkeiten, die der Arzt mit Ihnen besprechen kann, etwa heilpädagogische

Therapien, Heileurythmie und Rhythmische Massage, künstlerisches Plastizieren, Ergotherapie und therapeutische Zirkusarbeit.

Viele AD(H)S-Kinder werden mit stimulierenden Medikamenten (etwa Ritalin®) behandelt. Nach der Einnahme werden die Kinder, die positiv darauf ansprechen, einige Stunden lang ruhiger, konzentrationsfähiger und weniger impulsiv. Deshalb bekommen die Kinder meist vor dem Kindergarten oder der Schule eine Tablette, um dort zu »funktionieren«. Eine heilende Wirkung haben diese Medikamente nicht. Es kommt sogar häufig zu Nebenwirkungen wie Appetitlosigkeit oder einer Einengung der Phantasie und Kreativität. Andererseits sind viele Betroffene auch dankbar, wenn sie mit Hilfe von Stimulanzien schulische Erfolge erzielen und nicht mehr ständig sozial ausgegrenzt werden. Es kann deshalb eine Hilfe sein, für ein bis zwei Wochen probehalber stimulierende Medikamente einzusetzen, da die Wirkung sofort erkennbar ist und in dieser kurzen Zeit praktisch nie nachhaltige Nebenwirkungen auftreten. Dann kann das Kind bzw. der Jugendliche selbst mitentscheiden – und oft haben die Betroffenen ein feines Gefühl dafür, ob Schaden oder Nutzen überwiegen.

Nach unserer Auffassung sollten Stimulanzien das »letzte Mittel der Wahl« sein, wenn die anderen, unten dargestellten Therapien und Maßnahmen nicht oder noch nicht schnell genug wirken, und wenn das Kind älter als sieben Jahre ist. Generell sollten Stimulanzien so niedrig wie irgend möglich dosiert und an Wochenenden und in den Ferien möglichst nicht gegeben werden, um ihre abbauende Wirkung ausgleichen zu können. Stimulanzien sollten nicht gegen den Willen des Kindes eingesetzt werden.

ANTHROPOSOPHISCH-HOMÖOPATHISCHE THERAPIE

Studien und Erfahrungen von homöopathischen und anthroposophischen Ärzten zeigen, dass viele Kinder, die sonst konventionell mit Stimulanzien behandelt werden, mit dem im Folgenden angedeuteten Behandlungsansatz gut und praktisch nebenwirkungsfrei behandelt werden können – allerdings nur, wenn die Eltern mitarbeiten.

Die Therapie muss immer individuell festgelegt werden, im Folgenden kann nur eine kleine Auswahl aus den vielfältigen therapeutischen Möglichkeiten dargestellt werden.

Hilfe bei ADHS:
Bei hyperaktiven, impulsiven, oft in rivalisierende, auch körperliche Auseinandersetzungen verwickelten Kindern (meist Jungen)
- **Aurum/Stibium/Hyoscyamus Glob. WALA**
  2–3-mal tägl. 5–10 Globuli geben.
  Das breit geeignete Basismittel stärkt das Rhythmische System des Kindes, das heißt, seine Fähigkeit, Gegensätze vermitteln zu können, zum Beispiel zwischen Kopf und Körper, Pausenhofordnung und eigenen Impulsen. Das Kind wird wahrnehmungsfähiger dafür, wie es von anderen empfunden wird.

Bei Kindern, die in ihrer Wahrnehmung dumpf bleiben, Kontaktschwierigkeiten zeigen und die sich allgemein seelisch etwas verzögert entwickeln
- **Organum quadruplex Amp. WALA**
  3-mal wöchentl. bis 1-mal tägl. 1 Ampulle über den Mund einnehmen. Das Mittel hilft, morgens gegeben, Kindern wacher und wahrnehmungsfähiger zu werden und bereitwilliger Entwicklungsschritte zuzulassen.

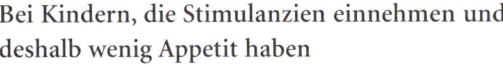

Bei Kindern, die Stimulanzien einnehmen und deshalb wenig Appetit haben

- Organum quadruplex Amp. WALA
  3-mal wöchentl. bis 1-mal tägl. abends
  1 Ampulle über den Mund einnehmen.

Bei schlanken, hyperaktiven Jungen, die intelligent, aber faul sind, schwätzen, aber doch noch etwas vom Unterricht mitbekommen, und mit großer Selbstverständlichkeit ihre eigenen Bedürfnisse im Vordergrund sehen. Deren Schrift manchmal für sie selbst kaum zu entziffern ist, und die eine auffallend schlechte Körperhaltung haben. Deren Verhalten mit leerem Magen unerträglich ist und die oft etwas zu essen brauchen, vor allem Süßes

- Sulfur LM 6 Dil.
  1-mal tägl. morgens 1–5 Tropfen geben.
  Das Mittel hilft diesen Kindern, etwas unabhängiger vom eigenen Bauch zu werden (das Süßigkeitsbedürfnis und die Übellaunigkeit bei Hunger kann deutlich nachlassen), und fördert die Bereitschaft, sich manchmal auch an andere anzupassen.

Bei Kindern mit kräftigem Körperbau, Konzentrationsschwäche und starker Unruhe, die in ihrer seelischen Entwicklung zu einer verzögerten Sprachentwicklung neigen und Lernschwierigkeiten aufweisen

- Myrrha comp. D8 / Belladonna, Radix D10 Dil. WELEDA
  1- bis 3-mal tägl. 5–8 Tropfen

Bei Kindern, die »dünnhäutig« erscheinen, sehr leicht ablenkbar sind, auf ihre Umwelt im Übermaß reagieren, die am Tag zum Schwitzen und in der Nacht zum Bettnässen neigen. Kinder, die darüber hinaus ängstlich und dann auch mit heftiger Verweigerung auf Anforderungen reagieren (etwa in der Schule) und die zu Schlafstörungen neigen

- Bryophyllum Argento cultum Rh D3 Dil. WELEDA
  3-mal tägl. 5–10 Tropfen

Hilfe bei ADS ohne Hyperaktivität:
Bei Kindern, die sich vor allem durch schulische Anforderungen erschöpft fühlen, die morgens nur langsam wach werden und bei längeren geistigen Anstrengungen Blockaden und Mutlosigkeit sowie Kopfschmerzen entwickeln. Und bei Kindern, denen der Vater sehr fehlt

- Neurodoron® Tabl. WELEDA
  morgens 1 bis 2 Tabletten, mittags 1 Tablette vor dem Essen einnehmen.

Bei Kindern, die zu Kreislaufschwäche und Müdigkeit neigen, und daher Konzentrationsprobleme entwickeln

- Ginseng D1 Dil. WELEDA
  2-mal 5–10 Tropfen in Wasser morgens und mittags einnehmen. Die Wirkung wird unterstützt durch
- Glandulae suprarenales comp. Glob. WALA
  morgens 7 Globuli

Bei Kindern, die häufig abwesend wirken, vieles vergessen und ihre Umgebung ungenügend wahrnehmen. Die still in sich zurückgezogen wirken, ein wenig wie im »Winterschlaf«

- Helleborus niger, D6–D12 Glob. WALA
  morgens und mittags 5 Globuli geben.
  Sehr hilfreich ist dieses Mittel auch für Kinder, die einmal eine Schädigung des Zentralnervensystems erlitten haben, zum Beispiel ehemalige Frühgeborene mit Hirnblutung oder Kinder nach Epilepsie.

Bei Kindern, die intelligent sind, sich aber leicht verkrampfen, wenn sie sich überfordert fühlen. Die sich schnell überfordert fühlen, wenn etwas zu schnell geht. Die schon Lärm und fremde Gerüche irritieren, die beim Mitschreiben in der Schule rasch ermüden und im Sport schnell schwitzen. Die nach Schauergeschichten oder schlimmen Bildern im Fernsehen nicht einschlafen können und es am liebsten nur ruhig und gemütlich hätten

- Calcium carbonicum LM 6–12 Dil.

  morgens 5 Tropfen geben.

Mit dem Älterwerden weicht das oben beschriebene Verhalten zunehmend einem planmäßigen Ehrgeiz: Sie sind zu bequem, um in der Schule durchzufallen, und streben als Erwachsene in der Gesellschaft ein sicheres, warmes Plätzchen an, für das sie auch bereit sind, sich anzustrengen.

Wie Sie als Eltern helfen können

Gerade pädagogisch können Sie viel Einfluss auf Ihr Kind nehmen. Dazu einige Empfehlungen:

- Nehmen Sie Ihr Kind an. Es ist nicht schlecht oder böswillig, es verhält sich nicht absichtlich so.
- Setzen Sie klare Grenzen, ohne viel zu diskutieren. Sorgen Sie für einen klar strukturierten Tagesablauf. Dazu gehört auch ein vorher festgelegtes Ende der Hausaufgabenzeit: danach wird die Schultasche weggepackt. Auch Kinder mit Aufmerksamkeitsstörungen brauchen einen Feierabend!
- Ziehen Sie als Eltern an einem Strang.
- Schimpfen Sie möglichst nicht, sondern verstärken Sie positiv, etwa durch Belohnungssysteme mit Punkten. Wenn Ihr Kind eine Aufgabe gelöst hat oder beim Verlieren keinen Wutausbruch hatte, bekommt es einen Punkt.

Gesammelte Punkte werden gegen vorher festgelegte Belohnungen, etwa einen Zoobesuch, eingetauscht.

- Vermeiden Sie Reizüberflutungen durch Medien. Hausaufgaben oder Essen sollten immer ohne Hintergrundgeräusche oder Störquellen stattfinden.
- Sorgen Sie für viel Bewegung, lassen Sie Ihr Kind zu Fuß zur Schule oder in den Sportverein gehen. Ein Urlaub auf dem Bauernhof, in den Bergen oder Ähnliches ist ideal.
- Auch Gartenarbeit, handwerkliche Betätigungen oder Mithilfe bei körperlichen Arbeiten, auch in der Nachbarschaft, helfen Ihrem Kind.
- Künstlerische Betätigungen wie Malen und Musizieren sind ein Segen – nicht nur für AD(H)S-Kinder! Ein Musikinstrument zu erlernen und mit anderen Kindern zu musizieren hat sich in Studien als wirksame Förderung kindlicher Intelligenz und Lerndisziplin erwiesen – und: Musik fördert nachweislich den Verzicht auf Gewalt im Umgang mit anderen Menschen.
- Für hyperaktive Kinder kann ein Waldkindergarten besonders geeignet sein und später eine Schule mit kleinen Klassen und mehr Bewegungsangeboten, etwa eine Waldorf- oder Montessorischule. Besteht keine Möglichkeit, dem Kind nachmittags einen stabilen Rahmen zu geben, ist eine Heilpädagogische Tagesstätte und Ganztagsschule oft die bessere Alternative.
- Halten Sie guten Kontakt zu den Erzieherinnen und Lehrern Ihres Kindes und tauschen Sie sich regelmäßig aus.
- Wenn irgend möglich, sollte der Vater eine besondere Verantwortung in der Erziehung bekommen. Erfahrungen zeigen, dass sich das gerade bei Jungen mit ADHS sehr günstig auswirkt.

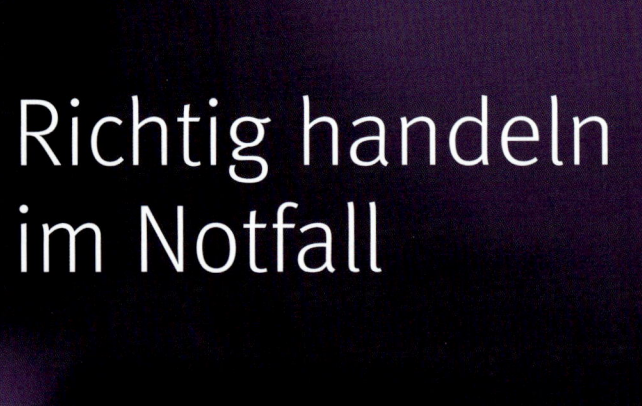

Richtig handeln
im Notfall

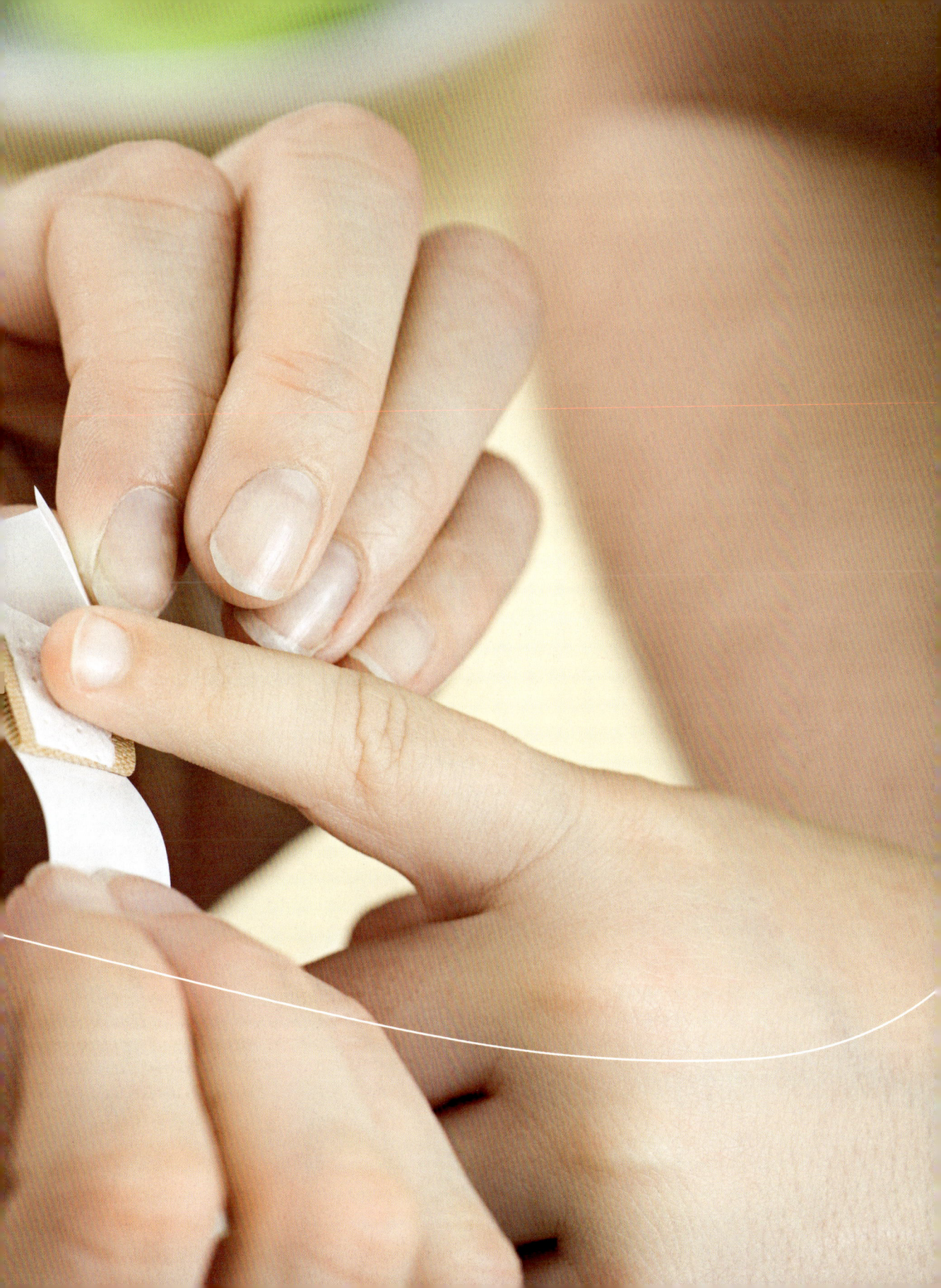

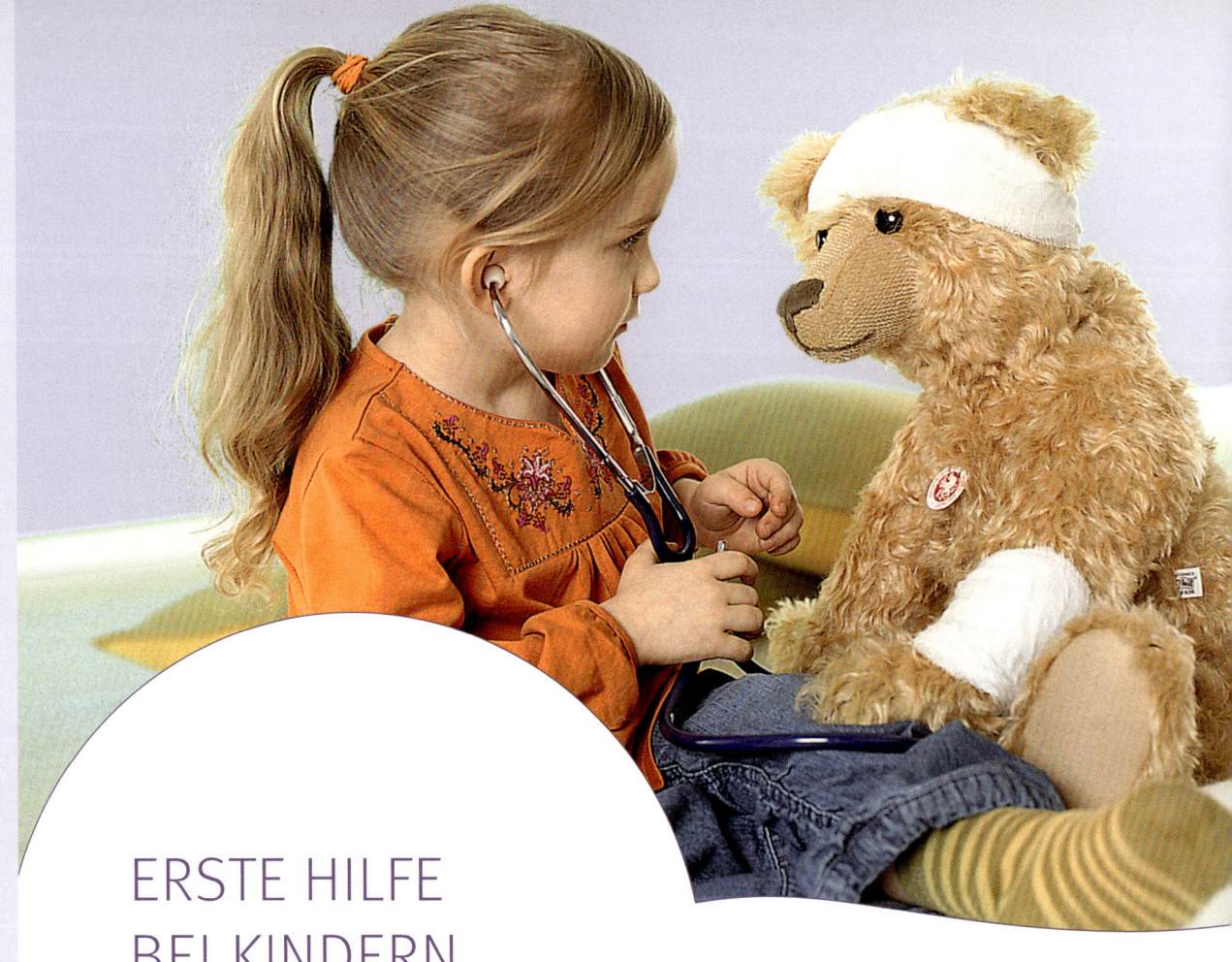

ERSTE HILFE
BEI KINDERN

Das Notfallschema
(ABC-Regel)

Alle Eltern hoffen, dass sie mit ihren Kindern nie in eine Notfallsituation kommen. Denn viele fühlen sich für den Ernstfall nur schlecht gewappnet. Zwar müssen alle Menschen einen Erste-Hilfe-Kurs belegen, um den Führerschein zu erwerben, doch diese Kenntnisse werden meist nicht mehr aufgefrischt und nach und nach vergessen. Bevor wir Eltern werden, verlangt niemand einen Auffrischungskurs oder gar einen Erste Hilfe-Kurs für Säuglinge oder Kinder von uns. Und so bleibt es meist bei guten

Vorsätzen, dieses Versäumnis bald nachzuholen. Wir möchten ausdrücklich betonen, dass die auf den folgenden Seiten beschriebenen Erste-Hilfe-Maßnahmen einen Kurs nicht ersetzen, in dem Sie üben und nachfragen können. Wir legen Ihnen deshalb ans Herz, einen solchen Kurs zu besuchen und ihn von Zeit zu Zeit zu wiederholen oder aufzufrischen.

Grundsätzlich gehen Sie bei allen Notfällen nach einem bestimmten Schema vor:

1. Versuchen Sie Ruhe zu bewahren und sich erst ein genaues Bild von der Situation zu machen.
2. Überprüfen Sie, ob das Kind bewusstlos ist, indem Sie es ansprechen und berühren. Im Zweifelsfall setzen Sie einen Schmerzreiz und zwicken Sie es zum Beispiel in die Wangen oder ins Ohr.

3. Bei Bewusstlosigkeit, starker Atemnot und bei starken Blutungen rufen Sie immer sofort um Hilfe.

○ Wenn Sie zu zweit sind, ruft einer sofort den Notarzt.

○ Sind Sie allein, rufen Sie ihn erst, wenn Sie eine Minute lang die lebensrettenden Sofortmaßnahmen (siehe unten und folgende Seite) eingeleitet haben.

Grundsätzlich gilt dabei für alle Notfälle das einfach zu merkende ABC-Schema:

A = Atmung überprüfen und Atemwege freimachen

B = Beatmen bei Atemstillstand

C = Circulation (Kreislauf) überprüfen und Herzdruckmassage bei Herzstillstand

Richtig handeln bei Bewusstlosigkeit

A) Atmung überprüfen und Atemwege freimachen

○ Legen Sie das Kind vorsichtig auf den Rücken am besten auf festen Untergrund wie den Boden.

○ Öffnen Sie den Mund des Kindes und schauen Sie nach, ob er frei ist. Falls nicht, drehen Sie den Kopf des Kindes leicht zur Seite und entfernen Sie Erbrochenes oder Fremdkörper mit dem Finger.

○ Ist der Mund frei, lässt sich innerhalb von maximal 10 Sekunden feststellen, ob Spontanatmung besteht: Beobachten Sie, ob der Brustkorb sich hebt und senkt.

○ Zur genaueren Überprüfen der Atmung legen Sie eine Hand seitlich in die Magengrube, die andere seitlich an die unteren Rippen und achten Sie darauf, ob sich der Brustkorb bewegt. Zusätzlich halten Sie Ihre Wange, Ihr Ohr oder Ihre Hand vor Mund und Nase des Kindes, um den Luftzug beim Ausatmen zu spüren.

○ Hinweise, dass die Atmung des Kindes massiv gestört ist, können eine Blaufärbung der Lippen und der Fingernägel sein.

○ Atmet das Kind und ist es bewusstlos, muss es in die stabile Seitenlage (siehe Seite 385) gebracht werden. Wenn Sie allein sind, rufen Sie jetzt den Notarzt und beobachten das Kind, bis er eingetroffen ist.

B) Beatmen bei Atemstillstand

Atmet das Kind nicht, besteht ein Atemstillstand und es muss sofort beatmet werden.

○ Legen Sie eine Hand in seinen Nacken und überstrecken Sie seinen Kopf vorsichtig, beim Säugling bleibt der Kopf gerade. (Bei einem Wirbelsäulentrauma vor allem im Halsbereich dürfen Sie den Kopf des Kindes nicht überstrecken, sondern müssen die Beatmung in der Position versuchen, die Sie vorfinden.)

○ Holen Sie tief Luft und legen Sie Ihren Mund dicht schließend auf Mund oder Nase des Kindes, bei Säuglingen über Mund und Nase zugleich.

○ Bei Mund-zu-Mund-Beatmung drücken Sie die Nasenflügel zu, bei Mund-zu-Nase-Beatmung den Mund, damit die eingeblasene Luft nicht wieder entweichen kann.

○ Blasen Sie 5 langsame, gleichmäßige Atemzüge in Mund oder Nase des Kindes, jeweils 3 bis 4 Sekunden lang.

○ Die eingeblasene Luftmenge ist richtig, wenn sich der Brustkorb des Kindes dabei hebt und senkt. Beim Säugling ist dazu natürlich weniger Luft notwendig als beim Kind oder Jugendlichen.

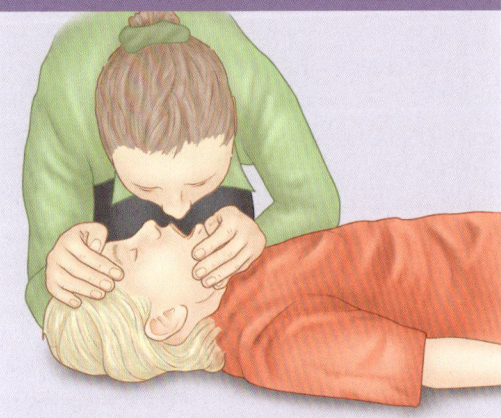

Die Mund-zu-Mund-Beatmung

Bei leicht überstrecktem Kopf legen Sie Ihren Mund dicht schließend auf den Mund des Kindes, drücken die Nasenflügel zusammen und beginnen die Beatmung.

◗ Überprüfen Sie nach den ersten 5 Beatmungen, ob das Herz des Kindes schlägt, indem Sie seinen Puls tasten. Entweder an der Innenseite des Handgelenks oder an der Halsschlagader seitlich vom Kehlkopf. Beim Baby tasten Sie den Puls an der Schlagader des Oberarms. Können Sie den Puls fühlen und atmet das Kind, bringen Sie es in die stabile Seitenlage (siehe Seite 385). Wenn Sie allein sind, rufen Sie jetzt den Notarzt.

◗ Atmet es nicht, aber fühlen Sie einen Puls, geben Sie ihm 1 Minute lang eine erneute Atemspende mit mindestens 20 Beatmungen pro Minute (alle 3 Sekunden 1 Beatmung, beim Säugling alle 2 bis 3 Sekunden). Rufen Sie dann, wenn Sie allein sind, den Notarzt. Danach beatmen Sie weiter und kontrollieren Sie alle 4 bis 5 Minuten immer wieder Puls und Atmung. Beatmen Sie, bis das Kind alleine atmet oder der Notarzt eingetroffen ist.

C) Circulation überprüfen und Herzdruckmassage bei Herzstillstand

Besteht Atemstillstand und können Sie nach 5 bis 10 Sekunden keinen Puls ertasten (bei Babys nur sehr schwach mit weniger als 60 Schlägen pro Minute), braucht das Kind zusätzlich zur Beatmung noch eine Herzdruckmassage.

REANIMATION BEI BABYS

◗ Zwei Fingerbreit unter einer gedachten Verbindungslinie zwischen den Brustwarzen befindet sich der Druckpunkt für die Herzmassage von Babys.

◗ Drücken Sie das Brustbein an diesem Punkt mit zwei Fingern etwa 2 bis 3 cm tief ein, etwa 100-mal pro Minute. Nach jedem Mal Drücken lassen Sie kurz locker, damit das Brustbein wieder seine normale Lage annimmt. Lassen Sie die Finger dabei aufliegen.

◗ Alternativ umfassen Sie den Brustkorb des Kindes mit beiden Händen, so dass mit beiden Daumen das Brustbein eingedrückt werden kann (siehe Abbildung unten).

◗ Sind Sie zu zweit, wechseln Sie Beatmung und Herzmassage beim Säugling in folgendem

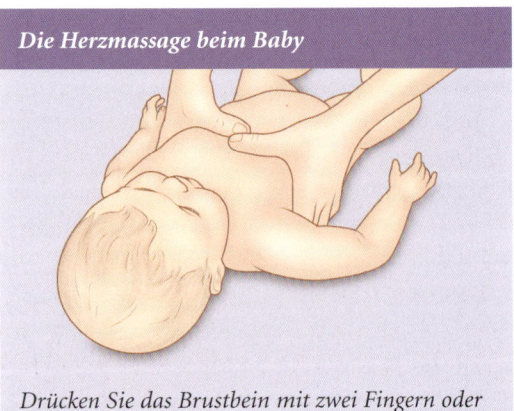

Die Herzmassage beim Baby

Drücken Sie das Brustbein mit zwei Fingern oder Daumen etwa 2 bis 3 cm tief ein.

Rhythmus: Führen Sie 15 Herzmassagen durch und halten Sie dann kurz inne, während der Partner dem Kind 2 Atemstöße einbläst. Dann drücken Sie die nächsten 15 Male und er bläst wieder 2 Atemstöße ein. So fahren Sie fort bis der Notarzt eintrifft (= 15:2 bei der Zwei-Helfer-Methode).

- Sind Sie alleine, können auch 30 Herzmassagen mit 2 Beatmungen wechseln (30:2).

REANIMATION BEI KINDERN

- Bei Kleinkindern befindet sich der Druckpunkt für die Herzmassage etwa drei Fingerbreit unter einer gedachten Verbindungslinie zwischen den Brustwarzen.
- Bei Schulkindern und Jugendlichen befindet sich der Druckpunkt für die Herzmassage etwa zwei Finger oberhalb des unteren Brustbeinrandes bzw. im Bereich des unteren Drittels des Brustbeins.
- Knien Sie sich seitlich neben das Kind und legen Sie den Handballen einer Hand auf den Druckpunkt. Drücken Sie den Brustkorb mit dem Handballen etwa 100-mal in der Minute 3 bis 4 cm tief gerade nach unten ein. Achtung: Nicht schräg drücken, da sonst Organe verletzt werden können.
- Nach jedem Drücken müssen Sie locker lassen, damit der Brustkorb wieder vollständig entlastet wird. Lassen Sie die Hand dabei leicht aufliegen.

Beatmung und Herzmassage wechseln bei Kindern und Säuglingen im folgenden Rhythmus:

- Sind Sie zu zweit, führen Sie 15 Herzmassagen durch und halten dann kurz inne, während Ihr Partner dem Kind 2 Atemstöße einbläst. Dann drücken Sie die nächsten 15 Male und er bläst wieder 2 Atemstöße ein. So fahren Sie fort, bis der Notarzt eintrifft (= 15:2 bei der Zwei-Helfer-Methode).

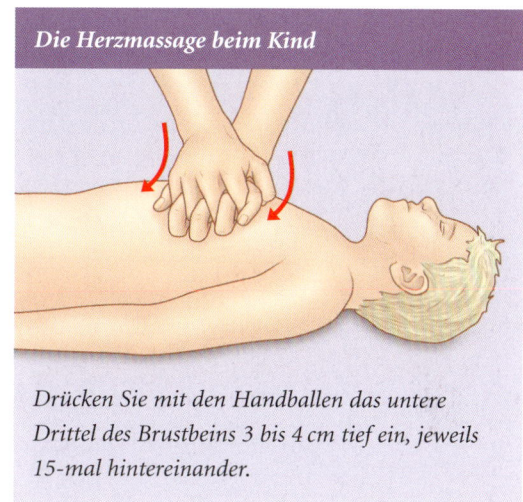

Die Herzmassage beim Kind

Drücken Sie mit den Handballen das untere Drittel des Brustbeins 3 bis 4 cm tief ein, jeweils 15-mal hintereinander.

- Sind Sie alleine, können auch 30 Herzmassagen mit 2 Beatmungen wechseln (30:2).
- Kontrollieren Sie etwa alle 5 Minuten, ob Herzschlag und Atmung wieder funktionieren. Führen Sie die Wiederbelebungsmaßnahmen durch, bis Kreislauf und Atmung wieder eingesetzt haben oder bis der Notarzt da ist.

Stabile Seitenlage

- Atmet das Kind, bringen Sie es in die stabile Seitenlage und überprüfen Sie ständig seine Atmung.
- Um das Kind in die stabile Seitenlage zu bringen, knien Sie sich neben das Kind, das auf dem Rücken liegt.
- Strecken Sie den Arm, der Ihnen zugewandt ist, und schieben Sie ihn unter den Körper des Kindes, indem Sie seine Hüfte leicht anheben.
- Winkeln Sie das Bein an, das Ihnen zugewandt ist, und stellen Sie seinen Fuß an das Gesäß.
- Fassen Sie das Kind vorsichtig an der gegenüberliegenden Schulter und Hüfte und ziehen Sie es zu sich in die Seitenlage.

385

● Strecken Sie nun den Kopf vorsichtig ein wenig nach hinten, und drehen Sie den Mund Richtung Boden.

● Winkeln Sie den Arm an, der durch die Drehung des Kindes nun Ihnen zugewandt ist, und schieben Sie die Hand unter die Wange des Kindes. Den anderen Arm ziehen Sie behutsam unter dem Körper Richtung Rücken hervor und winkeln ihn leicht an, so dass die Seitenlage stabil wird.

Vereinfachte Variante: (siehe Abbildung)
(nicht bei Wirbelsäulenverletzungen!)

● Das Kind liegt auf dem Rücken, Sie knien daneben.

● Strecken Sie den Ihnen nahen Arm im rechten Winkel vom Körper weg.

● Ziehen Sie den anderen Arm, ähnlich wie bei der klassischen Variante, über die Brust und

legen Sie den Handrücken an die Ihnen zugewandte Wange an und halten Sie ihn so.

● Umfassen Sie nunmehr mit Ihrer freien Hand nicht mehr die Hüfte, sondern das Bein der gegenüberliegenden Seite und ziehen Sie den gesamten Körper allein daran zu sich herüber, um eine seitliche Lagerung zu erreichen.

Wie Sie weiter vorgehen

Wenn Ihr Kind ansprechbar ist, spontan atmet und der Kreislauf stabil ist, es jedoch verschiedene Verletzungen und Wunden hat:

● Versorgen Sie vorhandene Wunden (siehe Seite 401).

● Legen Sie das Kind – außer bei Kopfverletzungen – in Schocklage (siehe Seite 396) auf eine ebene Unterlage und lagern oder halten Sie die Beine hoch. Decken Sie es gut zu.

● Rufen Sie dann sofort den Notarzt!

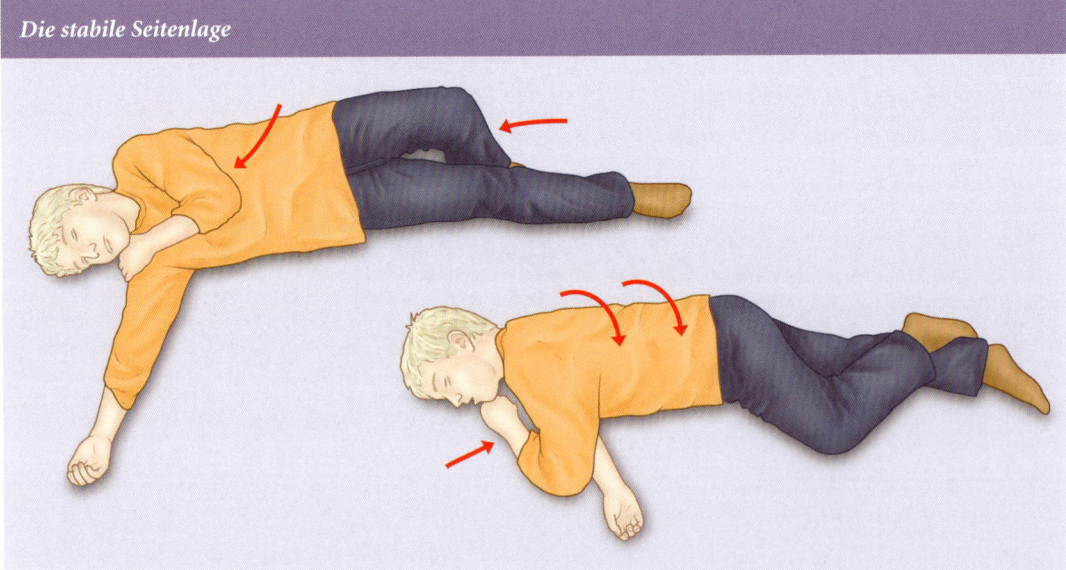

Die stabile Seitenlage

Ziehen Sie das Kind bei Bewusstlosigkeit, wenn es von alleine atmet, in die stabile Seitenlage. So kann es nicht an Erbrochenem ersticken. Bleiben Sie bei ihm sitzen, bis der Notarzt eintrifft.

Schreiben Sie sich einen Notfallzettel, den Sie gut sichtbar neben das Telefon legen. Darauf sollte nicht nur die Nummer des Notarztes stehen, sondern auch, was Sie am Telefon sagen sollten: Wie Sie heißen und wo Sie wohnen und ob es bei der Anfahrt für den Notarzt etwas zu beachten gibt (Haus schwer zu finden etc). Das kommt Ihnen vielleicht überflüssig vor, kann aber notwendig sein, wenn Sie sich durch den Zustand Ihres Kindes auch unter Schock befinden und Ihnen durch ein Blackout am Telefon die einfachsten Dinge nicht mehr einfallen.

Machen Sie immer wieder einen Erste-Hilfe-Kurs, um Notfallmaßnahmen zu erlernen und zu üben.

Nummern für den Notfall

Notruf 112
(Österreich: 144, Schweiz: 144)

Feuer 112
(Österreich: 122, Schweiz: 118)

Polizei 110
(Österreich: 133, Schweiz: 117)

Giftnotruf 19 24 0
(Österreich: (01)4 06-43 43,
Schweiz: (01)25-15 15 1)

Atemnot

Kinder sind für Atemprobleme anfälliger als Erwachsene, da ihre Atemwege noch sehr eng sind und sich deshalb rascher bei Schwellungen, durch Schleim oder Fremdkörper verschließen. Häufigste Ursachen für Atemnot sind Asthma (siehe Seite 104), Pseudokrupp (siehe Seite 93), Insektenstiche (siehe Seite 244) und das Verschlucken von Fremdkörpern. Letzteres passiert vor allem im Kleinkindalter, wenn Kinder von Legosteinen bis hin zu Nüssen einfach alles in den Mund stecken. Doch auch bei älteren Kindern kann so etwas schnell gehen, wenn Sie beim Essen lachen oder reden und dabei etwas in die Luftröhre gerät.

Wie Sie als Eltern helfen können

Hat Ihr Kind starke Atemnot bzw. kann es nicht mehr selbst atmen, bleiben Sie ruhig, aber rufen Sie sofort um Hilfe. Wenn Sie zu zweit sind, ruft einer den Notarzt. Sind Sie allein, rufen Sie ihn erst, wenn Sie die lebensrettenden Sofortmaßnahmen nach dem ABC-Schema (siehe Seite 382) eingeleitet haben. In allen anderen Fällen gilt:

- Bewahren Sie Ruhe und beruhigen Sie das Kind, damit es sich nicht zusätzlich aufregt.
- Setzen Sie es aufrecht hin oder nehmen Sie es in den Arm und zeigen Sie ihm, wie es ruhig atmen kann, indem Sie ihm voratmen.

Je nach Ursache der Atemnot sind unterschiedliche Maßnahmen erforderlich:
- bei einem Asthmaanfall siehe ab Seite 109
- bei Pseudokrupp siehe ab Seite 94
- bei einem Insektenstich siehe Seite 245

Bei einem verschluckten **Fremdkörper**:
- Wenn Ihr Kind atmet und hustet, nehmen Sie

es in den Arm, klopfen ihm auf den Rücken und lassen es husten.

● Wenn das nichts hilft, rufen Sie sofort den Notarzt!

● Bekommt das Kind kaum mehr Luft, halten Sie es so, dass sein Oberkörper herunterhängt. Am besten, Sie legen das Kind »über das Knie« (der Bauch des Kindes liegt überwiegend auf Ihrem Oberschenkel) und Sie lassen den Oberkörper des Kindes zur Seite herunterhängen. Mit dem anderen Bein fixieren Sie die Beine des Kindes, so dass es nicht kopfüber zu Seite fallen kann. Klopfen Sie dem Kind mehrmals mit der flachen Hand zwischen die Schulterblätter.

● Hilft das nichts, beatmen Sie es 5-mal mit kräftigen Atemzügen (siehe Seite 383).

Übers Knie legen

Hat Ihr Kind plötzlich Atemnot, weil es einen Fremdkörper verschluckt hat, kann es helfen, das Kind übers Knie zu legen und mehrmals mit der flachen Hand zwischen die Schulterblätter zu klopfen.

● Hilft das auch nicht, drücken Sie 5-mal den Brustkorb zusammen, wie bei der Herzmassage (siehe Seite 385) – allerdings mit etwas tiefer liegendem Oberkörper, damit der Fremdkörper aus den Atemwegen gedrückt wird. Legen Sie dazu keilförmig Decken und Kissen unter Oberkörper, Po und Beine, so dass die Beine am höchsten liegen.

● Kontrollieren Sie den Mund des Kindes und entfernen Sie den Fremdkörper, wenn er hochgekommen ist.

● Beatmen Sie es noch einmal.

● Tritt noch immer keine Besserung auf, wenden Sie als letztes Mittel bei Kindern ab einem Jahr (niemals bei Babys!) den so genannten *Heimlich-Handgriff* an – er sollte wirklich nur bei akuter Lebensgefahr angewendet werden, da er schwere innere Verletzungen nach sich ziehen kann.

Dazu können Sie das Kind im Stehen von hinten mit den Armen umschlingen. Legen Sie eine geballte Faust unterhalb des Brustbeins in die Magengrube und umfassen Sie diese mit der anderen Hand. Dann drücken Sie mit beiden Händen gleichzeitig und ruckartig fest nach innen und schräg oben.

Alternativ legen Sie das Kind mit dem Rücken auf den Boden und knien zu seinen Füßen. Drücken Sie mit einem Handballen ruckartig in seine Magengrube (zwischen dem Nabel und dem unteren Brustbeinende) in Richtung Kopf. Wiederholen Sie das höchstens 10-mal.

● Kontrollieren Sie, ob durch den starken Druck der Fremdkörper aus dem Brustkorb herausgeschleudert wurde oder sichtbar ist, bevor Sie das Kind erneut beatmen.

● Ist der Fremdkörper nicht herauszubekommen und droht das Kind zu ersticken, gehen Sie entsprechend der Basisreanimation vor und verabreichen 5 Atemzüge. Anschließend beginnen Sie gegebenenfalls die Reanimation (siehe Seite 385).

- Ist der Fremdkörper durch Ihre Maßnahme herausgekommen, fahren Sie anschließend umgehend ins Krankenhaus, um mögliche innere Verletzungen kontrollieren oder eventuell nachprüfen zu lassen, ob noch Fremdkörper im Rachen, der Luftröhre oder den Bronchien stecken.

W I C H T I G

Atemnot ist immer ein ernst zu nehmender Notfall. Warnzeichen sind Eintrübung des Bewusstseins oder bläuliche Verfärbung der Lippen oder der Haut.

Sonstige Zeichen von Atemnot können sein, dass Ihr Kind zu schnell und angestrengt atmet, es bei der Ausatmung stöhnt oder »anstößt«, sich die Haut zwischen den Rippen zusammenzieht oder sich die Nasenflügel bei jedem Atemzug mitbewegen.

Beruhigen Sie Ihr Kind, um die Atemnot nicht noch zu verschlimmern. Ist ein verschluckter Fremdkörper die Ursache, entfernen Sie ihn durch Klopfen, entsprechende Lagerung des Kindes oder den Heimlich-Handgriff (siehe Seite 388). Rufen Sie bei Atemnot immer einen Arzt!

Bewusstlosigkeit

Ist ein Kind bewusstlos, kann es seine Umwelt nicht mehr wahrnehmen und sich nicht mehr zielgerichtet bewegen. Es reagiert nicht mehr auf Ansprache, auch dann nicht, wenn es von anderen angefasst wird.

Bei einer leichten Bewusstlosigkeit, einer Ohnmacht, reagiert es noch auf Schmerzreize, bei einer tiefen Bewusstlosigkeit nicht mehr, selbst nicht mehr auf festes Kneifen in die Wangen oder die Ohren. Bei tiefer Bewusstlosigkeit reagieren die Pupillen auch nicht mehr auf Lichteinfall und werden starr. Je tiefer die Bewusstlosigkeit, umso größer ist die Gefahr, dass schließlich die lebenserhaltenden Körperfunktionen wie Atmung und Kreislauf ausfallen.

Wie Sie als Eltern helfen können

- Rufen Sie sofort um Hilfe, wenn ein Kind bewusstlos ist. Wenn Sie zu zweit sind, ruft einer den Notarzt. Sind Sie allein, rufen Sie ihn erst, wenn Sie Atmung und Puls überprüft und gegebenenfalls die lebensrettenden Sofortmaßnahmen eingeleitet haben (eine Minute lang ABC-Schema, siehe Seite 382).
- Wenn das Kind bewusstlos ist, aber atmet und der Kreislauf stabil ist, bringen Sie es in die stabile Seitenlage (siehe Seite 385).
- Bei Verdacht auf eine Wirbelsäulenverletzung lassen Sie das Kind zunächst so liegen und überprüfen oft Atmung und Kreislauf.
- Sind Atmung und Kreislauf sichergestellt, schauen Sie nach Verletzungen (zum Beispiel des Schädels), nach Blutungen (siehe Seite 390) oder nach anderen Ursachen, die der Bewusstlosigkeit zugrunde liegen können. Hat das Kind zum Beispiel etwas getrunken, eingeatmet oder gegessen, das zu einer Vergiftung geführt hat (siehe Seite 400)?

Blutungen

Während im Körper eines Erwachsenen durchschnittlich sechs Liter Blut zirkulieren, sind es bei einem einjährigen Kind nur etwa eineinhalb Liter. Ein Blutverlust von 100–200 ml Blut bedeutet entsprechend für ein Kleinkind eine viel größere Gefahr als für einen Erwachsenen. Je jünger das Kind also ist, desto eher besteht die Gefahr, dass es verbluten könnte.

Kleinere Wunden reinigen Sie mit klarem, handwarmem Wasser durch Abtupfen und mit einem Desinfektionsspray. Anschließend kleben Sie ein Pflaster auf die Wunde (Näheres zur Wundversorgung siehe Seite 401). Überprüfen Sie auf jeden Fall hinterher den Tetanus-Impfschutz des Kindes. Wenn das Kind tiefe Wunden hat, die stark bluten, ergreifen Sie sofort die folgenden Notfall-Maßnahmen.

Typische Symptome für einen bedrohlichen Blutverlust

Bei einer sichtbaren Wunde:
- Das Blut fließt anhaltend stark oder spritzt.

Bei einer Wunde, die unter der Kleidung verborgen ist:
- Die Flecken auf der Kleidung vergrößern sich.
- Das Blut tropft von der Kleidung.

Generell:
- Der allgemeine Zustand des Kindes verschlechtert sich:
  - Es wird blass, wirkt unruhig und/oder ängstlich.
  - Es wird apathisch.
- Sie erkennen Anzeichen eines Schocks:
  - Die Atmung wird flacher.
  - Der Puls ist schnell und schlecht tastbar.
  - Das Kind wird bewusstlos.

Wie Sie als Eltern helfen können

- Bewahren Sie Ruhe und beruhigen Sie auch das Kind.
- Rufen Sie schnellstmöglich um Hilfe. Wenn Sie alleine sind, versorgen Sie die größten, vor allem spritzenden Blutungen (wie unten beschrieben) und benachrichtigen Sie dann den Notarzt.
- Versuchen Sie, die Blutung zu stillen, indem Sie möglichst mit sauberem Material ausreichend Druck auf die Wunde ausüben. Haben Sie nicht schnell genug etwas Passendes zur Hand, nehmen Sie nötigenfalls eine Infektion in Kauf. Wichtig ist, die Blutung durch Abdrücken schnell zum Stillstand zu bringen. Wenn es die Schlagader erwischt hat, sollten Sie im Zweifelsfall versuchen, durch Druck auf die Schlagader die Blutung aufzuhalten und aushalten, bis der Notarzt eintrifft.

Wenn es irgendwie möglich ist:
- Lagern Sie das verletzte Körperteil hoch und legen Sie rasch einen **Druckverband** an. Das gilt besonders, wenn das Kind an mehreren Stellen stark blutet und Sie nicht gleichzeitig mehrere Stellen abdrücken können. Mit dem Druckverband lässt sich beinahe jede Blutung stoppen. Verfahren Sie dabei wie folgt:
  - Belassen Sie Wundkrusten und auch Fremdkörper in der Wunde, da sie durch das Entfernen noch heftiger bluten kann und Sie dadurch außerdem Zeit verlieren.
  - Bedecken Sie die blutende Wunde mit einer ausreichend großen, keimfreien Wundauflage (Kompresse).
  - Fixieren Sie diese ein paar Mal mit einer Binde, ohne zu sehr zu pressen.
  - Legen Sie ein elastisches Druckpolster (beispielsweise ein geschlossenes Verbandspäckchen) darauf. Das verstärkt den Druck auf die Wundränder und stoppt den Blutfluss.

Druckverband

Bei einer starken Blutung lässt sich so rasch und einfach ein Druckverband anlegen.

○ Nun umwickeln Sie das Druckpolster kräftig mit einer Mullbinde oder einem gefalteten Dreieckstuch, das Sie über dem Druckpolster verknoten.

○ Sollte der Druckverband durchbluten, pressen Sie ein zweites Druckpolster auf die Wunde. Nehmen Sie das erste Druckpolster nicht weg, da sich schon erste Blutgerinnsel gebildet haben können, die dann wieder abgerissen würden.

○ Sind Sie zu zweit, kann einer von Ihnen die zur Wunde führende Schlagader abdrücken, sobald es gelingt, diese zu ertasten. Die Schlagadern können getastet werden an der Innenseite der Oberarme (zum Abdrücken der Armdurchblutung) oder in der Leiste (zum Abdrücken der Beindurchblutung). Während der eine Helfer die Schlagader abdrückt, kann der zweite den Druck-

verband anlegen. Wichtig: Erst loslassen, wenn der Druckverband fertig ist.

● Bei hohem Blutverlust und im Fall eines Schockzustands führen Sie die ab Seite 383 beschriebenen lebensrettenden Maßnahmen nach dem ABC-Schema bis zum Eintreffen des Notarztes durch.

● Binden Sie das verletzte Körperteil nur im äußersten Ausnahmefall ab, etwa bei einer großen zerfetzten Wunde, weil der abgebundene Körperteil stark geschädigt werden kann. Falls es wirklich notwendig ist, dann nur in der Mitte von Oberarm oder Oberschenkel abbinden. Wichtig: Notieren Sie die Uhrzeit und überlassen Sie es unbedingt dem herbeigerufenen Arzt, die Abbindung zu lösen.

●● Hilfe bei Nasenbluten

Um die Atemluft schnell und effektiv anwärmen zu können, ist die Schleimhaut der Nase sehr stark durchblutet. Der Nachteil ist, dass es bei trockener Luft im Winter, bei Reizung durch Schnupfen, bei Verletzungen durch einen Schlag auf die Nase oder auch durch einen neugierig Nase bohrenden Finger relativ rasch zum Nasenbluten kommen kann.

Lassen Sie Ihr Kind im Stehen oder besser im Sitzen den Kopf etwas nach vorne gebeugt halten. Das Blut tropft dann nach außen und läuft nicht den Rachen hinunter, was Übelkeit verursachen kann. Während das Kind durch den Mund atmet, drücken Sie mit Daumen und Zeigefinger bis zu 10 Minuten die Nasenlöcher zusammen. Legen Sie zusätzlich einen kalten Waschlappen in den Nacken, um die Blutzufuhr zu drosseln.

Ertrinken

Kinder können bei jeder Wassertiefe ertrinken, auch in Regentonnen, Gartenteichen oder tieferen Pfützen. Die Hauptgefahr liegt darin, dass die Lungen voll Wasser laufen und deshalb keinen Sauerstoff mehr aufnehmen können. Das Gehirn wird dadurch unterversorgt, es kommt zur Bewusstlosigkeit und schließlich zum Kreislaufversagen mit Herzstillstand. Da es beim Ertrinken nicht auf Tiefe und Größe des Wassers ankommt, ist der einzige absolut sichere Schutz gegen Ertrinken, ein Kind niemals unbeaufsichtigt am oder im Wasser zu lassen.

Wie Sie als Eltern helfen können

● Holen Sie das Kind sofort aus dem Wasser. Je nach Gewässer ist es wichtig, dass Sie Ihre eigenen Gefahren realistisch einschätzen und entsprechende Vorkehrungen treffen wie Fremdsicherung bei Einbruch in Eis oder bei starker Strömung.
● Versuchen Sie, Ruhe zu bewahren: Die Überlebenschancen stehen gut, auch wenn das Kind längere Zeit unter Wasser war. Denn durch kaltes Wasser kühlt der Körper rasch aus, und die Reserven an Sauerstoff werden wesentlich langsamer verbraucht.
● Rufen Sie den Notarzt und leiten Sie danach sofort lebensrettende Maßnahmen ein.
● Beatmen Sie das Kind, wenn Sie seinen Atem nicht deutlich spüren (siehe Seite 383).
● Führen Sie bei Herzstillstand (siehe Seite 384) Wiederbelebungsversuche durch.
● Ist das Kind bewusstlos, aber atmet, so bringen Sie es in die stabile Seitenlage (siehe Seite 385) und decken es warm zu.
● Achten Sie auf die Körpertemperatur. Bei starker Unterkühlung darf der Körper nur langsam erwärmt werden, um einen Kreislaufschock zu verhindern. Versorgen Sie das Kind, sofern es bei Bewusstsein ist, langsam mit warmen Getränken.
● Auch wenn sich das Kind wieder erholt hat, sollten Sie es vorsichtshalber in der Klinik überwachen lassen. Selbst noch nach mehreren Stunden können Bewusstseins- und Kreislaufprobleme oder Atemstörungen auftreten. Je nach Schmutzigkeit des Wassers, kann sich eventuell erst einige Tage nach dem Unfall eine Lungenentzündung entwickeln.

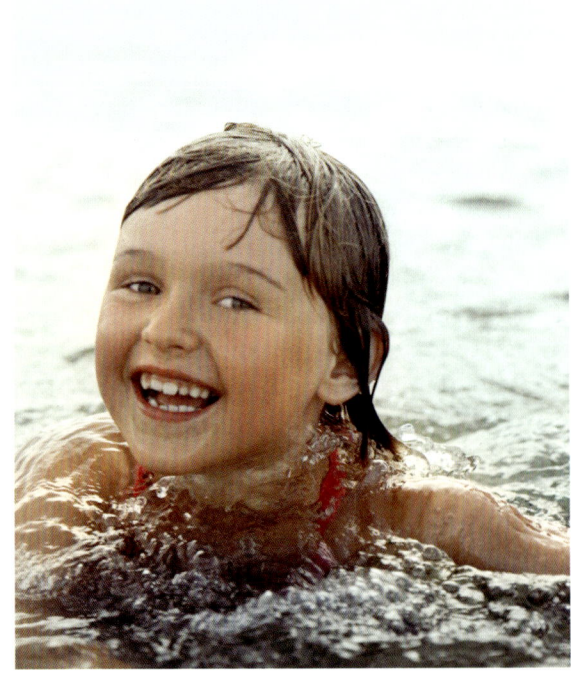

Schwimmen lernen ist der wirksamste Schutz vor Ertrinken! Behalten Sie ansonsten Ihr Kind immer im Blick, auch wenn es nur im flachen Wasser planscht.

Knochenbruch

Bei den meisten Knochenbrüchen spürt das Kind während des Unfalls ein »Krachen« oder »Schnappen«. In seltenen Fällen kann ein Knochenbruch auch – im Eifer des Spiels – zunächst unbemerkt bleiben, vor allem bei so genannten Grünholzfrakturen (siehe Seite 343), bei denen wie bei einem jungen Zweig die Knochen nur auf einer Seite brechen, die andere Seite und die Umhüllung des Knochens durch die Knochenhaut jedoch intakt bleiben. In der Regel aber verspürt das Kind Schmerzen und schont den betroffenen Körperteil anschließend. Ein Knochenbruch kann mit einem hohen Blutverlust verbunden sein. Wegen der großen Schmerzen kann das Kind einen Schock (siehe Seite 395) erleiden.

Ein Knochenbruch kann auch innere Verletzungen mit sich bringen: Organe (etwa an der Lunge), Gefäße (bei einem Oberschenkelbruch) oder Nerven (bei einem Wirbelbruch) können mitbetroffen sein. Zudem besteht bei offenen Brüchen eine Infektionsgefahr.

Typische Symptome

- Häufig schmerzt der verletzte Körperteil, wenn er bewegt wird. Oft zeigt sich ein Bluterguss und die gebrochene Stelle schwillt schnell und sichtbar an.
- Ein Knochenbruch ist oft schwer von einer Prellung oder einer Verstauchung zu unterscheiden. Verdachtsmomente für einen Bruch ergeben sich häufig aus der Situation: Ist das Kind beispielsweise vom Fahrrad oder von einer Leiter gestürzt? In Zweifelsfällen muss das Kind geröntgt werden.
- Sichtbare Knochenenden oder übereinander geschobene Knochen im Bruchbereich sind eindeutig.
- Eine unnatürliche Lage oder Haltung des entsprechenden Körperteils ist ebenfalls ein recht sicherer Hinweis auf einen Bruch.

Wie Sie als Eltern helfen können

- Ist das Kind bewusstlos, rufen Sie sofort den Notarzt und führen Sie bis zu seinem Eintreffen lebensrettende Maßnahmen durch (siehe ab Seite 383).
- Rufen Sie auch den Notarzt, wenn das Kind zwar ansprechbar ist, aber starke Schmerzen hat, vor allem aber, wenn es sich um einen offenen Bruch handelt. Zum einen ist die Infektionsgefahr bei einem offenen Bruch erhöht, zum anderen ist das Kind wegen der Schmerzen und zusätzlichen Verletzungsgefahr schwer zu transportieren.
- Wenn die Gefahr besteht, dass das Kind an der Wirbelsäule verletzt ist, dürfen Sie es keinesfalls bewegen. Rufen Sie den Notarzt und halten Sie es bis zu dessen Eintreffen warm.
- Bewegen Sie bei schweren Unfällen das Kind so wenig wie möglich, vorausgesetzt, Sie setzen es damit zum Beispiel im Straßenverkehr nicht einer neuen Gefahr aus.
- Ist das Kind ansprechbar, lassen Sie sich den Hergang des Unfalls schildern. Je detaillierter der Bericht erfolgt, umso genauere Rückschlüsse können Sie auf mögliche Verletzungen ziehen.
- Lagern Sie das verletzte Kind so, dass es möglichst wenig Schmerzen verspürt. Allerdings müssen die beiden Gelenke, die am nächsten zum Bruch liegen, ruhig gestellt werden. Bei einem Unterarmbruch erreichen Sie dies zum Beispiel, indem Sie nach der Abpolsterung mit Kompressen sowohl den Unterarm als auch den Ellenbogen und das Handgelenk mit einer Binde oder mit einem Tuch am Körper fixieren.

- Überprüfen Sie die Temperatur (= T), die Beweglichkeit (Motorik = M) sowie die Empfindlichkeit (Sensibilität = S) – von ärztlicher Seite abgekürzt »TMS« – jenseits der Bruchstelle. Bei einem Unterarmbruch zum Beispiel wäre das an Hand und Fingern. Notieren Sie für den Arzt, ab wann diesbezüglich Auffälligkeiten aufgetreten sind. Mit der Überprüfung von Temperatur, Motorik und Sensibilität bekommt man Informationen, ob auch Blutgefäße und Nerven unmittelbar oder durch allmähliche innere Schwellungen verletzt worden sind.
- Um einen Schock des Kindes zu verhindern, sollten Sie es beruhigen und darauf achten, dass es nicht auskühlt. Unverletzte Beine können Sie bis zum Eintreffen des Notarztes hoch lagern.
- Bei kleinen Brüchen mit mittelstarken oder leichten Schmerzen können Sie nach Kühlung der Schwellungen mit Waschlappen oder »Cool-Packs« Ihr Kind selber ins Krankenhaus bringen, wenn es vom Kreislauf her stabil genug ist und die gebrochene Extremität beim Transport geschont werden kann.
- Geben Sie Ihrem Kind bis zur sicheren Diagnose nichts zu essen oder zu trinken, weil der Bruch möglicherweise operiert werden muss.
- Gehen Sie im Zweifelsfall lieber einmal zu viel als zu wenig zum Arzt. Denn die Langzeitfolgen eines übersehenen und zu spät behandelten Knochenbruchs können erheblich sein.

Kopfverletzungen

Auch scheinbar harmlose Stürze auf den Kopf können bei Kindern schwere Verletzungen wie einen Schädelbruch oder eine Hirnblutung nach sich ziehen. Im Rahmen einer Kopfverletzung kann es auch zu Hirnschwellungen kommen. Bei sehr starkem Druck im Kopfinnern besteht die Gefahr, dass das Stammhirn eingeklemmt wird. Da von dort aus auch Atmung und Kreislauf gesteuert werden, kann das Kind das Bewusstsein verlieren und es kann zu Atem- und Kreislaufstillstand kommen.

Typische Symptome

Nicht immer sind Kopfverletzungen äußerlich zu erkennen. Manchmal tauchen Symptome auch erst bis zu 24 Stunden später auf.

Auf einen **Schädelbasisbruch** *deuten hin:*
- sichtbare Verletzungen im Kopfbereich
- Bluten oder Austreten von klarer Flüssigkeit aus Nase, Mund oder Ohren
- Bluterguss um die Augenhöhle

Auf eine **Gehirnerschütterung** *deuten hin:*
- Erbrechen innerhalb von 24 Stunden nach dem Sturz
- Schwindel
- (starke) Kopfschmerzen
- Erinnerungslücken

Auf eine **Hirnschwellung oder -blutung** *weisen zusätzlich zu den Symptomen bei Gehirnerschütterung hin:*
- Veränderungen der Pupillen
- Bewusstseins- oder Kreislaufstörungen
- gestörtes Bewegungsmuster

Wie Sie als Eltern helfen können

- Ist das Kind bewusstlos, leiten Sie die lebensrettenden Sofortmaßnahmen von Seite 383 ein und rufen Sie den Notarzt.

- Ist das Kind gut ansprechbar, lagern Sie seinen Kopf leicht erhöht, damit das Blut und der Druck sich nicht im Gehirn stauen.
- Hat es offene, nicht stark blutende Wunden am Kopf, decken Sie diese ohne Druck mit einer sterilen Wundauflage ab, die Sie nur leicht befestigen, damit kein Schmutz eindringen kann.
- Platzwunden bedecken Sie mit leichtem Druck mit einer sterilen Wundauflage, die Sie entweder mit einer Mullbinde oder mit einem Tuch befestigen.
- Kontrollieren Sie immer wieder, ob das Kind bei Bewusstsein ist oder einen Schock bekommt, was plötzlich passieren kann. Leiten Sie dann die Maßnahmen von Seite 383 ein.
- Selbst bei leichteren und unspektakulären Kopfverletzungen beobachten Sie das Kind auch noch 24 Stunden nach dem Unfall. Lassen Sie es nicht allein und überprüfen Sie auch nachts alle 2 bis 3 Stunden seinen Bewusstseinszustand und seine Pupillen. Sind diese ungleich groß oder reagieren sie unterschiedlich schnell auf Lichteinfall (Taschenlampe kurz anknipsen und in die Augen halten!), fahren Sie umgehend in eine Klinik.
- Bringen Sie ein Kind nach einer Gehirnerschütterung, die mit Erinnerungslücken und/oder Erbrechen mit der Kopfverletzung einhergeht, in die Klinik, wo es sicherheitshalber 24 bis 48 Stunden überwacht wird. Das Kind braucht nach einer Gehirnerschütterung vor allem Bettruhe und sollte weder lesen noch fernsehen – Sie können ihm aber natürlich etwas vorlesen, wenn es sich langweilt.
- Ein Kind mit einer größeren Kopfverletzung oder nach einem Sturz auf den Kopf sollten Sie unbedingt von einem Arzt untersuchen und im Zweifelsfall in der Klinik überwachen lassen.

Schock

Ein Herz-Kreislauf-Schock ist ein akutes Kreislaufversagen, so dass lebenswichtige Organe nur noch unzureichend oder überhaupt nicht mehr mit Sauerstoff und Blut versorgt werden können. Auslöser ist bei Kindern meist ein starker Blut- oder Flüssigkeitsverlust, etwa durch Verletzungen, Verbrennung, aber auch durch einen lang anhaltenden Brechdurchfall.

In Verbindung mit Vergiftungen und schweren Infektionen spricht man von septischem Schock, bei allergischen Reaktionen von einem allergischen Schock. Außerdem kann es auch durch erhebliche Schmerzen zu einem Schock kommen. Allen Schockarten gemeinsam ist, dass sich dabei die Blutgefäße erweitern und das Blut förmlich »versackt«. Die vorhandene Blutmenge genügt nicht, um die geweiteten Blutgefäße ausreichend zu füllen. Der Körper schaltet auf ein Notprogramm um: Der Blutkreislauf findet im Wesentlichen nur noch zwischen Gehirn, Herz und Lunge statt, während bei allen anderen Organen die Durchblutung immer schlechter wird. Dieser Zustand der so genannten Kreislauf-Zentralisation kann nicht auf Dauer aufrechterhalten bleiben. Wenn dem Kind nicht durch entsprechende Medikamente durch den Arzt geholfen werden kann, verschlechtert sich im Verlauf auch die Durchblutung von Herz, Lunge und Gehirn. Es kann zu einer Bewusstseinseintrübung, schließlich zur Bewusstlosigkeit und zum Herz-Kreislauf-Versagen mit akuter Lebensgefahr kommen.

Typische Symptome

- zunehmend rascherer und flacherer Puls.
Bei Säuglingen auch plötzlich sehr langsamer Herzschlag (weniger als 60 Schläge/Minute).
- flache und schnelle Atemung
Bei Säuglingen kann sich die Atmung auch

verlangsamen und im schlimmsten Fall zu einem Stillstand (siehe Seite 383) führen.

● kalte, feuchte, blasse Haut
● starkes Frieren
● Ängstlichkeit, Unruhe, Teilnahmslosigkeit

Wie Sie als Eltern helfen können

● Wichtig: Versuchen Sie, Ruhe zu bewahren.
● Rufen Sie unverzüglich den Notarzt und führen Sie bis zu seinem Eintreffen die folgende Erstversorgung durch:
● Beruhigen Sie das verletzte Kind, denn Aufregungen können den Schockzustand noch verschlimmern.
● Versuchen Sie, den Auslöser des Schocks in Erfahrung zu bringen und bestmöglich zu beseitigen oder zu behandeln. Das können beispielsweise Blutungen (siehe Seite 390), allergische Reaktionen (siehe Seite 250), Verätzungen (siehe Seite 400), Stromschlag (siehe rechts) oder Ähnliches sein.
● Da die Haut schlecht durchblutet wird und das Kind deshalb leicht friert, sollten Sie es unverzüglich in warme Decken wickeln.
● Betten Sie das Kind auf eine gerade Unterlage auf dem Rücken, lagern Sie seine Beine mit Hilfe von Kissen oder einem Hocker höher. Durch diese **Schocklagerung** strömt Blut aus den Venen der Beine in den Körper und unterstützt den Kreislauf. Voraussetzung: Das Kind ist bei Bewusstsein und atmet normal, es hat keine weiteren Verletzungen, etwa einen Knochenbruch (siehe Seite 393) oder eine Kopfverletzung (siehe Seite 394).
● Lassen Sie das Kind keinesfalls allein. Überwachen Sie laufend Atmung und Kreislauf.
● Jeder Schockzustand kann zur plötzlichen Bewusstlosigkeit führen. In diesem Fall werden lebensrettende Sofortmaßnahmen nötig (siehe Seite 383).

Stromschlag

Ein Stromschlag mit Haushaltsstrom zählt (nicht nur bei Kindern) zu den häufigsten Unfallursachen im Haushalt. Deshalb sollten Sie ein Kind sehr früh auf die Gefahren von Elektrizität hinweisen. Dass sämtliche Steckdosen mit Kindersicherungen gesichert sind, sollte längst eine Selbstverständlichkeit sein.

Zeichen und Auswirkungen eines Stromschlags

Ein Kind ist nach dem Stromschlag entweder noch mit der Stromquelle verbunden oder diese liegt daneben. Häufig sind so genannte Strommarken, Verbrennungen an der Ein- und Austrittstelle des Stroms, sichtbar. Im günstigsten Fall kommt das Kind nach einem schmerzhaften Stromschlag mit dem Schrecken davon, und es gibt keine großen Folgen.

Es kann aber auch je nach Ausprägung passieren, dass das Kind in einen Schockzustand fällt (siehe Seite 395), und es zur Bewusstlosigkeit (siehe Seite 383) oder zum Herzstillstand (siehe Seite 384) kommt.

Wie Sie als Eltern helfen können

● Wenn das Kind noch an der Stromquelle hängt, fassen Sie es nicht an. Um ihm helfen zu können, brauchen Sie Eigenschutz. Schalten Sie erst die Sicherung aus, denn damit wird der Stromkreis unterbrochen und Sie geraten nicht selbst hinein.
● Sie können das verletzte Kind auch mit einem nicht leitenden Gegenstand – etwa einer Holzlatte – von der Stromquelle wegschieben oder -drücken. Ihre eigene Sicherheit erhöhen Sie, wenn Sie Schuhe mit Gummisohlen tragen oder sich auf ein paar Bücher stellen.

- Wenn Ihr Kind bewusstlos ist und nicht mehr atmet, beginnen Sie sofort mit den Wiederbelebungsmaßnahmen (siehe Seite 383).
- Ist Ihr Kind bewusstlos, aber atmet es spontan, so bringen Sie es in die stabile Seitenlage (siehe Seite 385). Untersuchen Sie den Körper auf Strommarken und kühlen Sie diese mit kaltem Wasser.
- Lassen Sie das Kind nach jedem Stromunfall in der Klinik untersuchen. Selbst wenn es ihm gut geht, könnten innere Organe verletzt sein. Herzrhythmusstörungen können noch Stunden danach auftreten.

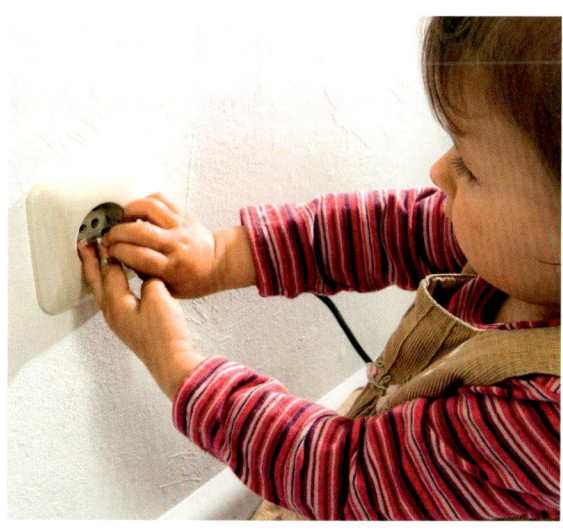

Sämtliche Steckdosen in Ihrer Wohnung müssen mit Kindersicherungen ausgerüstet sein, damit neugierige kleine Forscher geschützt sind.

Unterkühlung und Erfrierung

Im Verhältnis zu ihrem Gewicht haben Kinder eine größere Körperoberfläche als Erwachsene. Deshalb können sie schneller auskühlen.

Bei einer Körpertemperatur unter 34 °C spricht man von einer Unterkühlung. Die lebenswichtigen Organe arbeiten in diesem Zustand langsamer und können schließlich ganz versagen. Wenn Körperteile durch Kälte Schaden erleiden, handelt es sich um Erfrierungen. Meist sind dabei Finger, Zehen und Ohren betroffen.

Unterkühlungen und Erfrierungen kommen zum Beispiel vor, wenn das Eis beim Schlittschuhlaufen auf einem See einbricht, im Rahmen von Badeunfällen, aber auch, wenn Eltern ungenügend ausgerüstet mit ihren Kindern in die Berge wandern gehen und Kälte und Schnee unter- sowie die Kondition ihrer Kinder überschätzen.

Typische Symptome

- Äußerste Vorsicht ist bei Hautverfärbungen geboten: Erfrorene Körperteile verfärben sich blass oder bläulich. Auch wird die Haut selbst geschädigt, so dass eine Blase, später eine Wunde oder noch später eine Narbe entstehen können. Die erfrorenen Körperstellen tun dem Kind meistens erst beim »Auftauen« weh.
- Kalte Hände und Füße können auf eine Unterkühlung hindeuten, ebenso ein kühler Bauch.
- Auch blaue Lippen und graue Haut können Zeichen von Unterkühlung sein.
- Wenn ein Kind zunehmend ruhiger oder gar apathisch wird, könnte es einen Unterkühlungsschock haben und bewusstlos werden.

397

Wie Sie als Eltern helfen können

Das Wichtigste: Erwärmen Sie ein Kind bei starker Unterkühlung nur langsam wieder, am besten, indem sie nasse oder klamme Kleidung entfernen und es in einem warmen Zimmer in warme Decken hüllen. Keinesfalls darf ein Kind durch ein heißes Bad erwärmt werden, das könnte einen Kreislaufschock auslösen.

- Ist das Kind bewusstlos, bringen Sie es in die stabile Seitenlage (siehe Seite 385), atmet es nicht mehr und hat einen Kreislaufschock, beginnen Sie mit der Wiederbelebung (siehe Seite 383).
- Ist es bei Bewusstsein, verabreichen Sie warme Getränke.
- Rufen Sie bei einer starken Unterkühlung oder bei heftigen Erfrierungen auf jeden Fall den Notarzt.

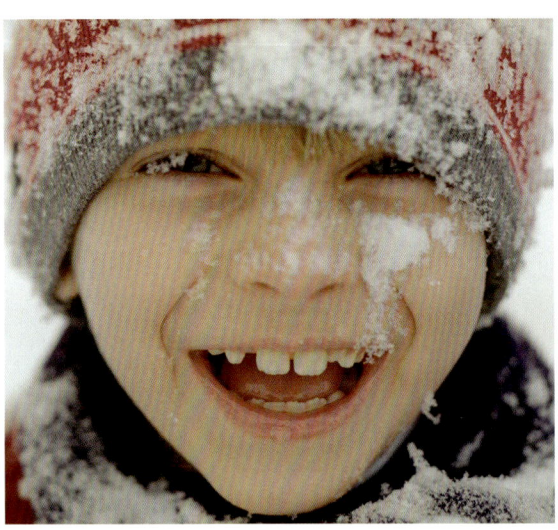

Warme Kleidung aus Wolle schützt Ihr Kind am besten vor Unterkühlung.

Verbrühung und Verbrennung

Die häufigsten Brandverletzungen bei Kindern sind **Verbrühungen**, etwa durch heiße Flüssigkeiten in Kochtöpfen. Die meisten **Verbrennungen** bei Kindern entstehen, indem sie auf Herdplatten oder an Bügeleisen fassen oder durch einen Stromschlag – und in der Natur durch Sonne, selten auch durch einen Blitzschlag. Verbrennungen werden in drei Grade unterteilt:

- **Verbrennung ersten Grades:** Die Haut ist gerötet.
- **Verbrennung zweiten Grades:** Es bilden sich Blasen.
- **Verbrennung dritten Grades:** Die Haut ist zerstört, im schlimmsten Fall verkohlt.

Neben der erhöhten Infektionsgefahr und den starken Schmerzen kann es bei Verbrennungen zu Flüssigkeitsverlusten kommen. Alle drei Faktoren zusammen – Infektion, Schmerzen und Flüssigkeitsverlust – erhöhen die Gefahr eines Schocks (siehe Seite 395).

Ihr Kind braucht ärztliche Hilfe

Fahren Sie zum Arzt oder rufen Sie den Notarzt bei jeder Brandwunde im Gesicht oder Genitalbereich, bei Verbrennungen zweiten und dritten Grades, wenn mehr als 5 bis 8 Prozent der Körperoberfläche betroffen sind: Die Größe des kindlichen Handtellers entspricht etwa 1 Prozent der Körperoberfläche.

Sofortmaßnahmen bei Verbrennungen und Verbrühungen:

- Löschen Sie Kleiderbrände sofort und entfernen Sie die Kleidungsstücke während des Kühlens (siehe Seite 399).
- Entfernen Sie auch bei Verbrühungen die

Kleidung sofort, um einen eventuellen Hitzestau zu vermeiden. Und kühlen Sie ebenfalls sofort.

Wie Sie als Eltern helfen können

- Bei leichteren Verbrennungen (ersten Grades) kühlen Sie die betroffene Stelle rasch mit kaltem, aber nicht eiskaltem Wasser. Damit die Kühlung dem Kind wirklich Linderung verschafft, müssen Sie nach dem Unfall so schnell wie möglich damit beginnen und sie muss mindestens 10 bis 15 Minuten erfolgen, bei intensiven Schmerzen ruhig auch länger.
- Bei Verbrennungen zweiten und dritten Grades rufen Sie den Notarzt und führen bis zu dessen Eintreffen eine Erstvorsorgung durch.
- Bei großflächigen Verbrennungen stellen bzw. setzen Sie das Kind bei Bedarf in die Dusche, vorausgesetzt, es geht vom Kreislauf des Kindes her. Die Wassertemperatur sollte nicht unter 25 °C, sondern handwarm sein, damit das Kind nicht unterkühlt wird.
- Decken Sie eine große Verbrennung nach dem Kühlen mit einem metallinen Brandwundentuch ab. Falls Sie das nicht zur Hand haben, hilft auch jedes andere keimfreie Tuch.
- Verwenden Sie entgegen früherer Empfehlungen bei Brandwunden und Verbrühungen kein Mehl oder Puder, bei Verbrennung dritten Grades auch keine Salben. Bei Verbrennungen ersten und zweiten Grades ist die wirksamste Erstmaßnahme Combudoron WELEDA, das Sie als Essenz 1:10 der kühlenden Flüssigkeit hinzufügen – ausreichend oft erneuern! Als Folgebehandlung eignet sich Combudoron Gelee, das beim Auftragen leicht brennt, dann aber sehr erleichtert.
- Im Falle einer Gesichtsverbrennung könnte das Kind auch Flammen eingeatmet haben, was zu erheblichen Atemproblemen führen

kann. Ist das Kind bei Bewusstsein, setzen Sie es aufrecht hin, denn so atmet es sich leichter.
- Wenden Sie Wasser im Gesicht sehr vorsichtig an und stellen Sie sicher, dass sich das Kind dabei nicht ängstigt.
- Achten Sie darauf, dass das Kind nicht auskühlt. Eine Rettungsfolie aus dem Verbandskasten (im Auto) bietet Schutz, mit der silbernen Seite nach innen.
- Wenn Ihr Kind bei Bewusstsein ist, geben Sie ihm ausreichend zu trinken, da je nach Ausprägung der Verbrennung der anschließende Flüssigkeitsverlust über die Haut nicht unerheblich sein kann.

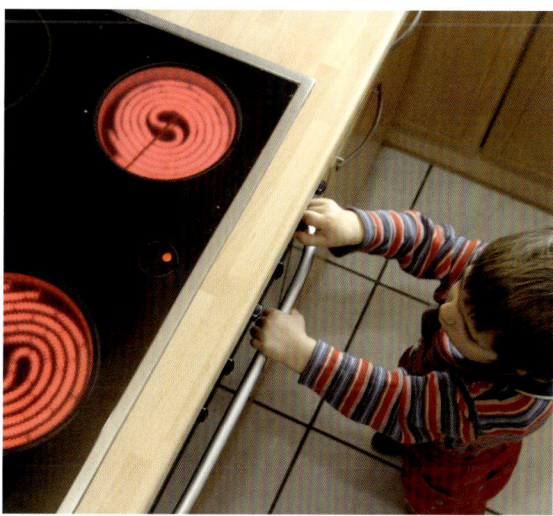

Der Bereich rund um den Kochherd birgt das größte Risiko, dass sich Ihr Kind eine Verbrennung oder Verbrühung zuzieht. Er muss deshalb mit entsprechendem Schutz ausgestattet sein.

Vergiftungen und Verätzungen

Vor allem Kinder unter vier Jahren stecken noch vieles aus Neugier in den Mund, deshalb sind sie am häufigsten von Vergiftungen betroffen. Im Haushalt finden sich viele gefährliche Mittel wie Chemikalien, Medikamente, Alkohol oder Tabak, die Kinder schwer vergiften können. Manche giftigen Stoffe sind zudem auch noch ätzend, etwa Reinigungs- und Pflanzenschutzmittel, aber auch Batterien. Deshalb ist die sichere Verwahrung aller giftigen und ätzenden Stoffe oberstes Gebot und die beste Vorbeugung. Doch auch mit den besten Vorsichtsmaßnahmen kann es – und sei es außerhalb der eigenen vier Wände – einmal zu Vergiftungen und Verätzungen kommen. Dann ist es entscheidend, dass Sie richtig helfen, denn die falschen Erstmaßnahmen können ebenfalls zu schweren Schäden führen.

Wie Sie als Eltern helfen können

- Verständigen Sie den Notarzt und leiten Sie die lebensrettenden Sofortmaßnahmen ein (siehe Seite 383), wenn das Kind benommen oder bewusstlos ist. Versuchen Sie keinesfalls, das Kind bei Bewusstlosigkeit zum Erbrechen zu bringen, da es das Erbrochene einatmen könnte!
- Rufen Sie den Giftnotruf (siehe Kasten Seite 387), Ihren Hausarzt oder die nächste Klinik an und schildern Sie, was das Kind geschluckt hat, bzw. was das Kind Ihrer Vermutung nach geschluckt haben könnte. Hier bekommen Sie genaue Anweisungen für die ersten Hilfsmaßnahmen. Im Idealfall sollten Sie möglichst genau sagen können, was das Kind eingenommen hat, wie viel es war und wann es passiert ist. Außerdem sollten Sie Alter und Gewicht des betroffenen Kindes nennen.
- Bringen Sie das Kind nur zum *Erbrechen*, wenn es bei vollem Bewusstsein ist und wenn Sie von der Giftnotzentrale, dem Hausarzt oder den Ärzten in der Klinik telefonisch dazu aufgefordert werden. Zur Orientierung: Dies ist zum Beispiel der Fall, wenn Ihr Kind »essbare« Gifte geschluckt hat. Dazu zählen »Nahrungsmittel« wie Alkohol, Nikotin, Medikamente und Pflanzen, aber auch »irgendwelche Beeren« aus dem Garten.
- *Keinesfalls erbrechen* darf ein Kind, das Lampenöl, Benzin, Lösungsmittel sowie Säuren und Laugen geschluckt hat. Halten Sie das Kind möglichst vom Erbrechen ab und geben Sie ihm *nichts zu trinken* (auch keine Milch!) ohne Rücksprache mit einem Arzt. Manchmal lindert das Lutschen von Eiswürfeln die Schmerzen.
- Nur bei Schaum bildenden Stoffen wie Waschmittel, können Sie dem Kind einen Esslöffel Speiseöl geben, da dies den Schaum löst – aber nur, wenn das Kind es zulässt.
- Hat sich ein Kind mit Chemikalien zum Beispiel aus Reinigungsmitteln *Hautstellen verätzt*, entfernen Sie umgehend benetzte Kleidungsstücke und halten Sie die Haut mindestens 15 Minuten lang unter fließendes, lauwarmes Wasser. Bedecken Sie die Wunde anschließend keimfrei und lassen Sie sie von einem Arzt versorgen.
- Auch *Augenverätzungen* müssen umgehend mindestens 15 Minuten lang unter fließendem Wasser ausgespült werden – immer vom gesunden Auge weg. Gehen Sie anschließend umgehend zum Augenarzt.

Wundversorgung

Bei einer Wunde kann ein verletzter Hautbereich seiner schützenden Funktion nicht mehr nachkommen. Je nach Größe und Tiefe der Wunde sind möglicherweise auch größere Blutgefäße in Mitleidenschaft gezogen. Unterschiedliche Wundarten verlangen – abgesehen von der üblichen Versorgung – besondere Maßnahmen.

Am häufigsten sind bei Kindern Schürfwunden, Platz- oder Risswunden, Schnittwunden sowie Kratz- und Bisswunden. Hinzu kommen Verletzungen durch Fremdkörper und Amputationsverletzungen.

In allen Fällen sollte überprüft werden, ob und wann Ihr Kind gegen Tetanus geimpft worden ist, um gegebenenfalls den Impfschutz aufzufrischen.

Warum Wunden gefährlich sind

- Eine Wunde schmerzt, und Schmerz löst Stress aus. Das wiederum kann einen Schockzustand verursachen oder einen bereits vorhandenen verschlimmern.
- Blutungen können bedrohlich werden, wenn sie nicht zum Stillstand gebracht werden (siehe Seite 390).
- Krankheitserreger können zum Beispiel mit dem Gegenstand, der die Verletzung verursacht hat, in die Wunde eindringen und eine Infektion auslösen.
- Wird die Infektion nicht schnellstens und richtig behandelt, kommt es zur Rötung und Schwellung und in letzter Konsequenz zur Eiterbildung. Eine solche Entzündung kann sich im ganzen Körper ausbreiten und ist eine schwere Krankheit.

  Eine Blutvergiftung erkennen Sie übrigens an einer streifenförmigen Rötung der zum Körper führenden Lymphgefäße, also innen am Oberarm oder Bein.
- Ebenso gefährlich ist eine Wundinfektion mit Wundstarrkrampf, Tetanus genannt. Die Infektion ist vorab nicht zu sehen. Dabei treten Muskelkrämpfe auf, die schließlich zu einer Atemlähmung und sogar zum Tod führen können. Schutz dagegen (den jedes Familienmitglied haben sollte) bietet ausschließlich die Tetanus-Impfung (siehe Seite 46).
- Nach einem Tierbiss besteht die Gefahr einer Tollwutinfektion, die sich absolut unbemerkt entwickelt. Erkundigen Sie sich, ob es in der Gegend Tollwut gibt und ob das Tier gegen Tollwut geimpft worden ist. Im Zweifelsfalle sollten Sie mit dem Arzt die Frage einer Tollwutimpfung besprechen. Da die Tollwutviren eine sehr lange Ansteckungszeit (Inkubation) haben, ist die Impfung auch kurz nach dem Biss noch sinnvoll.

Wie Sie als Eltern helfen können

Die unterschiedlichen Wunden müssen unterschiedlich versorgt werden.

Hilfe bei Schürfwunden:

Sie sehen manchmal gefährlich aus, sind aber meist harmlos, da nur die äußeren Hautschichten verletzt sind. Dennoch können sie sehr schmerzhaft sein, besonders wenn viele Nervenenden betroffen sind.

- Reinigen Sie die Wunde, indem Sie sie mit einem sauberen Tuch abtupfen, gegebenenfalls mit klarem Wasser abspülen (damit kleine Steinchen herausspülen) oder gut sichtbare Holzsplitter mit einer Pinzette herausziehen. Anschließend verwenden Sie 1:10 verdünnte Calendulaessenz oder ein synthetisches Desinfektionsmittel. Nach dem Trocknen kleben Sie je nach Größe der Schürfwunde ein Pflaster auf oder decken die Wunde mit einer Kompresse ab, die sie mit Pflasterband (zum Beispiel Leukoplast) befestigen. Eine harmlose Wunde kann ebenso gut offen heilen.

- Auf eine größere, stärker blutende Wunde legen Sie eine Kompresse, die Sie mit einer Mullbinde oder ähnlichem befestigen. Sie können auch ein sauberes Tuch auflegen und zur Blutstillung einen Druckverband (siehe Seite 391) anlegen.
- Bei einer stark verschmutzten Wunde sollten Sie das Kind am besten umgehend ärztlich behandeln lassen.

Hilfe bei Platz- und Risswunden:

Sie kommen beinahe ebenso häufig vor wie Schürfwunden. Die Haut platzt meist durch einen Stoß gegen einen harten Gegenstand regelrecht auf, die normalerweise glatten Wundränder klaffen auseinander und vor allem im Bereich der Kopfhaut kann es zu starken Blutungen kommen.

- Nach einer Erstversorgung mit einem Notverband und bei einer stärker blutenden Wunde mit dem Druckverband (siehe Seite 390) müssen Platz- und Risswunden immer ärztlich versorgt werden. Vor allem im Gesichtsbereich sollte die ärztliche Versorgung innerhalb von 6 Stunden erfolgen, da später die Wunden schlechter heilen. Da die Wundränder meistens gerade sind, lässt sich in der Regel durch Nähen oder Kleben (mit einem speziellen Gewebekleber) sowie durch Klammern eine gute Wundheilung erzielen.

Hilfe bei Schnittwunden:

Die meisten Schnittwunden ziehen Kinder sich an den Füßen zu, indem sie in Glasscherben treten. Solche Verletzungen können sehr tief sein und deshalb stark bluten.

- Da auch Sehnen und Nerven betroffen sein können, sollten Sie einen Arzt aufsuchen. Als Erstversorgung decken Sie die Wunde mit einem keimfreien Tuch ab. Legen Sie gegebenenfalls einen Druckverband (siehe Seite 390) an, um die Blutung zu stoppen. Durch Nähen, Klammern oder einen speziellen Gewebekleber versorgt der Arzt nach gründlicher Reinigung die Wunde.

Hilfe bei Kratz- und Bisswunden:

Bei dieser Art von Wunden ist die Infektionsgefahr (siehe Seite 198) besonders hoch, da die Keime an Zähnen und Krallen von Tieren tief in die Wunde eindringen können.

- Reinigen Sie die Wunde durch Auswaschen mit lauwarmem Wasser. Bedecken Sie die Wunde anschließend mit einer Kompresse oder einem keimfreien Tuch.
- Suchen Sie unverzüglich einen Arzt auf, der die Wunde ausführlich reinigen und desinfizieren wird. Je nach Tierart und Tollwutverdacht wird der Arzt eine Impfung gegen Tollwut bei Ihrem Kind empfehlen und durchführen.

Hilfe bei Verletzungen durch Fremdkörper:

- Kleine Splitter können in der Regel durch Sie entfernt werden. Nehmen Sie dazu am besten eine spitz zulaufende Pinzette oder eine Nadel, die Sie davor zum Desinfizieren in 70-prozentigen Alkohol oder in eine Flamme gehalten haben (danach mit einer sauberen Kompresse abwischen). Manchmal kann es hilfreich sein, die Hautregion mit dem Splitter in einem Seifenbad 10 bis 15 Minuten aufzuweichen. Gehen Sie immer zum Arzt, wenn sich mehr als eine kleine Rötung oder Schwellung direkt an der Einstichstelle entwickelt.

- Entfernen Sie niemals größere Fremdkörper wie Holzstücke, Nägel oder andere spitze Gegenstände, die aus der Wunde ragen. Sie würden innere Blutungen und weitere Verletzungen riskieren oder könnten den Gegenstand abbrechen.
- Polstern Sie den Bereich, in dem der Fremdkörper steckt, steril ab, indem Sie zum Beispiel so viele Kompressen um den Gegenstand legen und mit einem sauberen Tuch befestigen, dass er Halt bekommt. So kommt es bei Bewegungen nicht zu zusätzlichen Verletzungen durch den Fremdkörper.
- Achten Sie darauf, dass der Gegenstand nicht bewegt wird. Wenn Sie Ihr Kind befördern müssen, sollten Sie die Hilfe einer zweiten Person in Anspruch nehmen.
- Da ein im Körper befindlicher Gegenstand bei Kindern häufig einen schweren Schock auslöst, müssen Sie entsprechende Maßnahmen einleiten (siehe Seite 395).

Hilfe bei Amputationsverletzungen:

Von einer Amputationsverletzung spricht man, wenn durch einen Unfall etwa Finger, Zehen oder ein Ohrläppchen abgetrennt werden. Ein abgetrennter Körperteil (in der Fachsprache Amputat genannt) kann häufig wieder angenäht werden, vorausgesetzt, er wird richtig behandelt und zusammen mit dem verletzten Kind unverzüglich in eine dafür ausgestattete Klink gebracht. Und so behandeln Sie das Amputat:

- Stillen Sie zuerst die Blutung (siehe Seite 390).
- Dann wickeln Sie das Amputat, ohne es zu säubern, in ein steriles, trockenes Verbandsmaterial, etwa eine Mullbinde.
- Packen Sie es nun in einen wasserdichten, gut verschließbaren Plastikbeutel.

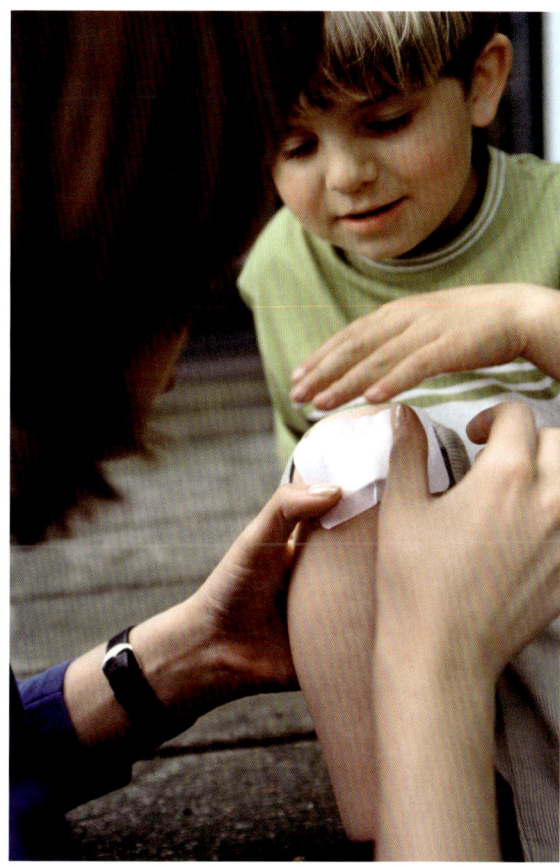

Geeignete Pflaster für die Versorgung oberflächlicher Wunden sollten Sie bei jedem Ausflug dabeihaben.

- Füllen Sie einen größeren Plastikbeutel oder ein passendes Gefäß mit Eiswürfeln und Wasser und legen Sie den Beutel mit dem Amputat dort hinein. Das Amputat darf weder mit dem Eis noch mit dem Wasser direkt in Berührung kommen.

Bücher, die weiterhelfen

Aeppli, Willi: Sinnesorganismus, Sinnesverlust, Sinnespflege. Verlag Freies Geistesleben

Arbeitsmaterial aus den Waldorfkindergärten (unterschiedliche Materialien) bekommen Sie im Verlag Freies Geistesleben.

Ayres, Anna J.: Bausteine der kindlichen Entwicklung. Springer Verlag

Bannenberg, Thomas: Yoga für Kinder. Mit Spiel und Spaß gegen den Stress. GRÄFE UND UNZER VERLAG

Bardt, Sylvia: Eurythmie als menschenbildende Kraft. Verlag Freies Geistesleben

Barz, Brigitte: Bildmappen für Kinder. Verlag Urachhaus

Bergmann, Wolfgang; Hüther, Wolfgang: Computersüchtig. Kinder im Sog moderner Medien. Walter Verlag

Boogert, Arie: Beim Sterben von Kindern. Verlag Urachhaus

Buermann, Uwe: Techno, Internet, Cyberspace. Jugend und Medien heute. Verlag Freies Geistesleben

Carlgren, Frans: Erziehung zur Freiheit. Die Pädagogik Rudolf Steiners. Verlag Freies Geistesleben

Charisius, Adelheid: Heileurythmie mit Säuglingen, Kleinkindern, Schulkindern. Mit 2 DVD-Videos. Möllmann Verlag

DuBois, Reinmar: Jugendkrisen. Erkennen, verstehen, helfen. Verlag C. H. Beck

Fels, Nicola u. a.: Ins Leben begleiten. Schwangerschaft und erste Lebensjahre. Verlag Freies Geistesleben

Glöckler, Michaela: Elternsprechstunde. Erziehung aus Verantwortung. Verlag Urachhaus

Goebel, Wolfgang; Glöckler, Michaela: Kindersprechstunde. Ein medizinischpädagogischer Ratgeber. Verlag Urachhaus

Guóth-Gumberger, Márta; Hormann, Elizabeth: Stillen. GRÄFE UND UNZER VERLAG

Hallowell, Edward M.; Ratey, John J.: Zwanghaft zerstreut oder die Unfähigkeit, aufmerksam zu sein. Rowohlt Verlag

Hüther, Gerald; Nitsch, Cornelia: Wie aus Kindern glückliche Erwachsene werden. GRÄFE UND UNZER VERLAG

Husemann, Armin J.: Der musikalische Bau des Menschen. Entwurf einer plastisch-musikalischen Menschenkunde. Verlag Freies Geistesleben

König, Karl: Die ersten drei Jahre des Kindes. Erwerb des aufrechten Ganges – Erlernen der Muttersprache – Erwachen des Denkens. Verlag Freies Geistesleben

Kühne, Petra: Säuglingsernährung. Michaelsvertrieb

Kunze, Petra; Keudel, Helmut: Schlafen lernen, Sanfte Wege für Ihr Kind. GRÄFE UND UNZER VERLAG

Kunze, Petra; Salamander, Catharina: Die schönsten Rituale für Kinder. GRÄFE UND UNZER VERLAG

Kunze, Petra: Zappelfinger-Spaß und Zappelfinger reisen um die Welt. Jeweils mit 3 Fingerpuppen. Knaur Verlag

Lange, Petra: Hausmittel für Kinder. Naturgemäß vorbeugen und heilen. Rowohlt Verlag

Largo, Remo H.: Babyjahre. Die frühkindliche Entwicklung aus biologischer Sicht. Piper Verlag

Largo, Remo H.: Kinderjahre. Die Individualität des Kindes als erzieherische Herausforderung. Piper Verlag

Laue, Birgit; Salomon, Angelika: Kinder natürlich heilen. Rowohlt Verlag

Leeuwen, Christa van; Maris, Bartholomeus: Schwangerschaftssprechstunde. Medizinische, seelische und geistige Aspekte von Schwangerschaft und Geburt. Verlag Urachhaus

Lothrop, Hannah: Das Stillbuch. Kösel Verlag

Murphy-Witt, Monika; Bentheim, Alexander: Was Jungen brauchen. GRÄFE UND UNZER VERLAG

Neuhaus, Cordula: Das hyperaktive Kind und seine Probleme. Erwachsen werden mit ADS. Was Eltern tun können. Urania Verlag

Nitsch, Cornelia; Hüther, Gerald: Kinder gezielt fördern: So entwickeln sich Kinder spielend. GRÄFE UND UNZER VERLAG

Patzlaff, Reiner: Der gefrorene Blick. Physiologische Wirkungen des Fernsehens und die Entwicklung des Kindes. Verlag Freies Geistesleben

Piaget, Jean: Das Erwachen der Intelligenz beim Kinde. Klett-Cotta Verlag

Pikler, Emmi: Friedliche Babys, zufriedene Mütter. Pädagogische Ratschläge einer Kinderärztin. Herder Verlag

Pikler, Emmi: Lasst mir Zeit. Pflaum Verlag

Renzenbrink, Udo: Ernährung unserer Kinder. Verlag Freies Geistesleben

Richter, Robert; Schäfer, Eberhard: Das Papa-Handbuch. GRÄFE UND UNZER VERLAG

Schulz, Dieter: Besondere Wege. Welche Bedeutung haben Kinder mit Behinderung für die Biografie ihrer Eltern? Verlag Freies Geistesleben

Soesman, Albert: Die zwölf Sinne: Tore der Seele. Verlag Freies Geistesleben

Spitzer, Manfred: Lernen: Gehirnforschung und die Schule des Lebens. SPEKTRUM Akademischer Verlag

Spitzer, Manfred: Vorsicht Bildschirm! Elektronische Medien, Gehirnentwicklung, Gesundheit und Gesellschaft. Dtv Verlag

Steiner, Rudolf: Gesamtausgabe im Rudolf Steiner Verlag

Strobel, Kornelia: Frühgeborene brauchen Liebe. Was Eltern für ihr »Frühchen« tun können. Kösel Verlag

Voormann, Christina; Dandekar, Govin: Babymassage. GRÄFE UND UNZER VERLAG

Werkbücher für Kinder, Eltern und Erzieher (zu unterschiedlichen Themen). Verlag Freies Geistesleben

Bücher zur Anthroposophischen Medizin

Bopp, Annette; Tauz, Christoph: Mein Kind – natürlich gesund von Anfang an. Haug Verlag

Der Merkurstab: Vademecum: Anthroposophische Arzneimittel (bestellbar bei: www.merkurstab.de)

Jachens, Lüder: Hautkrankheiten ganzheitlich heilen. Verlag Freies Geistesleben

Kienle, Gunver Sophia: Anthroposophische Medizin in der klinischen Forschung. Schattauer Verlag

Schnürer, Christoph: Mehr Luft: Atemwegserkrankungen verstehen und überwinden. Verlag Freies Geistesleben

Soldner, Georg; Stellmann, Michael: Individuelle Pädiatrie. Leibliche, seelische und geistige Aspekte in Diagnostik und Beratung. Anthroposophisch-homöopathische Therapie. Wissenschaftliche Verlagsgesellschaft

Sommer, Markus: Der Hausarzt rät. Verlag Freies Geistesleben

Sommer, Markus: Fragen an den Hausarzt. Verlag Freies Geistesleben

Stellmann, Michael: Kinderkrankheiten natürlich behandeln. GRÄFE UND UNZER VERLAG

Tautz, Christoph: Kinderkrankheiten – Krankheiten im Kindesalter? Mayer Verlag

WALA-Arzneimittel, Kinderapotheke (telefonisch bestellbar: 0 71 64 / 9 30-1 81)

WELEDA, Eltern-Ratgeber Kinderapotheke (bei www.weleda.de)

Bücher zur Homöopathie

Grandgeorge, Didier: Arzneimittelbilder in der Kinderheilkunde. Sonntag Verlag

Hahnemann, Samuel: Organon der Heilkunst. Das Standardwerk der Homöopathie. Haug Verlag

Hahnemann, Samuel: Die chronischen Krankheiten. Haug Verlag

Imhäuser, Hedwig: Homöopathie in der Kinderheilkunde. Haug Verlag

Stumpf, Werner: Homöopathie für Kinder. GRÄFE UND UNZER VERLAG

Vermeulen, Frans: Kindertypen in der Homöopathie. Sonntag Verlag

Literatur zum Thema Impfen

Goebel, Wolfgang: Schutzimpfungen selbst verantwortet. Grundlagen für eigene Entscheidungen. Verlag Freies Geistesleben

Hirte, Martin: Impfen pro und contra, Knaur Verlag

Soldner, Georg; Stellmann, Michael: Individuelle Pädiatrie, Wissenschaftliche Verlagsgesellschaft

Schaenzler, Nicole; Strasser-Vogel, Brigitte: 300 Fragen zum Impfen. GRÄFE UND UNZER VERLAG

Bücher rund um die Ernährung aus dem GRÄFE UND UNZER VERLAG

Cramm, Dagmar von: Das große GU Kochbuch für Babys und Kleinkinder

Cramm, Dagmar von: Kochen für Kinder

Engels, Sybille; Trischberger, Cornelia: Jetzt koch ich, Mama

Fritzsche, Doris: GU Kompass Diabetes

Laimighofer, Astrid: Babyernährung. So entwickelt sich Ihr Kind gesund.

Trischberger, Cornelia: Koch's noch mal, Mama

Adressen und Links, die weiterhelfen

IMPFEN
www.individuelle-impfentschei-
dung.de
Robert-Koch-Institut: www.rki.de

**SCHLAFLABORE UND SCHREI-
AMBULANZEN**
In den meisten größeren Städten
und Kliniken, Adressen unter:
www.gaimh.de

ANTHROPOSOPHIE ALLGEMEIN
www.anthroposophie-de.com
www.goetheanum.org
www.forum-anthroposophie.de
www.anthro-net.de
    (Adressverzeichnis)
www.info3.de (Adresssuche)

Kliniken

www.anthro-kliniken.de
(Verband anthroposophischer
Kliniken)

**AKUTKRANKENHÄUSER MIT
UMFASSENDEM ANGEBOT**
**Filderklinik – Gemeinnütziges
Gemeinschaftskrankenhaus**
(Zusätzlich: Kinderheilkunde und
Kinderpsychiatrie, Neonatologie,
Psychosomatik und Psychotherapie)
Im Haberschlai 7, 70794 Filderstadt
Tel.: 07 11 / 77 03 - 0,
www.filderklinik.de

**Gemeinschaftskrankenhaus
Havelhöhe**
(Zusätzlich: Psychosomatik,
Pneumologie, Palliativmedizin,
Sozialpädiatrie, Drogentherapie)
Kladower Damm 221, 14089 Berlin
Tel.: 0 30 / 3 65 01 - 0,
www.havelhoehe.de

Gemeinschaftskrankenhaus Herdecke
(Zusätzlich: Kinderheilkunde,
Psychiatrie für Kinder, Jugendliche
und Erwachsene, Psychosomatik,
Früh-Rehabilitation, Neurologie,
Neurochirurgie, Abteilung für Quer-
schnittsgelähmte)
Gerhard-Kienle-Weg 4,
58313 Herdecke
Tel.: 0 23 30 / 62 - 0,
www.gemeinschaftskrankenhaus.de

**KRANKENHÄUSER UND
ABTEILUNG FÜR INNERE
MEDIZIN**
Klinik Öschelbronn
Krankenhaus für Innere Medizin
(Onkologie, Tagesklinik, Palliativ-
medizin)
Am Eichhof 30,
75223 Niefern-Öschelbronn
Tel.: 0 72 33 / 68 - 0,
www.klinik-oeschelbronn.de

**Paracelsus-Krankenhaus –
Klinik für Innere Medizin**
(Onkologie, Kardiologie,
Gastroenterologie)
Burghaldenweg 60,
75378 Bad Liebenzell-
Unterlengenhardt
Tel.: 0 70 52 / 9 25 - 0,
www.paracelsus-krankenhaus.de

Asklepios Westklinikum Hamburg
Abteilung Innere und Anthropo-
sophische Medizin
(Krebserkrankungen, Magen-Darm-
Krankheiten, Leberkrankheiten,
rheumatische Erkrankungen, Multiple
Sklerose)
Suurheid 20, 22559 Hamburg
Tel.: 0 40 / 81 91 - 23 00,
www.asklepios-westklinikum.de

**Klinikum Heidenheim – Belegklinik
für Homöotherapie**
(Herz-Kreislauf-, Lungen- und
Magen-Darm-Erkrankungen, Rheuma,
Onkologie, neurolog., urolog.,
gynäkolog., orthopäd., chirurg.,
psychiatr. Krankheitsbilder, Er-
schöpfungskrankheiten)
Schloßhausstr. 100,
89522 Heidenheim
Tel.: 0 73 21 / 33 - 25 02 oder
33 - 23 81,
www.kliniken-heidenheim.de
Die Abteilungen bzw. Belegkliniken
sind therapeutisch selbstständig und
in ein Gesamtklinikum integriert. Sie
arbeiten mit den übrigen Abteilungen
konsiliarisch zusammen.

**FACHKLINIKEN FÜR PSYCHIATRIE
UND NEUROLOGIE, FÜR
PSYCHOSOMATIK UND PSY-
CHOTHERAPEUTISCHE MEDIZIN**
Friedrich-Husemann-Klinik
79256 Buchenbach
Tel.: 0 76 61 / 3 92 - 0,
www.friedrich-husemann-klinik.de

Krankenhaus Lahnhöhe
(Gastroenterologie, Psychiatrie,
Psychotherapie, Psychosomatik,
Neurologie, Psychotraumatologie,
Homöopathie/Naturheilverfahren)
Am Kurpark 1, 56112 Lahnstein
Tel.: 0 26 21 / 9 15 - 0,
www.lahnhoehe-psychosomatik.de

**REHABILITATIONS- UND KUR-
KLINIKEN**
Alexander von Humboldt Klinik
(Klinik für geriatrische Rehabilitation)
Dr.-Gebhardt-Steuer-Str. 24,
95138 Bad Steben
Tel.: 0 92 88 / 9 20 - 4 00,
www.humboldtklinik.de

Haus am Stalten – Sanatorium für Allgemeinmedizin
Staltenweg 25,
79585 Steinen-Endenburg
Tel.: 0 76 29 / 91 09 - 0,
www.stalten.de

Reha-Klinik Schloss Hamborn
(Tumor-Nachsorge, Mutter-Kind-Abteilung, Krankheiten des Stütz- und Bewegungsapparates, Somatoforme Störungen)
33178 Borchen
Tel.: 0 52 51 / 38 86 - 0,
www.schlosshamborn.de

Sonneneck, Vorsorge- und Reha-Klinik
Kadernstr. 18, 79410 Badenweiler
Tel.: 0 76 32 / 7 52 - 0,
www.sanatorium-sonneneck.de

Mutter und Kind Kurheim Alpenhof
Breitensteinweg 6, 87549 Kranzegg
Tel.: 0 83 27 / 9 23 - 0,
www.alpenhof-kranzegg.de

Höfe am Belchen – Therapeutische Gemeinschaft für Kinder- und Jugendpsychiatrie
(Jugendhilfe-Einrichtung)
Talstr. 11, 79691 Neuenweg
Tel.: 0 76 73 / 93 17 – 97,
www.therapeutische-gemeinschaft-neuenweg.de

GESELLSCHAFTEN UND VERBÄNDE

Gesellschaft Anthroposophischer Ärzte in Deutschland e.V.
Roggenstr. 82, 70794 Filderstadt
www.anthroposophischeaerzte.de

Gesellschaft Anthroposophischer Ärzte Österreich
www.anthromed.at
www.anthroposophie.net
www.heilwesen.at

Österreichische Gesellschaft für ganzheitliche Medizin (ÖGHM)
Gablenzgasse 7, 1150 Wien
www.homoeopathie.at

Anthroposophische Gesellschaft Ärzte Schweiz
www.goetheanum.org

Naturärzte-Vereinigung der Schweiz NVS
Postfach 129, 9101 Herisau
www.naturaerzte.ch
www.dccv.de

Hufelandgesellschaft für Gesamtmedizin e.v.
Ortenaustr. 10, 76199 Karlsruhe
www.hufelandgesellschaft.de

Deutscher Zentralverband homöopathischer Ärzte e.V.
Am Hofgarten 5, 53113 Bonn
www.homoeopathy.de
www.ivaa.info IVAA
www.anthroposophischemedizin.com
www.damid.de
  (Dachverband Anthroposophische Medizin in Deutschland)
www.gesundheitaktiv-heilkunst.de
  (nationaler Patientenverband)
www.efnmu.de
  (europäischer Verbraucherverband)
www.berufsverband-heileurythmie.de
www.anthroposophische-kunsttherapie.de
www.rhythmischemassage.com
www.anthro-pflegeberufe.de
www.anthroposophische-psychotherapie.de
www.gapid.de
  (Berufsverband Anthroposophischer Apotheker)
www.rhythmischemassage.de
www.nikodemuswerk.de
www.verband-anthro.de
  (Heilpädagogen)
www.jungebad.com

Deutsche Morbus Crohn/Colitis ulcerosa Vereinigung, DCCV e. V.,
Paracelsusstr. 15, 51375 Leverkusen
www.dccv.de

ANTHROPOSOPHISCHE ARZNEIMITTEL

www.wala.de

www.weleda.de
www.mistel-therapie.de

ERNÄHRUNG

www.demeter.de
www.ak-ernaehrung.de

WEITERBILDUNG

www.medseminar-bad-boll.de
www.anthroposophisches-aerzteseminar.de
www.wuppertaler-medizinerkreis.de
www.carus-akademie.de
www.uni-wh.de/anthroposophische-medizin
  (berufsbegleitendes Ärzteseminar für Anthroposophische Medizin)

ZEITSCHRIFT

www.merkurstab.de

Bezugsadressen

Neem Shampoo gegen Kopfläuse:
Dr. H. Kleeberg, Sonnenstr. 22,
35633 Lahnau

Stutenmilch:
Kurgestüt Hoher Odenwald,
Simmesstr. 15,
69429 Waldbrunn-Mülben
www.kurgestuet.de

Pucksack:
www.ideen-rund-ums-kind.de
oder www.schrei-babys.de

Rosmarin als Öldispersionsbad
Rosmarinus 10 % Oleum bei:
www.jungebad.com

Vitamin-K-Prophylaxe:
Erfahrung hat z. B. die See-Apotheke,
Obere-See-Str. 17,
88085 Langenargen
Tel. 0 75 43 / 93 13-0, Fax 0 75 43 / 93 13 - 33
See-apo.la-barbara-massag@t-online.de

Register

Impressum

© 2008 GRÄFE UND UNZER VERLAG GmbH, München.
Alle Rechte vorbehalten. Nachdruck, auch auszugsweise, sowie Verbreitung durch Bild, Funk, Fernsehen und Internet, durch fotomechanische Wiedergabe, Tonträger und Datenverarbeitungssysteme jeder Art nur mit schriftlicher Genehmigung des Verlages.

Programmleitung: Ulrich Ehrlenspiel
Redaktion: Christine Kluge
Lektorat: Angela Hermann-Heene
Bildredaktion: Henrike Schechter
Illustrationen: Ingrid Schobel
Weitere Fotos und Illustrationen:
A1PIX: S. 231, 278; alimdi: S. 291; BildBox: S. 271; Corbis: S. 10, 11, 36, 66, 67, 117, 198, 244, 276, 355, 398, 403; Barbara Dombrowski: U1; Rainer Feldt: S. 241; Filderklinik: S. 6, 32, 34; Focus/SPL: S. 48, 192, 222, 224, 231, 234, 242; Fotofinder: S. 284, 392, 397, 399; Getty: S. 12, 16, 150, 250, 269, 375, 380, 381; GU: Antje Anders: S. 226; Anna Peisl: S. 296; Tom Roch: S. 23, 212; Sandra Seckinger: S. 18, 120, 124, 214, 283, 302, 342, 382; Kai Stiepel: S. 24, 63. Jump: S. 59; LOOK: S. 326; Mauritius: S. 56, 80, 106, 134, 164, 213, 325; mediacolors: S. 270; Medicalpicture: S. 194; Okapia: S. 171, 176, 183, 237; photopool: S. 231; Picture Press: S. 261; Plainpicture: S. 31, 52, 358, 366; Sciencepictures: S. 189; Ingrid Schobel: S. 20, 54, 57, 82, 86, 99, 114, 166, 203, 208, 216, 247, 292, 299, 300, 304, 308, 328, 336, 338, 345, 347, 349, 384, 385, 386, 388, 391; Georg Soldner: S.8 (re.); Superbild: S.112, 220; M. Timm: S. 255; Dr. Jan Vagedes: S. 8 (li.)

Umschlaggestaltung und Layout: independent Medien-Design (Cover: Claudia Hautkappe, Innenlayout: Claudia Hautkappe)
Herstellung: Susanne Mühldorfer
Satz: Filmsatz Schröter, München
Lithos: Longo AG, Bozen
Druck: aprinta, Wemding
Bindung: m.appl, Monheim

ISBN 978-3-8338-0416-8

1. Auflage 2008

Die **GU-Homepage** finden Sie im Internet unter **www.gu-online.de**

UMWELTHINWEIS

Dieses Buch wurde auf chlorfrei gebleichtem Papier gedruckt. Um Rohstoffe zu sparen, haben wir auf Folienverpackung verzichtet.

WICHTIGER HINWEIS

Dieses Buch stellt Krankheiten im Kindesalter, ihre ärztliche Behandlung sowie Ratschläge für die Selbstbehandlung vor. Halten Sie sich bitte genau an die Anleitungen. Wenn Sie unsicher sind, wenn unklare Begleitumstände auftreten, suchen Sie unbedingt ärztlichen Rat! Weder Autoren noch Verlag können für eventuelle Nachteile oder Schäden, die aus den im Buch gegebenen praktischen Hinweisen entstehen, eine Haftung übernehmen.

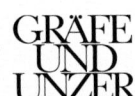

GRÄFE UND UNZER

Ein Unternehmen der
GANSKE VERLAGSGRUPPE

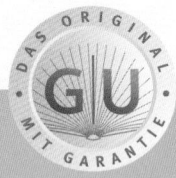

Unsere Garantie

Alle Informationen in diesem Ratgeber sind sorgfältig und gewissenhaft geprüft. Sollte dennoch einmal ein Fehler enthalten sein, schicken Sie uns das Buch mit dem entsprechenden Hinweis an unseren Leserservice zurück. Wir tauschen Ihnen den GU-Ratgeber gegen einen anderen zum gleichen oder ähnlichen Thema um.

Liebe Leserin und lieber Leser,

wir freuen uns, dass Sie sich für ein GU-Buch entschieden haben. Mit Ihrem Kauf setzen Sie auf die Qualität, Kompetenz und Aktualität unserer Ratgeber. Dafür sagen wir Danke! Wir wollen als führender Ratgeberverlag noch besser werden. Daher ist uns Ihre Meinung wichtig. Bitte senden Sie uns Ihre Anregungen, Ihre Kritik oder Ihr Lob zu unseren Büchern. Haben Sie Fragen oder benötigen Sie weiteren Rat zum Thema? Wir freuen uns auf Ihre Nachricht!

Wir sind für Sie da!
Montag–Donnerstag: 8.00–18.00 Uhr;
Freitag: 8.00–16.00 Uhr
Tel.: 0180-5 00 50 54* *(0,14 €/Min. aus
Fax: 0180-5 01 20 54* dem dt. Festnetz/ Mobilfunkpreise können abweichen.)
E-Mail: leserservice@graefe-und-unzer.de

P.S.: Wollen Sie noch mehr Aktuelles von GU wissen, dann abonnieren Sie doch unseren kostenlosen GU-Online-Newsletter und/oder unsere kostenlosen Kundenmagazine.

GRÄFE UND UNZER VERLAG
Leserservice
Postfach 86 03 13
81630 München